新编针灸推拿与康复

杜革术◎主编

吉林科学技术出版社

图书在版编目（ＣＩＰ）数据

新编针灸推拿与康复 / 杜革术主编. -- 长春：吉
林科学技术出版社，2019.10
ISBN 978-7-5578-6323-4

Ⅰ. ①新… Ⅱ. ①杜… Ⅲ. ①针灸学②推拿 Ⅳ.
①R24

中国版本图书馆CIP数据核字(2019)第226999号

新编针灸推拿与康复

XINBIAN ZHENJIU TUINA YU KANGFU

主　　编　　杜革术
出 版 人　　李　梁
责任编辑　　郑　旭　解春谊
封面设计　　长春市阴阳鱼文化传媒有限责任公司
制　　版　　长春市阴阳鱼文化传媒有限责任公司
幅面尺寸　　185mm×260mm
字　　数　　372 千字
印　　张　　19.5
印　　数　　1—300 册
版　　次　　2019年10月第1版
印　　次　　2020年1月第1版第2次印刷

出　　版　　吉林科学技术出版社
发　　行　　吉林科学技术出版社
地　　址　　长春市净月区福祉大路5788号出版大厦A座
邮　　编　　130021
发行部电话/传真　　0431-81629530
储运部电话　　0431-8605911
编辑部电话　　0431-8162951
网　　址　　www.jlstp.net
印　　刷　　北京虎彩文化传播有限公司

书　　号　　ISBN 978-7-5578-6323-4
定　　价　　80.00元

编　委　会

主　编
杜革术　刘福彬　马铃蓉

副主编
朱先明

编　委（按姓氏笔画排序）
马铃蓉（重庆市铜梁区中医院）
刘福彬（潍坊市中医院）
朱先明（安徽省天长市中医院）
杜革术（长沙市中医医院）

杜革术

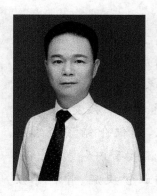

湖南长沙人,就职于长沙市中医医院,主任医师,教授,硕士研究生导师,湖南省首届针灸名将,师从国医大师—石学敏院士,毕业于湖南中医药大学针灸推拿专业。现任长沙市中医医院针灸康复学科大主任,湖南省中医药大学附属长沙市中医医院针灸康复教研室主任,长沙市针灸康复研究所所长,湖南省中医重点专科及长沙市医学重点学科(学术)带头人。主要学术任职有:世界疼痛医师协会中国分会委员、中华中医学会疼痛学分会常务委员、中国中医药研究促进会康复分会副会长、中国民族医药学会康复分会及推拿分会常务理事、中国针灸学会小儿推拿专业委员会常务理事、湖南省针灸学会副会长、湖南省针灸学会长沙市分会会长、湖南省中医学会针刀专业委员会副主委、国家中医药适宜技术推广湖南片区专家组首席专家。

主要学术成果:主编出版专著2部,发表专业学术论文30篇,主持各级科研课题立项10项(国家级2项、省级3项、市局级5项),科研成果获省、市科技进步奖二等奖2项,培养专业硕士研究生15人。

专业特长:30年,擅长运用针灸、推拿、康复及相关医学知识诊治本学科临床常见病、多发病及疑难病证;采用中西医相结合的方法对神经系统疾病、创伤疾病、软组织疼痛等疾病系统综合康复诊疗。

刘福彬

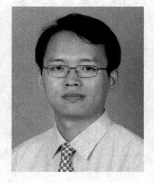

潍坊市中医院针灸科主治中医师,山东中医药学会针刺与艾灸学会委员,山东省针刀专业学会委员,潍坊市针灸推拿学会委员,参与省市级科研项目四项,发表专业论文十余篇,参编著作2部。曾参加山东省对口支援新疆工作,被评为"十二师卫生系统先进个人"。2005年毕业于山东中医药大学针灸推拿专业,从事针灸临床工作十余年。临床擅长针刺、艾灸、针刀、浮针等针灸特色疗法,并擅长针灸与中药联合运用治疗疾病,擅长治疗面瘫、头痛、头晕、过敏性鼻炎、功能性胃肠炎、中风后遗症、颈椎病、腰腿痛、肩周炎、膝骨性关节病、痛性眼肌麻痹、外展神经麻痹、失眠、带状疱疹、肥胖、亚健康等病。

前　言

　　针灸推拿是中国传统医学的重要组成部分,适应于各种疾病治疗,且疗效迅速显著,又因无药物毒副作用而被称之为绿色疗法,流传数千年而不衰,病种涵盖了内、外、妇、儿、骨、皮肤、五官等多个系统的疾病。针灸推拿以及操作方法安全易行,医疗费用经济,使得广大患者易于接受。

　　《新编针灸推拿与康复》一书内容丰富,编排合理,不仅介绍了经络腧穴学、针灸技术,推拿手法等针灸推拿基础知识,而且涵盖了内科、皮外科、妇产科、儿科、五官科、骨科常见病症的临床治疗及脑血管疾病、骨科等疾病、骨关节的康复等。

　　本书在编写上吸取了近年来针灸推拿学术发展的成功和临床成熟的经验,以临床应用为前提,辨证与辨病相结合,突出了临床诊断的准确性和治疗的针对性。辨证以经历脏腑为要,其他辨证为辅,以辨病症的不同证候;施治部分包括治则治法、选穴处方、其他疗法等。全书精于临床实践,须于中医辨证,妙于针推诊治,可广泛适用于针灸专业医生、社区医生及基层医生参考使用。

　　本书在编过过程中,因编者水平有限,未免有疏漏之处,敬请同仁批评指正,以便及时纠正。

目 录

第一章　循环系统急证

第一节　急性心力衰竭

急性心力衰竭(acute heart failure,AHF)是指心脏在各种诱因影响下发生急性心功能不全,导致心排血量减少、组织器官灌注不足、肺毛细血管楔压增高和急性淤血的临床综合征。急性心力衰竭可以表现为急性新发或慢性心力衰竭急性失代偿。急性心力衰竭通常危及生命并需要紧急治疗。

目前,急性心力衰竭已成为年龄>65岁患者住院的主要原因,又称急性心力衰竭综合征,其中15%～20%为新发心力衰竭,大部分则为原有慢性心力衰竭的急性加重及急性失代偿心力衰竭。急性心力衰竭预后很差,住院病死率为3%,6个月的再入院率约为50%,5年病死率高达60%。60%～70%的急性心力衰竭患者特别是老年人合并有冠心病。而年轻的急性心力衰竭患者,其发生多是由扩张型心肌病、心律失常、先天性心脏病、瓣膜性心脏病或心肌炎引起。

根据临床表现,急性心力衰竭分为急性左心衰竭和急性右心衰竭。急性右心衰竭即急性肺源性心脏病,主要为大面积肺梗死引起,在呼吸系统疾病篇中讲授。临床上急性左心衰竭常见,以急性肺水肿为主要表现,更严重者可表现为心源性休克。急性左心衰竭是本节的主要讨论内容。

本病属于中医学"暴喘"、"心悸"、"怔忡"、"胸痹"等病的范畴。

一、病因病理

(一)中医病因病机

1.病因　中医认为急性心力衰竭主要病因为外邪侵袭、过度劳倦或久病伤肺、情志失调、饮食不节等。

2.病机　本病以心之阴阳虚衰为本,每因感受外邪、劳倦过度、情志内伤等诱发,临床以突发心悸,端坐喘促,动则加重,舌质紫暗,脉沉细无力或涩或结代为特点。病变脏腑以心为主,涉及肝、脾、肺、肾四脏,同时与气(阳)、血、水关系密切,为本虚标实之证。本病如未得到及时治疗,共则可出现喘汗致脱,症见冷汗淋漓、面色苍白、口唇紫暗、神昏脉微等危重证候。

(1)外邪侵袭:外邪侵袭,郁于气道,肺气宣降不利,升降失常,致肺气壅塞。心主血,肺土气,气血互根互用,肺气受损,致心气不足,鼓动无力,导致心力衰竭。

(2)情志失调:忧思伤脾,中阳失运,酿生痰浊,或郁怒伤肝,肝失疏泄,致气机不利,血行不畅,或痰郁化热成火,煎熬血液,均可导致瘀血内生,心脉痹阻,心气运化失常,突发心力衰竭。

(3)饮食不节:饮食不当,脾胃受损,运化失健,积湿成痰,壅塞气机,脉道不利,血运不畅,痰为阴邪,阴盛伤阳,阳气不达,水痰内逆,射肺凌心,心气鼓动无力,脏真之气暴竭,发为本病。

(4)劳欲所伤:因年迈体虚或久病体弱,日久导致心阳不振,气血运行失畅,心脉因之瘀滞,心营失运;或各种疾病迁延日久,耗气伤津,残阳损阴,加之外感六淫、内伤情志、体劳过度、药物失宜等,耗损阴阳,致阴阳俱虚,均可出现心力衰竭。

1

本病发展过程中,亦可阴阳气血逆乱发生厥证或亡阴、亡阳而出现神昏等危重变证。

（二）西医病因病理

1.病因　现代医学认为心脏解剖或功能的突发异常,使心排血量急剧降低,甚至丧失排血功能,从而发生急性心力衰竭。常见的病因和诱发因素有:

（1）急性弥漫性心肌损害:引起心肌收缩无力,如急性心肌炎、广泛性心肌梗死等。

（2）急起的机械性阻塞:引起心脏压力负荷过重,排血受阻,如血压急剧升高、严重的瓣膜狭窄、心室流出道梗阻、心房内球瓣样血栓或黏液瘤嵌顿、动脉总干或大分支栓塞等。

（3）急起的心脏容量负荷加重:如外伤、急性心肌梗死或感染性心内膜炎引起的瓣膜损害、腱索断裂、心室乳头肌功能不全、间隔穿孔、主动脉窦动脉瘤破裂入心腔,以及静脉输血或输入含钠液体过快或过多。

（4）急起的心室舒张受限制:如急性大量心包积液或积血、快速异位心律等。

（5）严重的心律失常:如心室颤动及其他严重的室性心律失常、心室暂停、显著的心动过缓等,使心脏暂停排血或排血量显著减少。

（6）其他因素:如对慢性心功能不全治疗缺乏依从性、感染、大型手术、肾功能减退、哮喘、药物滥用、酒精滥用等。

2.发病机制　急性心力衰竭的主要发病机制为心脏收缩力突然严重减弱,或瓣膜的急性反流,心排血量不足不能保证末梢循环的需要。急性左心衰竭左室心排血量急剧减少,左室舒张末压迅速升高,肺静脉回流不畅而肺静脉压快速升高,肺毛细血管压随之升高使血管内液体渗入到肺间质和肺泡内形成急性肺水肿,急性肺水肿早期可因交感神经激活,血压可升高,但随着病情持续发展,血管反应减弱,血压逐步下降。

二、临床表现

（一）病史

急性心力衰竭的患者既往常有慢性心功能不全的病史,或有慢性心血管疾病的病史。

（二）症状和体征

急性心力衰竭发作迅速,可以在几分钟到几小时(如急性心肌梗死引起的急性心力衰竭),或数天至数周内恶化。典型表现为突然、严重的气急。每分钟呼吸可达 30～40 次,端坐呼吸、强迫体位、面色苍白、发绀、大汗、烦躁,同时频繁咳嗽,咳大量泡沫样痰,甚至咳吐粉红色泡沫状痰。极重者可因脑缺氧而致神志模糊。发病开始可有一过性血压升高,病情如不缓解,血压可持续下降直至休克。听诊时双肺满布湿啰音和哮鸣音,心尖部第一心音减弱,心率快,同时有舒张早期第三心音而构成奔马律,肺动脉瓣第二心音亢进。

根据发作病因及病情的严重程度,急性心力衰竭患者可以有不同的临床表现:

1.心力衰竭急性失代偿(新发或慢性心力衰竭失代偿)　具有急性心力衰竭的症状和体征,但较轻微,不符合心源性休克、肺水肿或高血压危象的标准。

2.伴有高血压病或高血压危象的急性心力衰竭　具有急性心力衰竭的症状和体征并伴有高血压或高血压危象。

3.伴有肺水肿的急性心力衰竭　其特点是严重的呼吸困难,并有满肺的爆裂音和端坐呼吸,治疗前呼吸室内空气血氧饱和度小于 90%。

4.心源性休克 是急性心力衰竭严重的临床表现,临床特点有意识障碍,血压降低(收缩压<90mmHg 或平均动脉压下降 30mmHg 或原有高血压者收缩压较原有水平降低 30%以上),四肢湿冷、胸部指压征阳性、皮肤花纹或黏膜苍白、发绀,少尿[<0.5mL/(kg·h)]甚至无尿等。

5.伴有高心排血量的急性心力衰竭 特征是高心排血量,通常心率较快(由心率失常、甲亢、贫血、Paget 病、医源性或其他机制引起)、四肢温暖、肺充血,有时在感染性休克中伴有低血压。

6.右心衰竭 特征是低心排血量综合征,并伴有颈静脉压增加、肝大和低血压。

(三)常见危重并发症

急性心力衰竭常见危重并发症主要有:心脏骤停、心室颤动及晕厥等。

(四)辅助检查

急性心力衰竭的患者应立即行相关实验室检查,如血常规、急诊生化、血糖、血气分析、B 型脑钠肽、心肌坏死标志物、D-二聚体及其他理化检查等。

1.血气分析 动脉血气分析用于评估酸碱平衡及血氧含景等。主要表现为 pH 下降,呈代谢性酸中毒及代偿性呼吸碱中毒,动脉氧分压及血氧含量下降等。

2.B 型脑钠肽(BNP) 主要由心室肌细胞尤其是左心室肌细胞分泌。血浆 BNP 浓度随年龄的增加略有升高,且女性高于男性,肾功能不全时升高,肥胖者降低。BNP 可作为急诊呼吸困难确立或排除心力衰竭的诊断指标,BNP>100ng/L 和 NT-proBNP>300ng/L 可作为诊断分界线,有助于不典型心力衰竭的诊断。NT-proBNP>5000ng/L 提示心力衰竭患者短期死亡风险较高。

3.心肌坏死标志物 测定心肌肌钙蛋白 T(cTnT)或肌钙蛋白 I(cTnI)旨在评价是否存在心肌损伤、坏死及其严重程度,其特异性和敏感性均较高,急性心肌梗死时可升高 3~5 倍以上。重症有症状的心力衰竭患者往往存在心肌细胞坏死,肌原纤维崩解,肌钙蛋白 I(cTn)水平持续升高。

4.其他生物学标志物 近几年来一些新的生物学标志物也显示在心力衰竭的分层和预后的评价方面的作用。其中段心房利钠肽前体(MR-proANP,分界值为 120pmol/L)在一些研究中证实,用于诊断急性心力衰竭,不劣于 BNP 或 NT-proBNP。

5.心电图 在急性心力衰竭中普通心电图表现具有非特异性,但心电图可以帮助确定心律,并帮助确定急性心力衰竭的病因及评估心脏的负荷状态。在急性心力衰竭失代偿阶段,尤其是合并缺血或心律失常时,必须做心电图。

6.胸部 X 线和影像技术 对于所有的急性心力衰竭患者应早期行胸部 X 线和其他影像学检查,以评估先前的心肺情况(心脏的形状和大小)和肺水肿。它可以用于诊断、疾病进展的随访及评估对治疗的反应。典型急性肺泡性肺水肿胸部 X 线肺门呈蝴蝶状,肺野可见大片融合的阴影。

7.心脏超声 用以评估潜在急性心力衰竭或并发急性心力衰竭患者心脏功能和结构的改变,在合并急性冠脉综合征时尤其具有非常重要的意义。

8.有创性血流动力学检查 动脉插管用于血流动力学不稳定,需要多个动脉血分析及持续动脉压分析。中心静脉置管用于测定中心静脉压和上腔静脉或右房的静脉血氧饱和度。肺动脉漂浮导管(PAC)用于测量上腔静脉压、右房压、右室压、肺动脉压及心排血量,现代导管可以半连续测定心排血量及混合静脉血氧饱和度、右室舒张末容积和射血分数。并发心肺疾患的患者,可以应用 PAC 区别心源性或非心源性原因。

三、诊断

根据典型的临床症状、体征及适当的检查如心电图、胸片、生化标志物和多普勒心脏超声不难做出急性心力衰竭的诊断。

四、鉴别诊断

急性心力衰竭肿水肿伴哮鸣音时主要应与支气管哮喘鉴别,另外应与其他原因引起的肺水肿如化学或物理因素引起的肺水肿、肺间质引流不畅或胸腔负压增高等相鉴别。其主要鉴别依据见表1-1和表1-2。

表1-1 心源性哮喘与支气管哮喘

心源性哮喘	支气管哮喘
高血压心脏病、冠心病、风湿性心脏病史	过敏与哮喘史
多在夜间熟睡中发病	任何时间发作
咳粉红色泡沫痰	无
哮鸣音及湿啰音为主	哮鸣音,呼气延长明显
颈静脉充盈、肝颈静脉反流征阳性	无
奔马律	无

表1-2 急性肺水肿与非心源性肺水肿

临床表现	急性肺水肿	非心源性肺水肿
基础心脏病	有	无
奔马律	有	无
颈静脉怒张	有	无
平卧位	不能	能
末梢循环	不良	良好
PCWP	>12mmHg	正常

五、治疗

(一)中医治疗

治疗原则:针对本病本虚标实,虚则心阳气虚,实则气滞、瘀血、痰饮、寒邪,故治疗当以温阳化饮,活血祛瘀为主,兼行气化痰,益气散寒,标本同治为原则。

1.针灸及其他治法

(1)针刺法:取内关、素髎、涌泉、十宣、会阴、肺俞、足三里、中府、三阴交等穴。每次选用2~3

个穴位,手法用强刺激之泻法,留针半小时,也可使用电针。

(2)艾灸法:若出现脱证,可改用艾灸涌泉、百会、足三里、心俞。

2.辨证方药

(1)心肺气虚证

证候 心悸,气短,肢倦乏力,动则加剧,神疲咳喘,面色苍白,舌淡或边有齿痕,脉沉细或虚数。

治法 补益心肺。

方药 养心汤合补肺散。药用:黄芪(炙)、白茯苓、茯神、半夏曲、当归、川芎、远志、肉桂、柏子仁、酸枣仁、北五味子、人参、甘草(炙)、北五味子等。

若寒痰内盛,加天南星、苏子温化寒痰;肺阴虚较重,加沙参、玉竹、百合养阴润肺。

中成药用芪参益气滴丸、心宝丸、心灵丸、东北双参补膏、人参补膏等。

(2)气阴亏虚证

证候 心悸,气短,疲乏,动则汗出,白汗或盗汗,头晕心烦,口干,面颧暗红,舌质红少苔,脉细数无力或结代。

治法 益气养阴。

方药 生脉散。药用:人参、麦冬、五味子、黄芪等。

若阴虚较重,加当归、白芍养血合营;气虚明显者,加白术、茯苓、甘草健脾益气。

中成药可用生脉注射液、黄芪生脉饮、天王补心丹、炙甘草合剂等。

(3)心肾阳虚证

证候 心悸,气短乏力,动则气喘,身寒肢冷,尿少浮肿,腹胀便溏,面颧暗红,舌沉腻苔白,脉沉细无力或结代。中成药用参附注射液静脉滴注。

治法 温补心肾。

方药 桂枝甘草龙骨牡蛎汤合肾气丸。药用:桂枝、甘草、牡蛎、龙骨、干地黄、薯蓣、山茱萸、茯苓、泽泻、丹皮、桂枝、附子等。

若水肿较重,加北五加皮等利水消肿;气虚明显者,加红参、黄芪益气养心。

中成药可用健身全鹿丸、桂附地黄丸、人参补膏、参茸黑锡丹、心宝丸等。

(4)气虚血瘀证

证候 心悸气短,胸胁作痛,颈部青筋暴露,胁下痞块,下肢浮肿,面色灰青,唇青甲紫,舌质紫暗或有瘀点、瘀斑,脉涩或结代。

治法 益气活血。

方药 人参养荣汤合桃红四物汤。药用:黄芪、当归、桂心、甘草、橘皮、白术、人参、白芍、熟地黄、五味子、茯苓、远志、川芎、桃仁、红花等。

若胸痛重者,加枳壳、降香、郁金理气活血止痛。

中成药可用芪参益气滴丸、蟾麝救心丸、心灵丸、活心丸、复方丹参注射液(滴丸)、健身全鹿丸、桂附地黄丸等。

(5)阳虚水泛证

证候 心悸气短或不得平卧,咯吐泡沫痰,面肢浮肿,畏寒肢冷,烦躁出汗,额面灰白,口唇青紫,尿少腹胀,或伴胸水、腹水,舌暗淡或暗红,舌苔白滑,脉细促或结代。

治法 温阳利水。

5

方药　真武汤(《伤寒论》)。药用:茯苓、芍药、白术、生姜、附子等。

若气虚甚者,加生晒参、黄芪以益气;若水肿重者,加北五加皮、茯苓利水消肿。

中成药可用芪苈强心胶囊、心宝丸、小青龙颗粒、通宣理肺丸、桂附地黄丸、止嗽扫痰丸等。

(6)痰饮阻肺证

证候　心悸气急,咳嗽喘促,不能平卧,咯白痰或痰黄黏稠,胸脘痞闷,头晕目眩,尿少浮肿,或伴痰鸣,或发热口渴,舌苔白腻或黄腻,脉弦滑或滑数。

治法　泻肺化痰。

方药　葶苈大枣泻肺汤。药用:葶苈子、大枣、白芥子等。

若寒痰较重,加干姜、细辛温化痰饮;若咳嗽喘促重者,加莱菔子、苏子下气祛痰等;若痰饮内蕴化热者,可改用清金化痰汤合苇茎汤加减。

中成药可用二陈丸、橘红痰咳颗粒、半夏露颗粒、消咳喘、咳喘顺丸、祛痰止咳颗粒等。

(二)西医治疗

治疗目标:①改善急性症状和稳定血流动力学状态。②改善心力衰竭的各种临床体征及实验室指标,血清 BNP 浓度反映血流动力学改善情况,其降低具有重要意义。

1.基础治疗

(1)体位:静息时明显呼吸困难者应半卧位或端坐位,双腿下垂以减少回心血量,降低心脏前负荷。

(2)吸氧:适用于低氧血症和呼吸困难明显,尤其指端血氧饱和度<90%的患者。无低氧血症的患者不应常规应用,这可能导致血管收缩和心排血量下降。如需吸氧,应尽早采用,使患者 SaO$_2$≥95%(伴慢性阻塞性肺疾病者 SaO$_2$>90%)。可采用不同方式:①鼻导管吸氧:低氧流量(1~2L/min)开始,根据动脉血气分析结果调整氧流量。②面罩吸氧:适用于伴呼吸性碱中毒患者。必要时还可采用无创性或气管插管呼吸机辅助通气治疗。

(3)出入量管理:肺淤血、体循环淤血及水肿明显者应严格限制饮水量和静脉输液速度。无明显低血容量因素(大出血、严重脱水、大汗淋漓等)者,每天摄入液体量一般宜在 1500mL 以内,不要超过 2000mL。保持每天出入量负平衡约 500mL,严重肺水肿者水负平衡为 1000~2000mL/d,甚至可达 3000~5000mL/d,以减少水钠潴留,缓解症状。3~5 天后,如肺淤血、水肿明显消退,应减少水负平衡量,逐渐过渡到出入量大体平衡。在负平衡下应注意防止发生低血容量、低血钾和低血钠等。同时限制钠摄入<2g/d。

(4)控制感染:进展期的急性心力衰竭患者易并发呼吸或消化系统感染及败血症。如有感染指征应及时应用抗生素。

(5)控制血糖:合并糖尿病的急性心力衰竭常并发高血糖,应停止使用常规降糖药,并根据多次血糖测定使用胰岛素来控制血糖。

2.药物治疗　基础治疗:阿片类药物如吗啡可减少急性肺水肿患者焦虑和呼吸困难引起的痛苦。此类药物也被认为是血管扩张剂,可降低前负荷,也可减少交感兴奋。主要应用吗啡。应密切观察疗效和呼吸抑制的不良反应。伴明显和持续低血压、休克、意识障碍、慢性阻塞性肺疾病等患者禁忌使用。洋地黄类能轻度增加心排血量、降低左心室充盈压和改善症状。伴快速心室率心房颤动的患者可应用毛花苷 C 0.2~0.4mg 缓慢静脉注射,2~4h 后可再用 0.2mg。

（1）血管扩张剂：血管扩张剂在大多数急性心力衰竭中作为一线药物使用，用于扩张末梢循环及降低心脏前负荷。收缩压＞110mmHg的患者通常可安全使用；收缩压在90～110mmHg，应谨慎使用；收缩压＜90mmHg，禁忌使用，因其可能增加急性心力衰竭患者的病死率。

①硝酸盐类：舌下含服硝酸甘油0.5mg，可5～10min重复1次。或嚼服二硝酸异山梨醇酯3mg。静脉使用硝酸甘油从$5\mu g/min$开始逐渐增加至$200\mu g/mim$；二硝酸异山梨醇酯从$1mg/h$逐步增加至$10mg/h$。应用时应严密监测血压，当收缩压低于90～100mmHg时应停止给药。病情稳定后逐步减少用量，突然停止静脉滴注可能会引起症状反跳。主动脉瓣狭窄患者应用硝酸盐时应谨慎使用。

②硝普钠：被用于严重的心力衰竭患者或明显后负荷升高如高血压性心衰或二尖瓣反流的患者。使用时从$0.3\mu g/(kg \cdot min)$逐渐增加至$1\mu g/(kg \cdot min)$，不超过$5\mu g/(kg \cdot min)$。硝普钠长时间应用可由于药物代谢产物氰化物产生毒性，因此应避免长期使用，尤其是合并严重肾衰竭或肝功能衰竭的患者需要加注意。停用硝普钠时应逐渐减小剂量，突然停朋可引起反跳。硝普钠可引起"冠脉窃血综合征"，因此在急性冠脉综合征引起的急性心力衰竭中，不作为常规应用。

③奈西利肽：是重组人脑钠肽，对静脉、动脉和冠脉均有扩张作用，能降低前后负荷，增加心排血量，而无直接正性肌力作用，常用于急性失代偿性心力衰竭。可采用负荷剂量$1.5～2\mu g/kg$静脉注射，随后维持剂量$0.0075～0.01\mu g/(kg \cdot min)$持续静脉滴注24h。

（2）利尿剂

①适应证：急性心力衰竭或心力衰竭急性失代偿期，有液体潴留的患者均应给予利尿剂，且应早期应用；无液体潴留的心力衰竭患者，则无须应用利尿剂。利尿剂通过利尿降低心脏前负荷，即容量负荷，从而减轻外周循环淤血和肺水肿。

②选择原则：轻中度心力衰竭可选用噻嗪类利尿剂（如氢氯噻嗪）；重度心力衰竭选用袢利尿剂（呋塞米、布美他尼、托拉塞米）；急性心力衰竭或肺水肿首选袢利尿剂静脉注射，伴发心源性休克时不宜使用。

③临床应用：通常从小剂量开始，逐渐增加剂量至尿量增加，临床常用呋塞米20～40mg静脉注射或5～40mg/h持续静脉滴注，持续滴注呋塞米达到靶剂量比单独大剂量应用更有效。

④使用注意：防止电解质紊乱，常见不良反应如低钾、低镁、低钠血症。

小剂量联合应用利尿剂比单独大剂量应用一种药物更有效，并有较少的不良反应。临床经常使用噻嗪类利尿剂及螺内酯与袢利尿剂联合应用。

（3）托伐普坦：推荐允血性心力衰竭、常规利尿剂效果不佳、有低钠血症或有肾功能损害倾向患者使用，可显著改善充血相关症状，且无明显的短期和长期不良反应。建议剂量以7.5～15mg/d开始，疗效不佳者逐渐加量至30mg/d。

（4）正性肌力药：有心排血量减少、外周低灌注的表现（低血压，少尿）伴或不伴充血及肺水肿的患者，在利尿剂和血管扩张剂正规治疗无效时，可以应用正性肌力药。

①多巴胺：小剂量多巴胺$[<3\mu g/(kg \cdot min)]$作用于外周多巴胺受体，直接和间接降低外周血管阻力，增加肾、冠脉和脑血流。中等剂量多巴胺$[3～5\mu g/(kg \cdot min)]$可增加心肌收缩力和心排血量。大剂最多巴胺$[>5\mu g/(kg \cdot min)]$可导致血管收缩和系统血管阻力增加，适用于急性心力衰竭伴收缩压较低时，但是有心动过速、心律失常的危险。

②多巴酚丁胺：主要通过刺激β_1和β_2受体产生剂量依赖的正性肌力作用和变时作用，在急性

心力衰竭中短期应用,主要是缓解症状。多巴酚丁胺应用于外周低灌注,伴或不伴对靶剂量利尿剂和血管扩张剂治疗无效的充血或肺水肿。通常开始以 $2\sim3\mu g/(kg\cdot min)$ 持续滴注逐步增至 $20\mu g/(kg\cdot min)$。

③磷酸二酯酶抑制剂:主要应用米力农,首剂 $25\sim75\mu g/kg$ 静脉注射($>10\ min$),继以 $0.375\sim0.750\mu g/(kg\cdot min)$ 静脉滴注。常见不良反应有低血压和心律失常。

④左西孟旦:具有正性肌力作用和外周血管扩张作用。其应用指征为继发于收缩性心功能不全的低心排血量心力衰竭而不伴有严重的低血压。通常给药剂量为首剂 $12\sim24\mu g/kg$ 静脉注射(超过 $10min$),随后给予持续静脉滴注,剂量为 $0.05\sim0.1\mu g/(kg\cdot min)$。可逐渐滴定至最大剂量 $0.4\sim0.6\mu g/(kg\cdot min)$。一般不应用于收缩压 $<85mmHg$ 的患者。

⑤血管升压药:在心源性休克时,联合应用正性肌力药和输液,尽管已改善了心排血量,但仍不能保持足够的动脉和血管灌注,则应使用血管升压药。

A.肾上腺素:肾上腺素与 β_1、β_2 和 α_2 受体有较高的亲和力。当多巴酚丁胺抵抗或血压持续较低时,通常使用肾上腺素,滴注剂量为 $[0.05\sim0.5\mu g/(kg\cdot min)]$。

B.去甲肾上腺素:去甲肾上腺素与 α 受体有较高的亲和力,在全身血管阻力降低引起的低血压(如败血症性休克)中多用去甲。肾上腺素 $[0.2\sim1\mu g/(kg\cdot min)]$。去甲肾上腺素可以与多巴酚丁胺合用以改善血流动力学。

⑥洋地黄类正性肌力药:洋地黄类正性肌力药物能抑制心肌 Na^+-K^+-ATP 酶,从而增加 $Ca^{2+}-Na^+$ 交换,产生正性肌力作用。在急性心力衰竭中洋地黄类药物用于心房颤动伴快速心室率,治疗目标主要是控制心室率。临床常使用西地兰静脉给药,首剂给 $0.4\sim0.8mg$ 静脉注射,$2h$ 后酌情再给 $0.2\sim0.4mg$。

3.非药物治疗

(1)主动脉内球囊反搏(IABP):可有效改善心肌灌注,又可降低心肌耗氧量和增加心排血量。适应证:①AMI 或严重心肌缺血并发心源性休克,且不能由药物纠正;②伴血流动力学障碍的严重冠心病(如 AMI 伴机械并发症);③心肌缺血或急性重症心肌炎伴顽固性肺水肿;④作为左心室辅助装置(LVAD)或心脏移植前的过渡治疗。对其他原因的心源性休克是否有益尚无证据。

(2)机械通气:指征为心跳呼吸骤停而进行心肺复苏及合并Ⅰ型或Ⅱ型呼吸衰竭。有下列 2 种方式:①无创呼吸机辅助通气:分为持续气道正压通气和双相间歇气道正压通气 2 种模式。推荐用于经常规吸氧和药物治疗仍不能纠正的肺水肿合并呼吸衰竭,呼吸频率 >20 次/分,能配合呼吸机通气的患者,但不建议用于收缩压 $<85mmHg$ 的患者。②气道插管和人工机械通气:应用指征为心肺复苏时、严重呼吸衰竭经常规治疗不能改善者,尤其是出现明显的呼吸性和代谢性酸中毒并影响到意识状态的患者。

(3)血液净化治疗:出现下列情况之一时可考虑采用超滤治疗:①高容量负荷如肺水肿或严重的外周组织水肿,且对利尿剂抵抗;低钠血症(血钠 $<110mmol/L$)且有相应的临床症状如神志障碍、肌张力减退、腱反射减弱或消失、呕吐及肺水肿等。②肾功能进行性减退,血肌酐 $>500\mu mol/L$ 或符合急性血液透析指征的其他情况可行血液透析治疗。超滤对急性心力衰竭有益,但并非常规手段。

(4)心室机械辅助装置:急性心力衰竭经常规药物治疗无明显改善时,有条件的可应用该技术。

六、中西医临床诊疗思路

急性心力衰竭是危及患者生命的临床危急重症,如何给予快速正确的诊断治疗极其重要。我们在临床中西医结合诊断与急救中,需注意以下几点:

1.急性心力衰竭的诊断,根据周围循环、体静脉充盈和心率、出入量等体征进行系统的临床评估十分重要。

2.实验室检查如心电图、BNP、肌钙蛋白、X线、超声心动图等对于不典型心力衰竭的明确诊断具有十分重要的意义。

3.治疗时,必须考虑对急性心力衰竭原发基础疾病进行综合治疗。

4.对于难治性心力衰竭或终末期心力衰竭患者可采取进一步支持治疗,如主动脉内球囊反搏,人工机械通气及心室辅助装置或病情稳定后进行心脏移植。

5.在慢性心力衰竭的治疗中,ACEI/ARB和β受体阻滞剂具有十分重要的地位。但是,急性心力衰竭 ACEI/ARB 和β受体阻滞剂应谨慎使用。

6.在目前急性心力衰竭的抢救治疗中,西医具有更大的优势,但中医在某些环节可参与急救治疗。如参脉注射液、参附注射液等中成药,已在长期的临床观察和实验研究中证实能明显提高抢救成功率,改善预后,并减少西药的不良反应。

7.急性心力衰竭为心之阳气虚损,将其作为本;而将所致的瘀血阻滞、水液蓄留这种病症表现作为标;根据中医的基本治疗理论,选择标本兼治的方案。中医真武强心汤配合西药治疗,比单纯的应用常规两药治疗效果更显著,可以缓解临床症状,提高治愈率。所用药物中主要是强心温阳如附子,增加冠状动脉血流量;补肺健脾如炙甘草、白术、黄芪;大补元气如红参;按照君臣配伍的原则,将茯苓、泽泻、生薏苡仁等配之,以起到消肿、利水的作用;而且在活血祛瘀、化气利水、养血敛阴、收敛潜降与宁心安神方面,分别应用了丹参、桂枝、白芍、煅牡蛎。在诸种药物共同作用下,达到了益气温阳、活血利水的标本兼治目的;在两种药物联用的基础上,使患者获得了较好的治疗,疾病严重等级得到了下降,治疗时间与住院时间明显缩减,尤其是在疗效方面,总有效率得到了提高。

七、预防与调护

(一)预防

1.平素有基础心血管疾病患者,应积极治疗原发病,阻断或减缓疾病进展至心力衰竭阶段。

2.去除诱因,如上呼吸道及肺部的感染、心律失常、酸碱平衡失调、补液不当、过度摄盐等诱因均可导致急性心力衰竭发作,应及时纠正或处理。

3.调整生活方式,如控制水和钠的摄入量、戒烟、低脂饮食、控制体重,失代偿期患者应注意卧床休息,同时配合被动运动以防止深静脉血栓形成。

4.心理和精神治疗可改善心力衰竭患者预后,必要时可配合使用抗焦虑或抗抑郁药物。

5.对于心力衰竭伴有睡眠呼吸困难患者可使用无创呼吸机配合低流量给氧以改善睡眠低氧血症。

6.对心力衰竭高危患者进行积极宣教及早期干预是减少急性心力衰竭发病率行之有效的途径。

（二）调护

1.静息状态仍呼吸困难宜采取半卧位或端坐位，双腿下垂以减少回心血量，降低心脏前负荷。

2.对于长期卧床的患者，要加强皮肤护理，保持床铺整洁，防止褥疮发生。病情稳定后可适当进行下肢主动或被动运动，以防深静脉血栓形成。

3.病室安静舒适，空气新鲜，冬天注意保暖。

4.密切观察生命体征及病情变化并记录。

5.保持大便通畅，排便时勿用力，便秘者给予缓泻剂。

6.遵医嘱给予利尿、强心剂和扩血管药物，并注意药物的不良反应，注意监测记录出入量，对于有肺淤血及体循环淤血者应限制饮水量、严格控制静脉补液用量及补液速度。

7.加强心理护理，及时给予精神安慰，以缓解患者焦虑紧张情绪，增加患者的安全感。

古医籍精选

《脉经》："脾者土也……有一子，名之曰金……土亡其子，其气衰微，水为洋溢，浸渍为池，走击皮肤，面目浮肿，归于四肢。愚医见水，直往下之，虚脾空胃，水遂居之，肺为喘浮。肝反畏肺，故下沉没……心衰则伏，肝微则沉，故令脉伏而沉。工医来占，固转孔穴，利其溲便，遂通水道，甘液下流，亭其阴阳，喘息则微，汗出正流，肝着其根，心气因起，阳行四肢，肺气亭亭，喘息则安。"

《圣济总录》："心衰则健忘，心热则多汗。"

《金匮要略》："心水者，其身重而少气，不得卧，烦而燥，其人阴肿"，"水停心下，甚者则悸，微者短气"。

《黄帝内经》："若心气虚衰，可见喘息持续不已"。

病案分析

（一）病案摘要

陈某，女，78岁。2015年10月20日由外院"120"送至我院急诊。主诉：突发喘促2h。症状：2h前突发喘促，心悸，端坐，动后喘甚，伴冷汗，四肢湿冷。舌暗，苔薄白，脉沉弦。既往史：既往有高血压病史，否认冠心病、糖尿病病史。查体：BP 193/110mmHg，双肺闻及大片湿啰音，心界向左下扩大，HR 132次/分，呈奔马律，各瓣膜听诊区无明显杂音。检查：B型钠尿肽 120pg/mL；血常规、急诊生化及心酶指标等检查呈阴性。心电图：①窦性心动过速；②左室高电压；胸片：双侧肺门呈蝴蝶状阴影，提示有急性肺水肿。舌暗淡，苔白滑，脉细促。

中医诊断：暴喘（阳虚水泛，瘀血内阻）。

西医诊断：①急性左心衰竭；②高血压3级（极高危组）；③高血压性心脏病。

（二）分析

1.诊断思路

（1）中医诊断思路：患者因"突发喘促2h"入院，症见：气促，心悸，端坐，冷汗，四肢湿冷，故中医诊断为"暴喘"。综合分析，四诊合参，当属阳虚水泛，瘀血内阻之证。

（2）西医诊断思路

①确定急性左心衰竭诊断：患者突发气促，呈端坐呼吸，伴四肢湿冷，查体：BP193/110mmHg，双肺闻及大片湿啰音，心界向左下扩大，HR132次/分，呈奔马律。检查：B型钠尿肽 1200pg/mL；胸片：双侧肺门呈蝴蝶状阴影，提示有急性肺水肿，为急性左心衰竭发作的典型表现，根据临床表现

及体征可明确诊断为急性左心衰竭。

②明确急性左心衰竭的病因：患者既往有高血压病史，此次发作时血压急剧升高，可明确急性左心衰竭病因为高血压性心脏病。

2.治疗思路

(1)中医治疗思路：中医当以温阳利水，活血化瘀为原则，"急则治其标"，中医急救治疗当静脉注射参附针以温阳益气固脱；中医辨证治疗选方当以真武汤加减，可配合针内关、膻中、合谷。艾灸足三里、百会、命门。

(2)西医治疗思路：结合患者临床表现与病史等，患者为高血压性急性心力衰竭，其治疗应主要为以下几个方面：

①一般治疗：予患者取端坐位，双腿下垂；给予心电、血压、动脉血氧饱和度监测。

②吸氧：促证患者血氧饱和度在 $95\%\sim98\%$。

③镇静：予患者静脉注射吗啡 3mg，必要时重复 1 次。

④血管扩张剂：患者目前血压较高，且患者基础病因为高血压。因此，治疗的重点应以降低血压，降低心脏后负荷为主。首先选用硝酸盐类药物如硝酸甘油静脉滴注，在严密监测血压的情况下，从 $5\mu g/min$ 开始逐渐增加，直至收缩压控制在 $100\sim120mmHg$ 或患者心力衰竭症状缓解。

⑤利尿剂：呋塞米 20mg 静脉注射，以减轻心脏前负荷。

⑥正性肌力药物：患者为高血压性急性心力衰竭，故患者未出现外周低灌注的表现时正性肌力药物不主张常规应用。

（杜革术）

第二节　恶性心律失常

恶性心律失常(malignant arrhythmia)通常指恶性室性心律失常，多引起严重血流动力学障碍，包括持续性室性心动过速和心室颤动。恶性心律失常多发生于有明确的器质性心脏病(如冠心病、心肌病、心力衰竭)患者。复杂性心律失常患者中潜在恶性心律失常约占 35%，恶性心律失常约占 5%，有血流动力学障碍，发生心源性猝死风险极高。

本病属于中医学的"怔忡"、"心悸"、"眩晕"、"昏厥"等范畴。

一、病因病理

(一)中医病因病机

1.病因　中医认为本病多因禀赋不足，素体虚弱，或久病伤正，或劳倦伤脾，以致气血阴阳失调，发为本病。

2.病机

(1)感受外邪：感受外邪，内舍于心，心脉不通，瘀阻脉络，发为本病。

(2)情志所伤：平素胆怯心虚，突遇惊恐，扰乱心神；或忧思不解，心气郁结，心血耗损，不能养心；或大怒伤肝，大恐伤肾，怒则气逆，火逆于上，发为本病。

(3)药食不当：痰热内蕴，久郁化火，上扰心神而致本病，出现心悸、怔忡、脉律失常等表现。

(4)体虚劳倦:禀赋不足,素体虚弱,或久病伤正,耗损心阴心气,或劳倦伤脾,气血乏源,心神失养,发为本病。

(5)饮食不节:嗜食肥甘,蕴热化火生痰,痰火上扰心神,发为本病。

病位在心,与肝、脾、肾等脏腑密切相关。病性或本虚(气血阴阳亏虚),或标实(气滞、血瘀、痰湿、寒凝、火郁),或虚实夹杂。

(二)西医病因病理

1.病因

(1)各种病因的器质性心脏病:如冠状动脉性与风湿性心脏病、心肌病、心包炎等。

(2)房室旁道传导引起的预激综合征。

(3)内分泌代谢疾病与电解质紊乱:如甲状腺功能亢进、低钾或高钾等。

(4)药物的毒性作用:如洋地黄、奎尼丁、丙吡胺、胺碘酮等抗心律失常药等。

(5)外科手术和诊断性操作:如胸部手术,尤其是心脏手术,包括麻醉过程,还有心脏插管术及冠状动脉造影。

(6)急性感染。

(7)急性颅内病变:如蛛网膜下腔出血。

2.发病机制

(1)冲动形成异常:①自律性异常:在各种生理或病理情况下,如心肌缺血、坏死、电解质紊乱等可改变心房或心室内异位兴奋点的自律性,使其高于窦房结的频率,导致异常自律性的形成。②触发激动:在儿茶酚胺浓度升高、低血钾、高血钙、洋地黄中毒、延长动作电位的药物(如胺碘酮)等因素作用之下,动作电位内向钙离子流加速,引起心肌细胞再次除极。连续的触发激动可导致心动过速。

(2)冲动传导异常:①传导系统阻滞:因冲动适逢生理不应期者为生理性阻滞,若非生理性不应期者,则为病理性传导阻滞。②折返:是大多数快速心律失常最常见的发生和维持机制。折返的形成要具有如下三个基本条件:传导系统环路、单向传导阻滞和传导速度减慢。折返可发生在心房、心室内和心房与心室之间。

二、临床表现

(一)病史

恶性心律失常的患者可以有各种各样的主诉,但多以心悸、晕厥、晕厥前症状及心力衰竭就诊。患者对心悸、心跳规则或不规则的感觉大不相同。一些患者对其心脏节律的轻微的改变异常敏感,而另一些患者甚至当持续室速发作时也毫无症状。评估患者已知的或可能存在的心律失常,应该尽量采集到能明确诊断或能指导进一步检查的重要信息。

另外,应注意仔细询问患者的用药史及饮食史。越来越多的药物可直接或间接地影响心室去极化而引起长 Q-T 间期介导的心动过速。

(二)症状

根据心律失常类型的不同,其临床表现各异。

1.血流动力学稳定的单形性室性心动过速:心悸、胸闷、无或有乏力。

2.多形性室速:心悸、胸闷、乏力,发作性头晕,重者出现昏厥、休克,甚则猝死。

3.心室颤动或无脉性室性心动过速、心室颤动:一旦发生立即出现意识丧失、抽搐等血流动力学障碍的表现,继之循环、呼吸停止。

(三)体征

除基础病的体征外,根据心律失常的类型,体征各有特点。

1.血流动力学稳定的单形性室性心动过速:心率在100~250次/分,心律可规则或略不规则,心尖部第一心音强弱不等并可有心音分裂。

2.多形性室性心动过速:出现血流动力学障碍时血压下降,老年患者可出现意识模糊。

3.心室颤动或无脉性室性心动过速、心室颤动:意识丧失,血压下降,大动脉搏动和心音消失。

(四)辅助检查

1.心电图

(1)单形性室性心动过速:分为持续性室性心动过速(SMVT)和非持续性室性心动过速(NSVT)。非持续性室性心动过速为连续3个及3个以上的室性心律,频率墨大于100次/分,在30s内自行终止;当单形性室速持续时间>30s或由于血流动力学障碍需早期进行干预治疗时,则称为SMVT,SMVT大多发生于结构性心脏病患者,但也可见于目前的诊断技术尚不能发现的心脏病患者,后者称之为特发性室性心动过速(IVT)。单形性室性心动过速在心电图上表现为连续出现快而大致规则的宽入畸形QRS波群,频率100~250次/分;心房激动波与宽大畸形的室性QRS波群无关,出现房室分离,偶可出现心房激动波下传心室,出现心室夺获或心室融合波。

(2)多形性室性心动过速:室性QRS波群振幅和主波方向每隔3~10个心搏转向相反方向;QRS波群频率多在150~280次/分;多在长一短序列以后发作;QT间期延长,并见高大U波。

(3)心室扑动:P波消失,出现连续和有规则的大振幅波,频率200~250次/分,不能区分QRS波群和ST-T波段;持续时间短,常于数秒或1min、2min内转变为室性心动过速或心室颤动。

(4)心室颤动:P-QRS-T完全消失,代之以形态振幅和间隔绝对不规则的小振幅波,频率>250次/分;持续时间短,如不能转复,心电活动数分钟后消失。

(5)严重室内传导阻滞:右束支传导阻滞时QRS波群时限超过0.12s,V_1、V_2导联呈rsR,R波粗钝,T波与QRS主波方向相反。左束支传导阻滞时QRS波群时限超过0.12s,V_5、V_6导联Q波消失,R波宽大,顶部有切迹或粗钝,T波与QRS主波方向相反。左前分支阻滞:电轴左偏达$-45°$~$90°$,Ⅰ、aVL导联呈qR波,Ⅱ、Ⅲ、aVF导联呈rs型,QRS时限小于0.12s。左后分支阻滞:电轴右偏达$+90°$~$120°$,Ⅰ导联呈rS波,Ⅱ、Ⅲ、aVF导联呈qR波,且RⅢ>RⅡ,QRS时限小于0.12s。

(6)完全性房室传导阻滞:心房与心室电活动各自独立、互不相关;心房率快于心室率;心室率为40~50次/分,QRS波群的形态正常或出现传导阻滞。

(7)病态窦房结综合征:为非药物引起的持续而显著的窦性心动过缓,心室率<50次/分;窦性停搏与窦房传导阻滞;窦房传导阻滞与房室传导阻滞并存;心动过缓与房性快速性心律失常交替发作(慢-陜综合征)。

2.动态心电图 记录24h心电活动,发现并鉴别恶性心律失常。

3.希氏束电图 为有创性的心腔内心电图,用于研究心律失常的发生机制,鉴别室上性或室性心动过速,诊断房室传导阻滞部位等。

4.食管心电图　记录心房电位和心房快速起搏或程序电刺激。用于确定是否存在房室结双径路和鉴别室上性和室性心动过速;有助于预激综合征和病态窦房结综合征的诊断。快速心房起搏可终止某些室上性折返性心动过速。

5.信号平均技术　检测心室晚电位,预测心肌梗死后心律失常的危险因素。

6.临床心电生理检查　记录心腔内的不同部位局部电活动。确立心律失常类型、发生部位和机制;终止心动过速;判断患者是否容易诱发室性心动过速及发生心脏性猝死。

心律失常发作或间歇期要确定诱因和有无基础心脏病,除常规心电学检查外,需做心脏 X 线、超声心动图、放射性核素心肌显像或冠状动脉造影等检查,确诊或排除器质性心脏病。

三、诊断

根据患者的临床表现、体征,结合辅助检查,确定心律失常的性质、诱因、对血流动力学影响的程度、恶性程度和预后及导致猝死的风险。发作间期应确定有无器质性心脏病。必要时行心腔内电生理检测,确定心律失常性质和治疗方案。

四、鉴别诊断

本病应主要与非恶性心律失常相鉴别。非恶性心律失常多发生于轻度或无器质性心脏病的患者,如在吸烟、饮酒、情绪激动、强体力活动后可出现窦性心动过速,运动员常见实性心动过缓,如房性期前收缩,无器质性心脏病的患者见室性期前收缩等。因此,对心律失常首先要确定其性质、诱因、对血流动力学影响的程度、恶性程度和预后及发生猝死的风险。发作间期应确定有无器质性心脏病。某些特别难鉴别的心律失常还需要进行食管心电图、临床心电生理检查等来鉴别。

五、治疗

(一)中医治疗

治疗原则:首当分清虚与实孰多孰少,然后行补、泻之法。本虚为主者,可予以养阴复脉、补血安神、温阳通脉、补气定志等法;邪实为主者,可予以清热解毒、祛瘀通脉、祛痰定悸等法。

1.针灸及其他外治法

(1)针刺法:取穴膻中、内关、神门、心俞、厥阴俞,用平补平泻法,新发病及年轻青体力尚强者用重刺激,留针 3~5min;对久病体虚者用补法轻刺激,留针 15~30min。适用于各种室性心动过速。

(2)艾灸法:适用于心气、心阳不足或心阳气虚脱者。先灸百会,效果不显著加灸气海。如果阳虚欲脱,灸气海、神厥以温中回阳。

(3)耳针:选穴心、神门、交感点。用 5 分毫针刺入穴内,留针 30min,10min 行针 1 次,中等刺激,适用于心室过速。对于反复发作者,可于发作终止之后,改用耳穴埋针或耳穴压药(用王不留行籽或保济丸),每 3 天更换 1 次。如为缓慢性心律失常,可选穴内分泌、心、神门、交感、皮质下。用胶布固定王不留行籽贴压于耳穴上,每天按压 2~3 次,每次 5min,10 次为 1 个疗程。

(4)穴位按摩:患者仰卧,医生以拇指端顺时针按压左神藏穴或灵墟穴,治疗阵发性室性心动过速。如为缓慢性心律失常,取心俞、膈俞、至阳穴,采用点、按、揉等手法,在上述穴位上进行刺激,手法由轻至重,每天 1 次,每次 15min,10 次为 1 个疗程。

2.辨证方药

(1)气阴两虚证

证候　心悸怔忡,虚烦多梦,或自汗盗汗,或五心烦热。舌淡苔薄白,脉虚数或促涩、结代。

治法　益气养阴。

方药　生脉散。药用:西洋参、麦冬、五味子。若无西洋参改太子参。

若气虚偏甚,气短乏力较甚者,加黄芪益气补心;若阴虚而有低热者加天门冬、生地、黄连、莲子心、苦参以养心清热宁心;若心烦失眠明显者加酸枣仁、柏子仁以安神助眠;若肾阴不足,症见腰酸膝软,目眩耳鸣者,加冬虫夏草、龟甲、鳖甲以滋肾养心;若兼心脉瘀阻,胸闷刺痛,舌有瘀点者,加丹参、三七活血通脉。

中成药用救心丹、稳心颗粒、参麦注射液、参松养心胶囊、生脉口服液、黄芪生脉饮等。

(2)心阳不振证

证候　心悸不安,胸闷气短,面色苍白,畏寒肢冷,乏力气短。舌淡苔白,脉虚微或兼迟缓,或涩或结代。

治法　补益阳气,温振心阳。

方药　温阳复脉汤。药用:熟附子、干姜、淫羊藿、冬虫夏草、甘松、炙甘草。

若兼心气不足,气短乏力者加人参、黄芪以补益心气;若兼血瘀心脉,心胸瘪痛者,加降香、当归、川芎以通心脉;若兼痰阻心脉,心胸瘪痛,加瓜蒌皮、薤白、法半夏、石菖蒲豁痰开窍以通心脉;若兼阳虚水泛,肢体浮肿者,加茯苓皮、猪苓、泽泻、桂枝以温阳利水消肿。

中成药用参附注射液、心宝丸、宁心宝胶囊(虫草胶囊)、金水宝、健身全鹿丸、桂附地黄丸等。

(3)心脉瘀阻证

证候　心悸不安,胸闷不舒,心前区刺痛,入夜尤甚,或见唇甲青紫。舌质紫暗或瘀斑、瘀点,脉涩或结代。

治法　治宜活血化瘀,通脉止悸。

方药　活血复脉汤。药用:桃仁、红花、赤芍、生地黄、香附、丹参、当归、延胡索、三七末、青皮、甘草。

若兼气虚,心悸乏力者,可去香附、青皮,加党参、黄芪,以益气养心;兼阳虚胸闷气短、畏寒肢冷者,可去青皮、生地黄、红花,加淫羊藿、熟附子、肉桂以温心通阳。

中成药可用复方丹参注射液、丹红注射液、灯盏细辛注射液、疏血通注射液、麝香保心丸、速效救心丹、蟾麝救心丸、心灵丸等。

(4)痰扰心脉证

证候　心悸胸闷,眩晕恶心,头重身倦,痰多咳嗽。舌苔浊腻,脉弦滑或涩或结代。

治法　治宜通阳泄浊,涤痰开结。

方药　涤痰复脉汤。药用:法半夏、陈皮、佛手、胆南星、党参、茯苓、石菖蒲、甘草。

若气虚者,加党参、黄芪以益气豁痰;痰浊蕴久化热而见心悸失眠,胸闷烦躁,口干口苦者,加黄连、竹茹、枳实以清热豁痰。

中成药可用安神温胆丸、朱砂安神丸、泻肝安神丸、清脑安神丸等。

(二)西医治疗

治疗目标:急诊首先要稳定血流动力学,中止或纠正心律失常;病情稳定后积极查找病因进行原发病的治疗,预防再次恶性心律失常的发生。快速判断患者有无危及生命的情况,如为无脉性室性心动过速、必室颤动,患者神志不清,大动脉搏动消失,立即按心搏骤停进行心肺复苏。血流动力学不稳定的心律失常应立即给予电复律以终止心律失常。如血流动力学稳定后,则可根据基础疾病与心律失常类型,采取药物治疗。抗心律失常药物可控制部分恶性心律失常,但也可诱发新的心律失常。因此应根据导致恶性心律失常的心脏疾病不同、血流动力学的状态、恶性心律失常的类型,采取不同的治疗方案,选择不同的抗心律失常药物。

1.非持续性室性心动过速(NSVT) 与室性期前收缩相似,常见于无或有结构性心脏病患者。在结构性心脏病患者中,NSVT 是持续性室性心动过速或心脏性猝死危险性增加的信号。

(1)心脏结构正常的 NSVT:大多数持续时间较短的单形性 NSVT 起源于左室或右室流出道,这类心律失常患者只是在出现症状、无休止发作或导致左心功能不全时才需要治疗。心脏结构正常的流出道室性心动过速患者极少发生心脏性猝死。治疗措施包括:β 受体阻滞剂、非二氢吡啶类钙拮抗剂、Ic 类抗心律失常药物或者导管消融。

(2)有结构性心脏病患者的 NSVT:治疗基础心脏病较心律失常本身更为重要。当记录到多形性 NSVT 时应尽快评估患者是否存在冠脉缺血,针对这种心律失常的主要治疗措施是改善冠脉血供。如果非持续性多形性室速可被确诊为儿茶酚胺敏感性多形性室性心动过速(CPVT),其致死的风险很高,推荐给予 β 受体阻滞剂,可能情况下植入 ICD 治疗。对于 TdP,停用任何可延长复极化的药物,纠正电解质紊乱。

所有 LVEF<0.35 的患者都应该考虑植入 ICD,但是对于左室收缩功能中度受损(LVEF<0.40)的缺血性心脏病 NSVT 患者,应该进行程序电刺激检查,如果电生理检查诱发出心室颤动或持续性室性心动过速,则推荐植入 ICD。对于心肌梗死后 LVEF>0.40 且伴有晕厥史的 NSVT 患者,也应该遵循这一方法,如果电生理检查能够诱发出持续性室性心动过速,推荐 ICD 治疗。LVEF>0.40 的无症状性 NSVT 患者,不需要特殊的抗心律失常治疗,优化治疗基础心脏病是治疗目的。对于伴有 NSVT 的(肥厚性心肌病)HCM 患者,无论合并或不合并其他危险因素,均应考虑 ICD 治疗。一般说来,对于症状性、反复发作的结构性心脏病 NSVT 患者,经血运重建、优化的内科治疗及解除可逆性诱因后仍未改善,推荐应用抗心律失常药物。

2.持续性单形性室性心动过速(SMVT) 急性期治疗要根据患者症状及发作时血流动力学的耐受程度来决定。意识不清或血流动力学不稳定的 SMVT 患者应立即给予同步直流电复律;意识清醒但血压低或症状明显的患者,先静脉使用镇静剂后再行电复律,在用镇静剂之前可以先静脉试用利多卡因(1mg/kg),但其对 SMVT 的缓解率只有 15%;对于血流动力学稳定或症状轻微的持续性室性心动过速的患者,在密切监测 12 导联心电图下给予相应处理;对于无结构性心脏病患者,可考虑静脉注射 β 受体阻滞剂、维拉帕米、氟卡尼或胺碘酮。

胺碘酮为治疗结构性心脏病持续性室性心动过速最有效的药物,但迅速经中心静脉给药会引起低血压,因此用药时要严密监测生命体征,如果症状加重或血流动力学不稳定,要立即给予镇静剂并行电复律。若 SMVT 蜕变为心室颤动应立即行非同步模式除颤。心室颤动转复后静脉应用胺碘酮比利多卡因的生存率高。对于缺血性心脏病出现电风暴或 ICD 反复电击的患者可考虑紧急导管消融治疗。

3.持续性多形性室性心动过速/心室颤动　多形性室性心动过速是指 QRS 波形态可以清楚识别但连续发生变化(提示心室激动顺序不断改变)、频率大于 100 次/分的室性心律失常。QT 间期延长的多形性室性心动过速,其 QRS 波常围绕心电图等电位线扭转,故又称之为尖端扭转型室速(TdP)。

无结构性心脏病的多形性室性心动过速或心室颤动(PMVT/VF)可能预示有遗传性心律失常综合征倾向,如短 QT 综合征、儿茶酚胺敏感性室性心动过速、Brugada 综合征或早期复极综合征。而对于合并结构性心脏病患者,急性冠脉综合征和陈旧性 O 波心肌梗死是主要原因。

PMVT/VF 的治疗包括几个方面:

(1)室性心动过颤:是急诊急救中最危重的心律失常,处理不及时或不当可短时间内致命,又称为临终心律。发生心室扑动与心室颤动时,心脏失去排血功能,患者有晕厥及阿斯综合征表现,紧急非同步直流电复律为唯一的治疗手段。除颤的时机是治疗的关键,每延迟除颤 1min,复苏成功率下降 7%～10%。成功电除颤取决于从心室颤动发生到行首次电除颤的时间。若心室颤动波甚细,可静脉注射肾上腺素 1～3mg,使心室颤动波变粗,利于除颤成功。在没有除颤设备的情况下,如发生在目击下 1min 之内,应立即用手叩击心前区,并实施心肺复苏术;同时可使用药物除颤,但效果不及电转复,用药方法同室性心动过速。

(2)ICD 植入:作为不可逆性 PMVT/VF 患者的主要治疗措施。急性心肌梗死伴 LVEF<35% 的患者在发病后的前 3 个月及血运重建时存在心脏性猝死高风险。应分别在 40 天及 90 天后再评估是否为 ICD 适应证。

(3)抗心律失常药物:β 受体阻滞剂虽可能有助于稳定急性心肌缺血患者的症状,但由急性心肌缺血所致的 PMVT/VF 的首要治疗方法为冠状动脉血运重建。维拉帕米联合 β 受体阻滞剂可尝试用于治疗儿茶酚胺敏感性多形性室性心动过速,氟卡尼联合 β 受体阻滞剂可尝试用于 3 型 LQTS 和儿茶酚胺敏感性多形性室性心动过速。

(4)导管消融治疗:由一种或几种形态室性期前收缩触发 PMVT/VF,可行导管消融治疗。需要强调的是,即使针对 PMVT/VF 触发机制的导管消融获得成功,ICD 植入仍然需要。

4.慢心室率型的心律失常　治疗目的提高心室率,维持心排血量,预防猝死。药物可选用异丙肾上腺素和阿托品。药物治疗无效时,需及时安装临时或永久起搏器。

六、中西医临床诊疗思路

现代医学治疗恶性心律失常的优势在于能够快速、有效地中止心律失常,维持血流动力学稳定,减少猝死等心脏事件,在控制发作、解决器质性心脏病变方面具有优势。由于抑制快速性心律失常的药物也可致心律失常,其应用受到限制。近年来,随着中医对心律失常病理机制认识的不断深化,临床和实验研究也取得了一定的疗效和进展。中医对心律失常的认识没有现代医学那么细化,主要从过速、过缓两方面来考虑。

(一)快速型心律失常

1.快速型心律失常与中医"心悸"、"怔忡"相关,一般认为多为阴虚脉促,法当滋阴复脉,但问题往往不是单方面的。《景岳全书·脉神章》指出:"数脉之病,唯损最多,愈虚则愈数,愈数则愈危,岂数皆热乎？若以虚数作热则万无不败者矣。"心脏的正常搏动节律除了依赖心阴的滋养之外,还需要心气的推动、心阳的温煦。阴阳互相制约、平衡才能维持正常生理机能。心气不足,气不化精则心阴亦亏,阴虚,虚火上扰心神更加重心悸。人体正气不足或感受外邪致心阳不振、相火失位,导致虚阳浮越、冲气上冒、心神不宁亦可表现为心悸脉促。所以本病除滋阴复脉外,亦要顾及心气、心阳。

2.治疗快速型心律失常的经典剂为"炙甘草汤"。炙甘草汤首载于东汉张仲景的《伤寒论·辨太阳病脉证并治下》。方中重用生地一斤,配伍炙甘草四两、麦冬半升、阿胶二两、麻子仁半升等,取滋阴复脉之意。炙甘草汤以甘草为君,陶弘景《名医别录》记载:甘草具"通经脉,利血气"之功能。若方中大枣,无论古今注家,则多略而不谈。不知此方仲景用大枣至30枚之多,绝非偶然,在《伤寒论》、《金匮要略》诸方中,大枣用量唯此方为最。而本方中药味用量之重堪与比肩者,唯生地黄为一斤,《神农本草经》记载:生地"主伤中,逐血痹",《名医别录》注:"通血脉,利气力",则大枣、地黄为辅弼,甘草"通经脉,利血气"为臣药无疑,诸药共奏滋阴复脉之功,方中人参、桂枝、清酒、生姜以益气通阳,阴阳双补。炙甘草汤的组方有三个层面,驱散外邪、滋阴养血、益气通脉,就像快速型心律失常有不同的病因和表现一样,可以是病毒性心肌炎、也可能是冠心病,表现有心动过速、有期前收缩、有心房颤动。针对不同的患者,是阴血亏甚、还是阳气不振、还是外邪侵袭,可以灵活加减不同组分的用量,如此重用桂枝、人参益气通脉,对心动过缓同样疗效卓著,炙甘草汤有双向调节作用。吴鞠通去炙甘草汤中人参、桂枝、生姜、大枣,加白芍,名为加减复脉汤,全方滋阴退热、养液润燥,但是由于去掉了温通心阳之药,其治疗方向完全改变,正如他在《温病条辨·下焦》中所说"在仲景当日,治伤于寒者之结代,自有取于参、桂、姜、枣,复脉中之阳。今治伤于温者之阳亢阴竭,不得再补其阳也。用古法而不拘用古方,医者之化裁也",所以加减复脉汤主要是用来治疗温病温邪深入下焦、肝肾阴伤之证。

(二)缓慢型心律失常

1.缓慢型　心律失常包括窦性心动过缓、病态窦房结综合征、房室传导阻滞等,临床较为常见,有时可导致恶性心律失常甚至猝死。本病应当属于中医"心悸"、"胸痹"、"晕厥"、"迟脉证"等范畴,可以伴有或不伴有节律失常。在临床中,缓慢型常与快速型心律失常并见。心动过缓多为阳气衰微、阴寒之邪内侵、胸阳不振所致,治疗宜温经散寒、振奋胸阳。同时,阴阳又是互相制约平衡的,胸阳不振,相火失位,亦可导致虚阳浮越,心悸脉促。

2.治疗缓慢型　心律失常的代表方剂为麻黄附子细辛汤。麻黄附子细辛汤出自《伤寒论》第301条"少阴病,始得之,反发热,脉沉者,麻黄细辛附子汤主之"。少阴阳虚、复感外邪、阳气不得疏布,以附子振奋里阳,以麻黄发越阳气。细辛辛温雄烈,可助麻黄发越阳气、温通散寒,与附子相配,又有鼓舞肾中真阳之功,三者共用相得益彰。药理学研究证实麻黄附子细辛汤具有抗心律失常,增快心率,兴奋窦房结,增加传导功能。此外,还有参附汤亦可治疗缓慢型心律失常,"回阳救逆、益气固脱",临床研究认为其可以强心,加快心率,抗心律失常,促进心肌供血等。通常麻黄附子细辛汤、参附汤不单独使用,尤其是合并快速性心律失常时,需要配伍滋阴复脉、益气通阳的药物。

七、预防与调护

(一)预防

恶性心律失常是导致心脏性猝死的一个重要原因,因此应当高度重视,早期识别,一经发现必须给予及时而恰当的紧急处理。成功抢救后,应寻找引起恶性心律失常的病因,如药物中毒、电解质紊乱、器质性心脏病或医源性因素,并对因治疗。

1.早期积极治疗纠正容易进展为恶性心律失常的疾病,如 Q-T 间期延长综合征、完全性房室传导阻滞、心室自主心律、重度病态窦房结综合征、双束支和Ⅲ度房室传导阻滞、病窦综合征等。

2.双束支和Ⅲ度房室传导阻滞、病窦综合征而致昏厥者,推荐安装永久心脏起搏器和 ICD。其他非一过性或不可逆性疾病所致心室颤动或心室扑动,应在抢救成功后安装 ICD。

3.对原发性电生理异常者,可行射频消融治疗,部分患者可予 β 受体阻滞剂或行胸部交感神经节阻断术预防。对于无法修复的心脏器质性病变,条件允许时可行心脏移植。

4.中医强调未病先防,内养正气,预防为先。积极防治原发病,及时控制、消除原发病的病因和诱因是预防本病发生的关键。

(二)调护

1.对于稳定期的患者,应鼓励其正常生活和工作,采取健康的生活方式,保证充足的休息和睡眠,不熬夜,饮食清淡,劳逸结合。

2.病情较重者,应卧床休息,加强生活护理,嘱患者出现胸闷、心悸等不适时尽量不采用左侧卧位,以免加重不适感。

3.饮食清淡,避免饱餐,注意粗纤维的摄入,以保持大便通畅,避免用力排便,出现排便困难时可适当使用缓泻剂。避免摄入浓茶、咖啡等兴奋性食物。

4.对于心律失常出现缺氧症状,或因血流动力学障碍出现发绀或胸闷不适时,给予低流量吸氧。

5.恶性心律失常患者应予持续心电监护,监测心率、血氧饱和度及血压,并做好病情记录,长期监测者需注意皮肤情况。

6.避免情绪激动加重病情,注意对患者进行心理疏导及健康宣教,消除患者恐惧心理,嘱患者学会自我调节,保持乐观轻松心态。

古医籍精选

《伤寒论·辨太阳病脉证并治》:"伤寒,脉结代,心动悸。"

《金匮要略方论·惊悸吐衄下血胸满瘀血病脉证治》:"心下悸者,半夏麻黄丸主之。"

《诸病源候论·风病诸候》:"诊其脉,动而弱者,惊悸出。动则为惊,弱则为悸。"

《丹溪手镜·悸》:"有痰饮者,饮水多必心下悸,心火恶水,心不安也","有气虚者,由阳明内弱,心下空虚,正气内动,心悸脉代,气血内虚也,宜炙甘草汤补之","又伤寒二三日,心悸而烦,小建中汤主之"。

《石室秘录·内伤门》:"心悸非心动也,乃肝血不能养心也。"

《万病回春·怔忡》:"心无血养,如鱼无水,心中惕惕然而跳动也。"

《证治准绳·杂病·悸》:"茯苓丸治伤寒后,或用心劳倦,四肢羸弱,心松惊悸,吸吸短气。"

《景岳全书·怔忡惊恐》:"命门火衰,真阳不足而怔忡者,右归饮。"

病案分析

(一)病案搞要

梁某,女,68 岁。因"气促10h"于 2015 年 11 月 19 日下午入院。既往史:糖尿病病史 10 年,血糖达标;高血压病史 8 年,最高血压 180/105mmHg,血压达标;5 年前因快速心房颤动,使用胺碘酮 0.2g,每天 1 次,可维持窦性心律;1 年前,因贫血住院,诊断"骨髓增生异常综合征",并间断输血等维持治疗。体检:T36.3℃,P71 次/分,R22 次/分,BP135/60mmHg;神清,两肺呼吸音粗,未闻及干湿啰音,HR 75 次/分,律不齐,偶可闻及期间收缩;双下肢不肿。舌红,苔薄黄脉结代。入院主要阳性检查结果:血常规:Hb 70g/L;生化:ALB 25.6g/L,K$^+$ 3.63mmol/L,Ca^{2+} 1.64mmol/L;NT—proBNP 2120ng/L;血气分析:PaCO$_2$ 28mmHg,PaO$_2$ 56.5mmHg;心电图:窦性心律,QT 间期延长(0.46s),偶发室性期前收缩;胸片:双肺纹理增粗,左下肺轻度炎症。入观后予以控制心力衰竭,抗感染、控制血压、血糖等对症处理。2h 后,无明显诱因下,患者突然出现头晕,随后意识丧失,考虑为心源性晕厥,立即予电复律并施以胸外心脏按压,2min 后,患者意识恢复。转 EICU 继续监护治疗。1h 后,患者再次出现晕厥,监测心电图提示室性心动过速,QT 间期显著延长。

中医诊断:昏厥(心肾阳虚,痰蒙神窍)。

西医诊断:①恶性心律失常,尖端扭转型室速,QT 间期延长;②慢性心力衰竭急性加重;③高血压 3 级,高血压性心脏病;④肺部感染,Ⅰ型呼吸衰竭;⑤2 型糖尿病;⑥骨髓增生异常综合征,中度贫血。

急救处理:给予异丙肾上腺素提升心率至 100 次/分,给予参附 40mL 静脉注射,静脉使用门冬氨酸钾镁与钙。随即置入临床起搏器,维持心率在 90~110 次/分。

（二）分析

仔细查看心电监测,发现患者在一个室性期前收缩后出现尖端扭转型室性心动过速。考虑到患者 QR 间期延长有两个因素:①低钙血症;②胺碘酮可能进一步延长了 QT 间期。随着低血钾与低钙的纠正,持续监测心电图示 QT 间缩短至正常范围,患者未见发作室性心动过速。考虑到可能有延长 QT 间期的不良反应,停用胺碘酮,改为参松养心胶囊以控制室性期前收缩和预防心房颤动。

（杜革术）

第三节　急性冠脉综合征

急性冠脉综合征(acute coronary syndrome,ACS)是以冠状动脉粥样硬化斑块破裂或侵蚀,继发完全或不完全闭塞性血栓形成为病理基础的一组临床综合征。临床包括 3 种类型,即不稳定型心绞痛(UA)、非 ST 段抬高性心肌梗死(non－ST－segment elevation myocardial infarction,NSTEMI)和 ST 段抬高性心肌梗死(ST－segment elevation myocardial infarction,STEMI)。这一组疾病共同的病理生理基础是冠状动脉粥样硬化斑块不稳定破裂及伴随的血小板聚集、血栓形成,从而导致急性、亚急性心肌缺血。

本病相当于中医的"真心痛"、"厥心痛"、"胸痹心痛"、"胸痹"等。

一、病因病理

（一）中医病因病机

1.病因　中医学认为本病与年老体衰、阳气不足、七情内伤、气滞血瘀、过食肥甘或劳倦伤脾、痰浊化生、寒邪侵袭、血脉凝滞等原因有关。寒凝气滞、血瘀痰浊闭阻心脉,心脉不通发为心胸疼痛,严重者部分心脉突然闭塞,气血运行中断而发为真心痛。

2.病机 本病的发病基础是本虚,为心之气血阴阳亏虚,标实为寒凝、气滞、血瘀、痰阻。标实是发病条件,在本病发生过程中,可先实后虚,亦有先虚后实者;若病情进一步发展,可心胸猝然大痛,发作为真心痛。病情或可加重为亡阳厥脱、亡阴厥脱,或阴阳俱脱,最后导致阴阳离决。总之,本病其位在心,总的病机为本虚标实,急性期既可见本虚较甚,亦可见标实严重。

(1)年老肾衰:中年以后,肾气渐虚。因肾阴肾阳为一身阴阳之根本,肾虚其他脏腑也出现衰退,导致脏腑功能失调。肾阳虚衰无以温煦脾阳,而脾运化无权,营血虚少,脉道不充,血液运行不畅,以致心失所养,心阳不振,心气不足,血脉失于温运,痹阻不畅心脉阻滞而发生本病。

(2)饮食不节、过劳:嗜食肥甘厚味、酒烟辛香之品,损伤脾胃,脾失健运,聚生痰湿;湿郁化热,热耗津液,熬液成痰。痰阻脉络,上犯心胸清旷之区,清阳不振,气机不畅,心脉痹阻,或痰阻脉络,气滞血瘀,胸阳失展而成心痛。

(3)七情所伤:忧思恼怒,可致心肝之气郁滞,气机不利,血脉运行不畅,胸阳不振,肝失条达,疏泄失常,导致不通则痛;或忧思伤脾,使脾失健运,痰湿内生,痰阻脉络,气血运行受阻,致使气结血凝,发生胸痛。

(4)寒暑犯心:素体阳虚,胸阳不振,阴寒之邪乘虚侵袭,寒凝气滞,血行不畅,胸阳失展,心脉痹阻,不通则痛。偶尔或因酷暑炎热,犯于心君,耗伤心气,亦每致血脉运行失畅而心痛。故患者常于气候突变,特别是遇寒冷,则易猝然发生本病。

(二)西医病因病理

1.病因 ACS的病理基础是冠状动脉粥样硬化。目前认为动脉粥样硬化的主要危险因素包括:年龄增长、性别影响、体重超重或肥胖、高血压、吸烟、血脂异常、糖耐量异常或糖尿病、精神紧张、冠心病家族史、同型半胱氨酸升高、胰岛素抵抗、纤维蛋白原升高等。

2.发病机制 动脉粥样硬化的发病机制有三种主要学说,即脂肪浸润学说、血栓原学说和内膜损伤学说,其实三者之间互相关联、互相影响。目前认为动脉粥样硬化是多种因素作用导致动脉壁内皮细胞损伤而发展的结果。内皮损伤后可表现为多种的内皮功能紊乱,如干扰内膜的渗透屏障作用,改变内皮表面抗血栓形成的特性,增加内膜的促凝血特性或增加血管收缩因子或血管扩张因子的释放。此外,维持内皮表面的连贯性和动脉中内皮细胞正常的低转换率,对维持体内自身稳定状态非常重要,一旦内皮转换加快,就可能导致内皮功能发生一系列改变,包括由内皮细胞合成和分泌的物质如血管活性物质、脂解酶和生长因子等的变化,因此内皮损伤可引起内皮细胞许多功能的改变,进而引起严重的细胞间相互作用并逐渐形成动脉粥样硬化病变。

心肌由于不断地进行节律性收缩,对氧的需求量很大,对血流中氧的摄取率远高于其他组织器官。当心肌需氧最增大时,主要是通过提高冠状动脉血流量来增加供血,而冠状动脉的固有狭窄限制了血液供应能力,则导致缺血缺氧。各种原因如吸烟、神经体液调节障碍等,引起冠状动脉痉挛,或突然发生循环血流量减少,如休克、心动过速等,使冠状动脉血流最突然降低,也可导致心肌血液供给不足。冠状动脉痉挛是另一个少见的导致ACS的临床情况。

3.病理 ACS的发病有共同的病理基础,即"粥样斑块破裂并发血栓形成"。ACS的斑块是易损斑块,即为不稳定斑块或称软斑块,其覆盖的纤维帽在循环系统或斑块内部血流动力学改变、冠脉痉挛、涡流或狭窄远端血流不稳定等外在因素的作用下可出现破裂。破裂后如血栓形成未完全阻塞冠脉则引起不稳定型心绞痛,最终可能发展为完全阻塞冠脉而发生 NSTEMI 和 STEMI。

二、临床表现

(一)病史

对于可疑 ACS 的胸痛患者,应立即评估胸痛症状由心肌缺血引起的可能性,可分为高度、中度或者低度三级。详细询问病史包括胸痛症状、既往有无冠心病史、年龄、性别、冠心病危险因素的数量等。

(二)症状

1.典型心绞痛　发作常见的诱因有体力活动、情绪激动、受寒、饱餐、吸烟等,贫血、脱水、恶性心律失常或休克也可诱发。疼痛位于胸骨后或心前区,呈压榨性、窒息样、紧缩感或闷胀性疼痛。疼痛常放射到左肩、左臂前内侧到无名指、小指;疼痛时可伴出汗。疼痛一般持续 1～5min,休息后可逐渐缓解,如舌下含服硝酸甘油片常在 1～2min 内缓解。

2.不稳定型心绞痛　指介于稳定型心绞痛和急性心肌梗死之间的临床状态,除稳定型心绞痛以外的所有心绞痛均属于不稳定型心绞痛。

3.NSTEMI/STEMI

(1)疼痛:疼痛性质与心绞痛相似但更剧烈,持续时间较长,可达数小时至数天,休息和含服硝酸甘油一般不能缓解。需要注意的是,10%～20%患者可无疼痛,或疼痛的性质不典型,或疼痛的部位不典型,或表现为休克、心力衰竭,或表现为无痛性心肌梗死。

(2)全身症状:可在发病第 2 天后出现发热,体温一般在 38℃左右;下壁心肌梗死者约有 1/3 伴有恶心呕吐或上腹痛。

(3)心律失常:见于 75%～95% 的患者,多为室性心律失常,以室性期前收缩最多见,可频发或成对出现或呈短阵室性心动过速。少数病例因出现心室颤动等恶性心律失常而猝死。

(4)低血压和休克:在老年患者及大面积心肌梗死病中出现,发病后出现低血压或休克的时间越早,死亡率越高。

(5)心力衰竭:主要是左心衰竭,为梗死后心肌收缩力下降所致。右心梗死者,可出现急性右心衰竭。

(三)体征

ACS 患者缺少特异性体征。部分患者可出现以下体征:

1.暂时性血压升高或下降,右室梗死或大面积心肌梗死时可出现血压下降。

2.心律失常,常出现不同类型的室性异常心律。

3.心尖部出现第四心音(房性奔马律),在左侧卧位时容易听到。

4.乳头肌功能失调所引起的体征:心尖区第一心音亢进,心尖区收缩期杂音及收缩中、晚期喀喇音。

(四)辅助检查

1.心电图　是诊断 ACS 最基础的检查,容易获得且诊断价值巨大。心肌梗死时,根据 ST 段是否抬高,分为 ST 段抬高型 ACS 和非 ST 段抬高型 ACS,ST 段抬高型 ACS 即 STEMI。

（1）非 ST 段抬高型 ACS 包括 UA 和 NSTEMI：心电图表现为以 R 波为主的导联中，ST 段水平型或下斜型压低≥0.1mV，T 波平坦或倒置。UA 时，ST 段改变可在发作过后数分钟内逐渐恢复，NSTEMI 的 ST 段短时间内不易恢复。

（2）STEMI：表现为相邻导联 ST 段呈弓背向上型抬高，T 波先高尖，后倒置，往往宽而深，两支对称。相邻导联指的是 Ⅰ 与 aVL，对应左心室高侧壁；aVF 分别与 Ⅱ、Ⅲ 导联相邻，对应左室下壁；胸前导联 V1～V3 相邻且对应室间隔；V1～V5 相邻，对成左室前壁；RV3～RV5 相邻，对应右室。

2.实验室检查

（1）肌钙蛋白：是心肌损伤的特异性指标，为诊断心肌梗死的核心指标，包括（超敏）肌钙蛋白 I 或肌钙蛋白 T。肌钙蛋白的动态演变是急性心肌梗死的特征。

（2）其他：肌红蛋白是急性心肌梗死时最早出现的标志物，因其无特异性，临床诊断时需结合其他项目一些参考。传统的心肌酶学指标除 CK－MB 外，其他如 AST、LDH、CK 因特异性低，是心肌梗死诊断的非必检项目。ACS 时还需要检查血常规、凝血指标、血糖、血脂、肝肾功能、D－二聚体、电解质等。

3.影像检查　心脏彩超、核素心肌显像（ECT）及心脏磁共振均可显示缺血性心肌改变。与侵入性血管造影相比，冠脉 CTA 比其他可用的检查敏感性更高（98％～100％）；特异性约为 85％，可用于低危 ACS 患者。高危 ACS 患者一般安排急诊冠脉造影。

三、诊断

诊断一般要参考患者是否有缺血性胸痛、心血管疾病的危险因素及实验室和影像检查结果做出诊断。肌钙蛋白的升高与动态演变是急性心肌梗死的典型特征，冠脉造影和血管内超声可以较为清楚地了解冠脉病变情况。

按心肌梗死全球定义诊断心肌梗死：检测到心脏生物标志物（主要为 cTn）水平升高，至少有一个检测值超过参考值上限（URL）第 99 百分位，且至少具备下列条件之一：①缺血性症状；②新出现或怀疑为新出现的心电图明显 ST－T 改变或新出现的左束支传导阻滞；③心电图出现病理性 O 波；④影像学检查证实有新的存活心肌的丢失或新出现的局部室壁运动异常；⑤造影或尸检证实冠脉内血栓形成。

心肌梗死临床分为 5 型：

1 型：自发性心肌梗死。由于动脉粥样斑块破裂、溃疡、裂纹、糜烂或夹层，引起一支或多支冠状动脉血栓形成，导致心肌血流减少或远端血小板栓塞伴心肌坏死。患者大多有严重的冠状动脉病变，少数患者冠状动脉仅有轻度狭窄甚至正常。

2 型：继发于心肌氧供需失衡的心肌梗死。除冠状动脉病变外的其他情形引起心肌需氧与供氧失平衡，导致心肌损伤和坏死，如冠状动脉内皮功能异常、冠状动脉痉挛或栓塞、心动过速/过缓性心律失常、贫血、呼吸衰竭、低血压、高血压伴或不伴左心室肥厚。

3 犁：心脏性猝死。心脏性死亡伴心肌缺血症状和新的缺血性心电图改变或左束支阻滞，但无心肌损伤标志物检测结果。

4a 型：经皮冠状动脉介入治疗（percutaneous coronary intervention，PCI）相关心肌梗死。基线心脏肌钙篮白（cardiac troponin，cTn）正常的患者在 PCI 后 cTn 升高超过正常上限 5 倍；或基线

cTn 增高的患者,PCI 术后 cTn 升高≥20%,然后稳定下降。同时发生:①心肌缺血症状;②心电图缺血性改变或新发左束支阻滞;③造影示冠状动脉主支或分支阻塞或持续性慢血流或无复流或栓塞;④新的存活心肌丧失或节段性室壁运动异常的影像学表现。

4b 型:支架血栓形成引起的心肌梗死。冠状动脉造影或尸检发现支架植入处血栓性阻塞,患者有心肌缺血症状和(或)至少 1 次心肌损伤标志物高于正常上限。

5 型:外科冠状动脉旁路移植术(coronary artery,bypass grafting,CABG)相关心肌梗死。基线 cTn 正常患者,CABG 后 cTn 升高超过正常上限 10 倍,同时发生:①新的病理性 Q 波或左束支阻滞;②血管造影提示新的桥血管或自身冠状动脉阻塞;③新的存活心肌丧失或节段性室壁运动异常的影像学证据。

四、鉴别诊断

急性冠脉综合征(ACS)主要与稳定犁心绞痛进行鉴别,后者的心绞痛主要是典型的心绞痛表现。肌钙蛋白升高还需要与非急性心肌梗死原因所致的心肌损伤相鉴别。ACS 的急性胸痛需要与主动脉夹层、急性肺栓塞、气胸、胸膜炎等鉴别。

1.稳定型心绞痛 稳定型心绞痛需要与不稳定型心绞痛鉴别。前者每次疼痛的诱因、疼痛性质、疼痛持续时间、伴随症状、缓解因素基本类似,动脉粥样硬化的斑块稳定,不易发生急性心脏事件,一般予以药物治疗。

2.急性心包炎 有胸闷、胸痛、咳嗽、发热和呼吸困难的症状,深呼吸气时症状加重,可有心包摩擦音。心电图除 aVR 导联外,多数导联有 ST 呈弓背向下的抬高,无异常 Q 波。肌钙蛋白一般不升高或轻微升高无动态演变。X 线及心脏超声检查对诊断有帮助。

3.急性肺动脉栓塞 大面积肺动脉栓塞时,可出现胸痛、气急、休克,伴有右心负荷急剧增加的表现(右心室增大,肺动脉瓣区第二心音亢进,三尖瓣区出现收缩期杂音)。D—二聚体、心电图及肺动脉 CT 等检查有助于鉴别诊断。

4.主动脉夹层 可出现剧烈胸痛,疼痛性质类似急性心肌梗死,疼痛开始即达高峰,常放射到背、肋、腹、腰及下肢。累及到主动脉弓时两上肢血压及脉搏可有明显差别,少数患者有主动脉瓣关闭不全,可有下肢暂时性瘫痪或偏瘫。超声及 CTA 检查等有助于鉴别。

5.急腹症 急性胰腺炎、消化性溃疡穿孔、急性胆囊炎、胆石症等,患者可有上腹部疼痛及休克,可能与他病疼痛波及上腹部者相混,但急腹症多伴消化系统症状,腹部影像学检查、心电图及肌钙蛋白等有助于明确诊断。

五、治疗

(一)中医治疗

治疗原则:急性期可选用有速效止痛作用之药剂(气雾剂、针剂)以迅速缓解心绞痛等症状。疼痛缓解后予以辨证施治,常以补气活血、温阳通脉为法,以减少心肌缺血范围,防治各种并发症。

1.针灸及其他外治法

(1)针刺法:研究表明针刺治疗可起到止痛及稳定心律作用。体针可选取内关、膻中、心俞、巨阙、阴郄等穴位,以泻法为主;另有研究表明平衡针针刺胸痛穴可缩短 AMI 患者胸痛持续时间和减轻胸痛程度,高频电针刺激内关穴可用于辅助治疗急性心肌梗死合并心力衰竭。

(2)耳穴法:常用穴位为心、神门、皮质下、内分泌、大肠、便秘点,可采用压穴法、毫针法、埋针法等,临床中以上方法可交叉结合应用,可改善 AMI 患者便秘情况,同时降低 AMI 患者焦虑状态评分。

(3)穴位按揉与腹部按摩:选用天枢、大肠俞、脾俞、足三里、上巨虚等穴位,患者先取平卧位,每次选取 3～4 穴,用拇指和食指指压按摩 3～5min,以得气为度,然后双腿屈曲,以脐为中心用手掌根部顺时针方向按揉腹部,每天 2 次,上、下午各 1 次,每次 10～20min,可起到与番泻叶类似的功效,有利于改善 AMI 患者的排便情况。

2.辨证方药

(1)气虚血瘀证

证候 心胸刺痛,胸部闷滞,动则加重,伴乏力,短气,汗出,舌质黯淡或有瘀点瘀斑,舌苔薄白,脉虚无力或弦细无力。

治法 益气活血,祛瘀止痛。

方药 补元汤合血府逐瘀汤。药用:人参、黄芪、桃仁、红花、紫草、当归、生地黄、川芎、赤芍、柴胡、桔梗、陈皮、白术、白芍。

合并阴虚者,可合用生脉散,或人参养荣汤。

中成药用通心络胶囊、复方丹参滴丸、丹七胶囊、速效救心丸、丹参酮ⅡA磺酸钠注射液、丹红注射液、疏血通注射液等。

(2)痰瘀互结证

证候 胸痛剧烈,胸闷如窒,可伴头昏脑胀,身体沉重,气短痰多,腹胀纳呆,恶心呕吐,或可见肢体肌肤甲错,舌质紫暗或暗红,可有瘀斑,舌下瘀筋,苔厚腻,脉滑或涩。

治法 活血化痰,理气止痛。

方药 瓜蒌薤白半夏汤合桃红四物汤。药用:瓜蒌、薤白、半夏、熟地、当归、白芍、川芎、桃仁、红花等。

痰浊郁而化热者,可予黄连温胆汤加减;痰热兼有郁火者,可加海浮石打烂、海蛤壳打烂、黑山栀、天竺黄、竹沥;大便干者,可加大黄后下;伴有热毒者,可合黄连解毒汤。

中成药用丹蒌片、麝香保心丸、麝香通心滴丸、蟾麝救心丸、救心丹、心灵丸等。

(3)正虚阳脱证

证候 心胸隐痛,胸中憋闷或有窒息感,喘促不宁,心慌,面色苍白,冷汗淋漓,烦躁不安,或表情淡漠,重则神识昏迷,四肢厥冷,口开目合,手撒尿遗,脉数无根,或脉微欲绝。

治法 回阳救逆,益气固脱。

方药 参附龙牡汤合四逆加人参汤。药用:生附子、人参、干姜、炙甘草、大枣、龙骨、牡蛎。

伴有咳唾喘逆,水气凌心射肺者,可予真武汤合葶苈大枣泻肺汤;伴有口干,舌质嫩红,阴竭阳脱者,可合用生脉散。

中成药用宽胸气雾剂、参附注射液、桂附地黄丸、健身全鹿丸、心宝丸、参茸黑锡丹等。

(4)气阴两虚证

证候 胸闷隐痛,时作时止,心悸心烦,疲乏气短,头晕,或手足心热,舌质嫩红或有齿痕,苔少,或薄白,脉沉细无力,或结代或细数。

治法 益气养阴。

方药 生脉散合人参养荣汤。药用:西洋参、麦冬、五味子、当归、黄芪、白术、茯苓、肉桂、熟地、远志、陈皮、白芍、甘草。

胸阳痹阻者,可合枳实薤白桂枝汤;胸痛明显者,可予乌头赤石脂丸加减;偏阳虚者,可合四逆汤。

中成药用生脉注射液、参麦注射液、参芎葡萄糖注射液、炙甘草合剂、益气复脉颗粒。

(二)西医治疗

治疗目标:只要无禁忌证,ACS患者均要及时开通狭窄或闭塞的冠状动脉(罪犯血管),改善症状,控制反复发作的心肌缺血,改善心脏功能和预后。

1.急性ST段抬高型心肌梗死 治疗原则是防止梗死面积的扩大,缩小心肌缺血范围,挽救濒死心肌,保护心功能,防治恶性心律失常、泵衰竭等各种并发症。

(1)急诊监护和一般处理

①监护:持续心电图、血压和血氧饱和度监测,及时发现和处理心律失常、血流动力学异常和低氧血症。

②卧床休息:发病后需要严格休息,一般以卧床休息为宜。对血流动力学稳定且无并发症的AMI患者一般卧床休息1～3天,对病情不稳定及高危患者卧床时间应适当延长。

③吸氧:急性心肌梗死患者常有不同程度的动脉血氧张力降低,在休克和左心衰竭时更为明显。在严重左心衰竭、肺水肿合并有机械并发症的患者,多伴有严重低氧血症,需要面罩加压给氧或气管插管并机械通气。

④镇静止痛:如胸痛剧烈,可给吗啡2～4mg皮下注射,必要时每5～10min重复1次,总量不宜超过15mg,注意其对呼吸的影响。

(2)再灌注治疗

①溶栓治疗:明确诊断为STEMI,并符合下列情况:STEMI症状出现12h内,心电图两个胸前相邻导联ST段抬高≥0.2mV或肢体导联ST段抬高≥0.1mV或新出现(可能新出现)的左束支传导阻滞的患者;STEMI症状出现12～24h内,而且仍然有缺血症状及心电图仍然有ST段抬高。非ST段抬高心肌梗死及不稳定型心绞痛,溶栓治疗不但无益,可能有害。心源性休克患者应该紧急进行血运重建治疗,如PCI或冠状动脉旁路移植术(CABG),如无条件或明显延迟,则可给予溶栓治疗。右室心肌梗死的患者常常合并低血压,尽管溶栓的疗效不确切,如不能行PCI,仍可考虑溶栓治疗。

溶栓治疗的绝对禁忌证:出血性卒中或原因不明的卒中;6个月内的缺血性卒中;中枢神经系统创伤或肿瘤;3周内的严重创伤、手术、头部损伤;1个月内胃肠道出血;主动脉夹层;出血性疾病;难以压迫的穿刺(内脏活检、腔室穿刺等)。

溶栓治疗的相对禁忌证:6个月内的短暂性脑缺血发作(TIA);口服抗凝药物;血压控制不良(收缩压≥180mmHg或者舒张压≥110mmHg);感染性心内膜炎;活动性肝肾疾病;心肺复苏无效。

溶栓剂的使用方法:

A.第三代溶栓剂:即瑞替普酶(r-PA)。注射用瑞替普酶(rb-PA)是阿替普酶的"缺失型突变体",结构改变的瑞替普酶继续保留了较强的纤维蛋白选择性溶栓作用,同时与肝脏上清除受体结合力降低,血浆半衰期显著延长,长于第二代溶栓剂。瑞替普酶推荐 10MU＋10MU 分两次静脉注射,每次缓慢推注 2min 以上,两次间隔为 30min。注射时应使用单独的静脉通路,不能与其他药物混合给药,两次静脉注射给药期间以生理盐水或 5％葡萄糖维持管路畅通。

B.第二代溶栓剂:即重组组织型纤溶酶原激活剂。阿替普酶(rt－PA):较为普遍的用法为加速给药方案(即 GUSTO 方案),首先静脉注射 15mg,继之在 30min 内静脉滴注 0.75mg/kg(不超过 50mg),再在 60min 内静脉滴注 0.5mg/kg(不超过 35mg)。给药前静脉注射肝素 5000U,继之以 1000U/h 的速率静脉滴注,以 APTT 结果调整肝素给药剂量,使 APTT 维持在 60～80s。

C.第一代溶栓剂:从人尿液中提取出来的双联丝氨酸蛋白酶,直接激活血纤溶酶原,不具有纤维蛋白特异性,可导致系统性纤维蛋白降解,易出现出血并发症。尿激酶:建议剂量为 150 万 U,于 30min 内静脉滴注,同时配合肝素皮下注射 7500～10 000U,每 12h 1 次;或低分子量肝素皮下注射,每天 2 次。

D.链激酶:从 B 型溶血性链球菌培养液中提取的一种非蛋白酶的外源性纤溶酶原激活剂,它对血液循环中以及血凝块结合的纤维蛋白(原)都起作用,可引起广泛的纤维蛋白原消耗,出血并发症偏高。建议剂量 150 万 U 于 1h 内静脉滴注,配合肝素皮下注射 7500～10 000U,每 12h 1 次,或低分子量肝素皮下注射,每天 2 次。

②介入治疗:目前 PTCA 和支架植入术是被公认为首选的最安全有效的恢复心肌再灌注的治疗手段。尽早应用可恢复心肌再灌注,降低近期病死率,预防远期的心力衰竭发生,其效果明显优于溶栓治疗。

溶栓与 PCI 的选择:溶栓的技术要求低,适合中国大部分医院;直接 PCI 有更高的血管开通率,条件许可推荐作为首选方法。需要强调的是,STEMI 患者在溶栓后仍建议进行冠脉造影评估罪犯血管是否再通,是否需要补救性 PCI。

③冠状动脉旁路移植术(也称作冠脉搭桥术,简称 CABG):是传统的冠脉再通的方法。尤其是左主干病变、左前降支近段病变、三支病变等,及介入治疗效果欠佳的 AMI 可以考虑。

(3)药物治疗

①抗血小板药物:冠状动脉内斑块破裂诱发局部血栓形成是导致 AMI 的主要原因。在急性血栓形成中血小板活化起着十分重要的作,抗血小板治疗已成为 AMI 的常规治疗,溶栓前即应使用。阿司匹林为基础的联合氯吡格雷或替格瑞洛等是常用方案。血小板糖蛋白(glycoprotein,GP)Ⅱb/Ⅲa 受体拮抗剂在有效的双联抗血小板及抗凝治疗情况下,不推荐 STEMI 患者造影前常规应用,高危患者或造影提示血栓负荷重、未给予适当负荷量 P2Y12 受体抑制剂的患者可静脉使用替罗非班或依替巴肽。

②抗凝药物:凝血酶是使纤维蛋白原转变为纤维蛋白最终形成血栓的关键环节,因此抑制凝血酶至关重要。

A.普通肝素:肝素作为对抗凝血酶的药物在临床应用最普遍,对于 ST 段抬高的 AMI,肝素作为溶栓治疗的辅助用药;对于非 ST 段抬高的 AMI,静脉滴注肝素为常规治疗。一般使用方法是先静脉注射 5000U 冲击量,继之以 1000U/h 维持静脉滴注。静脉肝素一般使用时间为 48～72h,以后可改用皮下注射 7500U,每 12h 1 次,注射 2～3 天。

B.低分子量肝素:鉴于低分子量肝素有应用方便、不需监测凝血时间、出血并发症低等优点,临床多用低分子量肝素代替普通肝素。

③他汀类药物：除调脂作用外,他汀类药物还具有抗炎、改善内皮功能、抑制血小板聚集的多效性,因此,所有无禁忌证的 STEMl 患者入院后应尽早开始他汀类药物治疗,且无须考虑胆固醇水平,常用药物有阿托伐他汀、瑞舒伐他汀、氟伐他汀、普伐他汀等,中成药血脂康也有他汀类药物作用。

④β受体阻滞剂：β受体阻滞剂通过减慢心率,降低体循环血压和减弱心肌收缩力来减少心肌耗氧量,对改善缺血区的氧供需失衡,缩小心肌梗死面积,降低急性期病死率有肯定的疗效。在无该药禁忌证的情况下应及早常规应用。常用的β受体阻滞剂有美托洛尔、比索洛尔、卡维地洛等。酒石酸美托洛尔常用剂量为 12.5～50mg,每天 2 次;琥珀酸美托洛尔 23.75～95mg,每天 1 次;比索洛尔,2.5～10mg,每天 1 次。用药需严密观察,使用剂量必须个体化。

⑤血管紧张素转换酶抑制剂(ACEI)：主要作用机制是通过改善心肌重塑、减轻心室过度扩张而减少充盈性心力衰竭的发生率和病死率。多项大规模临床随机试验已证实 AMI 早期使用 ACEI 能降低病死率。在无禁忌证的情况下,溶栓治疗后血压稳定即可开始使用 ACEI。ACEI 使用的剂量和时限应视患者情况而定,一般来说,ACEI 应从低剂量开始逐渐增加剂量。

⑥硝酸酯类药物：作为非再灌注治疗时代的常用药,AMI 时只要无禁忌证通常使用硝酸甘油静脉滴注 24～48h,然后改用口服硝酸酯制剂,注意其对血压的影响。如患者已经开通了罪犯血管,如无心绞痛的症状可不必使用,如仍有心绞痛时仍可使用。

⑦钙拮抗剂：AMI 时一般不使用。除非患者的血压控制不佳,此时可考虑给予长效钙拮抗剂,但仍需注意其对心功能的不利影响。

⑧洋地黄制剂：AMI 的前 24h 一般不使用洋地黄制剂。AMI 的恢复期在 ACEI 和利尿剂治疗下仍存在充血性心力衰竭的患者,可使用地高辛。对于 AMI 左心衰竭并发快速心房颤动的患者,可考虑使用洋地黄制剂。

⑨其他：双联抗血小板时,少数患者可能会诱发消化道出血,常规使用质子泵抑制剂(PPI)可减少消化道出血的发生率,但需要注意其与氯吡格雷的相互作用,宜选择对氯吡格雷代谢影响较小的药物如潘妥拉唑、雷贝拉唑等。为保证患者的休息与睡眠,可给予地西泮等镇静安眠药物;同时也要注意保持患者大便的通畅,可适当使用通便药物。

(4)并发症及处理：急性心肌梗死常见的并发症有急性左心衰竭、心源性休克、心律失常及室间隔穿孔等机械性并发症。

2.非 sT 段抬高的心肌梗死　患者的最初治疗除不能溶栓治疗外,其他治疗与 ST 段抬高的患者相同。

3.不稳定型心绞痛　需要进行危险分层,风险评分方法可选用 TIMI 或 GRACE 评分系统。TIMI 评分 0 或 1 分或 GRACE 评分＜109 分,为低危,可采用药物治疗,不必积极侵入性治疗(PCI或 CABG);TIMI 评分＞2 分或 GRACE 评分 109～140 分,为中危,可先采用药物治疗,如无效则考虑侵入性治疗;如 GRACE 评分＞140 分,或出现心力衰竭症状或体征、新发或加重二尖瓣反流,或血流动力学不稳定,或持续性室性心动过速或心室颤动,或接受药物治疗仍有静息状态下的心绞痛或心肌缺血均应考虑即刻侵入性治疗。药物治疗方案同 STEMI。

六、中西医临床诊疗思路

1.根据中医学"急则治其标"的原则,ACS急性发作时当速效止痛,这是中两医处理ACS的共同点,也是评价治疗方案是否有效的重要依据。目前临床上除了含服硝酸酯类药物外,常用心痛喷雾剂、速效救心丸、麝香保心丸、复方丹参滴丸、苏合香丸等。其他如心绞痛宁膏贴敷心前区;针灸治疗,可取膻中、内关、巨阙、间使等。

2.ACS的高危因素包括高龄、高血糖、高血压、坐位生活方式等,中医学认为它们均暗耗阴精,表现为气阴两虚的基础体质,在某些因素诱发下,或导致不通则痛,或不畅则痛,即出现了标实本虚的临床证候。若早期干预治疗,予以扶正祛邪,正气得复则症情缓解,或不然,邪气更甚,正气更虚,最终正气衰败而亡。

3.ACS的介入治疗后,可以出现心肌无复流、慢血流、缺血再灌注损伤、心肌顿抑、心室重构等,中医药的早期参与可获得疗效,从而改善预后。气虚血瘀是再灌注后的主要证型,益气活血中药可以改善再灌注后心肌微循环,保护缺血再灌注损伤的心肌;临床研究显示,以益气活血为主的AMI中西医结合临床路径可以降低患者近期主要心血管事件的发生率。

4.活血化瘀法是临床最常用的治疗方法,王清任提出"补气活血、逐瘀活血"两大法则,特别提出突发胸痛投木金散、瓜蒌薤白白酒汤,不效时可服用血府逐瘀汤;叶桂在《温热论》中主张虫类通络为用药之关键,常用地龙、䗪虫、水蛭等;这些论述对我们治疗ACS颇有启发。但临床长期单纯应用活血化瘀药易伤正气,需辨证用药,与温阳补气药配合提高疗效。

七、预后与调护

(一)预防

在已发生心绞痛或疑有冠心病的患者应采取有效的预防措施,积极治疗高血压、高血脂及糖尿病等,注意劳逸结合,防止过度紧张和情绪激动,禁烟,肥胖者要控制饮食,减轻体重,对心绞痛患者给予药物治疗,这样可减少心肌梗死的发病率。

1.预防应该从青少年开始　进行健康宣教,控制危险因素,保证健康的生活方式,低脂膳食受益最多的是发生心肌梗死的最高危患者,有许多研究者提倡早期在饮食中添加叶酸,可起预防心肌梗死的作用。

2.戒烟酒,控制体重　消除压力和紧张状态循证医学的证据表明戒烟可降低心血管病的发病率和死亡率,有研究表明青少年时期的某些不良行为与心理因素与成年后的心脑血管事件有关。

3.抗血小板治疗　阿司匹林可以降低高危患者的心肌梗死和心血管事件的死亡率,阿司匹林预防心肌梗死复发的效果已得到肯定。

4.控制血压、血糖　控制血压的目的在于减少心脑血管事件的复发。

5.调脂　急性心肌梗死的病理基础是动脉粥样硬化,粥样斑块破裂并发血栓形成,调脂稳斑目前主要首选为他汀类,他汀类药物除了降脂作用外还有抗炎症、稳定斑块、减少自由基生成及轻度的降压作用,有效降脂治疗可使心脑血管事件明显下降。

6.筛选高危人群　早期干预可降低急性心肌梗死和脑卒中急性期发病率,检查包括遗传学检查、大动脉功能检查、内膜—中膜厚度测定及颈动脉斑块的检测等,颈动脉狭窄的患者采用华法林

＋阿司匹林治疗。

(二)调护

ACS发生后,应快速调整心态,了解并尽快适应自己新的健康状态。保持精神愉快、舒畅,有助于病情的康复。注意生活起居,寒温适宜,避免寒冷刺激、精神刺激等。病情稳定后,尽早开始活动,以助心脏康复;运动需循序渐进,可在病床上作轻微活动,然后在平地上慢步行走,再逐渐增加活动量。出院后在医生指导下规律地进行有氧运动,以提升心功能。运动方法包括八段锦、平路快步走、游泳等。

古医籍精选

《金匮要略·胸痹心痛短气病》:"胸痹,心中痞气。气结在胸,胸满,胁下逆抢心,枳实薤白桂枝汤主之,人参汤亦主之","心痛彻背、背痛彻心,乌头赤石脂丸主之","胸痹之病,喘息咳唾,胸背痛,短气,寸口脉沉而迟,关上小紧数,栝楼薤白白酒汤主之","胸痹,不得卧,心痛彻背者,栝楼薤白半夏汤主之"。

《证治准绳·诸痛门》:"或问丹溪言,心痛即胃脘痛,然乎? 曰:心与胃各一脏,其病形不同,因胃脘痛处在心下,故有当心而痛之名,岂胃脘痛即心痛者哉! 历代方论,将二者混同叙于一门,误自此始。"

《临证指南医案·胸痹》:"胸痹有暴寒郁结于胸者,有火郁于中者,有寒热互郁者,有气实填胸而痹者,有气衰而成虚者,亦有肺胃津液枯涩,因燥而痹者,亦有上焦湿浊弥漫而痹者。若夫胸痹,则但因胸中阳虚不运,久而成痹。"

《类证治裁·胸痹》"胸痹胸中阳微不适,久则阴乘阳位,而为痹结也。"

病案分析

(一)病案摘要

梁某,女,89岁。因"反复胸闷3年余,加重1周"于2017年1月3日至我院急诊。患者缘于3年前开始出现胸闷,呈压榨感,活动后气促,普多次我院心脏科门诊就诊,诊断:冠心病、慢性心力衰竭,予欣康、波立维、立普妥药物口服治疗,症状控制尚可。1周前患者无明显诱因下反复出现胸前区闷痛,每次发作持续5～10min,含服救心丹药物后症状不能缓解。遂至急诊就诊,症见:乏力,胸前区闷痛,少许心悸,无肩臂放射痛,无出冷汗,无恶心呕吐,纳眠欠佳。舌淡暗,苔白,舌底脉络迂曲,脉弦细。体格检查:BP 120/85mmHg,双下肺闻及湿啰音,HR 95次/分,律整,各瓣膜听诊区未及病理性杂音,腹部(一),双下肢轻度浮肿。舌淡暗,苔白,舌底脉络迂曲,脉弦细。辅助检查:超敏肌钙蛋白T 0.261μg/L,NT－ProBNP4626pg/mL,心电图提示:窦性心律,V1～V5导联ST段水平压低0.1～0.15mV,胸片提示:主动脉硬化,主动脉型心脏。

中医诊断:胸痹(气虚血瘀)。

西医诊断:①急性冠脉综合征(急性非ST段抬高型心肌梗死);②慢性心力衰竭。

(二)分析

1.诊断思路

(1)中医诊断思路:患者因"反复胸闷3年余,加重1周"入院,症见:乏力,胸前区闷痛,少许心悸,无肩臂放射痛。故中医诊断"胸痹"。综合分析,四诊合参,当属气虚血瘀之证。

(2)西医诊断思路:患者既往反复胸闷痛病史,1周来患者反复出现胸前区闷痛,每次发作持续

5～10min,含服救心丹药物后症状不能缓解,急诊查超敏肌钙蛋白 T 0.26μg/L,NT－ProBNP 4626pg/mL,心电图提示:窦性心律,V1～V5 导联 ST 段水平压低 0.1～0.15mV。根据病史、临床表现及辅助检查可明确诊断为:①急性冠脉综合征(急性非 ST 段抬高型心肌梗死);②慢性心力衰竭。

2.治疗思路

(1)中医治疗思路:中医以"标本兼治"为原则,立"益气活血化瘀"为法。中医急救治疗予静脉滴注丹参注射液以活血化瘀;中医辨证治疗选方当以保元汤合血府逐瘀汤加减。

(2)西医治疗思路:结合患者临床表现为辅助检查等,诊断为:①急性非 ST 段抬高型心肌梗死;②慢性心力衰竭。其处理措施如下:

①与家属沟通病情与治疗方案,家属考虑患者高龄,要求先以药物保守治疗。

②一般治疗:嘱卧床休息,予心电、血压、动脉血氧饱和度监测;低流量吸氧。

③缓解心绞痛:宽胸气雾剂 0.6mL,胸闷或胸痛发作时舌下喷 3 次;口服美托洛尔缓释片 23.75mg,每天 1 次;单硝酸异山梨酯缓释片 40mg,每天 1 次。注意收缩压尽可能不低于 110mmHg。

④抗凝药物:予依诺肝素钠注射液 0.4mL,皮下注射,每 12h 1 次。

⑤抗血小板制剂:予维持剂量:阿司匹林 100mg 口服,每天 1 次;氯吡格雷 75mg 口服,每天1 次。

⑥他汀类药物:阿托伐他汀 40mg,每晚 1 次。

⑦注意肌钙蛋白及心电图动态演变情况。

⑧当以上处理后,患者胸闷症状仍不能缓解时,再与家属沟通,行冠状动脉造影术,了解冠脉狭窄情况,必要时支架植入。

(杜革术)

第四节　高血压急症

高血压急症(hypertensive emergencies,HE)是指在原发性或继发性高血压发展过程中,短期内血压突然和显著升高(一般超过 180/120mmHg),同时伴有心、脑、肾等重要靶器官功能不全的表现,引起高血压危象,是危及生命的临床综合征。

根据临床表现,高血压急症可分为急进型高血压、高血压脑病和高血压危象。急进型高血压系指血压快速增高,舒张压超过 120～130mmHg,伴有心肾功能受损、视网膜病变,多发生于中青年高血压患者;高血压脑病是指在高血压病程中发生急性脑血液循环障碍,引起脑水肿和颅内高压而产生的一系列临床表现;高血压危象是指在高血压病程中周围细小动脉发生短暂性强烈痉挛,导致血压急剧升高,并引起靶器官急性功能不全。高血压急症产生的危害。除与血压升高的绝对水平和速度有关外,靶器官受累程度亦极为重要,临床中应立即降低血压或将血压控制在合理范围,阻止靶器官损害和严重并发症发生。

本病属于中医学"薄厥"、"眩晕"、"中风病"、"头痛"等病的范畴。薄者,迫近也,内迫气血上逆之意;厥者,不通也,阻塞流通之意。薄厥是指多由情志失调造成气血上壅,脑髓窍络蒙塞的危急重症。

一、病因病理

(一)中医病因病理

1.病因　中医认为高血压急症主要病因为素体阳亢、劳倦内伤、情志失调、饮食不节等,但多由情志失调诱发。

2.病机　本病病性为本虚标实,清代张璐《张氏医通》曰:"厥逆者,只因精气内夺。"本病病情险恶危急,易致人死地。

(1)情志失调,肝阳暴盛:《素问·生气通天论》:"阳气者,大怒则形气绝,而血菀于上,使人薄厥。"素体阳亢,五志过极,致肝阳暴涨,气血并走于上,或挟痰火,或阳化风动,上扰清窍,则见眩晕、头痛,甚至昏厥、中风;另气机郁滞,津液不得输布,聚而为痰,气滞、痰浊痹阻心脉或脑窍,可发展为眩晕、胸痹等。

(2)饮食不节,嗜酒过度:平素嗜食肥甘厚味,加之素体阳盛,内热与糟粕结于胃肠,浊气扰于神明而昏厥;饮食不节,损伤脾胃,痰浊内生。《丹溪心法·中风》"湿土生痰,痰生热,热生风也",痰郁化热,血行不畅,痰热血瘀或携风阳之邪,蒙蔽清窍,而成昏厥。

(3)体虚劳欲,阴阳失调:因劳倦伤脾,脾失健运,湿浊内停,积聚成痰,痰浊上蒙清窍;房劳过度则损伤肾阴,均可导致肝肾阴虚,相火上扰,而见眩晕、头痛。

若失治误治,又可造成邪浊内阻,元神伏匮而神昏不语;气血逆乱,肝风内动,走扰经络而肢颤抽搐;亦因邪逆亢盛,正气不足,神明受阻,心阳暴泄而卒死。

(二)西医病因病理

1.病因　高血压急症可以发生在高血压患者,表现为高血压危象或高血压脑病;也可发生在其他许多疾病过程中,主要在心、脑血管病急性阶段,如脑出血、蛛网膜下腔出血、缺血性脑梗死、急性左心室心力衰竭、心绞痛、急性主动脉夹层和急慢性肾衰竭等情况时。

2.发病机制　各种高血压急症的发病机制不尽相同,某些机制尚未完全阐明,但与下列因素有关。

(1)交感神经张力亢进和缩血管活性物质增加:在各种应激因素(如精神严重创伤、情绪激动等)作用下,交感神经张力、血管收缩活性物质(如肾素、血管紧张素Ⅱ等)大量增加,诱发短期内血压急剧升高。

(2)局部或全身小动脉痉挛:①脑细小动脉持久性或强烈痉挛导致自动调节机制破坏,过度收缩的脑血管继之发生"强迫性"扩张,导致过度灌注,引起颅内高压,诱发高血压脑病;②冠状动脉持久性或强烈痉挛导致心肌缺血、损伤甚至坏死等,诱发 ACS;③肾动脉持久性或强烈收缩导致肾脏缺血性改变,诱发肾衰竭;④视网膜动脉持久性或强烈痉挛导致视网膜内层组织变性坏死和血—视网膜屏障破裂,诱发视网膜出血、渗出和视盘水肿;⑤全身小动脉痉挛导致压力性多尿和循环血容量减少,反射性引起缩血管活性物质进一步增加,形成病理性恶性循环最终诱发心、脑、肾等重要脏器缺血和高血压危象。

(3)脑动脉粥样硬化:高血压促成脑动脉粥样硬化后斑块或血栓破碎脱落,形成栓子,微血管瘤形成后易于破裂,斑块和(或)表面血栓形成增大,发生急性脑血管病。

（4）其他：引起高血压急症的其他相关因素尚有神经反射异常（如神经源性高血压危象等）、内分泌激素水平异常（如嗜铬细胞瘤高血压危象等）、肾素－血管紧张素－醛固酮系统的过度激活等。

二、临床表现

（一）病史

既往有原发性高血压，或有肾实质疾病、肾血管性高血压、肾移植后、嗜铬细胞瘤、子痫等继发性高血压、头颅外伤、围手术期（特别是颈总动脉区的手术）等。

（二）症状

神经系统：头痛、恶心呕吐、视力模糊、神志不清、抽搐，以及局灶性神经异常征等；心血管系统：血压可高达 200/120mmHg 以上、胸闷、胸痛、心悸等，甚至可出现急性左心功能不全；肾脏损害症状：蛋白尿、血尿、氮质血症甚至急性肾衰竭；自主神经功能失调：烦躁不安、多汗、面色苍白或皮肤潮红、手足发抖等。

（三）辅助检查

1.胸片　可见左心扩大、肺静脉扩张，并可能有胸腔或叶间积液。

2.心电图　亦能发现左心室扩大的表现：左心室高电压伴劳损。

3.心脏彩超　了解心脏形态及土动脉情况。

4.眼底镜检查　可见高血压性视网膜病变，视楹水肿、动静脉交叉征、出血和渗血。

5.颅脑 CT 或 MRI 影像　可除外颅内出血、梗塞或占位。

三、诊断与鉴别诊断

（一）诊断

1.收缩压＞220mmHg 和（或）舒张压＞140mmHg 时，无论有无症状均应诊断为高血压急症。

2.高血压 2 级或 3 级伴有心、脑、肾、视网膜和大动脉等重要靶器官发生急性功能严重障碍、甚至衰竭。

3.多数患者有原发性或继发性高血压病史，少数患者可因高血压急症而发病。需注意高血压患者血压升高的速度较血压水平更重要，如短期内平均压升高＞30%有重要临床意义，一旦在高血压基础上出现急性靶器官损害则高血压急症诊断无疑。

（二）鉴别诊断

本病主要与其他原因引起的心、脑、肾功能不全及高血压亚急症相鉴别。

1.其他原因所致的左心衰竭，其早期可能血压偏高，但收缩压低于 130～140mmHg，也无眼底改变，且有可引起左心衰竭的病史。

2.任何原因所致的肾衰竭，一般在高血压出现前先有肾性、肾前性或肾后性病变的病史。

3.出现神经系统症状时须注意跟脑卒中及颅内占位性病变相鉴别。

4.高血压亚急症是指血压显著升高但不伴靶器官损害，患者可以有血压明显升高造成的症状，如头痛、胸闷、鼻出血和烦躁不安等。

四、治疗

(一)中医治疗

治疗原则:本病病位在脑脉,病性属本虚标实,上盛下虚,当以降逆除邪、平抑血气为先,采用醒神开窍、平肝降逆、疏通血脉为大法。

1.针灸及其他外治法

(1)针刺法。主穴:风池、曲池、足三里、太冲。配穴:肝火炽盛者加行间;阴虚阳亢者加太溪、三阴交;痰湿内蕴者加丰隆、内关;阴阳两虚者加关元、气海。

(2)平衡针。主穴:降压穴。配穴:肾病穴、头痛穴。

2.辨证方药

(1)肝阳上亢证

证候　平素时有头晕或头痛、头胀,心烦易怒,急躁,突发头痛加剧,面赤,呕吐、行走不稳,甚则昏仆,不省人事,肢体强痉拘急,大便秘结,舌红,苔黄,脉弦紧。

治法　平肝潜阳。

方药　羚角钩藤汤。药用:羚角、桑叶、川贝、生地、钩藤、菊花、茯神、白芍、生甘草等。

肝火偏盛,加龙胆草加强泻肝之力;大便秘结者加大黄以通腑泄热;阳亢生风加天麻熄风。

中成药用醒脑静注射液、松龄血脉康胶囊、参麦注射液、参附注射液、牛黄降压丸、镇心降压片等。

(2)痰浊上扰证

证候　平素头晕头胀,痰多泛恶,突然头晕头胀或头痛加剧,或呕吐泛涎,昏厥倒地。舌淡暗苔白腻,脉弦滑。

治法　化痰熄风开窍。

方药　涤痰汤。

药用:南星、半夏、枳实、茯苓、橘红、石菖蒲、人参、竹茹、甘草等。

血瘀胸痛者加丹参、延胡索以活血止痛;腹胀纳呆者加砂仁、藿香以行气化浊;痰浊化热者加黄连清热。

中成药用晕乃停口服液、山楂降压丸、天马眩晕宁等。

(3)痰热腑实证

证候　平素过食肥甘厚腻,突然头晕急剧,昏厥倒地,甚则神志不清,鼻鼾痰鸣,肢体强痉拘急,项强身热,口臭,大便秘结。舌红苔黄腻,脉弦滑数。

治法　通腑泻热,化痰醒脑。

方药　桃核承气汤。

兼气滞者,加枳实、青皮以理气。火旺者加丹皮、栀子清热凉血。

中成药可用牛黄降压丸、安宫牛黄丸、天麻钩藤饮、脑立清、牛黄降压丸、镇心降压片。

(二)西医治疗

治疗原则:①迅速而适当的降低血压,去除诱因;②减轻受累器官的损害,恢复其生理功能;③巩固降压疗效,针对病因治疗;④加强一般治疗:吸氧、卧床休息、监测生命体征,维持水、电解质平衡,防治并发症等。

1.迅速降压

(1)静脉用药:首选硝普钠或乌拉地尔:①硝普钠:以 0.5μg/(kg·min)的滴速开始静脉泵入,根据病情逐渐加量,滴速不超过 10μg/(kg·min),需避光,持续使用一般不宜超过 72h,以免发生氰化物中毒。②乌拉地尔:乌拉地尔注射液 25mg 稀释 10mL 生理盐水中,缓慢静脉注射后,予乌拉地尔 50～100mg 溶于 100mL 0.9％生理盐水或 5％葡萄糖溶液中静脉泵入。③硝酸甘油,5～30mg 溶于 5％葡萄糖溶液中,5μg/min 开始静脉泵入,最高剂量可达 200μg/min。

(2)口服降压药:静脉给药 1～2 天加用口服药,逐渐停用静脉制剂而维持口服,以使血压长期稳定。

2.特殊情况的治疗

(1)高血压脑病:除迅速降压外,还需制止抽搐和减轻脑水肿。①制止抽搐:地西泮 10mg 静脉缓注,必要时可 30min 后重复 1 次。还可选用苯巴比妥钠 100mg 肌内注射;②减轻脑水肿:快速滴注 20％甘露醇 125～250mL,每隔 4～6h 可重复;呋塞米 20～40mg 静脉注射;必要时可静脉注射地塞米松。

(2)并发脑血管意外:并发脑出血时,先降颅压,使用降颅压药物后再观察血压情况。如果血压≥200/110mmHg,可慎重平稳的将血压降至 180/105mmHg 左右;血压在 170～200/100～110mmHg,先不用降压药物,暂用脱水降颅压后观察血压情况,必要时再用降压药物。如果血压低于 165/95mmHg 时,不需要降压治疗。缺血性脑血管病血压管理参考缺血性脑血管病。

(3)并发左心衰竭或急性肺水肿:静脉滴注硝普钠或乌拉地尔、硝酸甘油,其他措施可按急性肺水肿处理。

(4)并发急性心肌梗死:优先选择硝酸甘油,一般将血压控制在 140/90mmHg 以下,还可加用 β 受体阻滞剂、ACEI 等。

(5)先兆子痫和子痫:不宜将血压降得过低,以免影响胎儿血供,可静脉注射乌拉地尔,给予地西泮肌内注射,禁用硝普钠,慎用钙拮抗剂、利血平。

(6)并发肾功能不全:除血液透析外,药物首选利尿剂,如呋塞米。也可选用钙拮抗剂、α 受体阻滞剂,多与利尿剂合用。

(7)嗜铬细胞瘤所致得高血压危象:首选 α 受体阻滞剂酚妥拉明 5～10mg 静脉注射,以 25～50mg 加入 5％葡萄糖溶液静脉滴注维持。

(8)伴主动脉夹层动脉瘤:选用乌拉地尔或硝普钠经静脉迅速降压,肌内注射吗啡以镇静止痛。应尽快介入或手术治疗。

五、中西医临床诊疗思路

高血压急症是危及患者生命的临床危急重症,快速正确的诊断治疗极其重要。在急救中,需注意以下几点:

1.尽快完善相关检查,如尿常规、急诊生化、床边心电图、眼底检查等。

2.当出现神经系统症状或体征时,必须行影像学检查以排除急性脑血管意外(如头颅 CT、头颅 MR)。

3.注意区分高血压迫切状态和高血压紧急情况:急进型高血压属于前者,可在数小时内将血压降低,并不需降至正常范围,同时处理合并症。而高血压危象属于后者,要求在发病1h内立即给予有效降压治疗,使血压下降。

4.静脉用药期间,加强监护,以免造成血压过低,组织器官灌注不足。

5.在目前高血压急症的抢救治疗中,西医具有更大的优势,但中医在某些环节可参与急救治疗。如醒脑静、安宫牛黄丸、参麦注射液等中成药,已在研究中证实能明显提高抢救成功率,改善预后。

6.在高血压急症稳定期的治疗中,中医具有比较明确的疗效。辨证使用中药治疗,可以改善患者的症状。

六、预防与调护

(一)预防

高血压急症的发生可导致患者猝死,特别对于高危患者,如高龄或血管高度硬化患者,短时间内迅速升高的血压容易导致高血压脑病或脑血管意外;平素慢性心力衰竭的患者可因迅速增加的心脏后负荷而导致心力衰竭急性加重引起死亡,应引起高度重视。

1.大力开展对于高血压病的健康宣教是预防高血压病及高血压急症发生的重要途径,特定的社会、生活环境、饮食结构均可能导致罹患高血压病及高血压急症的发生。

2.养成健康饮食习惯,改变不良饮食结构,限制钠盐摄入,将每天钠的摄入量逐渐控制至5g左右(约相当于食盐13g),适当增加钾的摄入,改变不合理的膳食结构,防止超重和肥胖,戒烟酒等。高血压患者的饮食应低热最,低胆固醇,低盐、低糖和高维生素,少食用或不食用兴奋性食物如浓茶、咖啡。

3.适度运动,尤其是有氧运动可预防高血压,提高和改善心肺功能,减少体内脂肪,但运动时应控制强度,以防血压波动过大。

4.对于有高血压家族史等遗传因素,或儿童期、青少年期即表现出血压升高等高危人群,应早期发现、早期干预,并作为重点监测对象,定期检查、随访,一旦血压明显升高应及时治疗,以防止高血压病发生及进展为高血压急症,并有效减少心脑血管并发症的发生。

5.为高血压患者建立终身服药的观念,努力提高患者依从性,向患者提供详细的相关药物知识,包括药物不良反应及配伍禁忌,帮助患者选用合适的降压药物,嘱患者定期门诊随访,根据血压控制情况在医生的指导下调整药物。

6.指导患者正确测量血压的方法,平素可自行监测血压,并记录好血压,以便为就诊时选择药物提供重要依据。

(二)调护

嘱咐患者严格卧床休息,减少活动。饮食应当以清淡、易消化低盐食物为主,少食多餐,多食水果蔬菜,保持排便通畅,尤其伴有急性左心衰竭患者更应避免用力排便,可适当使用缓泻剂,并尽量床上排便以免活动加重病情,改变体位从卧位到直立位应缓冲3～4min,以防直立性低血压。

古代医籍选

《素问·生气通天论》:"阳气者,大怒则形气绝,而血菀于上,使人薄厥。有伤于筋,纵,其若不容,汗出偏沮,使人偏枯。"

《素问·阴阳应象大论》:"暴怒伤阴,暴喜伤阳,厥气上行,满脉去形。"

《黄帝素问宣明论方》卷一:"阳气,大怒则行气绝,而血菀于上,令人薄厥于胸中。赤茯苓汤主之。"

《医贯·厥》:"肝藏血而主怒,怒则火起于肝,载血上行,故今血菀于上,是血气乱于胸中,相薄而厥逆也,谓之薄厥,宜蒲黄汤主之。"

《景岳全书·厥逆》:"气厥之证有二,以气虚气实,皆能厥也。……气实而厥者,其形气愤然勃然,脉沉弦而滑,胸膈喘满,此气逆证也。经曰:大怒则形气绝,而血菀于上即此类也。治宜以排气饮,或四磨饮,或八味顺气散、苏合香丸之类,先顺其气,然后随其虚实而调理之。又若因怒伤气逆,气旋去而真气受损者,气本不实也,再若素多忧郁恐畏,而气怯气陷者,其虚尤可知也。若以此类而用行气开滞等剂则误矣。……血厥之证有二,以血脱、血逆皆能厥也。……血逆者,即经所云血之与气,并走于上之谓,又曰大怒则形气绝而血菀于上之类也。夫血因气逆,必须先理其气,气行则血行无不行也,宜通瘀煎或化肝煎之类主之,俟血行气舒,然后随证调理。"

《类证治裁·厥证》:"气实而厥者,形色郁勃,脉沉弦而滑,胸膈喘满,为气逆。"

《张氏医通·厥》:"今人皆不知厥证,而皆指为中风也。夫中风者,病多经络之受伤,厥逆者,直因精气之内夺,表里虚实,病情当辨,名义不正,无怪其以风治厥也。"

《医学入门·厥》:"气逆而不下行,则血积于心胸,《内经》谓之薄厥,言阴阳相搏气血奔并而成。"

《景岳全书》:"气并为血虚,血并为气虚,此阴阳之偏败也。今其气血并走于上,则阴虚于下,而神气无根,是即阴阳相离之候,故致厥脱。"

《医林改错》:"急躁,平素和平,有病急躁是血瘀……俗言肝气病。"

病案分析

(一)病案摘要

李某,女,59岁。2016年3月10日来我院急诊就诊。主诉:反复头晕头胀3年,加重半天。症状:2013年下半年开始反复出现头晕头胀,在当地医院诊断为"高血压",一直服用降压药(苯磺酸氨氯地平片)治疗,血压控制在160~180/90~110mmHg,上述症状时有反复。昨晚心情不好,睡眠不佳,今早起床时头晕头胀加重,心烦易怒,急躁,面色潮红,肢体麻木,口苦,舌红苔黄,脉弦。既往史:否认冠心病、糖尿病病史。查体:BP 240/135mmHg,HR 72次/分,律齐,A$_2$>P$_2$,各瓣膜听诊区无明显杂音,NS(一)。检查:血常规、急诊生化及心酶指标等检查呈阴性。

中医诊断:眩晕(肝阳上亢)。

西医诊断:①高血压急症;②高血压3级(很高危组)。

(二)分析

1.诊断思路

(1)中医诊断思路:患者因"反复头晕头胀3年,加重半天"入院。症见:头晕头胀,心烦易怒,急躁,面色潮红,肢体麻木,口苦,故中医诊断为"眩晕"。四诊合参,当属肝阳上亢型。

(2)西医诊断思路:①高血压急症;②高血压3级(很高危组)。

诊断依据:血压240/135mmHg,伴头晕头胀、肢体麻木等症状,应诊断为高血压急症。

2.治疗思路

(1)中医治疗思路:以"急则治其标"为原则,以平肝潜阳为法,选用羚角钩藤汤加减,配合平衡针针降压穴、头痛穴。

(2)西医治疗思路

①一般治疗:卧床休息,心电、血压监测。

②镇静:地西泮 10mg 肌内注射。

③降压:乌拉地尔注射液 25mg 稀释于 10mL 生理盐水中,静脉缓慢注射;乌拉地尔 50mg 溶于 5％葡萄糖 250mL 内维持泵入。氨氯地平 5mg 每天 1 次、比索洛尔 5mg 每天 1 次,控制血压。

(杜革术)

第五节　病毒性心肌炎

病毒性心肌炎(viral myocarditis,VMC)是指病毒感染引起的心肌局限性或弥漫性的急性或慢性炎症病变,属于感染性心肌疾病。病理学改变有心脏体积增大,重量增加,切面心肌呈灰色或淡黄色,质松软。镜下,心肌呈局限性或弥漫性炎症,心肌细胞变性坏死,心肌间质内有单核细胞、淋巴细胞弥漫性浸润。病变如在心包下区,则常合并心包炎,称为病毒性心包心肌炎。心肌病变的好发部位为左心室壁及室间隔,有时可累及传导系统,造成心律失常。心肌炎的后期变化为心肌间质纤维化,可致心腔持久性扩张而形成扩张性心肌病。

本病属于中医学"心悸"、"喘证"、"胸痹"等范畴。

一、病因病理

(一)中医病因病机

1.病因　中医认为病毒性心肌炎因正气亏虚,尤其是心肺气虚,加之七情、劳倦、饮食不节等因素,致腠理不同,邪毒乘虚入侵。

2.病机　病位在心,涉及肝、脾、肾等脏。病性为本虚标实,虚实夹杂。本虚有气虚、阴伤、阳衰,并可表现为气阴两虚、阴阳两虚,甚至阳衰阴竭、心阳外越;标实为瘀血、寒凝、痰浊、气滞,又可相互为病,如气滞血瘀、寒凝气滞、痰瘀交阻等。一般急性发作期以标实为主,多为痰瘀互结;缓解期以气血阴阳亏虚为主,心气虚常见。

(1)寒邪内侵:寒邪侵袭,胸阳被遏,气滞血凝,发为本病。或素体胸阳不足,阴寒之邪乘虚侵袭,亦成本病。

(2)饮食不节:恣食肥甘厚味,或嗜烟酒,以致脾胃受伤,运化失健,聚湿生痰,上犯心胸清旷之区,胸阳不展,气机不畅,心脉闭阻,而致本病。

(3)情志失调:忧思伤脾,脾失健运,痰浊内生;郁怒伤肝,肝郁气滞,甚则气郁化火。痰阻气滞,胸阳不运,心脉闭阻,不通则痛。

(4)劳逸失调:劳倦伤脾,运化失职,气血生化乏源,无以濡养心脉,拘急而痛。或积劳伤阳,心肾阳微,鼓动无力,阴寒内侵,血行涩滞,而发本病。

(5)年迈体虚:中老年人,肾气自半,精血渐衰。如肾阳虚衰,不能鼓动五脏之阳,可致心气不足或心阳不振,血脉失于温运,或阴寒痰饮乘于阳位,痹阻心脉,发为本病;若肾阴亏虚,不能濡养五脏之阴,心脉失于濡养,拘急而痛。

本病病机早期为温热邪毒首犯于肺,肺气宣降失司,邪毒由肺及心,染及心脉,如叶天士所言"温邪上受,首先犯肺,逆传心包"。邪毒侵伤后损伤心气、心阴,气阴两虚,心失所养。病变后期正虚邪恋,或由气阴耗损及于心阳,致心之气血阴阳亏虚,可累及脾、肾、肝等。肾阴亏则心火独亢,心肾不交,心阳不振,致心脉痹阻,瘀血内滞;心阳虚衰,肾水过寒,水饮内停,凌心射肺,泛滥肌肤。水湿停聚,痰浊内生,蕴而化热,凌心蒙窍,终而形成本虚标实、虚实夹杂之证,甚则出现阴竭阳脱之危象。

(二)西医病因病理

1.病因 多种病毒可引起心肌炎,其中以引起肠道和上呼吸道感染的病毒最多见。柯萨奇病毒 A 组、柯萨奇病毒 B 组、艾可(ECHO)病毒、脊髓灰质炎病毒为常见致心肌炎病毒,其中柯萨奇病毒 B 组病毒是最主要的病毒。其他如腺病毒、流感、副流感病毒、麻疹病毒、腮腺炎病毒、乙型脑炎病毒、肝炎病毒、带状疱疹病毒、巨细胞病毒和艾滋病病毒等。

2.发病机制 现代医学认为病毒性心肌炎的发病机制为病毒的直接作用,包括急性病毒感染及持续病毒感染对心肌的损害;细胞免疫主要是 T 细胞,以及多种细胞因子和一氧化氮等介导的心肌损害和微血管损伤,均可损害心脏功能和结构。其中最常见的是柯萨奇(Coxsackie)病毒、ECHO 病毒(即人肠孤病毒)、风疹病毒、流行性感冒病毒、腮腺炎病毒等 30 余种,最近报道心肌炎患者中 12.9% 可检出小 DNA 病毒 parvovirus B19。

3.病理 以往认为该病过程有二个阶段:①病毒复制期;②免疫变态反应期。但是近来研究结果表明,第一阶段除有病毒复制直接损伤心肌外,也存在有细胞免疫损伤过程。

病毒性心肌炎的病理改变可分为局灶性和弥漫性心肌炎;实质性和间质性心肌炎。实质性心肌炎是以心肌细胞溶解、坏死、变性和肿胀为主要特征的病理改变。间质性心肌炎以心肌纤维之间和血管周围结缔组织中有炎性细胞浸润为主的病理改变。以柯萨奇痛毒 B3 感染的心肌炎病理改变为例,在急性期早期有心肌细胞肿胀,细胞横纹不清,胞浆染色嗜酸性增强,胞核出现核固缩和核碎裂。早期尚未见炎性细胞浸润,随后心肌细胞可发生坏死、崩解、胞核和细胞轮廓消失,周围出现单核细胞及淋巴细胞为主的炎性细胞浸润,坏死灶中蓝色钙化颗粒物质增多,形成散在点状、灶性或片状心肌细胞坏死和炎性细胞浸润,心脏间质和血管多未受累。部分病毒性心肌炎进入慢性期。其主要病理改变是炎性细胞逐渐减少,纤维细胞开始增多,形成纤维瘢痕组织,部分心肌可有增生、肥大,在病灶内可钙化及心脏扩大、心内膜增厚及附壁血栓形成等。在急性或慢性阶段,心肌炎均可累及心脏传导系统,引起传导阻滞或各种心律失常。无论是实质性心肌炎还是间质性心肌炎,也都会引起不同程度的心肌松软无力,发生心脏功能减损。

第一阶段病毒复制期,该阶段是病毒经血液直接侵犯心肌,病毒直接作用,产生心肌细胞溶解作用。第二阶段免疫变态反应期。对于大多数病毒性心肌炎(尤其是慢性期者),病毒在该时期内可能已不存在,但心肌仍持续受损,目前认为该期发病机制是通过免疫变态反应,主要是 T 细胞免疫损伤致病。

二、临床表现

(一)病史

国内外报道 59%～88%的 VMC 患者有过发热、头痛、咳嗽、咽痛、乏力等"感冒"样全身症状，或出现恶心、呕吐、腹泻等消化道症状；也有部分患者症状较轻未引起注意，须仔细追问病史。但无上述症状者并不能除外有先驱病毒感染史。病毒感染前驱症状出现 1～3 周后心脏受累的症状会逐渐出现。

(二)症状

病毒性心肌炎患者临床表现取决于病变的广泛程度和部位，轻者可无症状，重者可出现心力衰竭、心源性休克和猝死。患者常在发病前 1～3 周有上呼吸道或肠道感染史，表现为发热、全身酸痛、咽痛、倦怠、恶心、呕吐、腹泻等症状，然后出现心悸、胸闷、胸痛或心前区隐痛、头晕、呼吸困难、水肿，甚至发生 Adams－Stokes 综合征；极少数患者出现心力衰竭或心源性休克。

(三)体征

1.心脏增大　病情轻者通常无心脏增大，重者可出现心脏轻到中度增大。

2.心率和心律的改变　与发热不平行的心动过速、心率异常缓慢和各种心律失常，其中以室性期前收缩最常见。

3.心音变化　第一心音减弱或分裂，心音可呈胎心律样，若同时有心包受累，则可闻及心包摩擦音。

4.合并心力衰竭的其他体征　肺部湿啰音、颈静脉怒张、肝脏增大和双下肢水肿等；病情严重者可出现心源性休克的体征。

(四)辅助检查

1.血液生化检查　急性期可出现白细胞计数增高、血沉增快、C 反应蛋白、血清肌酸磷酸激酶同工酶(CK－MB)、血清肌钙蛋白 T、血清肌钙蛋白 I 增加。

2.病毒学检查　可从咽拭子、粪便、心肌组织中分离病毒或用 PCR 技术检测病毒 RNA；血清中检测特异性抗病毒抗体滴度。

3.心电图　ST－T 改变，常见 T 波倒置或降低，也可有 ST 段轻度移位；各种心律失常，以室性心律失常和房室传导阻滞多见。

4.胸部 X 线　病情轻者可正常；病情重者可有心影增大。

5.超声心动图　病情轻者可正常；病情重者可有左心室增大、室壁运动减低、心脏收缩功能异常、心室充盈异常等。

6.放射性核素心肌显像　可显示心肌细胞坏死区的部位和范围，敏感性高，特异性低。

7.心内膜心肌活检(endomyocardial biopsy，EMB)　EMB 的组织病理学或分子生物学证据被认为是确诊心肌炎的金标准，但在国内尚未被推荐用于常规心肌炎的临床诊断。EMB 为有创检查，主要用于病情危重、治疗反应筹、病因不明的患者。由于病毒性心肌炎病变可为局灶性，因取材误差可出现阴性结果。

三、诊断

在上呼吸道感染、腹泻等病毒感染后 3 周内出现心脏表现,如出现不能用一般原因解释的感染后重度乏力、胸闷、头昏(心排血量降低所致)、心尖第一心音明显减弱、舒张期奔马律、心包摩擦音、心脏扩大、充血性心力衰竭或阿斯综合征;有临床症状并伴有新出现的房室传导阻滞、期前收缩、房性或交界性心动过速、心房颤动或 ST-T 改变者;血清肌钙蛋白 I 或肌钙蛋白 T(强调定量测定)、CK-MB 明显增高;超声心动图示心腔扩大或室壁活动异常和(或)核素心功能检查证实左心室收缩或舒张功能减退;在急性期从心内膜、心肌、心包或心包穿刺液中检测出病毒、病毒基因片段或病毒蛋白抗原;病毒中和抗体、补体结合试验或血细胞凝集抑制反应滴度有明显升高。符合上述情况应高度怀疑急性 VMC。

对难以明确诊断者,可进行长期随访,有条件时可做心内膜心肌活检进行病毒基因检测及病理学检查。

四、鉴别诊断

1.风湿性心肌炎 除具有心肌炎的表现外,往往有近期链球菌感染史证据(如咽痛、抗"O"升高、咽拭阳性等);且多为全心受累,杂音多较明显且较恒定;常伴有风湿热的其他特征性表现,如多发性关节炎、皮下结节、环形红斑;糖皮质激素与抗风湿治疗有效。

2.冠心病 多为慢性起病,发展缓慢,常有心肌缺血、损伤或坏死的证据;发病年龄较大,无前驱性上呼吸道及肠道病毒感染的实验室证据;多有肥胖、高血压、糖尿病等易患因素;常有心绞痛,对硝酸甘油反应良好。冠状动脉造影可确诊。

3.其他 VMC 尚需与甲状腺功能亢进、中毒性心肌炎等鉴别。

五、治疗

(一)中医治疗

治疗原则:应以清热解毒和营,兼以益气养阴为治疗大法。如果病邪深入脉络,气血瘀阻,可以加活血化瘀的药物,同时主要以养心为主。如果病情危重,心阳欲脱,应该尽快使川扶元固脱之品。病后邪祛正衰,一般以扶正固本为主。

1.针灸及其他外治法

(1)针刺法:取内关、三阴交、心俞、足三里等穴。每次选用 1～3 个穴位,手法用平补平泻法,留针半小时或不留针。可加电针加强穴位刺激。

(2)艾灸法:多用于本虚证,同针刺穴位。

(3)穴位贴敷:应用中药(黄芪、沙参、丹参等)磨粉制膏分别贴敷于(膻中、厥阴俞)或(巨阙、心俞)交替使用,隔天换药,10 天为 1 个疗程,治疗 30 天。

2.辨证方药

(1)毒邪攻心证

证候 恶寒发热,头痛身痛,心悸胸痛,气短乏力,咽痛咳嗽,口干口苦,腹胀纳呆,恶心呕吐,小便黄赤,舌红,舌苔黄,脉浮数、滑数或促结代。

治法　清热解毒。

方药　银翘散合清营汤。药用：连翘、金银花、苦桔梗、薄荷、竹叶、生甘草、荆芥穗、淡豆豉、牛蒡子、犀角(水牛角代)、生地黄、元参、麦冬、丹参、黄连、连翘等。

湿重者可加藿香、茵陈、白豆蔻等。

中成药用板蓝根口服液、抗病毒口服液、清开灵注射液、痰热清注射液、清热解毒口服液、莲花清瘟胶囊等。

(2)气阴两虚证

证候　低热，自汗，心悸气短，乏力，面色㿠白，舌淡，苔薄白，脉细弱或结代。

治法　养心气，清余热。

方药　生脉散和五味子散。药用：人参、麦冬、五味子、黄芪、甘草、人参、桂枝、羌活、干姜、细辛、附子、白术等。

若阴虚明显者可改人参为西洋参，重用生地、麦冬加强滋阴作用；若兼见水肿者加茯苓皮、泽泻、猪苓增强利水的作用；自汗、盗汗者加煅龙骨、煅牡蛎；失眠易惊者加生龙骨、生牡蛎以安神；口渴者加玉竹、石斛以滋阴；心烦易怒加栀子、郁金以清热除烦。

中成药用生脉注射液(颗粒)、参麦注射液、补心气口服液、炙甘草合剂、益心复脉颗粒等。

(3)阳虚证

证候　面色苍白，盗汗，精神倦怠，四肢乏力，冰冷，胸闷心悸，气促，面色㿠白，纳呆，甚至神志不清、二便失禁，舌淡暗有齿印，苔白或白腻，脉沉细或沉迟结代。

治法　回阳救逆。

方药　参附汤和龙骨牡蛎救逆汤。药用：红参、制附子、煅龙骨、煅牡蛎、五味子。

喘咳胸闷者加瓜蒌、薤白、肉桂，以温阳化痰、宽胸止咳。

中成药用参附芪注射液、黄芪注射液、参附注射液、参茸黑锡丹、心宝丸等。

(二)西医治疗

治疗目标：提高病毒性心肌炎的治愈率，减少心肌炎后遗症，降低扩张性心肌病的发生率。

1.一般治疗　病毒性心肌炎急性期患者应尽早休息，可以减轻心脏负荷：

(1)有恶性心律失常、心力衰竭者，卧床休息1个月，半年内不参加体力活动。

(2)无心脏形态功能改变者，休息半个月，3个月不参加重体力活动。

2.保护心肌治疗　抗自由基和改善代谢类药物：维生素C、维生素E、辅酶Q、肌苷、曲美他嗪、ATP、1,6二磷酸果糖(FDP)等。

3.抗病毒治疗　抗病毒治疗主要用于疾病早期：

(1)干扰素：1.5万～2.5万U，每天肌内注射1次，2周为1个疗程。

(2)抗生素：细菌感染是病毒性心肌炎的条件因子，在治疗初期应常规应用青霉素400万～800万U/d或克林霉素1.2g/d静脉滴注1周。

4.免疫抑制治疗　在心肌炎早期，患者出现完全性房室传导阻滞、重度室性心律失常、心源性休克、心脏扩人伴心力衰竭等严重并发症，此时存在免疫介导心肌损害，可短期应用糖皮质激素治疗。

5.对症治疗　出现心力衰竭者，按常规心力衰竭治疗，但洋地黄类药物用量宜偏小。可口服贝那普利 5～10mg,每天 1 次。完全性房室传导阻滞者可应用临时起搏器或应用地塞米松 10mg,每天 1 次,静脉滴注,3～7 天。根据心律失常情况选用抗心律失常药物。

六、中西医临床诊疗思路

急性病毒性心肌炎患者的病情较重,应早诊断、积极对症支持治疗。中医治疗重点在清热解毒、活血化瘀、扶正等方面,可选用清开灵注射液、丹参注射液、黄芪注射液等中成药。临床急诊急救中应关注以下问题:①尽早明确诊断;②对心力衰竭及休克者及早应用血管活性药物维持血压;③监测心电图,积极治疗心律失常;④对有房室传导阻滞的难治性心力衰竭、危重患者或考虑有自身免疫的情况下应用皮质激素;⑤黄芪有抗病毒、调节免疫功能,对干扰素系统有激活作用,可予黄芪注射液静脉滴注。

本病以虚为本,人参可大补元气,益阴生液,黄芪益气固本,增强人体免疫功能,提高机体的抗病毒能力,为本病常用主药。出现恶性心律失常、心力衰竭、休克、高度房室传导阻滞、阿一斯综合征时,应迅速使用中西医结合的方法救治。

七、预防与调护

(一)预防

1.出现发热、头痛、咳嗽、咽痛、乏力等“感冒”样全身症状,或出现恶心、呕吐、腹泻等消化道症状时应及时就诊,早期治疗干预,以防病情恶化。

2.平时应尽量避免至人群密集场所,以减少病毒感染机会,培养良好的卫生习惯。

3.适当进行体育运动和有益的户外活动,增强身体素质,提高机体的免疫力。

(二)调护

本病均有严重心功能改变,处理不当则容易危及生命,必须重视和认识本病,做好调护工作。

1.急性病毒性心肌炎患者应安置于监护病房进行心电监测,绝对卧床休息,直至病情稳定 2 周后可适当活动,期间应做好床上护理。

2.吸氧及记录 24h 出入量,吸氧应持续至患者病情稳定,生命体征平稳方可撤除,记录 24h 出入量,并定期取小便标本常规检查。

3.饮食应以高蛋白、高维生素食物为宜,以流质或半流质为主,注意监测饮食量变化。

4.做好患者情绪的疏导与安抚,同时与家属充分沟通病情,争取患者及其家属理解并积极配合治疗。

5.病毒性心肌炎容易合并细菌感染,应防止感染的发生,因患者卧床,身体衰弱,故容易继发肺部、泌尿道感染和出现褥疮,注意口腔护理,呼吸道痰液引流通畅和注意皮肤、外阴部清洁,预防褥疮发生。

6.严密监测病情变化,急性病毒性心肌炎病情凶险,应随时准备好抢救器材及抢救用药,保持至少一条静脉时刻通畅,做好静脉护理工作。

7.合理安排休息和活动,急性期严格卧床休息 2～3 个月,避免过劳、缺氧、营养不良、呼吸道感染、寒冷、酗酒等诱因;坚持药物治疗,定期随访。

古医籍精选

《温热论》:"温邪上受,首先犯肺,逆传心包。"

《素问·痹论》:"脉痹不已,复感于邪,内舍于心。心痹者,脉不通,烦则心下鼓。"

《类证治裁》:"胸痹,胸中阳微不运,久则阴乘阳位而为痹结也,其症胸满喘息,胸痛彻背。夫诸阳受气于胸中,必胸次空旷,而后清气转运,布息展舒。胸痹之脉,阳微阴弦,阳微知在上焦,阴弦则为心痛,以《金匮》、《千金》均以通阳主治也。"

病案分析

(一)病案摘要

邓某,男,15 岁。2017 年 2 月 17 日就诊。主诉:反复恶寒发热 2 周,胸闷气促 1 天。症状:患者 2 周前出现发热,恶寒,鼻塞流涕,周身酸痛,头晕头痛,自服对乙酰氨基酚后症状可缓解,但病情反复,反复出现恶寒发热症状。今晨开始出现胸闷,动则气促,面色㿠白,自汗,精神倦怠,四肢乏力,纳呆,舌淡暗有齿印,苔白,脉沉。既往史:否认高血压病史,否认冠心病、糖尿病病史。查体:咽充血(一),双侧扁桃体未见肿大。BP 90/60mmHg,双肺闻及少许啰音,心界不大,HR 94 次/分,各瓣膜听诊区无明显杂音。检查:血常规、急诊生化等检查未见异常。心电图:未见异常。心酶:AST 69U/L,CK 1662U/L,CK-MB 33U/L,LDH 485U/L。胸片:轻度肺水肿表现。舌淡暗有齿印,苔白,脉沉弦。

中医诊断:胸痹(阳虚)。

西医诊断:急性病毒性心肌炎,心功能不全,心功能 3 级。

(二)分极

1.诊断思路

(1)中医诊断思维:患者因"反复恶寒发热 2 周,胸闷气促 1 天"入院,症见:胸闷,动则气促,面色㿠白,自汗,精神倦怠,四肢乏力、冰冷,纳呆,舌淡暗有齿印,苔白,脉沉,故中医诊断为"胸痹"。四诊合参,当属阳虚之证。

(2)西医诊断思路:确定急性病毒性心肌炎诊断:患者鼻塞流涕 2 周,发热,恶寒,胸闷,动则气促,面色㿠白,头晕头痛,查体:血压 90/60mmHg,双肺闻及少许湿啰音。检查:心肌酶学 AST 69U/L,CK 1662U/L,CK-MB 33U/L,LDH 485U/L。胸片:轻度肺水肿表现。根据临床表现及体征可明确诊断为急性病毒性心肌炎。

2.治疗思路

(1)中医治疗思路:中医当以"急则治其标"为原则,以回阳救逆为法,予静脉滴注黄芪针益气强心,参附针回阳救逆。中医辨证治疗予参附汤加减。中医对此病的切入点主要在热、毒、痰瘀,若患者出现发热,可予清开灵注射液清热解毒,若血瘀症状较重,可予丹参针活血化瘀,若伴痰浊内阻,可用静脉滴注痰热清注射液。

(2)西医治疗思路:结合患者临床表现与病史,患者为暴发性心肌炎合并有心力衰竭表现,其治疗应主要为以下几个方面:

①一般治疗:给予心电、血压、动脉血氧饱和度监测;半卧体位。

②面罩给氧:保证患者血氧饱和度在 95%~98%。

③清淡饮食。

④予果糖注射液、环磷酸腺苷静脉滴注营养心肌;静脉滴注青霉素抗感染。

⑤予呋塞米注射液 20mg 静脉注射,同时予多巴酚丁胺抗心力衰竭治疗,在血流动力学稳定的情况下,应用硝酸甘油减轻心脏前负荷。

(杜革术)

第六节　急性感染性心内膜炎

感染性心内膜炎(infective endocarditis,IE)是指由细菌、真菌和其他微生物(如病毒、立克次体、衣原体、螺旋体等)直接感染而产生心瓣膜或心室壁内膜的炎症,有别于因风湿热、类风湿关节炎、系统性红斑狼疮等所致的非感染性心内膜炎。瓣膜为最常受累部位,但感染可发生在室间隔缺损部位、腱索和心壁内膜。而动静脉瘘、动脉瘘(如动脉导管未闭)或主动脉狭窄处的感染虽属于动脉内膜炎,但临床与病理均类似于感染性心内膜炎。

本病属于中医学"心痹"、"胸痹"、"热证"等病的范畴。

一、病因病理

(一)中医病因病机

1.病因　中医认为感染性心内膜炎主要有内因及外因两个方面,内因多为先天心脏禀赋不足,或后天患有心痹、胸痹等;外因多为感受温热毒邪。

2.病机　本病在心脏先天、后天病变或心脏受损的基础上,因感受温热毒邪,温热毒邪乘正气不足,气血瘀滞、痰浊内阻入侵脏腑血脉,逆传心包,内舍心脉,形成本病。

(1)先天禀赋不足:先天禀赋不足,则致心气不足,温热毒邪乘虚而入,内舍心脉,发为本病。

(2)心痹内虚:感受风寒湿热之邪,内侵入心,发为心痹,心脉痹阻,气血运行不畅,气滞血瘀,温热毒邪乘虚侵入心脉,发为本病。

(3)胸痹内虚:饮食不节,或劳倦伤脾,或七情所伤致脾胃运化失司,痰浊内生,气血瘀滞,形成胸痹。胸痹日久,气血失畅,温热毒邪乘虚侵入心脉,内蕴于心,发为本病。

(4)心损内虚:由于心脏手术,或其他外部创伤致心脏受损,心气耗损,温热毒邪乘虚侵入心脉,发为本病。

(二)西医病因病理

1.病因

(1)病原体侵入血流:引起菌血症、败血症或脓毒血症,并侵袭心内膜。

(2)心瓣膜异常:有利于病原微生物的寄居繁殖。

(3)防御机制的抑制:肿瘤患者使用细胞毒性药物和器官移植患者用免疫抑制剂。临床经过与病原微生物有关,病原微生物包括各种细菌、真菌等。传统分为急性和亚急性两类,其临床经过及病理变化均有所不同。急性感染性心内膜炎是由于被累心内膜常有溃疡形成,故又称为溃疡性心内膜炎。此类心内膜炎起病急剧,多由毒力较强的化脓菌引起,其中多为金黄色葡萄球菌,其次为化脓性链球菌。通常病原菌先在机体某局部引起化脓性炎症(如化脓性骨髓炎、痈、产褥热等),当机体抵抗力降低时(如肿瘤、心脏手术、免疫抑制等)病原菌则侵入血流,引起败血症并侵犯心内膜。

此型心内膜炎多发生在本来正常的心内膜上,多单独侵犯主动脉瓣,或侵犯二尖瓣。亚急性者主要发生于器质性心脏病,首先为心脏瓣膜病,其次为先天性血管病。

2.发病机制　当有心血管器质性病变存在时,血流由正常的层流变为涡流和喷射,并从高压腔室分流至低压腔室,形成明显的压力阶差,使受血流冲击处受损伤,内层膜原暴露,血小板、红细胞、白细胞和纤维蛋白积聚,为病原微生物的入侵创造了条件。反复发生的菌血症可使循环中产生凝集素,使病原体与上述各种成分形成赘生物。赘生物内的细菌受到保护,免受人体防御机制的清除,且通过血小板—纤维素聚集而逐渐增大,瓣膜破坏加重;赘生物破裂时导致栓塞,细菌被释放入血产生菌血症和转移性播种病灶,免疫系统的激活可引起关节炎、血管损害、杵状指等。

3.病理　IE 的基本病理变化为在心瓣膜表面附着由血小板、纤维蛋白、红细胞、白细胞和感染病原体沉着而组成的赘生物。后者可延伸至腱索、乳头肌和室肇内膜。赘生物底下的心内膜可有炎症反应和灶性坏死。之后感染病原体被吞噬细胞吞噬,赘生物被纤维组织包绕,发生机化、玻璃样变或钙化,最后被内皮上皮化。但心脏各部分的赘生物愈合程度不一,某处可能愈合,而他处的炎症却处于活跃期,有些愈合后还可复发,重新形成病灶。当病变严重时,心瓣膜可形成深度溃疡,甚至发生穿孔。偶见乳头肌和腱索断裂。

二、临床表现

(一)病史

发病前常有龋齿、扁桃体炎等急性化脓性感染、器质性心脏病、器械检查、静脉插管、介入治疗或心内手术史。

(二)疾病分类及表现

根据病程、有无全身中毒症状和其他临床表现常将感染性心内膜炎分为急性和亚急性,但两者有相当大的重叠性。

1.急性感染性心内膜炎　多发生于正常的心脏。病原菌通常是高毒力的细菌,如金黄色葡萄球菌或真菌。起病往往突然,伴高热、寒战,全身毒血症症状明显,常是全身严重感染的一部分,病程多急骤凶险,易掩盖急性感染性心内膜炎的临床症状。

2.亚急性感染性心内膜炎　多数起病缓慢,有全身不适、疲倦、低热及体重减轻等非特异性症状。少数以并发症形式起病,如栓塞、不能解释的卒中、心瓣膜病的进行性加重、顽固性心力衰竭、肾小球肾炎和手术后出现心瓣膜杂音等。

(三)常见症状特征

1.感染症状　发热是心内膜炎最常见的症状。几乎所有的患者都有过不同程度的发热、热型不规则、热程较长,个别患者无发热。此外患者有疲乏、盗汗。

2.心脏体征　80%~85%的患者可闻及心脏杂音,可由基础心脏病和(或)心内膜炎导致瓣膜损害所致。原有的心脏杂音可因心脏瓣膜的赘生物而发生改变,出现粗糙响亮、旱海鸥鸣样或音乐样的杂音。原无心脏杂音者可出现音乐样杂音,约一半患儿由于心瓣膜病变、中毒性心肌炎等导致充血性心力衰竭,出现心音低钝、奔马律等。

3.栓塞症状　视栓塞部位的不同而出现不同的临床表现,一般发生于病程后期,但约 1/3 的患者为首发症状。如皮肤栓塞可见散在的小瘀点,指趾屈面可有隆起的紫红色小结节,略有触痛,此即 Osler 结节;脾栓塞可有左上腹疼痛、左肩疼痛和左侧胸腔少量积液;肾栓塞可出现两肋和腹部疼痛,伴血尿;肠系膜栓塞常伴腹痛、大便潜血阳性;脑动脉栓塞则有头痛、呕吐、偏瘫、失语、抽搐甚至昏迷等;较大的血管栓塞可致心功能不全;上述局部脏器受累表现亦可由细菌性动脉瘤所致。病程久者可见杵状指、趾,但无发绀。

同时具有以上三方面症状的典型患者不多,尤其 2 岁以下婴儿往往以全身感染症状为主,仅少数患儿有栓塞症状和(或)心脏杂音。

(四)辅助检查

1.常规检查

(1)尿常规:多数患者有蛋白尿及血尿,如有肾梗死可见肉眼血尿。

(2)血常规:感染性心内膜炎的特点是继发性贫血,且随病程延长而加重,但 AIE 可无贫血。

(3)血沉:增快,可用作病情发展和治疗后好转的指标之一。

2.免疫学检查　25%患者有高丙种球蛋白血症,80%患者出现循环中免疫复合物,上述异常在感染治愈后消失。

3.X 线　主动脉细菌性动脉瘤可见主动脉增宽,左心衰竭时可有肺淤血或肺水肿征。

4.心电图　偶可见心肌梗死、房室传导阻滞、室内传导阻滞,传导阻滞常提示主动脉瓣环或室间隔脓肿。

5.诊断 IE 的两大基石

(1)血培养:是诊断 IE 的特异性指标。应在入院后 3h 内,每隔 1h 1 次共抽取 3 个血标本后开始经验性抗生素治疗。本病的菌血症为持续性,无须在体温升高时采血。每次取静脉血 10～20mL 作厌养和需养菌培养。

(2)超声心动图:IE 的土要特征为赘生物的形成。超声心动图能显示赘生物的结构和回声特点,特别是高分辨率的超声仪器对赘生物有较高的敏感性和特异性。

三、诊断

确定的感染性心内膜炎的临床标准应符合以下 2 个主要标准或 1 个主要标准＋3 个次要标准或 5 个次要标准。

(一)主要标准

1.血培养阳性

(1)两次血培养获得同样的典型微生物,如草绿色链球菌、牛链球菌、HACEK 组菌。

(2)持续血培养阳性,指在下列情况下找到病原体:①采集的血标本间隔 12h 以上。②所有送检的 3 个或更多标本中,全部或大部分阳性,且第 1 个标本与末个标本间隔至少 1h 以上。

2.心内膜有感染证据　超声心动图检查阳性。①在心瓣膜或瓣下结构,或反流血液冲击处,或在置入的人工瓣膜上见有摆动的心内团块,且不能以其他解剖性变化来解释。②心内脓肿。③新出现的人工瓣膜反流。

(二)次要标准

1.基础疾病,包括基础心血管病或静脉毒瘾。

2.发热,体温≥38.0℃。

3.血管损害现象:较大动脉的栓塞、化脓性栓塞、细菌性动脉瘤、颅内出血、结膜出血、Janeway结节。

4.免疫现象:肾小球肾炎、Osler结节、Roth斑、类风湿因子阳性。

5.微生物学证据:血培养阳性但不符合上述主要标准,或血清学证据符合可致本病的微生物活动性感染。

6.超声心动图:有本病表现,但尚未达到主要标准。

四、鉴别诊断

本病的临床表现涉及全身多器官,既有多样化,又缺少特异性,需与之鉴别的疾病较多。亚急性者应与急性风湿热、系统性红斑狼疮、左房黏液瘤、淋巴瘤、腹腔内感染、结核病等鉴别。急性者应与金黄色葡萄球菌、淋球菌、肺炎球菌、革兰阴性杆菌所致的败血症等相鉴别。

五、治疗

(一)中医治疗

治疗原则:以气血瘀滞、血行不畅为主要病机,产生一系列瘀的证候,以心痹、胸痹为本病之本,以毒邪外侵为标,治以清热解毒、益气养阴通络为法。本病的特点是:邪、毒、热、瘀、痰、虚。辨证方法有卫气营血辨证、三焦与脏腑辨证,重点为卫气营血辨证。

1.针灸及其他外治法

(1)针刺法:取大椎、曲池、商阳、内庭、关冲穴为主,高热不退者配十宣,口渴引饮者配尺泽,腹痛、便秘者配合谷、天枢、上巨虚。

(2)艾灸法:多在疾病恢复期调养心气,可取内关、郄门、神门、心俞等。

(3)刺络疗法:急性期可刺神门、少冲。

2.辨证方药

(1)卫分证

证候　恶寒发热,汗出头痛,胸闷心悸,咳嗽气短,舌红,苔薄白,脉浮数。

治法　辛凉解表,清热解毒。

方药　银翘散合五味消毒饮。药用:连翘、金银花、苦桔梗、薄荷、竹叶、生甘草、荆芥穗、淡豆豉、牛蒡子、野菊花、蒲公英、紫花地丁、紫背天葵子等。

若热重,可加黄连、连翘之类清泄热毒;血热毒盛,加赤芍、丹皮、生地黄等,以凉血解毒;积液多、炎症包块火者,加败酱草、红藤;腹痛甚者,加赤芍、丹皮、红花、乳香、没药;体质弱或内分泌失调者,加茯苓、生地;有尿频、尿痛、尿急症状者,加滑石。

中成药可用银翘解毒片、防风通圣散、正柴胡饮颗粒、抗病毒口服液、板蓝根冲剂、双黄连口服液等。

(2)气分证

证候　高热,大汗出,口渴欲饮,不恶寒反恶热,心悸气促,烦躁不安,大便秘结,小便短赤,舌红,苔黄或黄腻,脉洪大或滑数。

治法　清热解毒,益气扶正。

方药　白虎加入参汤合五味消毒饮。药用:知母、石膏、甘草、粳米、人参、金银花、野菊花、蒲公英、紫花地丁、紫背天葵子等。

若腹部胀满,大便秘结者,用大承气或增液承气汤。

中成药用穿琥宁注射液、清开灵注射液、热毒宁注射液、抗病毒口服液、板蓝根冲剂、双黄连口服液等。

(3)营分证

证候　发热,午后或夜间为甚,口不渴,烦躁不安,皮肤黏膜可见瘀斑、瘀点,少气懒言,精神倦怠,四肢乏力,舌暗红,苔少或剥苔,脉沉细数。

治法　清营清热,扶正祛邪。

方药　清营汤合五味消毒饮。药用:犀角(水牛角代)、生地黄、元参、竹叶心、麦冬、丹参、黄连、连翘、金银花、野菊花、蒲公英、紫花地丁、紫背天葵子等。

若寸脉大,舌干较甚者,可去黄连,以免苦燥伤阴;若热陷心包而窍闭神昏者,可与安宫牛黄丸或至宝丹合用以清心开窍;若营热动风而见痉厥抽搐者,可配用紫雪,或酌加羚羊角、钩藤、地龙以熄风止痉;若兼热痰,可加竹沥、天竺黄、川贝母之属,清热涤痰;营热多系由气分传入,如气分热邪犹盛,可重用金银花、连翘、黄连,或加石膏、知母,及大青叶、板蓝根、贯众之属,增强清热解毒之力。

中成药可用西黄丸、安脑丸、八宝丹、安宫牛黄丸、至宝丹等。

(4)血分证

证候　身热烦躁,心悸气促,皮肤黏膜可见瘀斑、瘀点,或见吐血、尿血、便血,肝脾肿大,或见中风偏瘫,神昏谵语,舌暗红有瘀点,苔少或剥苔,脉沉细数。

治法　清热解毒,凉血散血。

方药　清热地黄汤合五味消毒饮。药用:生地、黄连、白芍、荆芥、知母、黄柏、当归、丹皮、地榆、金银花、野菊花、蒲公英、紫花地丁、紫背天葵子等。

若虚火明显者,加知母、玄参、黄柏等以加强清热降火之功;兼脾虚气滞者,加白术、砂仁、陈皮等以健脾和胃。

中成药用丹参注射液、红花注射液、血必净注射液、犀角地黄丸、西黄丸等。

(二)西医治疗

治疗目标:及早治疗可以提高治愈率,应用抗生素治疗前应抽取足够的血培养,根据病情的轻重推迟抗生素治疗几小时乃至 1~2 天,并不影响本病的治愈率和预后。而明确病原体,采用最有效的抗生素是治愈本病的最根本的因素。

1.抗生素的使用

(1)应用原则。①用药要早:可减轻心瓣膜的损害,防治并发症。②剂量要足:由于病原体隐藏于有纤维覆盖的赘生物内,不易被杀灭,必须提高药物血清浓度。③疗程要长:一般需 4~6 周,停药过早易致感染复发。④选用杀菌剂:抑菌剂停药后细菌可再繁殖。⑤监测血清杀菌滴度调整药物剂量。⑥联合用药:如使用青霉素、头孢菌素、万古霉素等能抑制细胞壁合成,促进氨基糖苷类药物进入细胞内杀灭细菌。

(2)应用方法。应根据血培养和药敏试验的结果选用敏感的抗生素。

1)青霉素敏感(MIC≤0.1μg/mL)的草绿色链球菌或牛链球菌,可采用以下治疗方案:①青霉素 G 钠盐 1200 万～1800 万 U/d,持续静脉滴注,或分 6 次静脉注射,疗程 4 周。②头孢曲松钠 2g/d,静脉注射,疗程 4 周。③万古霉素 15～30mg/(kg·d)分 2 次静脉注射,每天总量不超过 2g, 疗程 4 周,用于对 β 内酰胺类过敏者,用药后 1h 后达到峰浓度,维持浓度 30～45μg/mL。

2)对青霉素相对耐药(0.1μg/mL<MIC<0.5μg/mL)的草绿色链球菌和牛链菌,予青霉素 G 钠盐 1800 万 U/d 持续静脉滴注,或分 6 次,疗程 4 周,第 1～2 周加用庆大霉素。对 β 内酰胺类过 敏者可用万古霉素。

3)肠球菌:合用破坏细胞壁作用的抗生素和具有杀菌作用的氨基糖苷类。①青霉素 G 钠盐 1800 万～3000 万 U/d,持续静脉滴注,或分 6 次。加用庆大霉素。疗秤 4～6 周。②氨苄西林 12g/d 持续静脉滴注,或分 6 次静脉注射,合用庆火霉素,疗程 4～6 周。③万古霉素 15～30mg/ (kg·d)分 2 次静脉注射,每天总量不超过 2g,疗程 4 周,合用庆大霉素。

4)葡萄球菌:①苯唑西林 2g 静脉注射,疗程 4～6 周,开始治疗 3～5 天加用庆大霉素。②头孢 唑啉 2g 静脉注射,每 8h 1 次,疗程 4～6 周,加用庆大霉素方法同前。③万古霉素:剂量同前,疗程 4～6 周。

5)HACEK 组微生物:对第三代头孢菌素较敏感,可选用头孢唑啉或头孢三代菌素。

6)真菌:念珠菌所致 AIE 可应用咪康唑 0.6～1.8g/d,或氟康唑,第 1 天静脉滴注 400mg,此后 根据情况静脉滴注 200～400mg/d。曲雷属真菌感染可用两性霉素 B。

2.需考虑手术治疗的情况

(1)瓣膜穿孔,破裂,腱索离断,发生难治性急性心力衰竭。

(2)工人瓣膜置换术后感染,内科治疗不能控制。

(3)并发细菌性动脉瘤破裂或四肢大动脉栓塞。

(4)先天性心脏病发生感染性心内膜炎,经系统治疗,仍不能控制时。

(5)化脓性心包炎。

3.并发症处理

(1)心力衰竭:多见于主动脉瓣膜病变,发生率高达 75%,按心力衰竭常规处理,如因心瓣膜机 械性损害应手术治疗。

(2)肾衰竭:发生率约为 50%,可予血液透析。

(3)血管栓塞:可予对症处理或外科手术。

(4)细菌性动脉瘤:微小的动脉瘤在有效抗生素治疗后可消失,直径 1～2cm 的动脉瘤应尽早 手术。颅内动脉瘤应视情况及时处理。

4.其他治疗 伴心律失常者可按常规处理。不推荐溶栓,抗凝亦应谨慎,除大块肺梗死外,禁 用肝素抗凝;如有华法林使用指征,应调整 INR 至 2.5～3.5,出现中枢神经系统症状时应停用抗凝 药物;必须行抗凝治疗时应避免选用肌内注射。

5.治愈标准 应用抗生素 4～6 周后体温、血沉恢复正常,红细胞、白细胞、血红蛋白较前升高, 症状改善,脾脏缩小,尿常规恢复正常,停用抗生素第 1、2、6 周的血培养为阴性,可认为本病 已治愈。

六、中西医临床诊疗思路

急性感染性心内膜炎是由毒力较强的病原微生物引起的心内膜或心瓣膜或邻近大动脉内膜感染并伴赘生物形成,起病急、进展快;若不针对病原体及时使用有效抗生素,死亡率很高。因此尽早明确诊断,予足量、有效的抗菌药物具有重要的临床意义。

1.对有急性化脓性感染、近期手术、外伤、器械检查史的患者,有不明原因发热达 1 周以上,应怀疑本病的可能,并立即作血培养。如兼有贫血、周围栓塞现象和心脏杂音出现,应考虑本病的诊断。

2.血培养阳性,超声心动图发现心瓣膜或心内膜壁有赘生物及固有心脏病的异常表现是确诊的主要依据。

3.治疗原则:尽早选用杀菌性抗生素,大剂量、长疗程、静脉途径给药。

4.本病的辨证论治以卫气营血为纲领,辨证论治首先要分清病位所在;其次治疗中要重点使用清热解毒的方法。本病热毒炽盛,容易损伤阴血,导致血脉瘀阻,治疗可以加用凉血散血方法。后期往往出现气阴两虚的临床表现,须注意予以益气养阴。

5.在治疗感染性心内膜炎过程中要注意心脏的基础情况,有针对性地予以治疗处理。

七、预防与调护

(一)预防

1.注重口腔和皮肤卫生,以防损伤黏膜之后继发感染。尽量避免不必要的有创操作,若实施有创的医疗检查,必须在严格的无菌条件下进行。高危人群预防性应用抗菌药物是预防该病的重要一环,尤其是既往器质性心脏病患者、长期服用糖皮质激素等免疫力低下患者或者艾滋病患者。

2.注重饮食与健康,感染性心内膜炎患者要增强体质,定时适度锻炼以促进血液循环和新陈代谢,提高免疫力。

3.养成良好个人卫生习惯,饭前便后勤洗手,不摄入生冷食物和饮料,多吃蔬菜和水果等。

(二)调护

1.嘱患者卧床休息,采取舒适体位,限制活动量,保持室内安静通风;定时测量体温,并记录患者体温波动情况;记录出入量,观察患者心功能情况,是否出现气短、夜间不能平卧或双下肢水肿等情况。

2.脏器功能尚正常的患者饮食宜选择高热量、高蛋白、易消化食物,注意补充维生素和矿物质,鼓励患者多饮水,如出现心功能不全的表现应限制盐分和水分的摄入,控制输液速度,记录液体出入量。

3.进行心电图监测,若出现恶性心律失常或脏器功能障碍或衰竭,应转入监护室。

4.定期进行心脏超声检查,如果超声检查见到巨大赘生物,应嘱咐患者绝对卧床休息,避免剧烈运动和突然改变体位,以防赘生物脱落造成动脉栓塞。一旦出现栓塞表现,应评估病情,视情况予溶栓、抗凝等药物。

5.安慰患者稳定其情绪。向患者讲解有关本病的知识,耐心向患者解释病情,鼓励患者积极配合治疗。及时与患者家属沟通解释病情,争取家属理解配合治疗。

古医籍精选

《素问·痹论》:"心痹者,脉不通,烦则心下鼓,暴上气而喘。"

《素问·藏气法时论》:"心病者,胸中痛,胁支满,胁下痛,膺背肩胛间痛,两臂内痛。"

《灵枢·厥病》:"真心痛,手足青至节,心痛甚,且发夕死,夕发旦死。"

《诸病源候论·心病候》:"心为诸脏之主,其正经不可伤,伤之而痛者,则朝发夕死,夕发朝死,不暇展治。其久心痛者,是心之支别络,为风邪冷热所乘痛也,故成疹,不死,发作有时,经久不瘥也。"

病案分析

(一)病案摘要

周某,男,43岁。2015年7月12日于我院就诊。主诉:骶尾部溃烂缺损渐行性加重1月余,发热3天。症状:骶尾部疼痛不适,骶尾部见8cm×10cm×12cm大小褥疮,深及骨面,见少量淡黄色组织,见少量渗液,恶寒,发热,舌暗红有瘀点,苔少,脉沉细数。既往史:吸毒史6年,慢性肾衰竭(失代偿期)。否认高血压病、冠心病、糖尿病病史。查体:T38.6℃,心界向左下扩大,HR 90次/分,各瓣膜听诊区无明显杂音。双下肢肌肉部分萎缩,骶骨部见8cm×10cm×12cm大小褥疮,深及骨面,见少量淡黄色组织,见少量渗液,肉芽鲜红。检查:血常规WBC 15.8×10⁹/L;急诊生化:BUN 38.72mmol/L,CREAT231.6μmol/L;尿常规:潜血4+,蛋白+。心电图:未见异常。胸片:双肺感染。血培养:金黄色葡萄球菌。心脏彩超示:三尖瓣增厚并重度关闭不全,符合感染性心内膜炎改变,肺动脉轻度高压。颅脑MRI+MRA示:①双侧脑室扩张,轻度积液;②颅脑MRA未见明显异常。胃镜检查:黏膜中度慢性活动性炎症,未见癌细胞,HP(+)。舌暗红有瘀点,苔少,脉沉细数。

中医诊断:①外感发热(血分证);②褥疮(湿热内蕴)。

西医诊断:①急性感染性心内膜炎;②骶尾部疮疡4度。

(二)分析

1.诊断思路

(1)中医诊断思路:患者因"骶尾部溃烂缺损渐行性加重1月余,发热3天"入院,恶寒发热,且有褥疮史,当属祖国医学"外感发热"、"褥疮"范畴,患者舌暗红有瘀点,苔少,脉沉细数,四诊合参,分别当属血分证和湿热内蕴。

(2)西医诊断思路:确定急性感染性心内膜炎诊断:吸毒史、褥疮是感染性心内膜炎的危险因素,且症见恶寒,发热。查体:T 38.6℃,心界向左下扩大,HR 90次/分,各瓣膜听诊区无明显杂音。血培养见金黄色葡萄球菌。心脏彩超示:三尖瓣增厚并重度关闭不全,符合感染性心内膜炎改变,肺动脉轻度高压。根据临床表现及体征可明确诊断"急性感染性心内膜炎"。

2.治疗思路

(1)中医治疗思路:本病以邪、毒、热、瘀、痰、虚为主,中医当以"急则治其标"为则,以清热解毒、凉血散血为法,静脉滴注红花针以活血化瘀,大黄胶囊和尿毒康口服以排毒。中医辨证治疗选方当以清热地黄汤合五味消毒饮加减。

(2)西医治疗思路:结合患者临床表现与病史等,患者为急性感染性心内膜炎,其治疗应主要为以下几个方面:

①一般治疗:骶骨部褥疮换药并神灯照射;保持裤疮清洁干爽。

②心电、血压、血氧饱和度监测。

③低流量吸氧。

④血培养＋药敏试验,选用敏感抗生素治疗。

⑤若并发心力衰竭应及时予抗心力衰竭常规处理,若发生瓣膜穿孔等药物无法纠正心力衰竭,可考虑手术治疗。

⑥若伴心律失常可在排除禁忌证后予静脉应用胺碘酮注射液或其他抗心律失常药物。

(杜革术)

第七节　急性心脏压塞

急性心脏压塞(acute cardiac tamponade)是指心包腔内大量液体快速积聚引起的心包内压力急骤升高而引起的急性心脏压迫综合征。心包腔内的液体可以是血液、也可以是脓液或渗出液。急性心脏压塞的 Beck 三联征:动脉血压下降,静脉压力上升,心音低弱、遥远。急性心脏压塞属于心血管的急症之一,其发病率尚不清楚。

本病相当于中医的"暴喘"、"心悸"、"神昏"、"厥脱"等。

一、病因病理

(一)中医病因病机

1.病因　中医认为本病可因感受外邪、久病虚劳、暴力跌撞、手术、外伤所致,其主要病机是血瘀痰浊,闭阻心脉,甚则气机逆乱、阴阳不接、阳气暴脱。

2.病机　本病病位在心与心包,主要病机为血瘀痰饮壅阻于心,病因既有外伤感邪直中发病,也有虚劳他病演变而成。

(1)外邪内侵:感受外邪,逆传心包,或热毒炽盛,耗气伤阴,以致心气受损、阳气暴脱,出现胸闷胸痛、端坐呼吸、大汗淋漓等。

(2)手术外伤:手术意外等致心脏受损时,可使离经之血瘀阻主心包,血行不畅,心气受损、鼓动无力,发为本病。

(3)久病虚劳:久病体虚致气血运行无力,血瘀痰饮内生,阻于心包,阻碍心气,发为本病。

综上所述,本病属本虚标实,与虚劳久病相关,在各种因素影响下出现血瘀痰浊内阻,气血受损,甚则阳气暴脱,出现各种急性心脏压塞的症状。病因与外伤,邪气水饮瘀血内陷胸中有关。手术或刀枪损伤脉管,血溢于外,或邪气水饮瘀血内陷胸中,致胸阳不振,饮停心肺,发为喘证;病发突然,则为暴喘。

(二)西医病因病理

1.病因　急性心包压塞的常见原因有:心脏损伤,医源性(心脏手术后,心导管术后,起搏器置入术后),主动脉夹层,自发性出血(抗凝治疗,尿毒症,血小板减少),心肌梗死后心脏破裂,其他少见的各种肿瘤(如间皮瘤)、特发性或病毒性急性心包炎等。

2.发病机制　正常人心包内有 15～30mL 的液体,其内的压力是零或负值,其功能主要是减少

53

壁层和脏层心包表面的摩擦。如果心包内液体迅速增多，心包无法伸展以适应其容量的变化，使心包内压力急骤上升，即可引起心脏受压，导致心室舒张期充盈受阻，并使周围静脉压升高，最终使心排血量下降，血压下降，构成急性心脏压塞。

二、临床表现

（一）病史

本病有直接肺损伤因素如心脏损伤，心脏手术后，心导管术后，起搏器置入术后；间接心脏损伤，主动脉夹层，自发性出血（抗凝治疗、尿毒症、血小板减少），心肌梗死后等高危因素。

（二）症状

心前区疼痛、胸闷、呼吸困难，甚至发绀、烦躁不安、干咳，感染性心包炎有畏寒、发热等。低血压休克症状有：出汗、面色苍白、四肢冷、呼吸浅快、烦躁不安，甚至意识障碍等。

（三）体征

1.奇脉　是急性心脏压塞的重要体征，指的是吸气时动脉收缩压下降超过 10mmHg 以上，其机制为心脏舒张功能受限，吸气时回心血量不能相应增加，右室排血量减少，吸气时肺血管床扩张，进入左心血量减少，致左心排血量减少，产生奇脉。

2.血压下降，脉压减小　心室舒张受限，心排血量减少，收缩压下降，而舒张压不变，因而脉压减小。

3.静脉压增高　心脏舒张受限，静脉回流受阻，吸气时颈静脉更显膨出，为 Kussmauls 征。

4.心脏浊音界扩大，心尖搏动减弱或消失　心脏浊音界可随体位而变化，心尖搏动位于心脏浊音界内侧，且由于左室舒张受限，心尖搏动减弱，甚则消失。

（四）辅助检查

1.CT 检查　CT 对心包膜的观察较超声心动图为优，因此，对心包积液的诊断敏感性高，并能鉴别液体量、部位和性质。

2.超声心动图　对心包积液的诊断敏感性相对较高。表现为右心房舒张期塌陷，右心室舒张早期塌陷。吸气时三尖瓣血流异常增加和二尖瓣血液减少＞15％，吸气时右心室面积异常增大和左心室面积异常缩小，吸气时 EF 斜率减小，假性左心室肥厚，心脏呈摇摆运动。

3.心电图　电交替是心脏压塞的突出表现，提示心脏在心包腔内摆动。其他表现包括窦性心动过速、低电压、T 波低平或倒置。

4.X 线胸片　心脏压塞在胸片上无诊断性特征。因心脏破裂或撕裂所致急性心包出血发生心脏乐塞时，心脏大小可完全正常。当积液超过 250mL 时，心脏向两侧扩大，呈烧瓶样改变。透视下心脏增大，搏动减弱或消失，但肺野清晰。

5.心包穿刺术　有助于了解心包积液的性质，将穿刺液作常规、生化、细菌培养，找抗酸杆菌、找病理细胞，帮助查明病因。此外尚能缓解心脏受压的症状。此检查属有创检查，可在超声心动图引导下进行。

6.实验室检查　感染时白细胞计数和中性粒细胞均升高，血沉加快，血红蛋白和红细胞减少。若为肿瘤引起，心包穿刺液可查到肿瘤细胞。

三、诊断

临床根据低血压休克症状、体静脉淤血、奇脉等体征,结合心电图、X线胸片、超声心动图等辅助检查,一般可作出诊断。心导管检查可从血流动学方面确定心脏压塞的诊断。

四、鉴别诊断

低血压伴颈静脉压升高应与以下疾病鉴别。

1.充血性心力衰竭 可出现低血压休克症状、体静脉淤血体征及少量心包积液,一般有慢性心脏病病史,多数能听到心脏收缩期杂音及肺部湿啰音,无奇脉及 Kussmal 征,超声见心脏扩大而无或仅有少量心包积液。

2.右心衰竭 可有低血压、奇脉、颈静脉充盈、肝大、浮肿等表现,但临床过程缓慢,气促症状较轻,X线胸片的心影无对称性扩大,超声心动图可见右心而无或极少量心包积液。

3.缩窄性心包炎 听诊可闻及心包摩擦音。X线检查示心影正常或轻度增大,可见心包钙化。超声心动图可见心包增厚、室间隔矛盾运动但无心包积液。

4.肝硬化 可有腹水、浮肿,但无心脏压塞表现,超声心动图可鉴别。

5.急性心肌梗死、肺栓塞 两者均有血压低,静脉压升高和心率加快,但奇脉、超声心动图、心电图和 CT 等对鉴别诊断有一定的帮助。

五、治疗

(一)中医治疗

治疗原则:早期可结合原发病,配以活血祛痰逐饮,晚期则以回阳救逆固脱为主。

1.针灸及其他外治法

(1)针刺法:肺气壅痹者主穴:大椎、风门、肺俞,手法为点刺,不留针。起针后加火罐。痰多气壅者加天突、膻中,手法为泻法。热毒炽盛者取少商以三棱针针刺放血,或十宣点刺放血。

(2)艾灸法:喘而欲脱者,艾灸百会、涌泉、足三里、肺俞。

(3)搐鼻法:用搐鼻散(细辛、皂角、半夏),或通关散(猪牙皂、细辛、薄荷、麝香)撒入或吹入患者鼻腔内,使之喷嚏。必要时可隔15~30min重复1次。

2.辨证方药

(1)邪犯心包证

证候 发热,心悸,胸痛,胸闷,咳嗽气短,全身骨节酸痛,烦躁汗出,舌红,苔黄腻或白腻,脉浮数或滑数或兼结代。

治法 疏风清热,宣肺开胸。

方药 白虎加桂枝汤。药用:知母、甘草、石膏、粳米、桂枝等。

发热明显者可加大青叶、黄芩、板蓝根等清热解毒;痰热壅盛者加用浙贝母、瓜蒌仁清热化痰。

中成药可用双黄连注射液、清开灵注射液、抗病毒口服液、安宫牛黄丸、至宝丹、紫雪丹等。

(2)湿毒壅心证

证候 身热凛寒,胸闷胸痛,心悸怔忡,烦闷不安,咳嗽气急,持续不缓,四肢关节红肿热痛,舌红,苔黄燥,脉滑数或结代。

治法　清热解毒利湿。

方药　仙方活命饮合宣痹汤。药用:白芷、贝母、防风、赤芍、当归尾、甘草、皂角刺、穿山甲、天花粉、乳香、没药、金银花、陈皮、防己、杏仁、滑石、连翘、山栀、薏苡、半夏、蚕沙、赤小豆等。

热毒盛者加黄芩、黄连、黄柏清热泻火解毒;热伤津液口干者加用生地、玄参、麦冬养阴生津。

中成药可用双黄连口服液、半夏露颗粒、杏苏二陈丸、痰饮丸等。

(3)痰浊淫心证

证候　胸痛,或胸闷气憋,呃逆喘息,痰多,不能平卧,头昏心悸,肢体浮肿,小便短少,舌苔白腻,脉沉滑或滑数。

治法　利湿蠲饮,开胸通阳。

方药　葶苈大枣泻肺汤合苓桂术甘汤。药用:葶苈子、大枣、茯苓、桂枝、白术、甘草等。

气短乏力者加用黄芪、党参补气;血瘀胸痛明显、胁下有痞块、舌质紫暗者,加三七、桃仁、延胡索活血祛瘀。

中成药可用痰热清注射液、小青龙颗粒、二陈丸、十香返生丸等。

(4)痰瘀互结证

证候　心前区刺痛有定处,心悸怔忡,胸闷气短,喘息不能平卧,夜间加剧,甚者持续不缓;或伴口唇青紫,胁下痞块,舌质青紫晦暗,脉沉细或涩或结代。

治法　活血逐瘀,通络止痛。

方药　血府逐瘀汤合失笑散。药用:桃仁、桂枝、大黄、甘草、芒硝、红花、当归、生地黄、川芎、赤芍、牛膝、桔梗、柴胡、枳壳、蒲黄、五灵脂等。

若疼痛甚者可加用延胡索加强止痛。

中成药可用穿琥宁注射液、丹参注射液、灯盏细辛注射液、复方丹参片、救心丹、麝香保心丸等。

(5)阳虚气脱证

证候　起病急骤,胸痛心悸,气喘倚息不得卧,烦躁不安,口唇青紫,四肢不温,冷汗淋漓,舌质淡,苔白,脉微欲绝或不能触知。

治法　回阳益气固脱。

方药　参附龙牡汤。药用:红参、附子、龙骨、牡蛎、石菖蒲、胆南星等。

中成药可用参附注射液、六神丸、牡荆丸、参茸黑锡丹、心宝丸、健身全鹿丸等。

(二)西医治疗

治疗目标:维持正常血流动力学,迅速降低心包内压,解除心脏压迫,积极消除病因。

1.改善血流动力学　可在心包腔内减压前或减压时予快速静脉滴注生理盐水、右旋糖酐、血浆,增加中心静脉压与同心血量,以维持一定的心室充盈压。此外,应用正性肌力药如多巴胺、多巴酚丁胺等以增强心肌收缩力、维持血压。

2.降低心包腔内压力

(1)心包穿刺:①术前扩容和升压:心包腔穿刺前要进行血流动力学支持,其措施是建立静脉通道,补充血液、血浆或生理盐水。扩容是改善右室舒张塌陷和血流动力学恶化的重要措施。必要时可使用血管活性药物,维持收缩压在90mmHg以上。②穿刺技术:术前行X线或B超检查,确定穿刺部位。嘱患者半卧位，一般穿刺点选取心前区穿刺点（左侧第5肋间锁骨中线外心浊音界2cm左右，沿第6肋间刺入）或剑突下穿刺点（在剑突和肋下缘所形成的角内向上、向后、向外刺入）。先在穿刺点局部浸润麻醉，穿刺针上套一胶管，止血钳夹闭，从心前区进针时，针头由下而上向脊柱方向缓慢刺入心包，进针约3cm。从剑突下进针时，针头与腹壁保持30°～40°角，向上向后并稍向左进入心包腔后下部，需进针3～5cm，感到针头阻力突然消失后，可有穿刺针随心脏搏动的感觉，此时应稍退针，并立即用止血钳夹住针头以固定深度。然后连接注射器，放松胶管上的止血钳，缓慢抽液，注射器拔下前以止血钳夹住胶管以防空气进入，术毕拔出针头，术口消毒后敷无菌纱布并固定。首次抽液不应超过100mL，以后每次不超过300～500mL，抽液速度宜慢，以防回心血景增加过快导致肺水肿，还应嘱患者术中切勿咳嗽或深呼吸，术前半小时可服可待因镇咳。心前区进针较浅且容易，但易损伤冠脉或致心包内液体漏至胸腔。剑突下穿刺可将心包下部的积液抽出，避免积液漏至胸腔，适用于化脓性心包积液或癌性心包积液。

（2）经皮球囊心包扩开：在介入室使用球囊对心包进行扩开，造成心包撕裂，改善心包压塞。本法适用于心脏压塞或大量心包积液的肿瘤患者。

（3）外科治疗：包括心包切开术和心包切除术。如心脏压塞继发于损伤引起，优先胸外科治疗。对不需要进行广泛心包切除的患者可在剑突下作一小的心包切口，在加压下完成外科心包排液，同时置入引流管作胸腔外引流。心包切除术适用于心包大量渗出或心包缩窄的患者。

六、中西医临床诊疗思路

（1）急性心脏压塞的预后主要取决于病因、快速诊断和应急处理的速度和措施。外伤或医疗操作所致的急性心脏压塞，及时对因治疗可获得佳效。其他原因如主动脉夹层、自发性出血、心肌梗死后心脏破裂及肿瘤等所致者预后欠佳。

（2）急性心脏压塞最初先出现静脉压升高，继而产生动脉压下降，理解和掌握血流动力学的这两个阶段变化对诊断和治疗本病有重要意义，前者为早期诊断的重要指标，当动脉压明显下降，则说明病程已至晚期，应立即积极采取有效措施进行抢救。

（3）如果心脏压塞症状较轻，尚未导致心源性休克出现，或经心包穿刺后症状明显缓解，可先行药物治疗并继续严密观察病情变化。若继续出现心脏压塞加重症状，则应考虑手术探查，或根据病史、穿刺液体性状等作出判断，以利于对原发病作进一步治疗，如心脏缝合、心切开引流等，化脓性心包炎引起者应反复穿刺抽脓并注入抗生素。

（4）若心脏压塞症状发展迅速，则多提示有心包出血，在此情况下即使经过心包穿刺使心脏压塞症状暂时缓解，也应积极进行手术治疗。

（5）急性心包压塞时出现颈静脉怒张、肝大、肝颈静脉同流征阳性、腹水、下肢浮肿等症状，此为静脉压升高以增加心排血量的代偿反应结果，治疗时切不可应用静脉放血或用强力利尿剂以降低静脉压，否则可加重心排血量的进一步下降从而使病情恶化。

（6）中医辨证治疗的切入点在于配合治疗原发病及改善心脏压塞后（围手术期）的症状。早期以祛瘀逐饮为主，但也应根据病情辨证予清热解毒、补气养阴等治疗，后期多出现阳虚气脱，治疗上则应以补气回阳固脱为主，然而本病毕竟属急重凶险之病证，一般宜中西医结合处理，以中药辨证施治配合心包穿刺、抗休克、抗感染、扩容等积极治疗，可望最火限度减少死亡率，相当部分患者尚需行其他紧急手术治疗。

七、预防与调护

(一)预防

急性心包压塞属于急危重症,病死率高。对于主动脉夹层、抗凝治疗、尿毒症、血小板减少、心肌梗死等高危患者,进行心脏有创操作时,应严密观察,预防医源性伤害。心包穿刺抽液时,抽液速度宜慢,以防同心血量增加过快导致肺水肿,还应嘱患者术中切勿咳嗽或深呼吸,术前半小时可服可待因镇咳。

(二)调护

1.心包腔引流管的护理:给予患者平卧位,心电监护,监测生命体征的变化,尽量减少搬动,妥善固定心包引流管,防止引流管扭曲受压或脱落,准确记录引流液的性质、颜色、量,判断有无继续出血,如出血量多,必要时行外科手术治疗。引流管应每天换药并消毒周围皮肤,防止伤口感染。当引流量逐渐减少,床旁超声心动图检查评估心包腔内积液较前明显减少时,可以拔管。拔管后伤口每天更换敷料,保持伤口干洁,促进愈合。

2.引流管拔除后根据患者情况指导患者尽早下床活动以防止肺不张,并注意加强营养。

3.加强患者心理护理:多与患者沟通,告诉患者术后注意事项及良好的转归,同时及时了解其心理变化和要求,耐心做好解释工作,将对患者有积极影响的信息透露给患者,使其感到安全和可依赖而积极配合治疗。

古医籍精选

《景岳全书·厥逆》:"气厥之证有二,以气盛气虚皆能厥也。气虚卒倒者,必其形气索然,色清白,身微冷,脉微弱,此气脱证也。……气实而厥者,其形气愤然勃然,脉沉弦而滑,胸膈喘满,此气逆证也";"血厥之证有二,以血脱血逆皆能厥也。血脱者如大崩大吐或产后尽脱,则气亦随之而脱,故致卒仆暴死。……血逆者,即经所云,血之与气并走于上之谓"。

《石室秘录·厥症》:"人有忽然厥,口不能言,眼闭手撒,喉中作酣声,痰气甚盛,有一日即死者,有二三日而死者,此厥多犯神明,然亦因素有痰气而发也。"

《素问·平人气象论》:"脉绝不至曰死,乍疏乍数曰死。"

《素问·三部九候论》:"参伍不调者病。"

《金匮要略·惊悸吐衄下血胸满瘀血病脉证治》:"寸口脉动而弱,动则为惊,弱则为悸。"

《丹溪心法·惊悸怔忡》:"惊悸者血虚,惊悸有时,以朱砂安神丸。痰迷心膈者,痰药皆可,定志丸加琥珀、郁金。怔忡者血虚,怔忡无时,血少者多。有思虑便动,属虚。时作时止,痰因火动。瘦人多因是血少,肥人属痰。寻常者多是痰。自觉心跳者是血少,四物、朱砂安神之类。"

《景岳全书·怔忡惊恐》:"怔忡之病,心胸筑筑振动,惶惶惕惕,无时得宁者也。……此证惟阴虚劳损之人乃有之,盖阴虚于下,则宗气无根,而气不归源,所以在上则浮撼于胸臆,在下则振动于脐旁,虚微者动亦微,虚甚者动亦甚。凡患此者,速宜节欲,节劳,切忌酒色。"

《证治汇补·惊悸怔忡》:"惊悸者,忽然若有所惊,惕惕然心中不宁,其动也有时。怔忡者,心中惕惕然,动摇不静,其作也无时。"

《医林改错·血府逐瘀汤所治之症目》:"心跳心慌,用归脾安神等方不效,用此方百发百中。"

《济生方·喘》:"将理失宜,六淫所伤,七情所感,或因坠堕惊干,渡水跌仆,饱食过伤等,动作用力,遂使脏气不和,荣卫失其常度而不能够随阴阳出入以成息,则促迫于肺,不得宣通而为喘也。"

《中藏经》:"不病而暴喘促者死。"

病案分析

(一)病例摘要

患者,女,46岁,因"反复心悸10年,加重伴头晕1年"入院。入院后心电图检查诊断为"预激综合征",动态心电图见阵发性心动过速。经与家属沟通后行射频消融治疗。在操作过程中,患者突然诉头晕,胸痛心悸,气促,烦躁不安,口唇青紫,冷汗淋漓,随后意识丧失,舌质淡,苔白。监测示BP 80/50mmHg。紧急胸透:心影扩大。心包穿刺见心包内有血性液体。

(二)分析

1.诊断思路

(1)中医诊断思路:患者突然出现头晕,胸痛心悸,气促,烦躁不安,口唇青紫,冷汗淋漓,随后意识丧失,属祖国医学"厥脱"范畴,四诊合参,证属"阳虚气脱"。

(2)西医诊断思路

①确定"预激综合征"诊断,患者有预激综合征病史。

②确定"急性心脏压塞"诊断。

病史:在心脏射频消融的过程中出现血压下降,意识丧失,考虑两种情况:一是快速性心律失常导致心排血量下降所致,二是心脏破裂致心脏压塞。

临床表现:患者首先为头晕,提示脑血流下降。血压下降,心脏搏动减轻,考虑为医疗操作致心脏破裂发生心脏压塞。

胸透和心包穿刺:因患者在导管室,胸透见心影扩大。立即心包穿刺见心包内有血性液体,心脏破裂致心脏压塞的诊断成立。

2.治疗思路

(1)中医治疗思路:在围手术期,根据辨证使用中成药。如合并有痰热证给予痰热清针或清开灵针,神昏可使用醒脑静针。本患者为阳虚气脱,可使用黄芪注射液、丽参注射液、参附注射液静脉滴注,中药汤剂以参附龙牡汤加减。

(2)西医治疗思路

①扩容:立即开通多个静脉通道,给予生理盐水和羟乙基淀粉快速输注。

②外科治疗:立即外科开胸行心脏修补术和心包引流术,将心包和胸腔内的液体回收回输到心脏中,补充同型浓缩红细胞。

③术后治疗:进入CCU或ICU监护,吸氧、预防感染、心包引流和其他对症处理。

(杜革术)

第二章　消化系统急症

第一节　急性胃肠炎

急性胃肠炎(acute gastroenteritis)是指因各种不同原因所引起的急性胃肠道炎症,临床表现以恶心、呕吐、腹痛、腹泻、发热为主,严重者可出现脱水及电解质紊乱、酸中毒、休克。病因多为细菌的感染、细菌毒素的刺激、有毒的食物、有毒的化学药品,甚至可能是全身性的传染病而引起的胃、肠道炎症,大部分病例是在食用被感染或被污染的食物后引起,因而有时义称为食物感染或食物中毒。

从病理改变的部位及临床现象来看,急性胃肠炎可分为急性胃炎、急性肠炎。急性胃炎发病部位主要在胃,主要表现是胃的症状,以呕吐为主;急性肠炎发病部位主要在小肠,主要表现是小肠的症状,以腹泻为主;急性肠炎发病部位如在结肠,则合并有结肠的症状,如里急后重等,因而又有急性胃炎、急性肠炎及急性小肠、结肠炎等不同的名称。因此,急性胃肠炎这一诊断名词,它的界限是很不明确的。过去对于它的病因了解得太少,因而只能用这样一个比较笼统的名称。现在对于病因的了解比较全面,而诊断的方法也有很大的改进,只要经过适当的化验方法和流行病学调查,大都可以确定病原,所以近年来文献上,都喜欢采用病原学的诊断名词,如沙门菌属食物感染或葡萄球菌食物中毒等。

本病属于中医"暴吐"、"暴泻"、"腹痛"等病的范畴。

一、病因病机

(一)中医病因病机

1.病因　中医认为急性胃肠炎是由内外因素损伤脾胃所致,而长期饮食失调、劳逸失度及各种慢性疾病所造成的脾胃亏虚,又为内外因素损伤脾胃奠定了基础。

2.病机

(1)感受外邪:发病多以湿邪为主,湿为六淫之一,多不单行,随寒而侵者为寒湿,动于火者为湿热。六淫之邪夹湿困脾,脾困失运,胃伤不腐,清浊相混,水谷势必混杂而下为暴泻。

(2)饮食内伤脾胃:暴饮暴食,或恣食肥甘,或误食不洁之物,皆能损脾胃,脾伤不升,胃损不降,清浊相混,下注肠间,导致大肠传导失司,发为暴泻。

(3)脾肾虚寒:平素脾肾虚寒,受纳失权,致使中阳不振,中气下陷,不能腐化水谷,运输精微,结果水反为湿,谷反为滞,水谷与糟粕混杂而下,发为暴泻。平素肾阳不足,命门火衰,火不生土,脾无肾阳的温煦,更易发洞泄。

总之,外感湿邪,或饮食所伤,或由脾胃虚寒,乃至脾胃运化失权,胃失和降,胃气上逆而呕吐。大肠传导失职,水谷与糟粕混杂而下,发为泄泻。邪伤胃肠之腑,气机郁滞,不通则痛,可见腹痛之症。

(二)西医病因病理

1.病因　现代医学认为急性胃肠炎是由于进食含有病原菌及其毒素的食物,或饮食不当,如过量的有刺激性的不易消化的食物而引起的胃肠道黏膜的急性炎症性改变。

2.发病机制　急性胃肠炎的发病机制是由于有害因素直接或间接地削弱了胃肠黏膜防御机制的某些成分,即损伤因子与防御因子间的平衡遭破坏。

3.病理　急性胃肠炎病理变化为胃肠黏膜呈急性炎症、水肿、充血及分泌物增加。

二、临床表现

(一)病史

患者多在夏秋季突然发病,并多有误食不洁食物的病史,部分病例有暴发性流行的特点。

(二)症状

患者多表现为恶心、呕吐在先;继以腹泻,每天 3～5 次,甚至数十次不等,大便多呈水样、深黄色或带绿色,恶臭,可伴有腹部绞痛、发热、全身酸痛等程度不同的中毒症状;呕吐、腹泻严重者,可有脱水、酸中毒,甚至休克等。

(三)体征

体征缺乏特异性,主要表现为上腹及脐周有压痛,无腹肌紧张及反跳痛,肠鸣音多亢进。

(四)辅助检查

1.血常规　白细胞计数大多正常,有局灶性化脓病变时明显升高。

2.粪便检查　部分粪便有黏液和血,有的镜下白细胞增多。

3.细菌学检查　呕吐物和粪便中可分离出病原菌,并发肠道外感染时,可从血、骨髓、脓液和其他体液如胸腔积液、脑脊液、关节积液中检测到病原体。因细菌间歇入血,反复培养可提高阳性率。

(五)常见并发症

严重病例可并发休克、电解质紊乱、代谢性酸中毒。

三、诊断

根据病史、典型的临床症状、体征及实验室检查如血常规、便常规和培养可做出急性胃肠炎诊断。

四、鉴别诊断

急性胃肠炎应与细菌性痢疾相鉴别,见表 2-1。

表2-1　急性胃肠炎与细菌性痢疾的鉴别

鉴别点		急性胃肠炎	细菌性痢疾
相同点		夏秋季节发病,恶心、呕吐、腹痛、腹泻	
不同点	大便性状	黄色水样便	有或无黏液脓血便
	病原学检查	可分离出致病原(除痢疾菌外)	大便培养可见痢疾杆菌,或荧光抗体检测痢疾杆菌抗原呈阳性

五、治疗

(一)中医治疗

治疗原则:急性胃肠炎易伤液耗气,故应采取高效、速效的手段以祛邪止泻,以防伤津,治疗重在调理中焦,分利湿浊。

1.针灸及其他外治法

(1)针刺法:取内关、中脘、足三里等穴,用泻法。

(2)艾灸法:对暴泻剧烈或延误治疗已出现津伤气脱的患者需采取急救措施,先灸关元、气海、足三里数十壮。

(3)贴敷法:丁香2g,干姜6g,吴茱萸20g,共研细末。每次3g,醋调成糊状,敷贴脐部,每天1次,用于风寒、脾肾阳虚之暴吐暴泻。

2.辨证方药

(1)肠胃湿热证

证候　病起急骤,恶心频发,呕吐吞酸,腹痛阵作,泻下急迫,便行不爽,粪色黄褐而臭,口渴欲饮,心烦,尿短赤少,舌苔黄腻,脉弦数或滑数。

治法　清热化湿,理气止泻。

方药　葛根芩连汤。药用:葛根、炙甘草、黄芩、黄连等。

若兼有外感加苏梗、陈皮、防风疏风解表;若气机壅滞,加枳实、厚朴以行气化湿;若兼有阳明腑实,加大黄、枳实行气通腑。

中成药用午时茶颗粒、香连化滞丸口服,穿琥宁注射液静脉滴注。

(2)寒湿阻滞证

证候　呕吐清水,恶心,腹泻如水,腹痛肠鸣并伴有恶寒发热,颈项或全身关节酸痛,苔薄白或白腻,脉濡。

治法　散寒除湿,和中止泻。

方药　藿香正气散。药用:大腹皮、白芷、紫苏、茯苓、半夏、白术、陈皮、厚朴、桔梗、藿香、甘草等。

若表邪重者加荆芥、防风疏风散寒;若兼食滞者,加神曲、鸡内金消食化积。

中成药选用藿香正气液(丸、软胶囊)、保济丸、喇叭正露丸等。

(3)食滞胃肠证

证候　恶心厌食,得食愈甚,吐后反快;腹痛,泻下秽臭,气迫不爽,泻后痛减,苔厚腻,脉滑实。

治法　消食化滞，和胃降逆。

方药　保和丸。

药用：山楂、神曲、半夏、茯苓、陈皮、连翘、莱菔子等。

若恶寒发热者加苏叶、藿梗解表化湿；若大便不爽者加槟榔行气通便；若伤油腻者，加用山楂消食化积。

中成药可选用保和丸健胃消食片等。

(4)脾胃虚寒证

证候　禀赋不足，素体脾虚，饮食稍有不慎即吐泻，大便溏薄，呕吐清水，且时作时休，面色不华，乏力倦怠，舌淡，脉弱。

治法　健脾理气，和胃止泻。

方药　附子理中丸。药用：附子、党参、白术、干姜、甘草等。

若疼痛明显者加吴茱萸、荜茇散寒止痛；若兼有气滞，加香附、苏梗、木香行气活血；若寒湿重者，加炒苍术、小茴香温化寒湿；若兼瘀血阻络，加九香虫、失笑散活血化瘀；脾气虚者可选参苓白术散。

中成药用附子理中丸、参苓白术散口服。

(二)西医急救治疗

治疗目标：多数急性胃肠炎具有自限性特点，治疗关键在于补液和对症处理，一般不需要抗生素治疗。但若出现持续腹泻，病情严重，病原学明确是细菌感染，或血白细胞明显升高时可应用抗菌药物。

1.一般治疗　发病当天卧床休息，呕吐腹痛症状较重可禁食，一般第 2 天可以进食一些流质性食物，以防止脱水或治疗轻微的脱水。饮食要容易消化，如细面条、稀饭、发面馒头等，禁食生硬、辛辣饮食。口服葡萄糖—电解质液以补充体液的丢失。病情较轻的患者常不需要特殊治疗，一般可在 1～2 天内自愈。中、重度的患者由于严重的呕吐和腹泻，可使肠道丢失大量液体，出现水及电解质平衡紊乱，如等渗或高渗性脱水、代谢性酸中毒及低钾血症，并出现全身中毒症状，所以应适当补充水分及电解质。如果持续呕吐或明显脱水，则需静脉补充 5％～10％葡萄糖盐水及其他相关电解质。

2.对症治疗

(1)止吐药：如肌内注射甲氧氯普胺。

(2)解痉药：如肌内注射山莨菪碱。

(3)止泻药：如蒙脱行(思密达)、洛哌丁胺(易蒙停)等。

(4)肠道微生态疗法：口服双歧杆菌制剂如双歧杆菌嗜酸乳杆菌肠球菌三联活菌、乳酸菌素散等。由细菌感染而引起的腹泻有促进毒素排出的作用，故止泻药应权衡考虑后再使用。

3.抗菌治疗　本病病程常呈自限性，不主张常规应用抗菌药。对于感染性腹泻，可适当选用有针对性的抗生素，常用的有喹诺酮类、三代头孢、二代头孢、阿莫西林、氨苄西林等药物。如有细菌培养及药敏报告，应根据药物敏感性选择抗菌药物。

六、中西医临床诊疗思路

1.重视寻找病因　由于急性胃肠炎是个临床诊断,包括了很多种病原引起的腹泻病,对公共卫生安全造成极大的威胁,因此及时快速的病因确定十分重要。

2.中医中药在急性胃肠炎治疗中有肯定的疗效　急性期针刺足三里、内关等穴,简便易行,对解痉止痛、止吐、缓解症状有确实疗效。症状减轻后,对于一般单纯性胃肠炎,给予中医辨证治疗,取得一定疗效。

3.重视病因不明和病毒感染性急性胃肠炎　不是所有的急性胃肠炎可以找到病原并对因治疗,对于病毒感染引起的急性肠炎更是缺乏针对性药物,因此应该发挥中医药的优势,充分运用中医辨证的灵活性,可以取得很好疗效。

4.重视重症患者的支持治疗　若出现休克、水电解质平衡失调,应该输入相应液体。可根据中医辨证,伤阴者可静脉滴注参麦注射液、生脉注射液,气阴衰竭导致阳脱者,可静脉滴注参附注射液。

七、预防与调摄

(一)预防

急性胃肠炎的预防,主要从饮食规律、卫生习惯、精神调节等方面进行管理。

1.养成良好卫生习惯,在餐前便后要洗手,蔬菜瓜果要充分清洗干净,注意个人卫生;盛放食物器具要清洁,对冰箱进行定时清洗与消毒;冰箱内生熟食品分开储存,进食前要将食物热熟;外出住宿时,要选择干净卫生的旅馆、饭店,并注意用餐、饮水;注意居住环境卫生,及时杀灭苍蝇。

2.合理饮食:各餐要定时、定量,避免暴饮剧食或运动剧烈或是边运动边用餐;禁食过硬、过冷、过辛辣、过酸等刺激性食物,少喝浓茶、咖啡、烈酒等兴奋性食物;根据自身体质搭配食物,注意用餐营养;选用温和食谱,避免对胃黏膜造成损伤;做饭时,要以蒸、煮、炖等方法为主,少用煎炸、生吃等方法。

3.提升自身免疫力:急性肠胃炎受季节变化影响较大,在夏秋季节高发,注意根据天气状况更换、增减衣物,避免受寒。强化日常锻炼,根据自身爱好、体质选择合理的运动方式,以提升机体免疫力。通过饮食搭配、营养调节,以增强体质。

4.调节情绪,改善精神状态:情绪焦虑、抑郁,精神紧张,在一定程度上可加重急性胃肠炎的发生;做好情绪自我管理及调节,可一定程度上预防急性胃肠炎的发生。

(二)调护

1.为患者营造舒适、安静的病房环境,合理控制室内温度与湿度,保证通风透气,保证患者有充足的睡眠与休息。同时,密切观察患者生命体征。

2.护理人员应主动与患者交流、沟通,为其介绍急性胃肠炎的发病机制、治疗方法、效果及可能出现的不良反应,增加患者对疾病的了解。同时,耐心解答患者的疑问,并给予适当的鼓励与支持,消除患者内心疑虑,使其保持良好的心态,积极配合治疗。

3.饮食上,宜进食高热量、易消化的流质或者半流质食物,比如白米粥、面条等。不可进食高脂肪含量及高蛋白食物,如鸡蛋、牛奶等。坚持少量多餐的饮食原则,禁止进食不洁或被污染食物及饮料,生吃瓜果要清洗干净,养成规律饮食、饭前便后洗手等习惯。大便成形后即可恢复正常饮食。

4.严重腹泻者,除了嘱患者按时服药外,腹痛剧烈时可给予适量的解痉剂,以减轻腹痛症状;腹泻严重而脱肛者,可用干净纱布轻柔纳回。注意便后用凉开水冲洗,保持卫生,预防感染。发热者,体温超过 38.5℃时予退热药,多饮水。

古医籍精选

《三因极一病证方论·呕吐叙论》:"呕吐虽本于胃,然因亦多端,故有寒热饮食血气之不同,皆使人呕吐……且如气属内因则有七种不同,寒涉外因则六淫分异皆作逆,但郁于胃则致呕,拘于忧气而已,况有宿食不消,中满溢出,五饮聚结,随气翻吐,痼冷积热,及瘀血凝闭,更有三焦漏气走哺,吐利泄血皆有此证,不可不详辨也。"

《伤寒明理论·呕吐》:"大抵伤寒表邪欲传里,里气上逆则为呕也。是以半表半里证多云呕也。伤寒三日,三阳为尽。三阴当受邪。是知邪气传里者必致呕也。"

《证治汇补·呕吐》:"清阳气浮,无所依从,呕咳上气,此阴虚成呕,不独胃家为病。所谓无阴则呕也。"

《景岳全书·呕吐》:"凡病呕吐者,多以寒气犯胃。故胃寒者,十居八九;内热者,十止一二;而外感之呕则尤多寒邪……凡实邪在胃而作呕者,必有所因,必有见证。若因寒滞者必多疼痛;因食滞者必多胀满;因气逆者必痛胀连于胁肋;因炎郁者必须热燥渴,脉洪而滑;因外感者,必头身发热,脉数而紧。"

《南病别鉴·湿热论》:"肺胃不和,最易致呕,盖胃移热于肺,肺不受邪,还归于胃,呕恶不止。若以治肝胆之呕吐之,误矣。故必用川连以清湿热,苏叶以通肺胃,则投之立愈。以肺胃之气,非苏叶不能通也。分数轻者,以轻剂恰治上焦病耳。"

《医学心悟·呕吐哕》:"至于食入反出,因为有寒。若大便闭结,须加血药以润之,润之不去,宜蜜煎导而通之,宜下窍开,上窍即入也","若格拒饮食,点滴不入者,必用姜水炒黄连以开之,累用累效"。

《石室秘录·腑治法》:"呕吐之证,人以为胃虚,谁知出于肾虚。无论食入即出是胃之衰。凡有吐症,无非肾虚之故。故治吐不治肾,未窥见病之根也……肾火生脾,脾土始能反胃,胃气一转呕吐始平。"

《类证治裁·呕吐》:"呕吐诸药不效,当用镇重之品,当坠其上逆之气","呕而绝粒者,取生饿血热饮,留食必吐者,煮羊血熟食之,皆立止"。

《景岳全书·泄泻》:"泄泻之暴病者,或为饮食所伤,或为时气所犯,无不由于口腹,必各有所因,宜察其因而治之","盖五夺之中惟泻最急,是不可见之不早也"。

《温疫明辨·自利》:"时疫自制,皆热证也。其所利之物,与内虚内冷者自别,冷利之色淡,热利之色正黄,甚有深黄酱色者。冷利稀薄,热利稠粘。虚冷利,散而不臭,热利臭而多沫;虚冷易出,热证努清。冷利缓,热利暴注下迫而里急,此辨时疫热利与诸冷利之大概也。时疫初起,有手足厥冷,恶寒,呕吐,腹痛,自利者,全似太阴寒证,辨其为疫,只在口中秽气作黏,舌上白苔粗厚,小便黄,神情烦躁,即可知其非寒中太阴,是时疫发于太阴也。"

病案分析

（一）病案摘要

宋某,女,38 岁,8 月份起病。主诉:腹痛 6h,呕吐 6 次,腹泻 10 余次。症状:6h 前因饮食不洁后出现腹泻,大便呈黄色水样,无黏液脓血便,共计 10 余次,恶心呕吐胃内容物 6 次,脐周腹痛,发热,不恶寒,口干渴,尿黄少。既往健康。查体:T38.0℃,BP 95/65mmHg,腹部平软,脐周轻度压痛,无反跳痛。舌红,苔稍黄,脉滑数。血常规:WBC 12.9×10⁹/L;便常规:WBC(＋＋),未发现痢疾杆菌;血钾 3.01mmol/L,血淀粉酶、胸腹透未见异常。

中医诊断:腹痛(肠胃湿热)。

西医诊断:急性肠炎。

（二）分析

1.诊断思路

(1)中医诊断思路:患者因"腹痛 6h,呕吐 6 次,腹泻 10 余次"入院,症见:腹泻,恶心呕吐,腹痛,口干渴,尿黄少,舌红,苔白稍黄,脉滑数,故中医诊断为"腹痛"。四诊合参当属肠胃湿热之证。

(2)西医诊断思路:症状以腹泻、腹痛、恶心、呕吐、发热为主要表现,血常规 WBC12.9×10⁹/L,便常规 WBC(＋＋),未发现痢疾杆菌,根据临床表现、体征及实验室检查可明确诊断为急性肠炎。

2.治疗思路

(1)中医治疗思路:急则治其标,当以清热化湿、理气止泻为法。治疗予静脉滴注穿琥宁以清热解毒,配合泻法针刺足三里、内关。中医辨证治疗选方以葛根芩连汤加减。

(2)西医治疗思路

①一般治疗:卧床休息,禁食禁水;予血压监测;静脉补充 5％～10％葡萄糖盐水,补液量根据出入量计算,适当补钾治疗。

②对症治疗:肌内注射止吐药甲氧氯普胺 10mg 1 次;肌内注射解痉药山莨菪碱针 10mg 1 次;口服双歧杆菌嗜酸乳杆菌肠球菌三联活菌 1g,每天 3 次。

③对因治疗:选用喹诺酮类药物,如左氧氟沙星,每次 0.1～0.2g,2～3 次/天。

(杜革术)

第二节　急性上消化道出血

急性上消化道出血(upper gastrointestinal hemorrhage,UGH)是指屈氏韧带以上的消化道,包括食管、胃、十二指肠或胰胆等病变引起的急性出血,胃空肠吻合术后的空肠上段病变出血亦属这一范围。其临床表现主要是呕血和黑粪,常伴有血容量减少引起的急性周围循环衰竭,是临床常见急症,占内科住院患者的 2.4％～10.3％。本病好发于冬、春两季,男性多于女性,以中青年多见,老年病例则以消化道肿瘤为多。

本病属于中医学"呕血"、"便血"等病的范畴。

一、病因病机

(一)病因

中医认为上消化道出血主要病因为饮食不节、情志内伤或劳倦内伤等,导致热伤胃络,脾虚不摄,胃络瘀阻等而引发,其病理基础是络伤血溢。

(二)病机

本病病位在与大肠,与肝脾关系密切。若呕血便血不止,气随血脱可致亡阴、亡阳之"脱证"。

1.饮食不节 饮食不节导致湿热郁结于内,湿热郁久化火,灼伤胃络;或燥热蕴结,胃热内盛,火伤胃络,迫血妄行;或湿热下注,损伤肠络。

2.情志内伤 忧思恼怒过度,肝气郁而化火,肝火横逆犯胃,损伤胃络,火载血升,气逆血奔。

3.劳倦内伤 多因禀赋不足、思虑劳伤太过、饮食不节,损伤脾胃,致脾气虚弱,气不摄血,溢于脉外。

(三)西医病因病理

1.病因 现代医学认为上消化道出血可因上消化道本身的炎症、机械性损伤、血管病变、肿瘤等因素引起,也可因邻近器官的病变和全身性疾病累及上消化道所致。常见的病因和诱发因素有:食管疾病、胃十二指肠疾病、胃肠吻合术后的空肠溃疡和吻合口溃疡、门静脉高压、上消化道邻近器官或组织的疾病或全身性疾病引发胃肠道出血等。

2.发病机制 由于急性上消化道出血病因的不同,其出血的机制也有所不同。消化性溃疡出血,主要是溃疡侵蚀较大血管所致,多见于十二指肠球部溃疡或胃小弯穿透性溃疡;肝硬化导致的急性上消化道出血,主要与门脉高压有关;急性胃黏膜病变,主要是胃黏膜屏障功能被破坏,氢离子侵袭血管而导致出血;上消化道肿瘤可发生缺血性坏死、表面糜烂或溃疡、侵袭血管而出血。

3.病理 上消化道出血的基本病理改变是消化道黏膜基层,甚或浆膜层的血管因糜烂坏死溃疡或破裂而出血。

二、临床表现

(一)症状与体征

急性上消化道出血的临床表现主要取决于出血量及出血速度。

1.呕血与黑便 是上消化道出血的特征性表现。呕血多棕褐色呈咖啡渣样;如出血量大,未经胃酸充分混合即呕出,则为暗红甚者鲜红或有血块。黑便呈柏油样,黏稠而发亮;当出血量大,血液在肠内推进快,粪便可呈暗红甚至鲜红色。

2.失血性周围循环衰竭 急性大量失血后由于循环血容量迅速减少而导致周围循环衰竭。一般表现为头昏、心慌、乏力、突然起立发生晕厥、肢体冷感、心率加快、血压偏低等。严重者呈休克状态,表现为烦躁不安或神志不清、面色苍白、四肢湿冷、口唇发绀、呼吸急促等,血压下降、脉压变窄、心率加快。休克未改善时尿量减少。

3.贫血和血常规变化 急性大量出血后均有失血性贫血;但在出血的早期,血红蛋白浓度、红细胞计数与血细胞比容可无明显变化。在出血后一般须经 3~4h 以上才出现贫血,出血后 24~72h 血液稀释到最大限度。上消化道大量出血 2~5h,白细胞计数升达$(10\sim20)\times10^9$/L,血止后 2

～3 天才恢复正常。

4.发热 大量出血后,多数患者在 24h 内出现低热,持续 3～5 天降至正常。发热的原因可能与周围循环衰竭等因素所致体温调节中枢功能障碍有关。

5.氮质血症 大量出血后,由于大量血液蛋白质的消化产物在肠道被吸收,血中尿素氮浓度可暂时增高,称为肠源性氮质血症。一般于一次出血后数小时血尿素氮开始上升,24～48h 可达高峰,大多不超出 14.3mmol/L,3～4 天后降至正常。

(二)辅助检查

上消化道出血的患者应立即行相关实验室检查,如血常规、急诊生化、胃镜、X 线钡餐、选择性动脉造影、放射性核素^{99m}锝标记红细胞扫描、吞棉线试验及其他理化检查等。

1.胃镜检查:是消化道出血定位、定性诊断的首选方法,其诊断正确率达 80%～90%,多主张检查在出血后 24～48h 内进行,称急诊胃镜。急诊胃镜最好在生命体征平稳后进行,尽可能先纠正休克、补足血容量,改善贫血。

2.X 线钡餐检查:仅适用于出血已停止和病情稳定的患者,其对急性消化道出血病因诊断的阳性率不高。食管吞钡检查可发现静脉曲张,但不能肯定是否为本次出血的原因。

3.其他检查:选择性动脉造影、放射性核素^{99m}锝标记红细胞扫描、吞棉线试验等主要适用于不明原因的小肠出血。

三、诊断

1.诊断 根据呕血、黑粪和失血性周围循环衰竭的临床表现,呕吐物或黑便隐血试验呈强阳性,血红蛋白浓度、红细胞计数及血细胞比容下降的实验室证据,可作出上消化出血的诊断。

2.失血量的判断 成人每天消化道出血在 5mL 以上即可出现粪便隐血试验阳性,每天出血量在 50～100mL 可出现黑便,胃内蓄积血量在 250～300mL 可引起呕吐。一次出血量＜400mL 时,一般不出现全身症状;出血量超过 400～500mL 时,可出现乏力、心慌等全身症状;短时间内出血量超过 1000mL,可出现周围循环衰竭表现。如平卧位改为坐位时血压下降(＞15～20mmHg)、心率加快(＞10 次/分)提示血容量明显不足,应紧急输血,如收缩压＜90mmHg,心率＞120 次/分,伴有面色苍白、烦躁不安或神志不清,提示已进入休克状态,应积极抢救。

3.继续出血和再出血的判断

(1)反复呕血,或黑便次数增多,粪质稀薄,伴肠鸣音亢进。

(2)周围循环衰竭的表现经充分补液输血而未见明显改善,或暂时好转而义恶化。

(3)血红蛋白、红细胞计数和血细胞比容继续下降,血中网织红细胞持续升高。

(4)无脱水及肾功能不全的证据,但血尿素氮持续或再次升高。

四、鉴别诊断

1.与呼吸道咯血相鉴别,见表 2-2。

表 2－2　咯血与呕血的鉴别

咯血	呕血
咳出	呕出
常混有痰	常有食物及胃液混杂
泡沫状，色鲜红	无泡沫，呈暗红色或咖啡渣样
呈碱性反应	多呈酸性反应
有心、肺疾病史	有胃病或肝硬化病史
咳血前咽喉瘙痒，有"忽忽"声	呕血前常有上腹部不适、恶心，并有头晕感
除非经咽下，否则粪便无改变	粪便呈黑色或柏油状
咯血后继有少量血痰数天	无血痰

2.与下消化道出血相鉴别：呕血提示上消化道出血，黑粪大多来自上消化道出血，而红色血便大多来自下消化道出血。但上消化道短时间内大量出血亦可表现为暗红色甚至鲜红色血便，此时如不伴呕血，常难与下消化道出血鉴别。

3.排除进食引起的黑便：如动物血、炭粉、含铁剂的治疗贫血药或含铋剂的治疗胃病药物等，注意询问病史可以鉴别。

五、治疗

（一）中医治疗

治疗原则：针对本病病机变化由气到血，由实到虚，虚实夹杂，寒热互化，故治疗当以急则治标予止血，缓则治本以求因为原则。

1.针灸及其他外治法

（1）针刺法：取足三里、中脘、胃俞、内关等穴。如肝火犯胃加肝俞、内庭、行间；脾不统血加关元、气海、隐白；气随血脱加关元、命门、百会。实证用泻法，虚证用补法。

（2）敷贴法：气随血脱证可予人参 3g，三七 3g，研成细末。醋调成糊状，敷贴脐部。

2.辨证方药

（1）胃中积热证

证候　脘腹胀闷，嘈杂不适，甚则作痛，吐血色红或紫黯，常夹有食物残渣，口臭，便秘，大便色黑，舌质红，苔黄腻，脉滑数。

治法　清胃泻火，化瘀止血。

方药　泻心汤合十灰散。药用：大黄、黄连、黄芩、大蓟、小蓟、茜草、栀子、牡丹皮、棕榈、侧柏叶、白茅根、荷叶等。

若胃气上逆而见恶心呕吐者，可加代赭石、竹茹、旋覆花和胃降逆；若伤胃阴而表现口渴、舌红而干、脉象细数者，加麦冬、石斛、天花粉养胃生津。

中成药用云南白药、紫地宁血散等。

（2）肝火犯胃证

证候　暗红甚至鲜红色血便，口苦胁痛，心烦易怒，寐少梦多，舌质红绛，脉弦数。

治法　泻肝清胃，凉血止血。

方药　龙胆泻肝汤。药用：龙胆草、黄芩、山栀子、泽泻、木通、车前子、当归、生地黄、柴胡、生甘草等。

若胁痛甚者，加郁金、制香附理气活络定痛；若血热妄行，吐血量多，加犀角（水牛角代）、赤芍清热凉血止血。

中成药用裸花紫珠片、龙胆泻肝丸等。

（3）脾不统血证

证候　吐血黯淡，大便漆黑稀溏，面色苍白，头晕心悸，神疲乏力，纳少，舌淡红，苔薄白，脉细弱。

治法　益气健脾，养血止血。

方药　归脾汤。药用：白术、当归、白茯苓、黄芪、远志、龙眼肉、酸枣仁、人参、木香、炙甘草等。

偏于脾阳虚者，加炮姜、灶心土，或用黄土汤加减。

中成药用云南白药、归脾丸等。

（4）气随血脱证

证候　吐血倾盆盈满，火便溏黑甚则紫黯，面色苍白，大汗淋漓，四肢厥冷，眩晕心悸，烦躁口干，神志恍惚，甚至昏迷，舌淡红，脉细数无力或脉微细。

治法　益气摄血，回阳固脱。

方药　独参汤或四味回阳饮。

药用：人参、附子、炙甘草、干姜等。

脾胃虚寒，肢冷畏寒，自汗便溏，脉沉迟，治宜温经摄血，可用柏叶汤和理中汤。

中成药用参脉注射液、生脉注射液或参附注射液静脉滴注。

（二）西医急救治疗

治疗目标：及时补足血容量，迅速有效止血。上消化道大量出血病情急、变化快，严重者可危及生命，应采取积极措施进行抢救。抗休克、迅速补充血容量应放在一切医疗措施的首位。

1.一般急救措施　卧床休息，保持呼吸道通畅，必要时吸氧。活动性出血期间禁食。严密监测患者生命体征和呕血、黑便情况，定期复查血红蛋白浓度、红细胞计数、血细胞比容及血尿素氮。

2.积极补充血容量　立即查血型和配血，尽快建立有效的静脉输液通道，尽快补充血容量。在配血过程中，可先输平衡液或葡萄糖盐水。遇血源缺乏，可用右旋糖酐或其他血浆代用品。

3.止血措施

（1）胃内降温：通过胃管以 10～14℃ 水反复灌洗胃腔，可使胃降温、胃血管收缩、血流减少并可使胃分泌和消化受到抑制，胃纤维蛋白溶解酶活力减弱，从而达到止血目的。

（2）药物止血：血管加压素为常用药物，作用机制为通过对内脏血管的收缩作用，减少门脉血流量，降低门脉及其侧支循环的压力。目前主张同时使用硝酸甘油，以减少血管加压素引起的不良反应，同时还有协同降低门静脉压的作用。生长抑素近年来用于治疗食管胃底静脉曲张出血，研究证明可明显减少内脏出血量，并见奇静脉血流量明显减少。该药止血效果肯定，因不伴全身血流动力学改变,故短期使用几乎没有什么严重不良反应。H₂受体拮抗剂如西咪替丁和质子泵抑制剂如奥美拉唑,对急性胃黏膜病变及消化性溃疡出血有良好的防治作用。

(3)气囊压迫止血:是一种有效的,但仅是暂时控制出血的非手术治疗方法。由于并发症多,不能长期压迫,停用后早期再出血率高,目前已不推荐作为首选止血措施。

(4)内镜治疗:内镜直视下注射硬化剂至曲张的静脉,或用皮圈套扎曲张静脉是目前治疗食管胃底静脉曲张破裂出血的重要手段。

(5)外科手术或经颈静脉肝内门体静脉分流术:急诊外科手术并发症多、病死率高,应尽量避免。有条件的单位可用经颈静脉肝内门体静脉分流术治疗。

六、中西医临床诊疗思路

在急性上消化道出血稳定期的治疗中,中医具有比较明确的疗效。根据辨证使用中药治疗,可以明显改善患者的生存质量,提高生存率,降低死亡率。西医在病因诊断方面及治疗急性大出血方面有其优点,病情较危重的中、大量出血以采用中西医结合治疗为宜。即使是大出血,在运用西医方法止血的同时,采用中医药治疗,能取得相得益彰之效。

1.急性上消化道出血作为一种内科急症,常迫使临床医生在紧急情况下判断出病因、病变部位,从而不失时机地给予相应治疗措施。急诊内镜为上消化道出血的首选诊断方法,对于内镜不能确诊的活动性出血患者,宜行选择性动脉造影检查。若仍不能确诊,经内科积极治疗病情仍未能稳定者,多数人主张及早手术探查。

2.急性上消化道出血的抢救,首先应及时补充血容量,防治休克。同时尽快明确出血部位与病因,根据其出血类型给予药物止血、局部压迫止血或内镜下止血等方法治疗。对于静脉曲张性出血,紧急止血后,还应进一步进行内镜下曲张静脉的消除治疗,以预防短期内再出血。

3.急性上消化道出血一般急性期出血吐血时,不适于饮服汤药;当只有黑便或有大出血(吐血)但已初步被控制的患者,针对其病机,给予辨证施治汤药治疗。也即轻度出血时,可在辨证基础上加用中医中药治疗,调饮食,忌辛辣厚味,控制病情。若病情发展至中重度出血,血去气伤,甚则气血衰亡,出现厥证、脱证之危候,则应结合西医治疗,以进一步提高抢救成功率。

4.出现气随血脱时,及早运用益气固脱法治疗,对防治出血性休克,维持血压稳定有较大帮助。肝硬化合并胃底静脉曲张破裂出血时运用大黄及其制剂,在增强止血效果的同时,既能加速排出肠道积血,又有抑制肠道细菌作用,起到西药无法替代的作用。

七、预防与调摄

(一)预防

1.对于上消化道溃疡性疾病应早期干预,积极治疗,以防止溃疡进展,引起急性上消化道出血。

2.饮食方面应尽量清淡,避免食用辛辣刺激或质地坚硬食物,以避免刺激溃疡面引起出血。

3.若肝硬化患者出血,急性期止血成功后应积极治疗原发病,并嘱其定期复查。

(二)调护

1.日常护理:患者入院后进行日常护理,重症患者要保证其绝对卧床休息,注意患者的保暖情况,保证患者在床上卧姿状态下大小便,以避免晕倒、摔伤等导致出血。患者出现大量出血时要采取休克卧位或下肢抬高至 30°,呕血时头要偏向一侧,以免出现窒息。处理患者体位的同时要备好急救用品、药品,以便进行抢救处理。加强基础日常护理,尽量避免患者二次出血,减少并发症。

2.心理护理:大部分上消化道出血患者会伴有呕血、便血等症状,此类症状属于激烈的表现症状,会给患者带来极大的心理压力。当患者遇到这种情况时一般会产生异常的情绪波动,影响其心理,使患者的信心逐渐被磨灭,失去对未来生活的自信。护理人员遇到这种情况时,要多与患者进行沟通,对患者进行细致的思想工作,向患者解释疾病的成因、治疗方法及成功案例。减轻患者的心理压力,稳定患者情绪,指导患者如何配合治疗。

3.饮食护理:对出血量相对少,又无呕血、呕吐等激烈临床表现的患者,可以选用清淡、温和、无刺激性的流食。对于急性大出血患者,其食管、胃壁静脉出现破裂的患者要采取禁食措施。出血停止后适当采用流食、半流食直至软食为止。患者进食要从少量多餐开始,逐渐转变为普食正常饮食。食管、胃底静脉破裂出血的患者在止血成功后1~2天即可进食高热量、高维生素的流食以补充体力,但是要限制钠盐及蛋白质的摄入。上消化道出血患者切忌食用坚硬、带刺、粗纤维及刺激性食物,避免对上消化道造成损伤,导致二次出血。

4.口腔护理及皮肤护理:护理人员要随时保持患者口腔清洁,消除口腔内异味,避免造成口腔内细菌的繁殖,也防止口腔内异味造成患者恶心、呕吐。

5.对患者及家属进行健康宣教,使其可以尽早地识别出血征象,采取适当的抢救措施,并能积极配合医护人员进行治疗。同时协助患者建立起自信心,消除恐惧、紧张心理,保持一个积极向上的乐观情绪,合理安排预后的生活。

古医籍精选

《金匮要略·惊悸吐衄下血胸满瘀血病脉证并治》:"夫酒客咳者,必致吐血,次因极饮过度所致也","吐血不止者,柏叶汤主之","心气不足,吐血、衄血,泻心汤主之"。

《诸病源候论·吐血候》:"夫吐血者,皆由大虚损及饮酒、劳损所致也……伤胃者,是饮食大饱之后,胃内冷,不能消化,则便烦闷,强呕吐之,所食之物与气共上冲蹙,因伤损胃口,便吐血,色鲜正赤是也……寸口脉微而弱,血气俱虚,则吐血。关上脉微而芤,亦吐血。"

《先醒斋医学广笔记·吐血》:"吐血三要法:宜行血,不宜止血。血不行经络者,气逆上壅也。行血则血循经络,不止自止。止之则血凝,血凝则发热、恶食,病日痼矣。宜补肝,不宜伐肝。经曰:五脏者,藏精气而不泻也。肝为将军之官,主藏血。吐血者,肝失其职也。养肝则肝气平而血有所归。伐之则肝虚不能藏血,血愈不止矣。宜降气,不宜降火。气有余即是火,气降即火降,火降则气不上升,血随气行,无溢出上窍之患矣。降火必用寒凉之剂,反伤胃气,胃气伤则脾不能统血,血愈不能归经矣。"

《景岳全书·杂证谟·血证》:"出于胃者,亦多由于脏也,何也? 观《内经》曰:五脏者,皆禀气于胃。胃者,五脏之本也。然则五脏之气,皆禀于胃,而五脏之病,独不及于胃乎? 盖凡胃火盛而大吐者,此本家之病,无待言也,至若怒则气逆,甚则呕血者,亦必出于胃脘,此气逆在肝,木邪乘胃而然也。又如欲火上炎,甚则呕血者,亦出于胃脘,此火发源泉,阴邪乘胃而然也……且胃以水谷之海,故为多气多血之腑,而实为冲任血海之源。故凡血枯经闭者,当求生血之源,源在胃也;而呕血吐血者,当求动血之源,源在脏也。"

《医法圆通》:"凡吐血之人,忽见脉来洪大,此阳竭于上。危亡之候也。今人动云:吐血属火,脉大属火,皆是认不明阴阳之过也。"

《灵枢·百病始生》:"阴络伤则血内溢,血内溢则后血。"

《诸病源候论·血病诸候》:"此由五脏伤损所为。脏气既伤,则风邪易入,热气在内,亦大便下血,鲜而腹痛。冷气在内,亦大便血下,其色如小豆汁,出时疼而不甚痛。前便后下血者,血来远;前下血后便者,血来近,远近者,言病在上焦、下焦也。令人面无血色,时寒时热。脉浮弱,按之绝者,下血。"

《太平圣惠方·治大便下血》:"夫肠风下血者,由脏腑劳损,气血不调,大肠中久积风冷,中焦有虚热,冷热相攻,毒瓦斯留滞,传于下部,致生斯疾也。皆由坐卧当于风湿,醉后房劳,恣食猪鸡果实羊面,酒食之毒滞于脏腑,脏腑停留毒瓦斯,日久不能宣通,风冷热毒搏于大肠,大肠既虚,时时下血,故名肠风也。"

《丹溪心法·卷二·下血》:"下血,其法不可纯用寒凉药,必于寒凉药中加辛味为佐。久不愈者,后用温剂,必兼升举,药中加酒浸炒凉药,和酒煮黄连丸之类,寒因热用故也。若内蕴热毒,毒气入肠胃,或因饮酒过多,及啖糟藏炙爆,引血入大肠,故泻鲜血。"

病案分析

(一)病案摘要

刘某,男,50 岁。2014 年 5 月 20 日 10 时由"120"送至医院急诊。主诉:头晕乏力 2 天伴呕血 30min。症状:患者 2 天前自觉头晕、乏力,30min 前呕吐鲜红色胃内容物约 400mL。神疲,饮食少,小便少,大便量多,呈棕褐色,舌淡红,脉细数无力。既往史:既往有乙型肝炎后肝硬化病史。查体:BP 95/60mmHg,口腔无溃疡,扁桃体不大,咽部不充血,心律齐,HR 98 次/分,腹部膨隆,无压痛、反跳痛及肌紧张,肋下扪及肝下缘,质硬,腹部叩诊呈浊音,肝颈静脉回流征(+),肠鸣音活跃,双下肢凹陷性水肿。检查:血常规 WBC $4.68×10^9$/L,RBC$2.6×10^{12}$/L,Hb 65g/L,PLT$34×10^9$/L;生化:BUN 12.4mmol/L。

中医诊断:呕血(气随血脱)。

西医诊断:①急性上消化道出血;②肝硬化胃底食管静脉曲张破裂。

(二)分析

1.诊断思路

(1)中医诊断思路:患者因"头晕乏力 2 天伴呕血 30min"入院,症见:神疲,饮食少,小便少,大便量多,呈棕褐色,舌淡红,脉细数无力。故中医诊断为"呕血"。综合分析,四诊合参,当属气随血脱之证。

(2)西医诊断思路

①确定急性上消化道出血的诊断:本病特点为突然出现呕血,血压偏低,实验室检查 RBC 和 Hb 降低,表示大量失血,可明确诊断为急性上消化道出血。

②明确急性上消化道出血的病因:患者既往有肝硬化病史,PLT 明显降低,表示凝血功能较差,可明确急性上消化道出血因为肝硬化胃底食管静脉曲张破裂引起。

2.治疗思路

(1)中医治疗思路:中医治疗当以急则治标予止血,缓则治本以求因为原则。中医急救治疗当静脉注射参附注射液以回阳固脱;中医辨证治疗选方当以独参汤加味。

(2)西医治疗思路:结合患者临床表现与病史等,对出血量及是否是活动性出血作出判断,因其血压偏低,血常规 RBC 和 Hb 明显降低,可判断出血量较大,肠鸣音活跃提示有活动性出血,其治疗应主要为以下几个方面:

①一般治疗:卧床休息,暂禁食,保持呼吸道通畅,吸氧保证患者血氧饱和度在 95%～98%。严密监测患者生命体征和呕血、黑便情况,定期复查血红蛋白浓度、红细胞计数、血细胞比容及血尿素氮。

②积极补充血容量:静脉滴注 5%葡萄糖盐水,立即查血型和配血,输注全血。

③止血措施:通过胃管以 10～14℃水反复灌洗胃腔;奥美拉唑 40mg,静脉注射,每天 2 次;14 肽生长抑素先静脉注射 250μg,以后以 250μg/h 连续静脉滴注维持。

(杜革术)

第三节　急性胰腺炎

急性胰腺炎(acute pancreatitis,AP)是指多种病因引起的胰酶激活,继以胰腺局部炎症反应为主要特征,伴或不伴有其他器官功能改变的疾病。临床以轻症急性胰腺炎(MAP)多见,呈自限性,20%～30%患者为重症胰腺炎(SAP),病情危重。

中医对其并无系统论述及相关病名,主要散见于"急性脾心痛"、"胃脘痛"、"腹痛"、"结胸"、"阳明腑实证"等病证的相关论述中。

一、病因病机

(一)中医病因病机

1.病因　中医认为,胰瘅是因为酗酒或暴食,或情志刺激,或继发于胆石、蛔厥等病症之后,湿热毒邪蕴积于胰所致。多因素体虚弱致外邪易袭、湿热毒邪内生,机体气机内乱而发病。

2.病机　本病以腹痛为主证,是邪气蕴结中焦所致,其病程可分为早、中、晚三个阶段。早期正盛邪轻,多见郁结相兼;中期正虚邪实,多见痰、热或瘀结之邪内陷。并有耗阴伤阳之候。

(1)饮食不节:酗酒或暴食易损伤脾胃,湿热内生,积于中焦而发病,中焦气机受阻,脾胃升降失司,发为胰瘅。

(2)情志失调:情志不畅或素体肝旺,致脏腑气机阻滞,致肝气郁结,横逆上犯于脾胃,发为胰瘅。

(3)蛔虫内扰:结石或湿热郁久产生蛔虫,阻塞胆管致使肝失疏泄,壅积中焦,发为胰瘅。

(4)胰胆失调:先病于胆,胆气受损,胆汁不能通降于肠,反逆于胰;或胰腺自病,气化不通,胰液不能外排而内蓄,损伤胰腺而致病。

本病临床病机总属气机逆乱,热毒炽盛,以邪实为主。但若热毒内陷,伤阴损阳,正虚邪陷,则发生厥脱。久邪气去,正气不足,经脉失养,气血不通,发为瘀血,阻滞经脉,久则成包块,经久不愈。如邪气盛,正气虚衰,则最终阳气衰亡,丧失温养及固托之力。或热毒炽盛,壅遏阳气,阳气被困,脾胃气机阻滞,不能上达清窍,发为神昏。

(二)西医病因病理

1.病因

(1)常见病因:胆石症(包括胆道微结石),饮酒,脂肪餐,高脂血症。

(2)其他病因:壶腹乳头括约肌功能不良,药物和毒物,逆行性胰胆管造影术(ERCP)后,十二指肠乳头旁憩室,外伤,高钙血症,腹部手术后,壶腹周围癌,胰腺癌,血管炎,感染性疾病(柯萨奇病毒、腮腺炎病毒、获得性免疫缺陷病毒、蛔虫症)等,自身免疫性疾病(系统性红斑狼疮、干燥综合征)等,抗胰蛋白酶缺乏症等。

(3)特发性:经临床与影像、生化等检查,不能确定病因者称为特发性。

2.发病机制　急性胰腺炎的发病机制主要是胰液对胰腺及其周围组织自身消化的结果。各种胰酶原的不适时提前被激活是急性胰腺炎形成的主要始动因素。胰腺有一种保护机制是能够分泌抑制胰蛋白酶活性的胰蛋白酶抑制剂,当超过10%的胰蛋白酶已被激活时,该机制就失去其作用。所以任何对该保护机制有负面影响或压倒性作剧的不利因素均可导致胰腺炎的发生。此外,炎症细胞因子在急性胰腺炎导致的全身性炎症中也起着重要作用,在急性胰腺炎中炎性细胞因子互相关联和累积,可导致血管渗漏、低血容量、多器官系统衰竭等危象的发生。

3.病理　急性胰腺炎的病理变化表现为从水肿到出血坏死等一系列改变。从病理上可分为急性水肿型和出血坏死型两种。

(1)急性水肿型:约占急性胰腺炎的90%。外形肿大,质地结实;胰腺周围组织可有少量坏死。

(2)急性出血坏死型:此型较为少见。其基本病变为:胰腺实质坏死;血管损害引起水肿、出血和血栓形成;脂肪坏死;伴随的炎症反应。大体形态上可见钙化灶呈大小不等、稍隆起的象牙色斑点或斑块,散落在大网膜或胰腺上。

二、临床表现

(一)病史

有胆道疾病史,酗酒、暴饮暴食史。

(二)症状

1.腹痛　是急性胰腺炎的主要症状,呈钝痛、绞痛、钻痛或刀割样痛,多急性发作,常在胆石症发作后不久、大量饮酒或饱餐后产生。其多位于上腹部,50%患者有向腰背部放射的束带状痛,弯腰抱膝或前倾坐位可轻微减轻疼痛。胰腺分泌物扩散后可引起腹膜炎,致下腹及全腹痛。

2.恶心、呕吐　可能为炎症累及胃后壁或肠道胀气、麻痹性肠梗阻或腹膜炎引起。呕吐可频繁发作,呕吐物多为胃内容物、胆汁或咖啡样液体,呕吐后腹痛多无缓解。

3.发热　常源于急性炎症、坏死胰腺组织继发感染、或继发真菌感染。发热伴黄疸多为胆源性胰腺炎。

4.黄疸　多见于胆源性胰腺炎。

5.低血压及休克　由于有效循环血量不足:(1)血液和血浆大量渗出;(2)频繁呕吐丢失体液和电解质;(3)血中缓激肽增多,引起血管扩张和血管通透性增加;(4)并发消化道出血。

（三）体征

本病体征与病情程度相关。MAP腹部体征较轻，仅有上腹轻压痛，多无腹肌紧张、反跳痛，可有腹胀或肠鸣音减少。SAP患者多有腹部压痛、肌紧张，可有明显的腹胀、肠鸣音减弱或消失。腹膜炎时出现全腹压痛、反跳痛，胰腺与胰周大片坏死渗出时出现移动性浊音。

（四）辅助检查

1.白细胞计数　血白细胞增高至$(10\sim20)\times10^9/L$，中性粒细胞明显增高。

2.血清、尿淀粉酶测定　为诊断急性胰腺炎最常用的指标。一般血清淀粉酶在起病6～12h开始升高，48h达高峰，持续3～5天，血清淀粉酶超过正常值3倍即可确诊。淀粉酶的高低不一定反映病情轻重，其他急腹症如消化性溃疡、胆石症、肠梗阻等都可有血清淀粉酶升高，但一般不超过正常值2倍，出血坏死型胰腺炎淀粉酶可正常或低于正常。尿淀粉酶变化仅作参考。

3.血清标志物　推荐使用C反应蛋白（CRP）。CRP是组织损伤和炎症的非特异性标志物，发病72h后CRP大于150ng/L，提示胰腺组织坏死。动态测定血清白细胞介素－6（IL－6）水平，增高提示预后不良。

4.血清脂肪酶　常在发病后24～72h开始上升，持续7～10天，超过正常值上限的3倍有诊断意义。其对就诊较晚的急性胰腺炎患者有诊断价值，且特异性较高。

5.影像学诊断　腹部平片可排除其他急腹症，如内脏穿孔等，"哨兵袢"和"结肠切割征"为胰腺炎的间接指征。腹部B超作为常规初筛检查，在发病初期24～48h进行，可初步判断胰腺组织形态学变化，同时有助于判断有无胆道疾病，但受AP时胃肠道积气的影响，对AP不能做出准确判断。推荐CT扫描作为诊断急性胰腺炎的标准影像学方法。必要时行增强CT（CE－CT）或动态增强CT检查。根据炎症的严重程度分级为A～E级：

A级：正常胰腺。

B级：胰腺实质改变，包括局部或弥漫的腺体增大。

C级：胰腺实质及周围炎症改变，胰周轻度渗出。

D级：除C级外，胰周渗出显著，胰腺实质内或胰周单个液体积聚。

E级：广泛的胰腺内、外积液，包括胰腺和脂肪坏死，胰腺脓肿。

A～C级：临床上为轻型急性胰腺炎；D级和E级：临床上为重症急性胰腺炎。

（五）并发症

1.局部并发症

（1）胰腺脓肿：SAP起病2～3周后，胰腺及胰周坏死继发感染形成脓肿，出现高热、腹痛、上腹肿块和中毒症状。

（2）假性囊肿：多在起病2周后发生，是胰腺周围的包裹性积液，囊壁由纤维组织和肉芽组织构成，大的囊肿可产生压迫症状，伴压痛。

2.全身并发症

（1）ARDS：突发性、进行性呼吸窘迫、烦躁、气促、发绀、出汗等，严重低氧血症，常规氧疗不能缓解。

（2）心律失常和心功能衰竭：发生机制有①血容量不足致心肌灌注不足；②激活的胰酶损害心肌，抑制心肌收缩；③感染引起的毒素损害心肌。

（3）急性肾衰竭：早期表现为少尿、蛋白尿、血尿或管型尿，血尿素氮进行性增高，迅速进展为急性肾衰竭。死亡率可高达80%。

（4）消化道出血：上消化道出血多由应激性溃疡、糜烂所致，下消化道出血可由胰腺坏死穿透横结肠所致。

（5）细菌及真菌感染：感染部位有胰周脓肿、腹腔脓肿、呼吸道、泌尿道等。早期以革兰阴性杆菌为主，大量使用广谱抗生素，且机体抵抗力低下，易引起真菌感染。

（6）高血糖：多为暂时性，由胰腺的破坏和胰高血糖素的释放引起，偶可发生糖尿病酮症酸中毒或高渗性昏迷。

（7）胰性脑病：定向障碍、狂躁，伴幻觉、妄想，甚至昏迷。某些患者在胰腺炎后期或恢复期出现迟发意识障碍，是由长期禁食引起维生素 B_1 缺乏致丙酮酸脱氢酶活性下降而影响大脑功能。

（8）凝血异常：血液处于高凝状态，血栓形成、循环障碍，可发展成 DIC。

（9）水电解质、酸碱平衡紊乱：多有不同程度的脱水，频繁呕吐者可有代谢性碱中毒，SAP 患者多有明显脱水和代谢性酸中毒。部分患者有低钙血症。

三、诊断

1.轻症 AP（MAP） 具备 AP 的临床表现和生化改变，而无器官功能障碍或局部并发症，对液体补充治疗反应良好。Ranson 评分<3，或 APACHE－Ⅱ评分<8，或 CT 分级为 A、B、C。

2.重症 AP（SAP） 具备 AP 的临床表现和生化改变，且具下列之一者：局部并发症（胰腺坏死，假性囊肿，胰腺脓肿）；器官衰竭 Ranson 评分≥3；APACHE－Ⅱ评分≥8；CT 分级为 D、E。

四、鉴别诊断

1.消化性溃疡并急性穿孔 有典型的溃疡病史，疼痛多位于右上腹，腹痛突然加剧，腹肌紧张，肝浊音界消失，X 线透视下可见膈下游离气体。

2.急性心梗 有冠心病病史，心电图有特异变化，血清淀粉酶不高，无腹部体征。

3.急性胆囊炎及胆石症 常有肠绞痛病史，疼痛多在右上腹，Murphy 征阳性，B 超及 X 线胆道造影可明确诊断。

4.急性肠梗阻 血清淀粉酶不高，胸腹部立卧位片或腹部 CT 可鉴别。

五、治疗

（一）中医治疗

治疗原则：应分清病期、病因及虚实。早期多气滞；中期湿、热、瘀夹杂；晚期瘀热内陷，耗阴伤阳，虚实夹杂。少数可见脾虚寒凝证。本病的治疗应重点掌握理气疏肝、清热解毒、通里攻下三个方面。

1.针灸及其他外治法

（1）针刺法：针刺足三里、下巨虚、内关、梁门、胆俞、胃俞、脾俞、中脘等穴，留针 15～20min。实证用泻法，虚证用补法。

（2）艾灸法：阳气暴脱者，可艾灸神阙、涌泉、足三里、天枢等穴位。

(3)中药外敷:予芒硝、金黄散外敷腹部,每天 2 次,可酌情增加次数。

2.辨证方药

(1)气机阻滞证

证候　满腹疼痛,胀满不适,攻窜两胁,痛引少腹,甚则痛时可扪及包块,痛缓则包散,时聚时散,得暖气、矢气则痛减,舌淡红,苔薄白,脉弦。

治法　理气,解郁,止痛。

方药　柴胡疏肝散。

药用:柴胡、陈皮、川芎、香附、枳壳、芍药、炙甘草等。

气滞较重加川楝子、郁金;肝郁日久化热加丹皮、栀子以清肝泻热。

中成药用逍遥散或丹栀逍遥散口服。

(2)湿热壅滞证

证候　脘腹部胀满,疼痛拒按,恶心呕吐,胸闷不适,大便不通,身热,或口苦,或口气臭秽,小便短赤,舌质红,舌苔黄腻或黄燥,舌苔可厚可薄,脉滑数。

治法　清泄胆胃湿热。

方药　大承气汤合清胰汤。药用:大黄、厚朴、枳实、芒硝、柴胡、白芍、黄芩、胡黄连、木香、延胡索等。

若少阳阳明合病,腹痛剧烈,寒热往来,恶心呕吐,大便秘结者,可用大柴胡汤加减。

中成药用三黄片口服,双黄连粉针剂、清开灵注射液静脉滴注。

(3)热毒内蕴证

证候　脘腹胀满疼痛,身热肢冷,面色秽浊少华,神疲倦怠,甚至昏沉,口干喜冷饮,舌红苔黄无津,脉沉有力。

治法　清热解毒,散瘀开窍。

方药　清瘟败毒散。药用:石膏、地黄、水牛角、黄连、栀子、牡丹皮、黄芩、赤芍、玄参、知母、连翘、桔梗、甘草、淡竹叶等。

若小腹右侧疼痛,合并肠痈者,可合用大黄牡丹汤。

中成药用一清胶囊口服,双黄连粉针剂、血必净注射液静脉滴注。

(4)瘀血阻滞证

证候　以中晚期多见,腹痛或剧或缓,痛处固定不移,扪之质硬,经久不愈,舌质或紫暗或青紫,或有瘀点瘀斑,舌苔薄白脉细涩。

治法　活血化瘀,通里止痛。

方药　复元活血汤或膈下逐瘀汤。药用:柴胡、瓜蒌根、当归、红花、甘草、穿山甲、大黄、桃仁、五灵脂、川芎、丹皮、赤芍、乌药、延胡索、香附、枳壳等。

腹部术后作痛加泽兰;下焦蓄血,大便色黑,可用桃核承气汤。

中成药用穿琥宁注射液静脉滴注。

(5)寒邪内阻证

证候　腹痛突发,痛拒难忍,得温痛减,遇寒加重,恶寒喜温,欲加衣被,手足不温,口淡不渴,或欲热饮,小便清长,大便正常或不通,舌淡红或淡暗,舌苔白腻,脉沉紧。

治法　温中散寒,通里止痛。

方药　大黄附子汤或温脾汤。药用：大黄、附子、细辛、当归、干姜、人参、芒硝、甘草等。若腹中冷痛，身体疼痛，内外皆寒者可用乌头桂枝汤温里散寒。

中成药用附子理中丸口服。

(6)阳气暴脱证

证候　忽发面色苍白，唇色无华，汗出肢冷，呼吸微弱，手足厥冷，舌淡苔薄，脉沉微细。

治法　温阳，益气，固脱。

方药　参附汤。药用：人参、附子等。

若疼痛不止加吴茱萸、干姜、川椒、乌药。

中成药用参附注射液静脉滴注。

(二)西医治疗

治疗目标：减少及抑制胰腺分泌，抑制胰酶活性，纠正水电解质紊乱，维持有效血容量，防止和治疗并发症。

1.发病初期的处理和监护　纠正水、电解质紊乱，支持治疗，防止局部及全身并发症。包括：血常规测定、尿常规测定、粪便隐血测定、肾功能测定、肝脏功能测定、血糖测定、心电监护、血压监测、血气分析、血清电解质测定、胸片、中心静脉压测定。动态观察腹部体征和肠鸣音改变。记录24h尿量和出入量变化。上述指标可根据患者具体病情作相应选择。常规禁食，对有严重腹胀、麻痹性肠梗阻者应进行胃肠减压。在患者腹痛减轻或消失、腹胀减轻或消失、肠道动力恢复或部分恢复时可以考虑开放饮食，开始以糖类为主，逐步过渡至低脂饮食，不以血清淀粉酶活性高低作为开放饮食的必要条件。

2.补液　补液量包括基础需要量和流入组织间隙的液体量。应注意输注胶体物质和补充微量元素、维生素。

3.镇痛　可使胰腺分泌增加，加重 Oddi 括约肌痉挛，使已存在的胰管、胆管内高压进一步升高，剧烈腹痛可引起或加重休克，还可能导致胰—心反射，发生猝死。疼痛剧烈时考虑镇痛治疗。在严密观察病情下，可注射盐酸哌替啶。不推荐应用吗啡或胆碱能受体拮抗剂，如阿托品、山莨菪碱等，因前者会收缩 Oddi 括约肌，后者则会诱发或加重肠麻痹。

4.抑制胰腺外分泌和胰酶抑制剂应用

(1)生长抑素及其类似物(奥曲肽)：可以通过直接抑制胰腺外分泌而发挥作用，主张在重症急性胰腺炎治疗中应用。奥曲肽用法：首次剂量静脉注射 0.1mg，继以 $25\sim50\mu g/h$ 维持治疗。生长抑素制剂用法：首次剂量 $250\mu g$，继以 $250\mu g/h$ 维持。停药指征：临床症状改善、腹痛消失，和(或)血清淀粉酶活性降至正常。

(2)H_2 受体拮抗剂和质子泵抑制剂(PPI)：可通过抑制胃酸分泌而间接抑制胰腺分泌，除此之外，还可以预防应激性溃疡的发生，因此，主张在重症急性胰腺炎时使用。

(3)蛋白酶抑制剂：早期、足量应用。

5.血管活性物质的应用　由于微循环障碍在急性胰腺炎，尤其重症急性胰腺炎发病中起重要作用，推荐应用改善胰腺和其他器官微循环的药物，如前列腺素 E1 制剂、血小板活化因子拮抗剂制剂、丹参制剂等。

6.抗生素应用

(1)对于轻症非胆源性急性胰腺炎不推荐常规使用抗生素。

(2)对于胆源性轻症急性胰腺炎,或重症急性胰腺炎应常规使用抗生素。SAP有胰腺坏死存在就应考虑预防感染。致病菌主要为革兰阴性菌和厌氧菌等肠道常驻菌。抗生素的应用遵循:抗菌谱为革兰阴性菌和厌氧菌为主、脂溶性强、有效通过血胰屏障等三大原则。故推荐甲硝唑联合喹诺酮类药物为一线用药,疗效不佳时改用其他广谱抗生素或根据药敏结果,疗程为7～14天,特殊情况下可延长应用。要注意胰外器官继发细菌感染的诊断,根据药敏选用抗生素。要注意真菌感染的诊断,临床上无法用细菌感染来解释发热等表现时,应考虑到真菌感染的可能,可经验性应用抗真菌药,同时进行血液或体液真菌培养。

7.营养支持

(1)轻症急性胰腺炎患者,只需短期禁食,不需肠内或肠外营养。

(2)重症急性胰腺炎患者常先施行肠外营养,一般7～10天,对于待病情趋向缓解,则考虑实施肠内营养。

8.预防和治疗肠道衰竭

(1)对于SAP患者,应密切观察腹部体征及排便情况,监测肠鸣音的变化。

(2)及早给予促肠道动力药物,包括生大黄、硫酸镁、乳果糖等。

(3)给予微生态制剂调节肠道细菌菌群。

(4)应用谷氨酰胺制剂保护肠道黏膜屏障。

(5)同时可应用中药,如皮硝外敷。

(6)病情允许下,尽早恢复饮食或肠内营养对预防肠道衰竭具有重要意义。

9.并发症的处理

(1)ARDS:为急性胰腺炎的严重并发症。处理包括机械通气和大剂量、短程糖皮质激素的应用,如甲泼尼龙,必要时行气管镜下肺泡灌洗术。

(2)低血压:与高动力循环相关。处理包括密切的血流动力学监测,静脉补液,必要时使用血管活性药物。

(3)弥散性血管内凝血(DIC):应使用肝素。

(4)胰腺假性囊肿:急性胰腺炎有胰液积聚者,部分会发展为假性囊肿。对于胰腺假性囊肿应密切观察,部分会自行吸收。若假性囊肿直径＞6cm,且有压迫现象和临床表现,可行穿刺引流或外科手术引流。

(5)胰腺脓肿。为外科手术干预的绝对指征。

(6)上消化道出血:可应用制酸剂,如 H_2 受体阻断剂、质子泵抑制剂。

10.手术治疗　坏死胰腺组织继发感染者在严密观察下可考虑外科手术介入。对于重症病例,主张在重症监护和强化保守治疗的基础上,如患者的病情仍未稳定或进一步恶化,是进行手术治疗、或腹腔冲洗的指征。

六、中西医临床诊疗思路

急性胰腺炎是临床危急重症,如何给予快速正确的诊断治疗极其重要。我们在实际临床中西医结合诊断与急救中,需注意以下几点:

1.必须强调临床表现在诊断急性胰腺炎中的重要地位。持续性中上腹痛、血清淀粉酶增高、影像学改变,排除其他疾病,可以诊断本病。临床上应注意一部分急性胰腺炎患者从"轻症急性胰腺炎"转化为"重症急性胰腺炎"的可能。

2.必须对病情作动态观察。体重指数超过 28kg/m²;胸膜渗出,尤其是双侧胸腔积液;72h 后 CRP>150mg/L,并持续增高等均为临床上有价值的严重度评估指标。

3.治疗上应早期、足量使用抑制胰腺外分泌和胰酶抑制剂。推荐在有条件的单位,对于怀疑或已经证实的 AP,如果符合重症指标,和(或)有胆管炎、黄疸、胆总管扩张,或最初判断是单纯型胰腺炎、但在保守治疗中病情恶化的,应 ERCP 下行胰胆管引流或 EST。

4.中医治疗在常规用药的基础上,据"六腑以通为用"之原则,通腑亦为治疗之关键,其主症腹痛之缓解与大便能否及时畅通有关。治疗中之针药并用,对减轻症状亦起到明显作用。治疗早期配合中药灌肠或中医辨证治疗可减少并发症,缩短病程,降低死亡率。

5.对水肿型胰腺炎,清胰汤具有肯定的疗效,对较重的或出血坏死型胰腺炎,因临床极易出现变证,故治疗应据不同变证选用不同变法。如正虚邪陷、气虚厥脱,应据气血阴阳的虚衰程度,选用不同的治则方药。如正气不固、气血虚衰者,宜用回阳固脱之法;若气阴两伤者,宜用益气救阴之法;合并腹膜炎,出现热入营血、热深厥深者,宜用清营凉血之法;其他如出现麻痹性肠梗阻,造成严重腹胀及肌紧张,发生频繁剧烈的呕吐,属"结胸证"者,需用清胰汤合大陷胸汤峻下热结,配合大黄类灌肠液保留灌肠以通腑泄下。

七、预防与调摄

(一)预防

1.治疗胆道疾病:首先应避免或消除胆道疾病,预防肠道蛔虫,及时治疗胆道结石,避免引起胆道疾病急性发作。

2.戒酒:长期饮酒过量可因慢性酒精中毒,致肝、胰等器官受损害,抗感染能力降低,进而可导致急性胰腺炎发生。

3.避免暴饮暴食:暴饮暴食可导致胃肠功能紊乱,使肠道排空功能发生障碍,阻碍胆汁、胰液引流引起胰腺炎。

4.腹部损害或手术损伤:内镜逆行胰管造影也可引起急性胰腺炎,应当引起警惕。

(二)调护

1.导管护理 急性胰腺炎患者一般需留置各种引流管。如患者采取保守治疗方法,多需进行胃肠减压;如患者采取手术治疗方法,则术后多需要在手术部位进行常规引流。因此要做好各种导管的护理工作。将导管妥善固定在患者的合适部位,并对每个导管做好标记。不但要分清楚每个导管的名称、作用及注意事项,还需要详细向患者和家属说明,以取得患者的配合。嘱患者在翻身活动时,注意避免导管出现牵拉、扭曲和受压情况。详细观察每条导管的引流液颜色、性质和量,确保每个导管通畅,并做好记录工作。一旦出现异常情况,及时通知医生给予处理。

2.营养支持　由于急性胰腺炎患者可能会出现恶心、呕吐等各种消化道症状,因此要根据患者的实际情况,给予良好的营养支持。一般急性胰腺炎患者,常规禁食 3～5 天,以促进胰腺的恢复。此时,要给予胃肠减压,并给予静脉营养,促进患者康复。在禁食后,需根据患者的实际情况,逐渐增加饮食。在饮食中,避免掺入脂肪及蛋白质食物,可给予患者米汤、藕粉等,少食多餐,每次进食在 100mL 左右。随着病情好转,可逐渐增加蛋白质等食物。

3.预防并发症　急性胰腺炎患者可出现多种并发症,因此医护人员要加强对并发症的预防。观察患者的腹痛情况,如疼痛的性质、部位和程度,以避免出现弥漫性腹膜炎等。如患者情况允许,可半卧位,每 2h 为患者翻身一次,对受压部位进行按摩,防止压疮。教会患者进行深呼吸和有效咳嗽,以促进排痰,使肺部扩张,避免感染等并发症。如患者痰液黏稠不易咳出,可给予祛痰类药物,或采取机械吸痰。

4.心理护理　急性胰腺炎患者入院时,患者多病情危重,剧烈疼痛及就医的陌生环境会使患者感到孤独感,因此往往有严重的焦虑、恐惧、抑郁心理。因此要将心理护理贯穿到整个治疗过程。要主动与患者交流和沟通,在进行积极治疗的同时,向患者讲解有关疾病的知识及治疗操作的目的。鼓励和安慰患者,可向患者提供临床治愈的病例,提高患者治疗的信心。同时,为患者寻找各种社会支持系统,共同鼓励患者,使其树立生活的勇气。为患者讲解可能会出现的各种不适症状,并提供缓解的方法。

5.健康教育　根据患者的病情,给予患者针对性的健康教育,嘱患者积极治疗原发病。饮食宜清淡,避免暴饮暴食,戒除烟酒。患者出院后要进行充分的休息,并适当进行活动,以逐渐增加机体抵抗力。此外,护士需要在患者出院后,主动与患者沟通,了解患者的病情恢复情况。

古医籍精选

《三因极一病证方论》:"脾心痛者,如针锥刺其心腹,蕴蕴然气满。"

《圣济总录·卷第五十五·脾心痛》:"论曰脾者中州,为孤藏以灌四旁。脾气盛则四脏皆得所养,今脾虚受病,气上乘心,故其为痛特甚,古方谓如针锥所刺而急迫者,是为脾心痛之候","治脾心痛如刺,白术汤:白术、人参、炒橘皮、炮附子、肉桂、吴茱萸、炮姜"。

《诸病源候论·心痛不能饮食候》:"痛而不能饮食者,积冷在内,客于脾而乘心络故也。心,阳气也;冷,阴气也。冷乘于心,阴阳相乘。冷热相击,故令痛也。"

《丹溪手镜·心脾痛》:"心脾痛,状若死,终日不得休息,取行间、太冲。"

《聊复集·医阶辨正》:"脾痛,脾脉络心,痛不下食。"

《临证指南医案》:"心痛引背,口涌清涎,肢冷气塞脘中。此为脾厥心痛,病在络脉,例用辛香。……脾厥心痛者,用良姜、姜黄、蔸术、丁香、草果、厚朴治之;以其脾寒气厥,病在脉络,为之辛香以开通也。重按而病稍衰者,用人参、桂林、川椒、炙草、白蜜治之,以其心营受伤,攻劫难施,为之辛苦以化阳也。"

《东医宝鉴·卷三·脾心痛》:"脾心痛者,心下急痛也,心痛甚而至于胁下如刀割之痛者,已连及于脾脏矣,古方名为脾痛者,是也。如以锥针刺其心,心痛甚者,脾心痛也,宜用诃子散、手拈散、复元通气散。"

案例分析

（一）病案摘要

患者，男，45 岁，主诉：上腹痛伴呕吐 1 天。患者 1 天前进食后出现上腹胀满疼痛，逐渐加重，呈持续性，向腰背部放射，仰卧、咳嗽或活动时加重，伴低热、恶心、频繁呕吐，吐出食物、胃液和胆汁，吐后腹痛无减轻，多次使用止痛药无效。发病以来无咳嗽、胸痛、腹泻及排尿异常。既往有胆石症多年，但无慢性上腹痛史，无反酸、黑便史，无明确的心、肺、肝、肾病史，个人史、家庭史无特殊记载。查体：T 38℃，P 101 次/分，R20 次/分，BP 120/75mmHg，急性病容，侧卧卷曲位，皮肤干燥，无出血点，浅表淋巴结未触及，巩膜无黄染，心肺无异常，腹平坦，上腹部轻度肌紧张，压痛明显，可疑反跳痛，未触及肿块，Murphy 征阴性，肝肾区无明显叩痛，移动性浊音可疑阳性，肠鸣音稍弱，双下肢下肿。舌质红，知苔黄腻或黄燥，舌苔厚，脉滑数。化验：血 WBC 21×10^9/L，N0.9，L0.1，Hb120g/L，PLT 105×10^9/L。尿蛋白（±），RBC 2～3 个/高倍，血淀粉酶 600U（Winslow 法），腹平片未见膈下游离气体和液平，肠管稍扩张，血清 BUN 7.0mmol/L，腹部 CT 示：胆总管结石，胰管扩张。

中医诊断：胰瘅（湿热壅滞）。

西医诊断：急性胰腺炎。

（二）分析

1.诊断思路

(1)中医诊断思路：患者因"上腹胀痛伴呕吐 1 天"入院，中医诊断为"胰瘅"成立，综合分析患者上腹胀满疼痛，呕吐，舌质红，舌苔黄腻或黄燥，舌苔厚，脉滑数。四诊合参，当属湿热壅滞之证。

(2)西医诊断思路

①确定胰腺炎的诊断，患者腹痛伴呕吐，疼痛进行性加重，查体：急性病容，侧卧卷曲位，上腹部轻度肌紧张，压痛明显，可疑反跳痛，未触及肿块，Murphy 征阴性，肝肾区无明显叩痛，移动性浊音可疑阳性，化验：血 WBC 21×10^9/L，N 0.9，L 0.1，Hb 120g/L，PLT 105×10^9/L。尿蛋白（±），RBC2～3 个/高倍，血淀粉酶 600U（Winslow 法），腹平片未见膈下游离气体和液平，肠管稍扩张，血清 BUN 7.0mmol/L。腹部 CT 示：胆总管结石，胰管扩张，为急性胰腺炎发作的典型表现，根据临床表现及体征可明确诊断为急性胰腺炎。

②明确病因：患者腹部 CT 示胆总管多发结石，胰管扩张，提示胰腺炎（胆源性，轻型）。

2.治疗思路

(1)中医治疗思路：治以清泄胆胃湿热为原则。"急则治其标"，方选清胰汤加减。此外，亦可中药灌肠治疗。

(2)西医治疗思路

①减少胰腺外分泌：禁食和胃肠减压；抑制胰腺分泌药物如生长抑素。

②对抗胰酶活性药物（抑肽酶、加贝酯）。

③抗生素。

④支持疗法：输液、营养支持、镇痛。

⑤必要时手术治疗。

（杜革术）

第四节　肝性脑病

肝性脑病(hepatic encephalopathy，HE)，又称肝昏迷，是严重肝病引起的、以代谢紊乱为基础的中枢神经系统功能失调的综合病征，其主要临床表现是意识障碍、行为失常和昏迷。引起肝性脑病的主要病因是各型肝硬化(以病毒性肝炎导致的肝硬化最多见)，其次为重症病毒性肝炎、重症中毒性肝炎、药物性肝病、妊娠期急性脂肪肝、门—体静脉分流术后、原发性肝癌及其他弥漫性肝病的终术期。

本病与中医的"肝厥"相类似，根据病情程度，可归属于"神昏"、"闭证"等范畴，系由"臌胀"、"黄疸"等证发展至极期出现或由"急黄"引发。

一、病因病理

(一)中医病因病机

1.病因　肝性脑病的病因多因外感湿热疫毒，经口直犯中焦，或因饮食不节(洁)，恣食肥甘，嗜酒太过，困遏脾运，湿浊内生，郁而化热而成。此外亦有黄疸肝炎久延失治，或复加药毒损肝所致者。

2.病机　本病病机特点为湿热内盛，内蕴中焦，熏蒸肝胆，疫毒炽盛，迅即深入营血，内陷心肝，充斥三焦，使多脏受累，甚者邪热深入营血，内陷心包，扰乱神明，扰动肝风而见血证、抽搐、躁乱、昏迷，且可因热毒内陷，阴气耗竭，导致邪闭正脱。本病病位在脑，与心、肝、脾密切相关。基本病机是热、火、痰、浊蒙闭清窍。

(1)外感湿热疫毒：夏秋季节，暑湿当令，或因湿热之邪偏盛，从表入里，内蕴中焦，或素有伏热，感受湿邪，湿从热化，湿郁热蒸，不得泄越，或湿浊、湿热、疫毒等时邪从口而入，或因湿热夹时邪疫毒，热毒炽盛，蒙蔽清窍。湿邪既可从外感受，亦可自内而生，由于湿阻中焦，脾胃升降功能失常，木土关系失调，影响肝胆疏泄，致胆汁不循常道，随血泛溢，外溢肌肤，上注眼目，下流膀胱，使身目小便俱黄，疫毒较重者，则可伤及营血，内陷心包，发为急黄。

(2)饮食不节，伤及脾胃：过食肥甘油腻，或饥饱失常，或过度饮酒，损伤脾胃或肝胆，以至运化功能失职，使脾失健运，湿浊内生，郁而化热，熏蒸于肝胆，以至运化功能失职，使脾失健运，湿浊内生，郁而化热，熏蒸于肝胆，胆汁不循常道，外溢肌肤，或下注膀胱，故《金匮要略·黄疸病脉证并治》曰："谷气不消，胃中苦浊，浊气下流，小便不通……身体尽黄，名曰谷疸"。由于致病因素不同，个体素质的差异，表现为湿热和寒湿两个方面。若因湿热所伤，或素体胃热偏盛，则湿从热化，湿热相交，由脾胃而熏蒸肝胆，胆热液泄，表现为阳黄证候。若因寒湿伤人，或素体脾胃虚寒，则湿从寒化，或阳黄失治误治，湿重而缠绵久延，损伤阳气，寒湿郁滞中焦，致使中阳不振，脾气壅竭不运，胆汁为湿所用，表现为阴黄证。

(3)积聚日久，热毒血瘀：湿热疫毒由口鼻内侵入里后，迅速从脾胃弥漫，深入营血，或湿热伤中，脾伤水聚，导致煎熬熏蒸，炼血为瘀；与血相搏，结而留络为瘀；伤津耗液，阴伤血滞为瘀；损络迫血，血妄离经为瘀；壅滞气机，气滞血阻为瘀，此都为因热致瘀。同样瘀血的形成也可使内伤不足，脾虚气亏，血败不华色，可发生黄疸。损伤津液，累及营血，热毒壅塞体内，无以发越外解，瘀血愈甚热毒愈盛,愈壅愈盛、愈盛愈壅,造成恶性循环。故唐·孙思邈《备急千金要方》谓:"凡遇时行热病,多必内瘀发黄"。清·张璐《张氏医通》载有:"诸黄虽多湿热,然经脉久病,不无瘀血阻滞也"。究其病因病机,主要在于毒、瘀为患,毒为致病之因,瘀为病理产物,两者又相互影响,互为因果,以至热毒瘀血胶结,内蕴脏腑,气机失调,腑气不通,浊气上冲,恶症丛生。

(4)脾胃虚弱:素体脾胃虚弱,或劳倦过度,脾伤失运,气血亏虚,久之肝失所养,疏泄失职,而致胆液不循常道,随血泛溢,浸淫肌肤,发为黄疸。若素体脾阳不足,病后脾阳受伤,湿由内生而从寒化,寒湿阻滞中焦,胆液受阻,致胆液不循常道,随血泛溢,浸淫肌肤,也可发为黄疸。

(5)肝胆结石、积块瘀阻胆道:胆液不循常道,随血泛溢,也可引起黄疸。

总之,肝性脑病病因有外感和内伤两个方面,外感多属湿热疫毒所致,内伤常与饮食、劳倦、积聚演变等有关。

(二)西医病因病理

1.病因 肝性脑病,特别是门体分流性脑病的诱因为:上消化道出血、大量排钾利尿、放腹水、高蛋白饮食、麻醉药、镇静催眠药、便秘、尿毒症、外科手术、感染等。

2.发病机制 现代医学关于肝性脑病的发病机制迄今仍不清楚,目前认为是多种因素共同作用的结果。主要有三个环节:肝功能损伤或侧支分流病理生理基础存在;循环毒素的产生;突破血-脑屏障的循环毒素在不同水平上对脑功能的损害。主要是来自肠道的许多毒性代谢产物未能被肝脏清除,进入血液循环,透过血-脑屏障,引起大脑功能紊乱。

(1)氨中毒学说:目前公认的以氨中毒学说为主。肝功能衰竭时,将氨合成尿素解毒的能力减退,或门体分流存在时,肠道的氨未经肝解毒而直接进入体循环,使血氨升高。氨对脑组织的毒性作用在于使三羧酸循环受阻,ATP生成减少而消耗过多,干扰了脑细胞的能量代谢,影响脑细胞的兴奋性而昏迷。

(2)假神经递质学说:肝功能衰竭时不能分解清除芳香氨基酸的产物芳香胺,芳香胺进入脑组织,在脑内组织酶的作用下形成苯乙醇胺,其化学结构与神经递质去甲肾上腺素相似,但不能传递神经冲动或作用很弱,当假神经递质取代了神经递质,则神经传导发生障碍,兴奋冲动不能传导到大脑皮质而产生异常抑制,出现意识障碍和昏迷。当锥体外系基底节通路中的多巴胺被假神经递质取代后,则乙酰胆碱能占优势,出现扑翼样震颤。

(3)氨基酸代谢失衡学说:肝硬化时血浆氨基酸中芳香族氨基酸增多而支链氨基酸减少,两组氨基酸代谢呈不平衡现象。肝功能衰竭时胰岛素在肝内的灭活减少,更促使支链氨基酸进入肌肉组织从而降低血中浓度。进入脑中的芳香氨基酸增多,成为假神经递质,扰乱中枢神经功能。

(4)其他:色氨酸、硫醇类等代谢障碍也可诱发肝性脑病。

3.病理 急性肝功能衰竭所致的肝性脑病患者的脑常无明显解剖异常,但38%~50%有脑水肿。慢性肝性脑病患者可出现大脑和小脑灰质及皮质下组织的原浆性星形细胞肥大和增多,病程较长者则大脑皮质变薄,神经元及神经纤维消失,皮质深部有片状坏死,甚至小脑和基底部也可累及。

二、临床表现

（一）病史

慢性肝性脑病患者既往常有各型肝硬化病史或改善门脉高压的门体分流手术史。急性肝性脑病患者则多并发于暴发性肝炎。

（二）症状与体征

肝性脑病的临床表现常因原有肝病的性质、肝细胞损害的程度和诱因的不同而不一致。根据意识障碍程度、神经系统表现和脑电图改变，将肝性脑病自轻微的精神改变至深度昏迷分为4期：

一期（前驱期）：轻度性格改变和行为异常，如欣快激动或淡漠少言，衣冠不整或随地便溺，应答尚准确，但吐字不清较缓慢，可有扑翼样震颤，脑电图多数正常，此期历时数日或数周，有时症状不明显。

二期（昏迷前期）：以意识错乱、睡眠障碍、行为失常为主。前一期的症状加重，定向力和理解力均减退，对时、地、人的概念混乱，不能完成简单的计算和智力构图，腱反射亢进、肌张力增高、踝阵挛及Babinski征阳性等。此期扑翼样震颤存在，脑电图有特征性异常。患者可出现不随意运动及运动失调。

三期（昏睡期）：以昏睡和精神错乱为主，各种神经体征持续或加重，大部分时间患者呈昏睡状态，但可以唤醒。醒时尚可应答问话，但常有神志不清和幻觉。扑翼样震颤仍可引出，肌张力增加，四肢被动运动常有抵抗力。锥体束征呈阳性，脑电图有异常波形。

四期（昏迷期）：神志完全丧失，不能唤醒。浅昏迷时，对痛刺激和不适体位尚有反应，腱反射和肌张力仍亢进；由于患者不能合作，扑翼样震颤无法引出。深昏迷时，各种反射消失，肌张力降低，瞳孔常散大，可出现阵发性惊厥，踝阵挛和换气过度。脑电图明显异常。

肝功能损害严重的肝性脑病患者常有明显黄疸，出血倾向和肝臭，易并发各种感染、肝肾综合征和脑水肿等，使临床表现更加复杂。

（三）常见并发症

肝性脑病常见的危重并发症主要有：脑水肿及肝肾综合征等。

（四）辅助检查

1.血氨　慢性肝性脑病尤其是门体分流性脑病患者多有血氨增高。急性肝性脑病血氨多正常。

2.脑电图检查　脑电图的演变与肝性脑病的严重程度一致。利用脑电图可以早期发现肝性脑病，以便及时采取治疗措施，并且能够判断肝性脑病的治疗效果。肝性脑病早期脑电图的节律弥漫性减慢，波幅增高，由正常的α节律（8～13次/秒）变为θ节律（4～7次/秒）。更严重的脑电波异常，即δ波（1～5次/秒），为Ⅱ期肝性脑病的改变。Ⅲ期肝性脑病常出现三相波，但三相波常在昏迷期消失。三相波的出现提示预后不良。

3.诱发电位　体外记录是由外部刺激经感受器传入大脑神经元后产生的同步放电反应，分为视觉诱发电位（VEP）、脑干听觉诱发电位（BA－EP）和躯体诱发电位（SEP）。VEP、BAEP个体差异较大，缺乏特异性和敏感性。SEP对诊断轻微型肝性脑病价值较大。

4.心理智能检测　目前认为心理智能检测对于诊断早期肝性脑病包括亚临床肝性脑病最有价

值。常规使用的是数字连接试验和符号数字试验,其结果容易计量,便于随访。

5.影像学检查　急性肝性脑病患者头颅 CT、MR 可提示脑水肿,慢性肝性脑病患者多提示不同程度脑萎缩,可排除其他脑病引起的意识障碍。

6.其他　部分患者可选用血清氨基酸测定和脑脊液检查,不作为常规检查。

三、诊断

肝硬化失代偿期并发中枢神经系统紊乱为其主要特征,主要诊断依据为:

1.严重肝病和(或)广泛门体侧支循环。

2.精神紊乱、昏睡或昏迷。

3.有肝性脑病的诱因。

4.明显肝功能损害或血氨增高、扑翼样震颤和典型的脑电图改变有重要参考价值。此外,对肝硬化患者进行常规的心理智能检测可发现亚临床肝性脑病。

四、鉴别诊断

1.部分肝性脑病以精神症状为唯一突出表现,易误诊为精神病,应主要鉴别。

2.肝性昏迷应与其他原因引起的昏迷相鉴别:颅脑病变(脑血管意外、颅内感染和肿瘤)、中毒性脑病(酒精、药物中毒等)、代谢性脑病(低血糖、糖尿病酮症酸中毒、尿毒症、高钠血症、低钠血症等)。

五、治疗

(一)中医治疗

治疗原则:早期重在祛邪,采取清热祛湿、通腑泄热、凉血化瘀法迅速控制病情发展,截断病势。后期重在扶正,顾护脾胃,滋养肝肾。积极防治腹胀(臌胀)、出血、顽固性呃逆和呕吐、肝性脑病等并发症。由于其发病机制复杂,有多种因素参与,在治疗上可采取针药并用等综合措施。

1.针灸及其他外治法

(1)针刺法:针刺百会、内关、水沟、足三里、气海等穴位。

(2)中药保留灌肠:大黄 20～30g,水煎取汁 200mL 或加入食醋 100mL,保留灌肠,促使排便,减少毒素吸收。

2.辨证方药

(1)毒热炽盛证

症状　起病急骤,黄疸迅速加深,身目呈深黄色,胁痛,脘腹胀满,疼痛拒按,壮热烦渴,呕吐频作,尿少便结,烦躁不安,或神昏谵语,或衄血尿血,皮下紫斑,或有腹水,继之嗜睡昏迷,舌质红绛,苔黄褐干燥,脉弦大或洪大。

治法　解毒清热,消炎退黄。

方药　黄连解毒汤合茵陈蒿汤。药用:黄连、黄芩、黄柏、栀子、茵陈蒿、大黄等。

高热便秘加枳实、生大黄、玄明粉;皮肤发斑,齿龈出血,加丹皮、藕节炭、生地、茅根;腹胀明显加槟榔、腹皮、冬瓜皮等。

中成药用苏合香丸鼻饲。茵栀黄注射液、苦参注射液静脉滴注。

（2）热入心包证

症状　起病急骤，高热，黄疸迅速加深，身目呈深黄色，口渴，心烦，甚则神昏，谵语，躁狂，舌质红绛，脉数。

治法　醒脑开窍，清热解毒。

方药　清宫汤。药刚：元参心、莲子心、竹叶卷心、连翘心、犀角（水牛角代）、连心麦冬等。

神昏谵语加紫雪丹、安宫牛黄丸；抽搐、颤动加羚羊角、珍珠母、石决明；吐衄、便血加侧柏叶、仙鹤草、地榆炭等。

中成药用清开灵注射液、醒脑静注射液静脉滴注。安宫牛黄丸鼻饲。

（3）痰浊内闭证

症状　初期目白睛发黄，迅速至全身发黄，色泽鲜明，右胁疼痛拒按，壮热口渴，口干口苦，恶心呕吐，脘腹胀满，大便秘结，小便赤黄、短少，舌红，苔黄腻或黄糙，脉弦滑或滑数。

治法　化湿清热，泄浊开窍。

方药　菖蒲郁金汤。药用：石菖蒲、炒栀子、鲜竹叶、牡丹皮、郁金、连翘、灯心草、木通、淡竹沥、紫金片等。

腹胀尿少加冬瓜子皮、车前子、马鞭草；恶心呕吐明显加瓦楞、金银花、苏梗、厚朴、陈皮；黄疸经久不退加丹参、赤芍、泽兰、田基黄等。

（4）瘀血发黄证

症状　身、目、尿俱黄，黄色较深且晦暗，逐渐加重，纳少易吐，腹部膨隆、大便溏，色如陶土时伴腹痛，皮肤有瘀斑，兼见衄血，指纹紫滞，舌暗红或微紫，苔黄，脉细涩。

治法　活血化瘀，清热凉血。

方药　凉血活血汤。药用：槐花、紫草根、赤芍、白茅根、生地、丹参、鸡血藤。

出血倾向明显加藕节、水牛角、三七粉；黄疸持续不退除加重赤芍剂量外，再加秦艽、郁金；阴虚明显加麦冬、元参、玉竹等。

（5）寒湿发黄证

症状　身目俱黄，黄色晦暗不泽或如烟熏，右胁疼痛痞满食少，神疲畏寒。腹胀便溏，口淡不渴，舌淡苔白腻，脉濡缓或沉迟。

治法　温阳散寒，健脾化湿。

方药　茵陈术附汤。药用：茵陈、白术、附子、干姜、甘草、肉桂等。

黄疸较深加红花、王不留行、泽兰；腹水多而作胀加桂枝、麻黄、黑白丑；纳谷不馨加木香、砂仁、麦芽、焦山楂、神曲；肝脾肿大加鳖甲、牡蛎、柴胡、当归等。

（6）肝肾阳衰证

症状　身目俱黄，黄色晦暗，腰膝酸软，头晕目眩，耳鸣耳聋，胸脘胁痛，气衰神疲，畏寒肢冷，阳痿遗精，食少便溏，脉虚弱或尺部沉细迟。

治法　温肾补肝，同阳救逆。

方药　桂枝加桂汤合回阳救逆汤。药用：桂枝、芍药、生姜、甘草、大枣、熟附子、干姜、人参、炙甘草、炒白术。

呕吐涎沫或少腹痛加盐炒吴茱萸；呕吐不止加姜汁；汗出不止加大剂量黄芪；全身阳气将亡加

仙茅、淫羊藿、巴戟天,并加大人参、附片剂量等。

（二）西医治疗

治疗目标:建立和恢复正常的神经功能,促进意识恢复。宜采取保护肝脏、保持水电解质平衡、减少氨的生成和吸收、纠正氨基酸代谢失调等综合治疗措施。

肝性脑病治疗的目的是建立和恢复正常的神经功能,促进意识恢复。治疗采取保护肝脏、保持水电解质平衡、减少氨的生成和吸收、纠正氨基酸代谢失调等综合治疗措施。

1.消除诱因　慎用镇静药物,如患者出现躁狂,应以异丙嗪、氯苯那敏等抗组胺药代替镇静剂;及时控制感染、消化道出血;避免快速和大量放腹水,注意纠正水电解质和酸碱平衡失调。每日输入液体总量不超过 2500mL 为宜;肝硬化腹水患者输液量一般为尿量加 500mL,以免血液稀释、血钠过低而加重昏迷。

2.减少肠内毒物的生成和吸收　Ⅰ～Ⅱ期患者应限制蛋白质摄入,控制在每天 20g 之内,随病情好转可增加,以植物蛋白为主。Ⅲ～Ⅳ期患者应禁食蛋白质,每天供给热量 5.0～6.7MJ,以碳水化合物为主,神志清醒后可逐渐增加蛋白质;可用生理盐水加弱酸分次灌肠,或口服硫酸镁导泻,以消除肠内积食或积血,减少氨类物质的吸收。可口服新霉素、甲硝唑、小檗碱等抑制肠道细菌,减少氨的生成。还可口服乳果糖,使肠道呈酸性,减少氨的生成和吸收。

3.促进体内氨的代谢清除　临床上较常用鸟氨酸门冬氨酸,其是鸟氨酸、门冬氨酸的混合制剂,可激活尿素合成过程的关键酶,增加尿素合成,促进谷氨酰胺生成,清除血氨。剂量为 20～40g 加入葡萄糖液中静脉滴注,1 次/日。还可使用鸟氨酸－α 酮戊二酸、谷氨酸等,但临床上较少应用。

4.纠正氨基酸代谢紊乱　口服或静脉滴注以支链氨基酸为主的氨基酸混合液,可纠正氨基酸代谢不平衡,提供能量,抑制大脑中假神经递质的形成。

5.GABA/BZ 复合受体拮抗剂　氟马西尼为 BZ 受体拮抗剂,可使内源性 BZ 衍生物导致的神经传导抑制得到改善。注射后能迅速改善肝性脑病的症状,但最好将氟马西尼与其他治疗肝性脑病的药物联合使用。

6.肝移植　由于现今肝移植操作过程的改良和标准化,供肝保存方法和手术技术上的进步,抗排斥免疫抑制剂的发展,有条件者,可进行肝移植,以提高存活率。

7.血液透析　用活性炭、树脂等进行血液灌流或用聚丙烯腈进行血液透析可清除血氨和其他毒性物质,对急慢性肝性脑病有一定疗效。

六、中西医临床诊疗思路

肝性脑病是危及患者生命的临床危急重症,如何给予快速正确的诊断治疗极其重要。我们在临床中西医结合诊断与急救中,需注意以下几点:

1.肝性脑病患者意识水平的下降经治疗一般是可逆的,重视保护肝脏、保持水电解质平衡、减少氨的生成和吸收、纠正氨基酸代谢失调等综合治疗是取得满意疗效的基础。结合实验室检查,全面明确患者各系统状态,及时纠正相关的病理损害是必要的。

2.中医治疗本病应注意标本兼治。多数病例在出现肝性脑病之前曾有或正在服用两药、中成药或中药汤剂,此阶段如用药适当,在益肝阴、补脾气之同时,予以化湿利尿豁痰清热之药,将会有助于避免本病的发生。临床上常因治则欠妥、药力不足,或者用药太过如过度攻泻,从而诱发本病。

此时应尽快加用开窍醒神、化痰降逆之药。临床上可参考本篇所述之分型论治,但不可拘泥,应注意在固本扶正之基础上,灵活加用各种不同证型之治则,如通泻湿热、清降痰火、利气行水、豁痰开窍等,或据病情综合用药,才有可能取得较好效果。

3.由于本病患者意识多有一定程度的障碍,口服中药有一定限制。可予大承气汤灌肠,醒脑静注射液、清开灵注射液静脉滴注等。

七、预防与调护

(一)预防

1.积极治疗肝病,对肝病患者应避免一切诱发肝性脑病的因素,如行门体分流术后少进高蛋白饮食,不要大量使用排钾利尿药和放腹水,避免使用水合氯醛、巴比妥类和吗啡类药物。及时发现Ⅰ、Ⅱ期肝性脑病患者,早期治疗。

2.肝性脑病患者处于昏迷状态时,病情危重,完全丧失生活自理能力,应加强护理。要勤翻身,每2～4h变换体位一次,防止发生褥疮。

3.抽搐发作时,要注意保护舌头,有义齿者需取出。

4.诱因明确且容易消除者预后较好。肝功能较好,门体分流术后由于进食高蛋白而引起的门体分流性脑病,预后也较好。有腹水、黄疸、出血倾向的患者提示肝功能较差,其预后也差。暴发性肝功能衰竭所致的肝性脑病预后最差。

(二)调护

1.精神调摄:由于本病易于迁延、反复甚至恶化,因此患病后患者一般思想顾虑较重,多虑善怒,致使病情加重。所以,医患结合,讲清道理,使患者从自身疾病的束缚中解脱出来,而不要为某些症状的显没而惶惶不安,忧虑不宁。

2.注意起居有常,不妄劳作,顺应四时变化,以免正气损伤,邪气乘袭。急性期或慢性活动期应适当卧床休息,有利于整体功能的恢复;急性期后,根据患者体力情况,适当参加体育锻炼,如练太极拳、气功之类,十分必要。

3.饮食有节:患病后食欲减退、恶心呕吐、腹胀等症状明显,所以调节饮食为主要的辅助疗法。进食富于营养而易消化的饮食,以补脾益肝,阳黄患者适合软食或半流质饮食,以起到补脾缓肝的作用;禁食酒、辛热及油腻之晶,防止助湿生热,碍脾运化。阴黄患者也应进食富于营养而易消化的饮食,禁食生冷、油腻、辛辣之品,不吃油炸、坚硬的食物,避免损伤血络。黄疸恢复期,更忌暴饮暴食,以防重伤脾胃,使病情加重。

4.密切观察脉证变化:若出现黄疸加深,或出现斑疹吐衄、神昏痉厥,应考虑热毒耗阴动血,邪犯心肝,属病情恶化之兆;如出现脉象微弱欲绝,或散乱无根,神志恍惚,烦躁不安,为正气欲脱之征象,均须及时救治。

5.要讲究卫生,避免不洁食物,注意饮食节制。对有传染性的患者,从发病之日起至少隔离30～45天,并注意餐具消毒。有传染性的黄疸病流行期间,可进行预防服药。注射用具及手术器械宜严格消毒,避免血液制品的污染,防止血液途径传染。

古医籍精选

《脉经·热病十逆死日证》:"热病呕血、喘咳、烦满、身黄,其腹鼓胀,泄不止绝,十逆见,一时死。"

《诸病源候论·黄疸诸候》:"脾胃有热,谷气郁蒸因为热毒所加,故猝然发黄。心满气喘,命在顷刻,故云急黄也。有得病即身体面目发黄者,有初不知是黄,死后乃身面黄者,其候,得病但发热心战者,是急黄也。"

《备急千金要方·肝虚实第二》:"足厥阴与少阳经俱虚也,病如恍惚尺厥不知人,妄见少气不能言,时时自惊,名曰肝胆俱虚也。"

《三因极一病证方论·酒疸证治》:"五疸唯酒疸变证最多,盖酒动物……有大热毒,渗入百脉为病,则不特发黄,溢于皮肤为黑为肿,流于清气道中则眼黄、鼻痛种种不同。"

《景岳全书·传忠录》:"以形证言之……或两手循衣摸床,或无邪而言语失论,或无病而虚空见鬼……或忽然暴病即沉迷烦躁昏不知人,或一时卒倒即眼闭口开,手撒遗尿,若此者虽其脉无凶候,必死无疑,以其形之神去也。"

《证治汇补·黄病》:"疸毒冲心,如狂喘满,腹胀气短者,死;脉微小有神,小便利而不渴者,生。"

《医学心悟·黄疸》:"复有久病之人及老年人,脾胃亏损,面目发黄,其色黑暗而不明,此脏腑之真气泄露于外,多为难治。"

病案分析

(一)病案摘要

王某,女,18岁,2015年3月25日入院。主诉:身目尿黄1周,神志异常2天。患者1周前出现身目黄染,尿黄,伴头昏乏力,食少,间断恶心呕吐胃内容物未经诊治,2天前出现嗜睡,神志恍惚,烦躁不安,四肢抽搐,身灼热,舌质红绛,苔黄燥有芒刺,脉弦数。既往体健,查体:T38.9℃嗜睡,呼之可睁眼,不能合理对答,时有烦躁,巩膜及皮肤重度黄染,心律齐,HR 100次/分,腹部平软,肝脾未触及,移动性浊音(+)。检查:抗 HAV-IgM(+),HBV、HCV、HEV 均阴性;肝功能:ALT450U,AST 278U,ALP 525U,TBIL402.6μmol/l,DBIL 280.51μmol/l。

中医诊断:神昏(痰火炽盛)。

西医诊断:急性征症肝炎(甲型)并肝性脑病。

(二)分析

1.诊断思路

(1)中医诊断思路:患者因"身目尿黄1周,神志异常2天"入院,症见,身目色黄如金,嗜睡,神志恍惚,烦躁不安,四肢抽搐,身灼热,尿色深黄,舌质红绛,苔黄燥有芒刺,脉弦数,故中医诊断为"神昏"。综合分析,四诊合参,当属痰火炽盛之证。

(2)西医诊断思路:确定急性重症肝炎(甲型)并肝性脑病的诊断:患者身目尿黄,嗜睡,神志恍惚,继而哭闹,烦躁不安;查体:移动性浊音(+)。检查:抗 HAV-IgM(+),肝动能损害明显ALT450U,AST278U,ALP525U,TBIL402.6μmol/l,DBIL280.51μmol/l,为急性重症肝炎(甲型)的确诊依据,根据临床表现及体征可明确诊断为急性重症肝炎(甲型)且并发肝性脑病。

2.治疗思路

(1)中医治疗思路:中医当以"急则治其标"为则,以清热解毒、利胆退黄、活血开窍为法,中医急救治疗当静脉注射清开灵注射液以清热解毒;中医辨证治疗选方当黄连温胆汤合犀角地黄汤以加减,可配合针刺十宣、合谷、人中、内关,用泻法。

(2)西医治疗思路:结合患者临床表现与病史等,其治疗应主要为以下几个方面:

①一般治疗:绝对卧床休息,严密观察病情,记录出入量。静脉补充足量葡萄糖,维生素 B、C、K,电解质,能量合剂,ATP,辅酶 A 等以补充身体所需及保护肝脏。

②饮食:暂停摄入蛋白质,以碳水化合物为主的流质饮食,少食多餐。

③降氨药物:鸟氨酸门冬氨酸 30g 加入 5% 葡萄糖注射液 250mL 静脉滴注,每天 1 次。

④纠正氨基酸代谢紊乱:静脉滴注以支链氨基酸为主的氨基酸混合液,纠正氨基酸代谢不平衡,提供能量,抑制大脑中假神经递质形成。

⑤积极治疗原发病:对于重症肝炎引起的肝性脑病以保肝为原则,在治疗肝性脑病的同时应积极治疗原发病。

(杜革术)

第三章　泌尿系统急症

第一节　泌尿系感染

泌尿系感染又称为尿路感染（urinary tract infection，UTI）是指病原体侵犯尿路黏膜或组织引起的尿路炎症，是肾脏、输尿管、膀胱和尿道等泌尿系统各个部位感染的总称。本病多见于育龄女性、老年人、免疫功能低下、肾移植与尿路畸形者。由于感染发生的部位不同，尿路感染可分为上尿路感染（主要是肾盂肾炎）和下尿路感染（主要是膀胱炎）。根据有无尿路功能或解剖上的异常，还可分为复杂性尿路感染和非复杂性尿路感染。如严重尿路感染细菌入血导致全身炎症反应综合征，则可发展为尿源性脓毒血症。本病主要病理学改变为黏膜充血，潮红，黏膜下组织充血、水肿和白细胞浸润，炎症剧烈时可有广泛性出血。

临床表现一般为尿频、尿急、尿痛，严重者可有腰痛、恶寒、发热等表现。亦有少数患者无临床症状而仅靠实验室检查而确诊。

泌尿系感染属于中医学的"淋证"、"外感发热"、"腰痛"范畴。

一、病因病理

（一）中医病因病机

1.病因　中医认为，由于外感或内伤导致湿热壅结膀胱，膀胱气化不利；或情志不畅、肝失疏泄，膀胱气化不利；或劳倦过度、脾肾亏虚，膀胱气化无权，均可导致淋证。

2.病机　本病病位在肾、膀胱，其发病以肾虚为本，膀胱湿热为标，与肝脾密切相关，也有久病气亏肾虚，外邪易侵，致病情反复发作。

（1）膀胱湿热：多食辛热肥甘之品，或嗜酒太过，酿成湿热；或下阴不洁，秽浊之邪侵入膀胱，酿成湿热；或外感风寒湿邪入里化热，下注膀胱；或病属它脏传入，如心移热于小肠，致分清泌浊功能紊乱而传入膀胱，肝胆湿热下注，或胃肠积热等传入膀胱，膀胱气化不利，发为热淋；若灼伤脉络，迫血妄行，血随尿出，则发为血淋；若湿热久蕴，煎熬尿液，日积月累，结成砂石，则发为石淋；若湿热蕴结，膀胱气化不利，不能分清别浊，脂液随小便而出，则发为膏淋。

（2）气滞血瘀：肝郁气滞或恼怒伤肝，肝失疏泄，气滞不通，郁于下焦，膀胱气化不利，发为气淋。

（3）脾肾两虚：久淋不愈，湿热耗伤正气，或劳累过度，房室不节，或年老、久病、体弱，皆可致脾肾亏虚。脾虚而中气不足，气虚下陷，则发为气淋；若肾虚而下元不同，肾失固摄，不能制约脂液，脂液下注，随尿而出，则发为膏淋；病久伤正，遇劳即发者，则为劳淋。

（4）肾阴亏虚：热淋病延日久，耗气伤阴，或月经、妊娠、产褥、房劳等因素耗伤肾阴；或渗湿利尿太过，伤及肾阴，肾阴亏虚，阴虚而湿热留恋而致膀胱气化不利，虚火扰络，尿中夹血，则为血淋。

本病根本病机为湿热蕴结下焦，膀胱气化不利。淋证初起，多较易治愈。但若湿热毒盛，弥漫三焦或内犯营血，也可导致癃闭、喘促、昏迷甚至厥脱等严重变证。淋证日久不愈或反复发作，则转为劳淋。

(二)西医病因病理

1.病因 现代医学认为,尿路感染主要是由细菌感染引起,极少数为病毒、真菌、衣原体、支原体及滴虫等。最常见的致病菌是肠道革兰阴性杆菌,占急性尿路感染的70%以上,其中以大肠埃希杆菌为最多见。

本病常见的易感因素包括:尿路梗阻、膀胱输尿管反流、机体免疫力低下、神经源性膀胱、妊娠、性别和性活动、医源性因素、泌尿系统结构异常及遗传。因人体存在免疫力,致病微生物进入泌尿系统后并不都引起尿路感染,当存在易感因素,或为致病力较强的微生物感染时,容易发生急性尿路感染。

2.发病机制 尿路感染的发生与细菌的感染途径、机体防御能力致病力等有关。

(1)感染途径:细菌侵入泌尿系统可通过上行感染、血行感染、直接感染及淋巴道感染四个途径,以上行感染最为常见,血行感染次之。

①上行感染:最初的感染可能主要来源于肠道,或者是阴道(性生活相关),病原菌在尿道周围和尿道内繁殖,有时甚至可以上行至膀胱、输尿管和肾脏。这种途径的感染称为上行感染,约占尿路感染的95%。

②血行感染:指病原微生物通过血运到达肾脏和尿路其他部位引起的感染。此种感染途径少见,不足2%。多发生于患有慢性疾病或接受免疫抑制剂治疗的患者。

③直接感染:泌尿系统周围器官、组织发生感染时,病原菌偶可直接侵入到泌尿系统导致感染。

④淋巴道感染:盆腔和下腹部的器官感染时,病原菌可从淋巴道感染泌尿系统,但罕见。

(2)机体防御能力:包括排尿的冲刷作用;尿道和膀胱的黏膜的抗菌能力;尿液中高浓度尿素、高渗透压和低 pH 等;前列腺分泌物中含有的抗菌成分;感染出现后,白细胞的清除作用;输尿管膀胱连接处的活瓣具有防止尿液、细菌进入输尿管的功能。当机体防御功能下降后,细菌得以进入及繁殖。

(3)细菌的致病力:细菌进入膀胱后能否引起尿路感染,与其致病力有很大关系。以大肠埃希菌为例,能引起症状性尿路感染的仅为其中的少数菌株,如 O、K 和 H 血清型菌株。大肠埃希菌通过菌毛将细菌菌体附着于特殊的上皮细胞受体,然后导致黏膜上皮细胞分泌 IL-6、IL-8,并诱导上皮细胞凋亡和脱落。致病性大肠埃希菌还可产生溶血素、铁载体等对人体杀菌作用具有抵抗能力的物质。

3.病理 急性膀胱炎的病理变化主要表现为膀胱黏膜血管扩张、充血、上皮细胞肿胀、黏膜下组织充血、水肿及炎症细胞浸润,重者可有点状或片状出血,甚至黏膜溃疡。

急性肾盂肾炎可单侧或双侧肾脏受累,肉眼所见,表现为局限或广泛的肾盂肾盏黏膜充血、水肿,表面有脓性分泌物,黏膜下可有细小脓肿,于一个或几个肾乳头可见大小不一、尖端指向肾乳头、基底伸向肾皮质的楔形炎症病灶。镜下所见,病灶内可见不同程度的肾小管上皮细胞肿胀、坏死、脱落,肾小管腔中有脓性分泌物。肾间质水肿,内有白细胞浸润和小脓肿形成。炎症剧烈时可有广泛性出血,较大的炎症病灶愈合后局部形成瘢痕。肾小球一般无形态学改变。合并有尿路梗阻者,炎症范围常广泛。

慢性肾盂肾炎双侧肾脏病变常不一致,肾脏体积缩小,表面不光滑,有肾盂肾盏粘连、变形,肾乳头瘢痕形成,肾小管萎缩及肾间质淋巴-单核细胞浸润等慢性炎症表现。

二、临床表现

(一)病史

本病可有尿路梗阻、尿路损伤、尿路畸形、留置导尿管、肾移植或免疫缺陷史。

(二)症状

1.膀胱炎 即通常所指的下尿路感染。成年妇女膀胱炎的主要表现是膀胱刺激症状,即尿频、尿急、尿痛,白细胞尿,偶有血尿,甚至肉眼血尿,膀胱区可有不适。一般无明显的全身症状,但少数患者有腰痛、低热(一般不超过 38.5℃)。

2.急性肾盂肾炎 常发生于育龄妇女,临床表现有两组症状群:

(1)泌尿系统症状:包括尿频、尿急和尿痛等膀胱刺激征,腰痛和(或)下腹部痛、肋脊角及输尿管点压痛,肾区压痛和叩痛。

(2)全身感染的症状,如寒战、发热、头痛、恶心、呕吐和食欲下降等。

有些肾盂肾炎患者的临床表现与膀胱炎相似,且两者的临床表现很难鉴别,需进一步做定位检查方能确诊。

3.不典型尿路感染

(1)以全身急性感染症状,如寒战、发热、恶心、呕吐为主要表现,而尿路局部症状,如尿频、排尿困难、腰痛等不明显,易误诊为感冒、伤寒和败血症等。

(2)尿路症状不明显,而主要表现为急性腹痛和胃肠功能紊乱的症状,易误诊为阑尾炎、胆囊炎和急性胃肠炎等。

(3)以血尿、轻度发热和腰痛为主要表现者,易误诊为肾结核。

(4)无明显的尿路症状,仅表现为背痛、腰痛、或单侧或双侧下腹痛。

(5)少数人表现为肾绞痛、血尿,易误诊为尿路结石。

(6)无症状细菌尿,临床完全无症状,但尿细菌定量培养菌落≥10^5/mL,常见于老年女性、尿路器械检查后或原有慢性肾脏疾病并发尿感者。

(三)体征

下腹部压痛、肋脊角及输尿管点压痛,肾区压痛和叩痛;需要指出的是,并非所有患者均具有以上典型的体征。

(四)辅助检查

1.尿常规检查

(1)颜色:尿感时尿色可清或浑浊,尿液外观浑浊对诊断症状性菌尿的敏感性为90.4%,特异性为66.4%。可有腐败气味,极少数患者(<5%)可有肉眼血尿,多见于急性膀胱炎。

(2)白细胞:采用红细胞计数盘,检测非离心的中段尿标本,如白细胞计数≥10 个/高倍镜则提示脓尿(敏感性75%~96%,特异性94%~98%),如发现白细胞管型,特别是有细菌者,有助于上尿路感染的诊断;仅少部分患者有较明显的血尿,极少数有肉眼血尿;尿蛋白常为阴性或微量。另外,白细胞脂酶浸试条检测是证实白细胞尿的一种快速、简便方法(敏感性75%,特异性82%),当镜检有困难时,可作为筛选的手段。

(3)亚硝酸盐试验:尿液中大肠杆菌属超过 10^5CFU/mL 时亚硝酸盐试验可出现阳性,但应满足致病菌含硝酸盐还原酶、体内有适量的硝酸盐存在、尿液在膀胱内有足够的停留时间(4h)等条件,否则易出现假阴性。

2.尿细菌学检查

(1)涂片细菌检查:清洁中段尿沉渣涂片,革兰染色用油镜或不染色用高倍镜检查,计算 10 个视野细菌数,取其平均值,若每个视野可见 1 个或更多细菌,提示尿路感染。本法可初步确定杆菌或球菌是革兰阴性菌或革兰阳性菌,对及时选择有效抗生素有重要参考价值。

(2)细菌培养:可采用清洁中段尿、导尿及膀胱穿刺尿做细菌培养,其中膀胱穿刺尿培养结果最可靠。清洁中段尿细菌定量培养$\geqslant 10^5$/mL,如临床上无尿感症状,则要求做两次中段尿培养,细菌数均$\geqslant 10^5$/mL,且为同一菌种,称为真性菌尿,可确诊为尿路感染;尿细菌定量培养 10^4/mL$\sim$$10^5$/mL,为可疑阳性,需复查;如$< 10^4$/mL,可能为污染。

3.血液检查 急性肾盂肾炎时白细胞升高(严重感染者也可出现白细胞减低),并有中性粒细胞增多,或核左移。C 反应蛋白、降钙素原可升高,红细胞沉降率可加快。

4.影像学检查 主要目的是了解尿路解剖和功能的情况,以发现引起尿路感染的易感因素如结石、膀胱输尿管反流、畸形等。静脉肾盂造影的适应证为再发性尿路感染;如有长期反复发作性尿路感染时,则应作排尿期膀胱输尿管造影。尿路梗阻患者在必要时,还要作逆行肾盂造影。需注意的是,尿路感染急性期一般不宜作静脉肾盂造影检查,如确有必要,可作 B 超检查。

三、诊断

目前国内专家共识及指南诊断标准如下:

1.存在尿频、尿急、尿痛、血尿、背部疼痛和肋脊角压痛等症状及体征,如果女性患者同时存在尿痛和尿频,则尿路感染的可能性为 90%。

2.体检急性膀胱炎患者可有耻骨上区压痛,但缺乏特异性。发热、心动过速、肋脊角压痛对肾盂肾炎的诊断特异性高。

3.实验室检查

(1)尿常规检查:包括尿液物理学检查、尿生化检查和尿沉渣检查。应用最普遍的是尿液的干化学分析仪检查和尿沉渣人工镜检。①尿生化检查:其中与尿路感染相关的常用指标包括亚硝酸盐(nitrite,NIT)阳性,见于大肠埃希菌等革兰阴性杆菌引起的尿路感染,尿液中细菌数$> 10^5$/mL时多数呈阳性反应,阳性反应程度与尿液中细菌数成正比。白细胞酯酶(leukocyte esterase,LEU):正常值为阴性,尿路感染时为阳性。②尿沉渣显微镜检:有症状的女性患者尿沉渣显微镜检诊断细菌感染的敏感性 60%$\sim$100%,特异性 49%$\sim$100%。应注意,尿检没有 WBC 不能除外上尿路感染,同时尿 WBC 也可见于非感染性肾疾病。

(2)尿培养:治疗前的中段尿标本培养是诊断尿路感染最可靠的指标。①尿标本收集:排尿标本,大多数患者可以通过排尿的方式取得合格的尿标本。导尿标本,如果患者无法自行排尿,应行导尿留取标本。耻骨上穿刺抽吸尿标本,仅限于不能按要求排尿(如脊髓损伤)的患者,在新生儿和截瘫患者也可以使用。②关于尿培养细菌菌落计数数量的说明:美国感染疾病学会(IDSA)和欧洲临床微生物学和感染疾病学会(ESCMID)规定的尿路感染细菌培养标准为:急性非复杂性膀胱炎中段尿培养$\geqslant 10^3$/mL;急性非复杂性肾盂肾炎中段尿培养$\geqslant 10^4$/mL;女性中段尿培养$\geqslant 10^5$/mL;男性中段尿培养或女性复杂性尿路感染导尿标本$\geqslant 10^4$/mL。

4.无症状性细菌尿的诊断:主要依靠尿细菌学检查,要求两次细菌培养均为同一菌种的真性菌尿。

5.导管相关性尿路感染:对于留置导尿管的患者出现典型的症状、体征,且无其他原因可以解释,尿标本细菌培养菌落计数$>10^3$/mL时,应考虑导管相关性尿路感染的诊断。

6.复杂性尿路感染的诊断有2条标准:尿培养阳性及包括以下至少1条合并因素:留置导尿管、支架管或间歇性膀胱导尿;残余尿>100 mL;任何原因引起的梗阻性尿路疾病,如膀胱出口梗阻、神经源性膀胱、结石和肿瘤;膀胱输尿管反流或其他功能异常;尿流改道;化疗或放疗损伤尿路上皮;围手术期或术后尿路感染;肾功能不全、移植肾、糖尿病或免疫缺陷等。

7.尿源性脓毒症:目前认为,尿路感染伴发的全身炎症反应(systemic inflammatory response-syndrome,SIRS)可诊断为尿源性脓毒症。值得注意的是,随着对脓毒症认识的不断更新,目前脓毒症的新定义已从感染诱发的SIRS,更改为宿主对感染的反应失调,产生危及生命的器官功能障碍。

四、鉴别诊断

1.全身感染性疾病:有些尿路感染的局部症状不明显,而以全身急性感染症状为主,易于误诊为流行性感冒、疟疾、败血症、伤寒等发热性疾病。如能详细询问病史,注意尿路感染的局部症状及肾区叩击痛,并作尿沉渣和细菌学检查,不难鉴别。

2.急腹症:有些患者可无尿路感染的局部症状,而表现为发热、血白细胞增高、腹部局限性疼痛等,易误诊为急性阑尾炎、女性附件炎等。通过详询病史及作尿沉渣和细菌学检查,则可鉴别。

3.肾结核:要注意肾结核常可与普通尿路感染并存。普通尿路感染经抗菌药治疗后,仍残留有尿路感染症状或尿沉渣异常者,应高度注意肾结核的可能性,见表3-1。

表3-1　尿路感染与肾结核鉴别表

鉴别点	尿路感染	肾结核
共性		膀胱刺激征,血尿
鉴别	普通细菌培养阳性	膀胱刺激征更突出,晨尿培养结核杆菌阳性,尿沉渣可找到抗酸杆菌,而普通细菌培养为阴性;发现肾结核病灶X线征,部分患者可有肺、附睾等肾外结核

4.尿道综合征(尿频-排尿不适综合征):患者虽有尿频、尿急、尿痛,但多次检查均无真性细菌尿,可资鉴别。其诊断标准应具备下列三条:女性患者有明显的排尿困难、尿频,但无发热、白细胞增高等全身症状;多次尿细菌培养,菌落数$<10^5$/mL。尿中红、白细胞增加不明显,<10个/HP。

五、治疗

(一)中医治疗

治疗原则:《景岳全书》对淋证的治疗提出"热者宜清,涩者宜利,下陷者宜升提,虚者宜补,阳虚者宜温补命门"的治疗原则,对于淋证的辨证治疗具有积极的指导意义。本病根本病机为湿热蕴结下焦,膀胱气化不利,故急性期治疗多以清利湿热为主,但临床上需要"三因制宜",辨证对待。

1.针灸及其他外治法

(1)针刺法:针刺膀胱俞、中极、阴陵泉、行间、太溪等穴。如尿血加血海、三阴交;小便如膏加肾俞、照海;少腹痛满加曲泉;尿中结石加委阳、然谷;遇劳即发者去行间加灸百会、气海。

(2)耳针法:选肾、膀胱、交感、输尿管、肾上腺、神门等穴位,每次3～5穴,每天1次,10天为1个疗程。

(3)贴敷疗法:选用连翘、栀子、木通、竹叶各10g,膏药1剂,上药研末,加水适量摊于膏药上,贴于患者脐部及少腹部,每天更换1次。

(4)坐浴:苦参、土茯苓、黄柏、蛇床子各50g,水煎坐浴,每天1次。

2.辨证方药

(1)膀胱湿热证

证候　小便频急不爽,尿道灼热刺痛,尿黄浑浊,小腹拘急,腰痛,或恶寒发热,或大便干结,舌红苔黄腻,脉滑数。

治法　清热利湿通淋。

方药　八正散。

药用:车前子、瞿麦、萹蓄、滑石、山栀子仁、甘草、木通、大黄等。

若大便秘结、腹胀者,可重用生大黄(后下),并加用枳实、厚朴以通腑泄热;若伴见寒热往来、口苦呕恶者,可合小柴胡汤以和解少阳;若热毒壅盛,高热不退者,可合五味消毒饮或黄连解毒汤以清热解毒;若湿热伤阴者去大黄,加生地、知母以养阴清热;尿血者选加大蓟、小蓟、白茅根、藕节、珍珠草以清热止血。

中成药可选用尿感宁颗粒、热淋清颗粒、三金片等口服。

(2)气滞血瘀证

证候　小便涩滞,灼热刺痛,有时可见血尿,少腹胀满疼痛,烦躁易怒,口苦口臭,舌质暗红,可见瘀点,苔薄白,脉弦或弦细。

治法　活血化瘀,疏肝理气。

方药　丹栀逍遥散。药用:白术、柴胡、当归、茯苓、甘草、牡丹皮、山栀、芍药。

胸闷胁胀者,可加青皮、乌药、小茴香以疏通肝气;小便涩滞灼热明显者,加入金钱草、车前草、滑石等清热利湿通淋之品;出现血尿者,加入茜根、生蒲黄、藕节等以止血散瘀。

中成药可选用血必净注射液静脉滴注。

(3)脾肾两虚证

证候　尿频,余沥不净,少腹坠胀,遇劳则发,腰酸,神疲乏力,面足轻度浮肿,面色苍白,舌质淡,苔薄白,脉沉细或细弱。

治法　健脾益气,佐以利湿。

方药　无比山药丸。药用:山药、茯神、泽泻、熟地黄、山萸肉、盐巴戟天、盐菟丝子、盐杜仲、牛膝、五味子、酒肉苁蓉、煅赤石脂。

若脾虚气陷,肛门下坠,少气懒言者加党参、黄芪、白术、升麻、柴胡之属以益气升阳;面色苍白,手足不温,腰膝无力,舌淡苔白润,脉沉细数者,加附子、肉桂、淫羊藿等温补肾阳之品;夹瘀者加牛膝、蒲黄、刘寄奴等;湿热明显者加珍珠草、土茯苓、蒲公英等。

中成药可选用黄芪注射液静脉滴注。

（4）肾阴亏虚证

证候 尿频不畅，解时刺痛，腰酸乏力，午后低热，手足烦热，口干口苦，舌质红，苔薄黄，脉细数。

治法 滋阴清热，利湿通淋。

方药 知柏地黄汤。药用：知母、熟地黄、黄柏、山茱萸、山药、牡丹皮、茯苓、泽泻。

若见骨蒸潮热者，加青蒿、鳖甲加强育阴清热；五心烦热甚加白茅根、淡竹叶清心火；视膝干涩者，加枸杞子、菊花养肝明目；头晕头痛者加天麻、钩藤平肝熄风；腰酸明显加女贞子、桑寄生补肾壮腰；有结石者加金钱草、海金沙、鸡内金清热排石。

中成药可选用知柏地黄丸。

（二）西医治疗

治疗目标：以最小的不良反应、最少的细菌耐药、最低廉的费用来获得最佳的治疗效果，预防或治疗败血症、减轻全身或局部症状，清除隐藏在生殖道和肠道内的病原体，预防远期后遗症。

1.一般治疗 宜休息，多饮水，勤排尿。发热者给予易消化、高热卡、富含维生素饮食。膀胱刺激征和血尿明显者，可口服碳酸氢钠片1.0g，每天3次，以碱化尿液。对于反复发作的患者，应积极寻找病因，及时去除诱发因素。

2.单纯性膀胱炎 目前美国感染病学会指南将磷霉素氨丁三醇、匹美西林、呋喃妥因、复方磺胺甲噁唑列为推荐用于女性单纯性膀胱炎治疗的药物。同时，建议根据各地病原学情况，患者的个体情况（过敏、耐受性、依从性）等进行选择，同时建议，对于怀疑早期急性肾盂肾炎的患者，避免选用磷霉素氨丁三醇、匹美西林、呋喃妥因等药物，因为这些药物不能在肾组织中达到有效浓度。

（1）呋喃妥因：100mg口服，2次/天，持续5天。具有较少的耐药性和附加损害，观察性研究表明，对于轻度肾损伤和老年女性同样适合；对于怀疑早期急性肾盂肾炎或肌酐清除率小于30mL/min者应避免。

（2）复方磺胺甲噁唑：2片，2次/天，持续3天。如当地耐药率超过20％或者患者近3个月已服用该药治疗膀胱炎，则避免选用。

（3）磷霉素氨丁三醇：3g口服，单剂治疗。具有单次服药及不良反应少等优点，欧洲泌尿外科协会指南将磷霉素氨丁三醇推荐为一线用药；但对于怀疑早期急性肾盂肾炎的患者应避免选用。

（4）匹美西林：400mg，口服，1次/天，持续3～7天。有效率低于其他一线用药，不良反应较少，对于怀疑早期急性肾盂肾炎的患者应避免选用。

如果上述药物不适用，则考虑使用β-内酰胺类（阿莫西林克拉维酸、头孢泊污、头孢地尼、头孢克洛），疗程为3～7天。由于近年来耐药性的增加，不推荐单独使用阿莫西林及氨苄西林；氟喹诺酮类治疗急性膀胱炎3天的疗程中疗效显著，但由于耐药率的增加及不良反应的发现，建议用于更严重的其他感染，而不作为单纯性膀胱炎的一线用药。

男性的单纯性膀胱炎临床证据相对较少，目前推荐复方磺胺甲噁唑（160/800mg，2次/天，持续7天）或者氟喹诺酮类（环丙沙星500mg，2次/天或者1000mg，1次/天；或左氧氟沙星500～750mg，1次/天，持续5天）。

目前国内有关指南则提出可选择采用磷霉素氨丁三醇、匹美西林、呋喃妥因、喹诺酮类、第二代或第三代头孢菌素抗菌药物。绝大多数急性单纯性膀胱炎患者经单剂疗法或3天疗法治疗后，尿菌可转阴。

3.单纯性急性肾盂肾炎 所有急性肾盂肾炎应常规进行尿培养及药敏试验,在经验治疗的基础上及时根据药敏结果选用抗生素。

轻症患者可在密切监护情况下门诊治疗,首选氟喹诺酮类药物口服(环丙沙星 500mg,2 次/天或者 1000mg,1 次/天;或左氧氟沙星 750mg,1 次/天,持续 5～7 天),也可在口服前使用 1 次长效的静脉注射用抗生素(如 1g 头孢曲松或者 24 小时剂量的氨基糖苷类药物)。

如考虑耐药或者患者不耐受,可根据细菌培养敏感性选择复方磺胺甲噁唑(160/800mg,首剂加倍,2 次/天,7～10 天)或者 β－内酰胺类口服(14 天),如暂无药敏结果,推荐口服前使用 1 次长效的静脉注射用抗生素(如 1g 头孢曲松或者 24 小时剂量的氨基糖苷类药物)。

需要住院的患者建议静脉抗感染治疗,选用氟喹诺酮类、氨基糖苷类(联合或不联合氨苄西林)、广谱头孢或广谱两林类,或者碳青霉素类药物。如有产广谱内酰胺酶的细菌感染者,建议使用碳青霉素类;如尿源性脓毒症患者,也需考虑覆盖产广谱内酰胺酶的细菌,因此也推荐使用碳青霉素类。

4.复杂性尿路感染

(1)轻中度患者初始经验治疗:①氟喹诺酮类:近期未使用过氟喹诺酮类可选择左氧氟沙星(500mg,静脉或口服,每天 1 次)。也可使用环丙沙星(200mg,静脉滴注或口服,每天 2 次)。②头孢菌素(2 代或 3a 代):相比 1 代头孢菌素而言,2 代头孢菌素(如头孢呋辛、头孢替安、头孢孟多)对革兰阴性菌的杀菌活性显著增加,同时保持了对葡萄球菌属较高的杀菌活性。而 3a 代头孢菌素对革兰阴性菌有很高的杀菌活性,对葡萄球菌杀菌活性较弱,药代动力学特征与 2 代头孢菌素相比区别不大。③磷霉素氨丁三醇:每次 3g,隔天口服 1 次。

(2)重症患者或初始经验性治疗失败患者:①氟喹诺酮类:如果未被用于初始治疗。②脲基青霉素:哌拉西林＋β 内酰胺酶抑制剂:可选用哌拉两林/他唑巴坦(3.375～4.5g,静脉滴注,每 6h 1 次)。③头孢菌素(3b 代):增加了对假单胞菌的抗菌活性,如头孢他啶(2g,静脉滴注,每 8h 1 次)或头孢吡肟(2g,静脉滴注,每 8h 1 次)。④碳青霉烯类:如亚胺培南、美罗培南、帕尼培南及比阿培南,可用于敏感菌所致的各类感染,亚胺培南的剂量为 0.5g,静脉滴注,每 6h 1 次或 1g,每 8h 1 次,美罗培南为 0.5～1.0g,静脉滴注,每 8h 1 次。

(3)如果患者病情严重且尿培养提示革兰阳性球菌,应经验性选择万古霉素(1g,静脉滴注,每 12h 1 次),但应检测血药浓度,肾功能不全者根据肌酐清除率调整剂量。

(4)疗程:治疗至体温正常或合并症情况(如尿路导管或结石)清除后 3～5 天。

(5)外科手术:积极手术治疗引起或加重尿路感染的尿路梗阻性疾病,包括结石、肿瘤、狭窄、先天性畸形或神经源性膀胱等。感染和梗阻性尿石症患者需要即刻的肾脏集合系统减压。如果逆行输尿管插管成功则可以达到和经皮肾造瘘一样的对肾脏集合系统的减压效果。

5.尿源性脓毒症 治疗包含以下四个主要方面:

(1)早期液体复苏目标治疗(EGDT)。

(2)早期足量的优化抗生素治疗。

(3)复杂泌尿道的早期处理。

(4)脓毒症的特殊治疗:尿源性脓毒症应早期经验性选择抗生素治疗,首选广谱 β－内酰胺类抗生素:针对产 ESBL 的肠杆菌及重度脓毒症患者,可选择碳青霉素类抗生素,所有尿源性脓毒症中最值得关注的是梗阻性肾盂肾炎的处理,是否存在梗阻应及时诊断并予以处理,应遵循的原则是执行最轻微的侵入性操作。

重症医学领域的各项措施应及时跟进,包括循环功能支持、机械通气、脏器功能替代治疗及内分泌激素不足的补充治疗等。

六、中西医临床诊疗思路

(一)急性期

西医杀菌为主,中医清利为辅。《景岳全书·淋浊》:"淋之初病,则无不由乎热剧,无容辨矣"。急性膀胱炎、急性肾盂肾炎、慢性肾盂肾炎急性发作期,中医辨证以实、热证为主,由于湿热下注膀胱或瘀热蓄于膀胱,以至不能宣通水道而引起小便淋沥频数。治疗上应急则治其标,以清利为主,常选用清热利湿、清热解毒类中药。湿重于热者,应着重利湿通淋,常选用萹蓄、瞿麦、滑石、车前子、石韦、泽泻、猪苓、珍珠草、荠菜等甘寒利水不伤阴之品;热重于湿者,应着重清热解毒,常选用黄芩、黄柏、蒲公英、白花蛇舌草、金银花、穿心莲、半边莲、紫花地丁等既可清热解毒,西医药理实验又证实具有抗菌作用的中药。

并可根据温病学治疗湿热病的经验,在一派苦寒中药中加入一、两味具有芳香化湿作用的中药如厚朴、木香等,一是利用厚朴、术香的广谱抗菌作用,二是防止苦寒药物的败胃作用。急性尿路感染,如急性肾盂肾炎或膀胱炎是由于致病性大肠杆菌引起的细菌感染,使用杀菌性抗生素可以很快控制症状,并减少严重并发症的发生,清利为主的中医治疗可以增强抗生素作用,有助于缩短疗程,还可减少抗生素可能引起的细菌耐药和二重感染。

(二)慢性期

中医补益利湿活血为主,西医抑菌疗法为辅。慢性期的尿路感染,西医治疗常采用低剂量、长疗程的抑菌疗法,短期能收到明显效果,但长期服用容易产生耐药性,反而进一步造成病情反复以致迁延难愈。此时可进一步发挥中医药治疗的优势,在辨证论治的基础上结合体质调理,改善机体免疫功能,逐步减少尿路感染的发作。

1.慢性尿路感染缓解期,临床多表现为脾肾气阴亏虚,治疗上缓则治其本,不必囿于淋证忌补之说。中药应选用黄芪、党参、白术、熟地黄、枸杞子、山茱萸、女贞子、黄精等补益脾肾之品,因湿热之邪尚未尽清,还应在补虚的基础上适当加入清热利湿中药,如半枝莲、白花蛇舌草、土茯苓、败酱草、蒲公英、车前草、白茅根等。

2.理气药有调整尿道平滑肌功能,对改善膀胱刺激症状及消除残余尿有一定效果。如木香、乌药、枳实、陈皮、青皮等,可适当选用。

3.尿路感染迁延不愈时,由于抗原与抗体结合形成免疫复合物,活化补体,可引起肾脏组织病变,病理解剖时,可见肾盂肾盏黏膜充血、水肿,显微镜下可见肾间质因炎症而形成的瘢痕,这些现象,中医辨证为瘀血,在宏观辨证尚无瘀血表现时,根据微观辨证,适当加入活血化瘀中药,如桃仁、红花、丹参、赤芍、五灵脂、蒲黄、水蛭等,可增加肾血流量,提高肾小球滤过率,增加尿量,加强尿路细菌的排泄,并可促进肾脏局部血液循环,使病灶内抗菌药物浓度提高,从而提高疗效。

4.劳淋与肾虚息息相关,女性尿道短,易发尿路感染,中年之后,特别是尿路防御能力下降,增加了尿路感染的复发;且经常使用抗生素,易致形成细菌多重耐药。膏方作为中医传统的一种制剂,为历代名家所推崇,其动物胶体属于血肉有情之品,用其收膏,大大增强了补虚、养血、壮阳、生精之力。对慢性尿路感染患者来说,以本虚为主,虚热尤存,选用滋阴养血之龟板胶、阿胶为收膏主药,鹿角胶偏热,量宜稍减,诸药合用,取阳中求阴、阴中求阳,对于尿路感染的复发具有培补作用,使之补而不腻,清而不寒,疏而不漏;终达补虚泻实并重,脏腑气血同治的效果。

七、预防与调护

(一)预防

约90%的非复杂性尿感患者经抗生素治疗后可痊愈,10%可转为持续性或反复再发。复杂性尿路感染的复发率高,除非去除了易感因素,否则易反复发作或持续不愈。严重的肾盂肾炎多见于复杂性尿路感染,部分患者病情严重,就诊时可能已发展成急性肾衰竭、严重脓毒症、感染性多器官功能障碍,病势凶险,病死率高。

1.增强体质,提高机体的防御能力。

2.消除各种诱发因素如糖尿病、尿路结石及尿路梗阻等。

3.积极寻找并去除炎性病灶,如男性的前列腺炎,女性的尿道旁腺炎、阴道炎及宫颈炎;与性生活有关的反复发作的尿路感染,于性交后即排尿,并按常用量内服一个剂量的抗菌药物作预防。

4.尽量避免使用尿路器械,如必要留置导尿管,应严格无菌操作,在尿路器械使用48h后,动态观察尿常规、必要时尿培养监测有无尿感的发生。

5.对尿路感染反复发作的妇女,长程低剂量疗法,可减少尿感再发。

(二)调护

1.生活调护

(1)坚持每天多饮水,勤排尿,每2～3h排尿1次,以冲洗膀胱和尿道,避免细菌在尿路繁殖。

(2)经常注意阴部的清洁,勤用淋浴,用经过煮沸的水清洗外阴;内裤以全棉为佳,且不宜过小或过紧,还要每天更换;避免长期使用卫生护垫,特别是女性的月经期和产褥期,以减少尿道口的细菌群;大便后手纸应由前向后抹拭,以免污染尿道。

(3)膀胱输尿管反流患者,要养成"二次排尿"习惯,即每一次排尿后数分钟,再排尿一次。

(4)对于妊娠晚期合并急性肾盂肾炎的患者,应采用侧卧位,或轮换体位减少妊娠子宫对输尿管的压迫,使尿液引流通畅。

2.饮食调养　总的饮食治疗原则是多饮水(每天1500～2000mL以上);宜吃清淡、富含水分的食物,忌韭菜、葱、蒜、胡椒、生姜等辛辣刺激食物;进食各种蔬菜、水果;选择有清热解毒、利尿通淋功效的食物如菊花、荠菜、马兰头、冬瓜等;忌食温热性食物如羊肉、狗肉、兔肉和其他油腻食物;忌烟酒。

古医籍精选

《金匮要略·消渴小便不利淋病脉证并治》:"淋之为病,小便如粟状,小腹弦急,痛引脐中"。

《诸病源候论·淋病诸候》:"诸淋者,由肾虚膀胱热故也"。

《外台秘要》:"五淋者,石淋、气淋、膏淋、劳淋、热淋也"。

《景岳全书·淋浊》:"淋之初病,则无不由乎热剧,无容辨矣"。

病案分析

（一）病案摘要

黎某,女,45岁,2011年5月29日入院。主诉:右侧腰腹疼痛1天余,高热寒战伴气促半天。症状:5月28日凌晨3时左右患者开始出现腹痛,以右侧腰腹部为甚,持续性绞痛,向会阴部放射,伴小便不畅,恶心、呕吐胃内容物1次,非咖啡色,非喷射状,至我院急诊科就诊,查体:右下腹压痛(＋),无反跳痛,右肾区叩痛(＋),肠鸣音稍活跃;急查血常规:WBC 15.19×10⁹/L,N 0.92,Hb 117g/L;尿常规 KET(2＋),非结晶磷酸盐(4＋);离子 K⁺ 3.37mmol/L;B超:右侧输尿管上段结石并右肾轻度积液。考虑为"肾绞痛",先后予山莨菪碱、黄体酮解痉、酮咯酸氨丁三醇注射液止痛,头孢曲松、甲硝唑抗感染,补液补钾,经治疗后症状缓解。当日下午出现高热寒战伴气促、头晕,测体温度达40.8℃,查体:右肾区叩击痛(＋),余未见明显阳性体征;复查血常规:WBC 6.68×10⁹/L,N 0.9,Hb 98g/L;离子:Na⁺ 135mmol/L,K⁺ 2.72mmol/L;尿常规正常;胸片及尿路平片:左下肺野阴影,考虑炎症,右上腹 $L_{2/3}$ 水平密影,右侧尿路结石待排;予左氧氟沙星(左克)、头孢哌酮—舒巴坦(舒普深)抗感染,退热、补钾补液等对症治疗,汗出后体温可降至正常,但至凌晨6时血压多次波动在70～83/50～56mmHg,心率波动于106～110次/分,复查血常规:WBC 28.04×10⁹/L,N 0.95,Hb 98g/L。进一步完善相关检查,血气分析(吸氧下):pHTC 7.426,PCO₂TC 24.7mmHg,PO₂TC 74.2mmHg,BE－7.6mmol/L,SatO₂ 96.2%;凝血:PT16.7s,AT43.5%,INR 1.45R,FIB4.31g/L,APTT36.9s;D—二聚体 658μg/L;CRP201.8mg/L;生化:Cl⁻ 109.4mmol/L,Cr 136μmol/L;降钙素原 32.87ng/mL。全腹CT平扫＋三维重建:①右肾结石、右侧输尿管上段结石并右肾及右侧输尿管上段轻度扩张、积液;②考虑胆囊泥沙样结石;③双下肺及左上肺下舌段炎症,双下肺含气不全;④双侧胸腔少量积液,右侧为著。入院症见:神清,精神疲倦,气促,恶寒,暂无发热,右侧腰腹部疼痛,呈持续性胀痛,口干,纳眠差,大便尚可,小便欠畅,无肉眼血尿。舌尖红,苔黄微腻,脉数。既往史无特殊。入院查体:T 36.1℃,P 100次/分,R 27次/分,BP78/59mmHg。双肺呼吸音粗,右下肺可闻及湿啰音;右中上腹压痛(＋),右侧输尿管行程压痛(＋),右肾区叩击痛(＋),移动性浊音阴性。

中医诊断:①外感高热(毒热证);②淋证—石淋(湿热瘀结)。

西医诊断:①脓毒症;②多器官功能障碍综合征(呼吸、肾脏、凝血);③肺部感染;④泌尿道感染;⑤泌尿系结石。

（二）分析

1.诊断思路

(1)中医诊断思路:患者急性起病,突发高热,恶寒,气促,故中医诊断为"外感高热",腰痛伴小便不畅,结合现代医学检查,诊为"石淋"。结合口干,舌尖红,苔黄微腻,脉数,四诊合参,当属于毒热证。

(2)西医诊断思路

①确定脓毒症诊断:患者高热(40.8℃),气促(R 27次/分),低血压(78/59mmHg),结合血常规等炎症指标明显升高,同时伴有肾、凝血、呼吸等多器官功能障碍,故脓毒症、MODS诊断明确。

②确定感染源:患者既往右肾结石病史,目前高热,伴有右侧腰痛,右侧输尿管行程压痛(＋),右肾区叩击痛(＋),结合CT提示右肾及右输尿管扩张积液,故考虑急性肾盂肾炎可能性大。结合

右下肺可闻及湿啰音及胸片显示,同时考虑合并肺部感染。

2.治疗思路

①中医治疗思路以"实则泻之"为则,以"清热解毒","化石利尿通淋"为法,予清开灵针静脉滴注清热解毒,方选五味消毒饮加减,四黄水蜜腰腹外敷清热活血止痛。经治疗后患者热退,右侧腰腹仍觉隐痛,口干,纳呆,舌淡红,苔白微腻,脉弦。考虑毒热之象渐消,辨证为"脾虚湿热瘀阻",治以"健脾行气化湿、清热利尿排石"为法拟方。

②西医治疗思路

抗感染:予亚胺培南-西司他丁纳(泰能)针静脉滴注抗感染;免疫球蛋白静脉滴注增强机体免疫力。

解除尿路梗阻:经尿道膀胱镜下右侧输尿管支架管置入术。

无创呼吸机辅助通气改善氧合。

补液支持,维持水电解质、酸碱平衡。

(杜革术)

第二节　急性肾损伤

急性肾损伤(acute kidney injure,AKI)是指多种原因引起突然发生的肾脏功能减退,溶质清除能力及肾小球滤过率急剧下降,导致水电解质和酸碱平衡紊乱及氮质代谢产物在血液蓄积的一组临床综合征。

急性肾损伤的病理表现根据不同病因而异,常见的急性肾小管损伤主要病理表现有两种,分别是急性弥漫性严重肾小管上皮细胞变性和急性肾小管坏死。病理生理学改变主要是肾脏缺血缺氧、肾毒素的中毒性损伤所致血管内皮细胞的损伤,肾小管上皮细胞损伤、凋亡,管腔堵塞,滤过率下降的过程。常见的临床表现为容量超负荷、酸中毒、高钾血症、氮质血症等。

急性肾损伤目前已逐步替代急性肾衰竭的概念。2012年,改善全球肾脏病预后组织在原来RIFLE标准及AKIN标准的基础上进行修改,发布了急性肾损伤临床实践指南,从血清肌酐和尿最两方面对急性肾损伤做出了定义,是目前应用较为广泛的诊断依据。

本病属于中医学的"癃闭"、"关格"、"水肿"等范畴。

一、病因病理

(一)中医病因病机

1.病因　中医认为,本病发生多与外感六淫疫毒、饮食不当、意外伤害、失血失液、中毒虫咬、药毒伤肾等因素有关。

2.病机　本病病位在肾,与肺、脾、三焦、膀胱关系密切,五脏六腑皆可殃及而诸证横生。一般初期多为火热、湿毒、瘀浊之邪壅塞三焦,影响其通调水道的功能,以实热为主;病至后期,以脏腑虚损为主。

(1)六淫疫毒:外感六淫疫毒,邪热炽盛,肺热壅滞,膀胱湿热,邪气入气入血,损伤肾络,气化失司,而见少尿或血尿。

（2）饮食不当：误食毒物，邪毒入里，湿毒中阻，气机升降失常，内犯于肾，经络气血瘀阻，气化不行，而见少尿或尿闭。

（3）意外伤害：急性损伤、外科手术等导致失血失液，阴血亏耗，水无化源；或经络气血瘀阻，气化不行，而致癃闭。

（4）药毒伤肾：各类对肾脏有毒性的中西药物若使用不当，可致火热毒邪内生，灼伤肾络，闭阻水道，或热毒耗液，致精亏血少，肾府空虚，使肾元衰竭而发病。

（5）津亏气脱：各种原因导致大汗、大泻、大失血等，水无化源；或阳气暴脱，肾元衰竭，无以气化而发病。

本病病机是由于六淫疫毒、饮食不节、药物毒物、创伤手术等导致火热、湿毒、瘀浊阻遏气机及水道之通调，久病可因实致虚；也有津亏气脱，肾无化源或肾失气化，由虚致实。病理性质总属本虚标实，虚实夹杂。病机关键在于肾失气化，水湿浊邪不能排出体外。

（二）西医病因病理

1.病因　急性肾损伤的病因复杂，血液经过肾小球的滤过、肾小管的重吸收及分泌后产生尿液，而尿液需输尿管输送至膀胱储存并排出体外，尿液生成及输送的各个过程中出现的问题都有可能导致肾功能的异常。根据病因可将急性肾损伤分为肾前性、肾性及肾后性。

（1）肾前性：由于肾脏血流灌注不足引起的缺血性功能损害。

①循环血容量不足：各种导致循环血容量下降的因素均可影响肾脏的血液灌注。可见于各种原因导致的出血：手术、创伤、胃肠道出血、产后大出血等；体液丢失：胃肠道液体丢失（如剧烈的呕吐、腹泻、胃肠道减压），大量出汗，过度利尿（如大量使用利尿药、醛固酮增多症），皮肤性失液（如烧伤）；全身性血管扩张：如脓毒症、过敏反应等导致血流分布异常，循环血容量相对下降。

②有效动脉压下降：有效动脉压下降将会影响肾脏血液灌注，肾内血流重新分配。常见病因为：心脏疾患如充血性心力衰竭、心肌病、恶性心律失常、心脏压塞等影响心输出而使有效动脉压下降；肾脏血流动力学改变，包括疾病或药物导致的肾血管收缩（如高钙血症、肝肾综合征、非甾体类消炎药、血管收缩剂等）和出球小动脉扩张（如血管紧张素转化酶抑制剂）。

（2）肾性：见于各种原因导致的肾实质的病变。常见病因有：

①急性肾小管坏死：是最常见的 AKI 类型，包括肾缺血（如脱水、失血、休克等）或肾中毒（外源性毒物包括微生物及其代谢产物，药物，蛇毒、毒蕈等生物毒素，砷、铅等重金属等；内源性毒物包括溶血、挤压综合征、剧烈运动产生的色毒素及电击伤、高钙血症、高尿酸血症等）。

②肾脏血管疾病和肾小球疾病：如急性肾小球肾炎、急进性肾炎、肾病综合征、微血管病变、肾静脉血栓或动脉栓塞。

③急性小管间质疾病：如药物、感染等引起急性间质性肾炎、肾乳头坏死；肾内梗阻：如高钙血症、高尿酸血症、多发骨髓瘤。

④急性肾皮质坏死：如感染性流产、胎盘早期剥离、败血症等。

（3）肾后性：尿路结石或血块、前列腺疾病和肿瘤等为常见病因。在婴儿中，后尿道瓣膜为常见病因；而在儿童中，慢性的尿道阻塞性疾病将会增加缺血及肾毒性物质诱发 AKI 的风险。

2.发病机制

(1)发生变性、凋亡、坏死、脱落损伤的肾小管上皮通过释放肿瘤坏死因子—α、单核细胞趋化蛋白—1、白细胞介素—8、白细胞介素—6、白细胞介素—1、转化生长因子—β,活化 T 细胞表达与分泌凋节因子分泌的炎症和趋化因子参与炎症细胞的趋化与活化过程,导致炎症反应的放大,加重损伤过程。

(2)肾小管间质的微血管内皮功能及结构受损急性缺血或再灌注、各种毒素及炎症性损伤均会导致。

(3)免疫炎症反应(天然免疫和活动性免疫反应)介导组织损伤如药物引起的急性肾损伤。

3.病理 肾脏体积通常增大,切面可见肾皮质增厚,苍白,肾髓质淤血呈红紫色。急性肾小管损伤光镜表现肾小管上皮细胞重度空泡或(和)颗粒变性,细胞变平,管腔扩张;部分肾小管内可见脱落的细胞碎片或颗粒管型堵塞。恢复期可见肾小管上皮细胞再生。电镜下可见损伤肾小管上皮细胞内质网和线粒体肿胀,溶酶体增多及微绒毛脱落。肾小球损伤根据具体病理类型不同表现各异,急性增生性肾小球肾炎主要以肾小球细胞增生和坏死,多核细胞浸润及伴有严重损害的上皮性新月体为主要特征;另外,与 AKI 相关性肾小球病变也包括血栓性微血管瘤变和单克隆免疫球蛋白沉积病。肾间质病变的病理特征为肾脏间质的细胞浸润(淋巴细胞、单核细胞、嗜酸粒细胞)和水肿(或纤维化),也可见小管炎症及淋巴细胞浸润。

二、临床表现

(一)病史

近期存在呕吐、腹泻、严重烧(烫)伤、手术、创伤、休克、出血等导致的血容量不足;或近期严重感染;或使用了具有肾毒性中西药物、毒物、重金属等;或存在前列腺增生、泌尿系统肿瘤、结石等梗阻的潜在因素。

(二)症状

典型患者临床症状可根据病程分为少尿期、多尿期、恢复期,也有部分患者尿量正常,其余可出现疲倦乏力、恶心纳差、气促、心悸、水肿乃至神经系统、血液系统等各系统临床表现,常无特异性,易与原发疾病临床表现混合存在。

1.少尿期 突然出现少尿(24h 尿量<400mL,或每小时尿量<17mL),或无尿(24h 尿量<100mL),同时伴有氮质血症及代谢性酸中毒迅速加重等临床表现。

(1)容景超负荷:表现为稀释性低钠血症、组织水肿、体重增加、高血压、急性心力衰竭和脑水肿等。

(2)高钾血症:出现恶心、呕吐、四肢麻木等感觉异常、心率减慢,严重者出现神经系统症状,如恐惧、烦躁、意识淡漠,直到后期出现窦室或房室传导阻滞、窦性静止、室内传导阻滞甚至心室颤动。

(3)代谢性酸中毒:呼吸加快加深,典型者称为 Kussmaul 呼吸,心率改变(早期增快,后期减慢)、胃肠不适如轻微腹痛、腹泻、呕吐、纳差等。

(4)出血倾向及轻度贫血现象。

(5)氮质血症引起的各系统临床症状(如头痛、嗜睡、意识模糊、不安腿、纳差、恶心呕吐、皮肤瘙痒等)。

少尿期维持时间典型者为 7～14 天,也可短至几天,或长至 4～6 周。

2.多尿期　少尿期后尿量可突然或逐日增加,当每天尿量＞400mL 时即进入多尿期,多尿期每天尿量可多达 2500～5000mL 或更多,尿比重或渗透压降低,氮质血症和代谢性酸中毒早期继续加重,以后逐渐减轻,同时可伴有脱水、贫血、乏力、纳差、嗜睡、低钾血症、低钠血症等临床表现。

3.恢复期　多尿期后尿量逐渐恢复正常(每天尿量 1500～2500mL),肾功能进一步改善,Scr 和 BUN 也恢复到正常。临床常见乏力、尿液清长等临床表现。肾小球滤过功能多在 3～12 个月内恢复;肾小管功能恢复较慢,部分持续 1 年以上,仍可尿比重低、渗透压低;少数严重病例可发生永久性肾损害(慢性肾衰竭)。

(三)体征

1.心血管系统　心脏扩大,电解质紊乱,酸中毒等引起各种心律失常。

2.呼吸系统　呼吸深快,或伴氨味,肺部啰音。

3.神经系统　肌力减低,共济运动失调等。

4.皮肤检查　贫血貌,水肿(面目浮肿、共至全身水肿),皮肤干燥,脱屑,无光泽,有色素沉着,顽固性皮肤瘙痒与尿素及钙盐沉积有关。

5.泌尿系统　尿量是否减少,有无肾区叩击痛,肋腰点、肋脊点有无压痛,输尿管行径压痛,膀胱叩诊情况。

(四)辅助检查

1.血液检查　血常规可提示轻、中度贫血;血肌酐、尿素氮进行性升高;高血钾,低血钠,低血钙;有不同程度的代谢性酸中毒。早期诊断的指标方面,如中性粒细胞明胶酶相关性脂质运载蛋白(neutrophil gelatnase associated lipocalin,NGAL)、肾损伤分子－1(kidney injury molecule－1,KIM－1)、半胱氨酸蛋白酶抑制剂－C(cystatin－C)、白细胞介素－18(interleulin－18,IL－18)、视黄醇结合蛋白、β_2 微球蛋白等,除此之外少量关于富含半胱氨酸蛋白 61(Cyr－61)、钠氢交换子3(NHE－3)的研究也提示这些生物学标志物对 AKI 早期诊断有一定的参考价值。新的生物学指标可能较血肌酐有更好的敏感性,但是这些标记物多数尚处于评估阶段,未得到广泛临床应用。

2.尿液检查　肾前性 AKI 的尿液分析较少见到血细胞及蛋白成分,尿比重增加(＞1.020),尿渗透压＞500mOsm/kg,尿钠＜20mmol/L,肾衰指数[尿钠浓度/(尿/血肌酐)]＜1。肾性 AKI 的尿液外观多浑浊、尿色深,有时呈酱油色;尿蛋白多为(＋)～(＋＋);尿沉渣见肾小管上皮细胞、上皮细胞管型和颗粒管型及少许红、白细胞;尿比重降低且较固定(1.015 以下);尿钠含量增高。肾后性 AKI 尿常规多为正常,偶可见少量红细胞或白细胞。应注意尿液指标检查须在输液、使用利尿药、高渗药物前进行,否则会影响结果。

3.影像学检查　AKI 患者肾脏 B 超检查常难发现异常,但可用于鉴别诊断,排除肾后性及慢性肾脏病等可能。有慢性肾脏疾病病史的患者,多发现双侧肾已缩小。但需注意糖尿病肾病、淀粉样变和多囊肾可并不缩小。尿路梗阻性疾病可见因积液而引起的肾盂、肾盏、输尿管扩张。怀疑尿路梗阻,可选择腹部平片,必要时可做 CT、逆行性或下行性肾盂造影等检查;考虑肾脏血管阻塞性疾病,需行肾血管造影。但应特别注意避免造影剂肾毒性不良反应加重急性肾衰竭。

4.肾活检　在排除了肾前性及肾后性因素后,对不明原因的急性肾衰竭都有肾穿刺活检指征。

三、诊断

(一)诊断标准

1.48h 内 Scr 上升≥0.3mg/dl(26.5mmol/L)。

2.确定或推测 7 天内血肌酐增至≥基线水平的 150%。

3.尿晕<0.5mL/(kg·h)×6h。在单独应用尿量诊断标准时要除外尿路梗阻或其他导致尿量减少的可逆因素。

(二)分级标准

分级标准见表 3-2。

表 3-2　2012 年《KDIGO 急性肾损伤临床实践指南》关于 AKI 的分级诊断标准

分期	Scr 标准	尿量
1 期	基线水平的 1.5～1.9 倍；或 Scr 上升≥26.5μmol/L(0.3mg/dl)	连续 6～12h 尿量<0.5mL(kg·h)
2 期	基线水平的 2.0～2.9 倍	连续 12h 尿量<0.5mL/(kg·h)
3 期	基线水平的 3 倍以上；或 Scr≥353.6μmol/L(0.4mg/dl)；或开始肾脏替代治疗；或小于 18 岁，估算的 GFR<35mL/(min·1.73m²)	连续 24h 尿量<0.3mL(kg·h)；或连续 12h 以上无尿

四、鉴别诊断

(一)急性尿潴留

凡患者突然出现少尿者,均需与急性尿潴留相鉴别。需注意患者有无尿急、排尿困难的症状或膀胱区胀满、叩诊浊音等体征,必要时完善膀胱 B 超检查,或及时留置尿管导尿;如长期留置尿管者突然出现尿最减少,应检查尿管排除尿管堵塞。

(二)慢性肾衰竭

慢性肾衰竭既往有慢性肾炎、高血压、糖尿病等慢性病史,而急性肾损伤多存在急性的病因,如心力衰竭、休克、感染、梗阻、中毒等;慢性肾衰竭贫血严重,有不同程度的慢性并发症如尿毒症性心肌病、肾性骨病等,急性肾损伤者贫血不严重,全身慢性并发症一般较轻微;还可以通过理化检查进一步鉴别诊断:慢性肾衰竭 B 超多提示双肾缩小、结构紊乱,而急性肾损伤双肾不缩小甚至增大;慢性肾衰竭患者每天血肌酐动态改变幅度不大,而急性肾损伤者发病时血肌酐进行性升高明显,去除诱因、病情改善后血肌酐下降速度也较快。

(三)急性肾损伤的病因鉴别

1.肾前性 AKI

有导致肾缺血的明显因素(如脱水、失血、休克、心力衰竭等);患者尿量明显减少(不一定达到少尿),尿比重增高(>1.018),尿渗透压≥500mOsm/kg,尿钠<10mmol/L,尿沉渣常无异常;

BUN/Scr 不成比例增加,可达 20:1 或更高。在仍不易鉴别患者,可通过补液试验,如果已补足血容量,血压恢复正常,尿量增加,氮质血症改善,则支持肾前性的诊断。如仍无尿,应怀疑病情已发展为急性肾小管坏死。

2.肾后性 AKI

有导致尿路梗阻的因素如肿瘤、结石、血块阻塞等病史;临床无尿与多尿交替出现,或起病突然无尿;影像学检查见肾盂扩张、肾盂积水,输尿管上端扩张,或膀胱尿潴留。

3.肾性 AKI

(1)急性间质性肾炎:常有药物过敏史,如发热、皮疹、关节疼痛,实验室检查有镜下血尿、蛋白尿、尿沉渣染色可见嗜酸性粒细胞,血中嗜酸性粒细胞增加,IgE 增高,停用致敏药物后肾功能可逐渐恢复,临床上激素有效。

(2)肾小球疾病:临床上少尿更突出,尿蛋白严重等;可根据无导致 ATN 的致病因素,而具有的特殊病史、特征性临床表现、化验异常及对药物治疗的反应做出诊断;肾活检可帮助鉴别。

五、治疗

(一)中医治疗

治疗原则:祛邪扶正是治疗急性肾损伤的重要方法。根据急性肾损伤的病机特点,初期主要为火热、湿毒、瘀浊之邪壅滞三焦,水道不利,以实证居多。治疗重在通腑泻实,利湿解毒,活血化瘀,宣通三焦等法;后期兼见正气虚损,宜分气血阴阳及脏腑亏虚而补之。

1.针灸及其他外治法

(1)针刺法:①伴有休克者针刺人中、合谷、涌泉、足三里;耳针升压点、心、肾、皮质下、内分泌等穴位。②少尿期针刺膀胱俞、中极、阴陵泉;耳针肾、交感、内分泌等穴位;③多尿期针刺肾俞、关元、气海、大椎、三阴交、足三里。耳针肾、膀胱、三焦、内分泌等穴位。

(2)中药结肠透析:①邪实为主者,以生大黄 15～20g,枳实 20g,芒硝 20g,厚朴 20g,蒲公英 30g,加水 500mL 浓煎成 150mL,调至适温,高位保留灌肠,保留至少 30min,每天 2 次。②阳虚邪实者,以熟附子 20g,生大黄 15～20g,枳实 20g,芒硝 20g,厚朴 20g,加水 500mL 浓煎成 150mL,调至适温,高位保留灌肠,保留至少 30min,每天 1 次。

2.辨证方药

(1)少尿期

①邪毒内侵证

证候 尿量急骤减少,甚至闭塞不通,或发热不退,或神昏嗜睡,恶心呕吐,舌质绛红,舌苔厚腻,脉濡滑或细滑。

治法 通腑泄浊,解毒导滞。

方药 黄连解毒汤。药用:黄连、黄芩、黄柏、栀子等。

若由蛇毒、蜂毒所致者,加白花蛇舌草、半边莲、夏枯草清热解毒。水肿严重者加茯苓皮、泽泻以利水消肿;恶心呕吐者加法半夏、竹茹、陈皮以和胃止呕;大便不通者加川厚朴、大黄以行气通便。

中成药可选用清开灵注射液或热毒宁注射液静脉滴注。

②热毒瘀滞证

证候　尿点滴而出，或尿闭、尿血，或高热，神昏，谵语，吐血，衄血，斑疹紫黑或鲜红，舌质绛紫黯，苔黄焦或芒刺遍起，脉细数。

治法　清热解毒，活血化瘀。

方药　清瘟败毒饮。药用：生地、黄连、黄芩、丹皮、石膏、栀子、甘草、竹叶、玄参、犀角、连翘、芍药、知母、桔梗等。

发热重而风动不止者加紫雪丹口服以清热止痉；神昏者加石菖蒲10g、郁金15g以清热开窍，严重者可加安宫牛黄丸灌服。

中成药可选用血必净注射液静脉滴注。

③瘀毒内阻证

证候　严重外伤及挤压伤之后出现血尿、尿少、尿闭、瘀斑累累，全身疼痛，舌质瘀紫，苔腻，脉涩。

治法　活血祛瘀，通腑泄毒。

方药　桃红四物汤。药用：当归、熟地、川芎、白芍、桃仁、红花。如伴有恶心呕吐者加法半夏、竹茹、陈皮以和胃止呕；如有活动性出血，上方宜暂去桃仁、红花、川芎等活血动血之品，改为三七、蒲黄、茜根等祛瘀止血之品。

中成药可选用血必净注射液静脉滴注，内服云南白药等。

④津亏气脱证

证候　大失血后，血压下降，尿少或无尿，气微欲绝，或喘咳急促，唇黑甲青，汗出肢冷，舌淡或淡白，脉微细欲绝。

治法　益气回阳，养阴固脱。

方药参附汤合生脉散。药用：熟附子、人参、麦冬、五味子等。

中成药可选用参附注射液及参麦注射液静脉滴注。

（2）多尿期

①气阴两虚证

证候　全身疲乏，尿多清长，舌红少津，脉细。

治法　益气养阴。

方药　参芪地黄汤。药用：北芪、党参、熟地、山萸肉、山药、丹皮、泽泻、茯苓。

若余邪未尽，湿热留恋，身热苔腻，则须注意清热化湿，选加黄芩、滑石、薏苡仁、白豆蔻、藿香之品。

中成药可选用参麦注射液静脉滴注。

②肾阴亏损证

证候　腰酸疲乏，尿多不禁，口干欲饮，舌红，苔少，脉细。

治法　滋阴补肾。

方药　二至丸加味。药用：女贞子、墨旱莲等。

尿多不禁者，加五味子、牡蛎、桑螵蛸以固涩缩尿。

中成药可选用金水宝胶囊、百令胶囊或六味地黄丸等。

(二)西医治疗

治疗目标:①积极寻找并消除诱因;②保持有效肾脏灌注;③维持水、电解质、酸碱平衡和内环境的稳定,促进肾脏恢复;④加强营养支持;⑤积极治疗原发疾病,防治并发症。

1.一般治疗 卧床休息、充分补充热量、营养饮食疗法;热量以糖类和脂肪供应为主,配合优质低蛋白饮食。对于高分解代谢或接受血液净化疗法者,蛋白质摄入量可适当放宽。饮食摄入以胃肠道为主,危重患者出现肠功能障碍者则需结合静脉营养。

2.非替代治疗

(1)少尿期的治疗

①严格控制水、钠摄入量:每天输入最为前1天的尿量加上显性失水量和非显性失水量(约400mL)。发热者,体温每增加1℃应增加入液量100mL。但对于合并肾前性因素者可适当增加补液量。可通过观察患者体重、心率、血压、肺水肿症状体征等综合判断。必要时借助CVP、血管彩超甚至PICCO、漂浮导管等血流动力学监测手段进行精密评估及动态观察。

②利尿剂与脱水剂

A.呋塞米:为袢利尿剂,并具有轻度血管扩张作用,是AKI治疗中最常用的利尿剂,主要用于治疗少尿期水钠潴留引起的心功能不全。初始剂量为20mg,1h后无效,可静脉注射呋塞米40mg。若尿最仍无增加,可改为呋塞米持续静脉泵入,剂量为2～4mg/min,一般每天总剂最＜1g。若无水钠潴留者,不建议常规使用。

B.甘露醇:不仅具有渗透性利尿作用,还具有清除细胞外氧自由基的作用。在挤压综合征引起的AKI中,早期应用甘露醇有治疗作用。其他病因引起的ARF中,甘露醇无治疗作用,甚至加重病情。因此,甘露醇在ARF的救治中不应常规应用。

③电解质和酸碱平衡的管理:容量过负荷、肺水肿、脑水肿及高钾血症是少尿期死亡的主要原因,所以在此期应积极控制容量负荷,并防止电解质和酸碱平衡失调。

④控制感染:感染是患者少尿期主要的死亡原因,常见感染部位为肺部、尿路、胆道等,应根据细菌培养和药敏结果,合理选用抗生素治疗,避免肾毒性药物的使用。

⑤防治消化道出血:可选择H_2受体拮抗或质子泵抑制剂预防严重急性肾衰竭患者的胃肠道出血。

(2)多尿期的治疗:多尿期开始,威胁生命的并发症依然存在。治疗重点仍为维持水、电解质和酸碱平衡,控制氮质血症,治疗原发病和防止各种并发症。部分急性肾小管坏死病例多尿期持续较长,每天尿量多在4L以上,补充液体量应逐渐减少(为出量的1/2～2/3),并尽可能经胃肠道补充,以缩短多尿期。

(3)恢复期的治疗:此期应注意加强营养,增强体质,定期随访检查肾功能,尽量避免一切对肾脏有害的因素。少数转为慢性肾衰竭的患者,应按慢性肾衰竭进行治疗。

3.肾脏替代治疗(renal replacement therapy,RRT)包括了所有间断性或连续性地清除溶质、对脏器功能起支持作用的各种血液净化技术,是目前AKI的主要治疗手段。其中连续性肾替代治疗(CRRT)包括了所有连续性地清除溶质、对脏器功能起支持作用的各种血液净化技术。

(1)肾替代治疗的时机:近年越来越多的研究提示,早期(Ⅰ期或Ⅱ期)开始肾脏替代治疗可改善危重患者的预后,而在Ⅲ期选择RRT则难以改善预后。因此,重症患者如出现对其他治疗效果不满意的代谢性酸中毒、容量超负荷及严重电解质紊乱,均为肾替代治疗的绝对适应证及开始治疗的时机。特别适用于 AKI 伴心衰、脑水肿、高分解代谢、重症胰腺炎、ARDS、MODS 等危重状态者,尤其对于炎症因子的清除是目前研究的热点。

(2)目前临床上可参考以下具体指标作为肾替代治疗时机

1)紧急透析指征:①难治性容量超负荷;②高钾(>6.5mmmol/L);③尿毒症症状(心包炎,尿毒症脑病等);④严重代酸(pH<7.1);⑤明确的酒精或药物中毒。

2)一般透析指征:①容量超负荷;②高钾(>5.8~6.0mmmol/L);③严重代酸(pH<7.2)。

出现危及生命的电解质、酸碱平衡紊乱及容量超负荷时,应当行紧急肾脏替代治疗。如果没有以上情况,临床医生应根据临床方面可能取得的获益、实验室检查的变化趋势来选择 RRT 的时机,而不是局限于特定的 BUN 或者 Ccr 水平。随机临床对照研究表明,对于无以上适应证的患者进行肾脏替代治疗的疗效尚不确切,甚至有大型的临床研究提示并无获益。

六、中西医临床诊疗思路

1.本病起病较急,出现严重代酸、肺水肿、高钾血症等时可危及生命,因此,坚持中西医结合,优势互补是治疗的重点。

2.起病阶段重点在于病因的祛除,西医及早介入,如液体复苏纠正容量不足,抗感染治疗脓毒症,解除肾后性梗阻等因素,有助于病情的尽早控制。

3.少尿期轻症患者可以中医综合治疗为主,辅以西医病因或对症处理;重症患者必须中西医结合治疗,有指征者尽快进行肾脏替代治疗。如存在严重的水钠潴留或胃肠功能障碍或高钾血症,口服或鼻饲中药不能操之过急,可考虑采用灌肠、贴敷、针刺等外治法综合治疗。

4.多尿期患者尚未脱离生命危险,必要时仍需维持肾脏替代治疗,在西医综合治疗的基础上,可根据辨证予中医治疗提高疗效。

5.恢复期两医无确切的治疗方法,以中医辨证治疗为主,促进患者肾功能尽快恢复。

七、预防与调护

(一)预防

1.生活规律,起居有节,避免劳累。

2.维持充足的有效血容景,防止肾脏低灌注状态,尤其在高热、呕吐、腹泻等容易失液脱水的状态下。

3.积极治疗原发病,及早发现有导致急性肾衰竭的危险因素并迅速去除。

4.避免滥用药物,尤其是有肾毒性的非甾体类消炎止痛药、抗生素、造影剂等。

5.药源性 AKI 的预防:用药前详细询问病史及药物过敏史;严格掌握肾毒性药物的使用;避免合用肾毒性药物;肿瘤化疗前应预先服用别嘌醇,化疗前及化疗期间应补足液体;使用在尿中形成结晶的药物宜同时碱化尿液及水化;使用对比剂的造影剂诱导的急性肾损伤(CI-AKI)高危患者应用等张氯化钠或碳酸氢钠注射液静脉途径扩容,而不是非静脉途径扩容。

6.小儿、老年人及原有肾病患者更易发生 AKI,应积极治疗基础病。

(二)调护

1.液体管理　首先对患者进行状态的评估,每天应监测体重和中心静脉压(CVP),以确定患者是血容量减少或液体超负荷;其次尿量的准确测量也是必不可少的,以防止体液过多或脱水。大多数患者的尿量应等于前1天输入的液体量,再加上额外的500mL。呋塞米剂量每天可使用数百毫克,没有证据表明,使用利尿剂能够降低死亡率、降低费用和缩短住院的时间或增加肾功能的恢复。

(1)少尿期的液体管理:少尿期保持液体平衡一般采用"量出为入"的原则,每天进水量为前1天液体总排出量加500mL;早期应严格限制水、钠、钾和蛋白质。准确记录24h出入液量,口服和静脉进入的液量要逐项记录,尿量和异常丢失量如呕吐物、胃肠引流液、腹泻时粪便内水分等都需要准确测最,每天定时测体重在检查有无水肿加重,但必须注意有无血容量不足因素,以免过分限制补液量而加重缺血性肾损害,使少尿期延长。

(2)多尿期的液体管理:多尿期开始时威胁生命的并发症依然存在,重点仍为维持水电解质和酸碱平衡、控制氮质血症、治疗原发病和防止各种并发症。部分急性肾小管坏死病例多尿期持续较长,每大尿量多在4L以上,补充液体量应逐渐减少(比出量少500~1000mL),并尽可能经胃肠道补充以缩短多尿期。

2.代谢性酸中毒管理　应经常监测动脉血气、患者的氧饱和度与脉搏血氧饱和度,并通过面罩或鼻导管使用氧疗,有时要机械通气。应评估患者是否有肺窘迫的症状和体征。护理人员必须为卧床患者进行拍背,帮助排痰,危重或无力咳痰者,应给予气道吸痰,增加患者的肺活量,如果可以,动员患者下床活动。

3.电解质管理　每天必须监测患者的电解质,包括钠和钾的水平。高钾血症的早期识别和管理是至关重要的,应限制食物及药品中钾的摄入,彻底清创,防止感染。

4.营养管理　通过充分的营养评估,对不同患者制订针对性的营养治疗方案,避免进一步加重肾脏损害,将有助于改善急性肾损伤患者的预后。总的饮食摄入原则为食物清淡易消化,含充分的维生素、足够的碳水化合物(每天最少摄入碳水化合物100g),优质低蛋白,并应根据患者胃肠功能,循序渐进,不能操之过急。高血钾时应严格限制食物中钾的摄入量如瘦牛肉、橘子、香蕉、炒花生、海带、紫菜、土豆、豆类制品等含钾量高的食物。可作食疗用的中药有:粳米、藕粉、红萝卜、鲜白茅根、马蹄、竹蔗等。少尿期应严格控制水钠摄入量,以"量出为入"为主要原则。进入多尿期后,随着尿景的增加,逐渐增加饮食摄入量,包括逐日增加蛋白质摄入、钠盐摄入、含钾食物摄入。

5.个人护理　加强口腔护理,保持口腔清洁、舒适,以促进食欲,防止发生感染。其次,还要对患者进行皮肤的清洁和监测及压力区的定期护理,保持床单平整、干燥、柔软而又舒适,防止压疮的发生。另外还多应注意休息。

古医籍精选

《景岳全书·癃闭》载:"小水不通是癃闭,此最危急症也"。

《证治汇补·癃闭附关格》有:"既关且格,必小便不通……最为危候"。

《伤寒论·平脉法第二》指出:"关则不得小便,格则吐逆。"

《伤寒论·辨阳明病脉证并治》云:"阳明病,胁下硬满,不大便而呕,舌上苔者,可与小柴胡汤,上焦得通,津夜得下,胃气因和,身溅然汗出而解也。"

《伤寒直解》云:"不大便者,下焦不通,津液不得下也。呕者,中焦不治,胃气不和也。舌上白苔者,上焦不通,火郁于上也。可与小柴胡汤,调和三焦之气。上焦得通而白苔去,津液得下而大便利,胃气因和而呕吐"。

病案分析

(一)病案摘要

何某,女,80岁,于2012年12月26日来诊。主诉:纳差、乏力10余天,加重伴呕吐1天。症状:患者长期居住老人院。10余天前无明显诱因下出现呕吐,非喷射状,伴纳差、乏力,腹泻无腹痛(粪便次数及具体性状不详),在老人院给予庆大霉素抗感染及支持治疗,患者呕吐腹泻消除,但纳差乏力未见好转,每天进食不足一碗粥。今日患者再次出现呕吐、大便稀烂,遂来诊。来诊时患者神志清醒,精神烦躁,形体消瘦,皮肤枯槁,时有呕吐,纳差,乏力,口干,无腹痛,无咳嗽咳痰,无发热恶寒,无腰酸腰痛,小便量可,大便稀烂色黄,今天解3次。舌质淡暗,舌苔白稍腻,脉弦细滑。既往史:高血压病史多年,收缩压最高达198mmHg,平素服用拜新同,血压控制情况不详。查体:T 36.6℃,P 72次/分,R 13次/分,BP 161/81mmHg。神志清醒,精神烦躁,发育正常,营养欠佳,形体消瘦,脱水貌,腹平软,全腹无压痛及反跳痛,肝脾肋下未及,肝颈静脉回流征(一),又肾区无叩痛,肠鸣音正常。检查:血气分析:pH7.391,PO$_2$103mmHg,PCO$_2$TC24.7mmHg,BE-9.3mmol/L;血常规 WBC9.3×10^9/L, N0.89, Hb125g/L, PLT426×10^9/L;生化 Ur30.73mmol/L, Cr789μmol/L, TCO$_2$17.3mmol/L, GLU4.68mmol/L, K$^+$ 2.62mmol/L, Na$^+$ 144mmol/L, Cl$^-$95.7mmol/L;尿常规:白细胞(1+),潜血(1+),白细胞计数106个/μl,红细胞计数12个/μl;尿钠浓度46mmol/L,尿渗透压203mOsm/kg;PTH6.6pg/mL;B超:肝胆脾胰、双肾未见异常。

中医诊断:肾衰病(气阴两虚,湿浊瘀阻)。

西医诊断:①急性肾损伤? ②电解质代谢紊乱;③急性肠炎;④高血压(3级,极高危组)。

(二)分析

1.诊断思路

(1)中医诊断思路:患者纳差、消瘦、口干、乏力、腹泻,舌质淡暗,舌苔白稍腻,脉弦细滑,结合现代医学实验室检查结果,符合"肾衰病"诊断。综合分析,四诊合参,辨证为气阴两虚,湿浊瘀阻。

(2)西医诊断思路

①确定肾损伤诊断:患者肌酐水平明显升高,同时伴有纳差、疲倦、代谢性酸中毒等表现,肾损伤诊断明确。

②确定肾损伤的急性与慢性,病因诊断:起病较急,无贫血,B超检查双肾大小形态正常,应考虑为急性肾损伤。病因方面,B超未发现梗阻性肾病,可排除肾后性因素;患者高龄,10余天前开始出现呕吐、腹泻、纳差,存在容量不足、肾灌注不足的肾前性因素;又有近期使用氨基糖苷类抗生素(庆大霉素)史,同时存在肾性因素。

2.治疗思路

(1)中医治疗思路:上下交损,当治其中。辨证以益气养阴、祛湿化浊、和胃止呕为法,方用香砂六君汤合参苓白术散加减:木香10g(后下),春砂仁10g(后下),太子参15g,茯苓15g,山药15g,石斛15g,玉竹15g,莲子15g,竹茹15g,苏夏15g,葛根15g,甘草5g。水煎服,每天1剂。

(2)西医治疗思路

①补液扩容、纠正酸碱失衡和水电解质紊乱。能量支持及补液扩容,尽快纠正肾前性因素。予

以碳酸氢钠纠正酸中毒,予补钾、补钙对症处理。

②避免肾毒性药物使用。

③考虑患者尿量可(每天尿量1200～1600mL),无顽固性高钾、无少尿、无心力衰竭等情况,肌酐水平较前下降,可暂予保守治疗,如出现严重代酸、高钾、肺水肿等,则需及时行肾脏替代治疗。

(杜革术)

第四章　血液系统急症

第一节　急性溶血性贫血

急性溶血性贫血(acute hemolytic snemia)是由于各种原因在短时间内引起体内红细胞破坏加速,超过骨髓造血潜能时,临床上出现不同程度的贫血,严重者出现严重缺氧、肾衰竭共至死亡。溶血性贫血有时虽有红细胞破坏,但骨髓造血尚可代偿而无贫血者,称为溶血状态。在某些因素与作用下发生的急性溶血过程,除全血外,网织红细胞减少,骨髓造血发生暂时停滞,严重时则称为急性溶血危象。当破坏的速度超过骨髓的代偿功能时才会发病。由于各种原因使红细胞寿命缩短,过早、过多地破坏(溶血),血循环中红细胞数减少,骨髓加速红细胞的生成与释放。若红细胞被破坏的速度超过骨髓红系统造血代偿性增生的能力,遂发生溶血性贫血。

本病属于中医学"血证"、"虚劳"、"黄疸"、"积聚"等病证范畴。

一、病因病理

(一)中医病因病机

1.病因　中医认为溶血性贫血的病因为先天不足、外感时邪、饮食所伤、病后续发等。

2.病机　本病多因湿热内蕴,或热扰营血,湿热毒邪相搏结,肝失疏泄,胆汁外溢。或热毒内蕴化火,浸入血分,耗伤营血。主要病机为湿毒化火,损伤营血,或湿热蕴蒸、气血亏虚,为本虚标实之证。

(1)先天因素:肾主骨生髓,为先天之本。先天禀赋不足,肾虚精髓空虚,则血亦化生不足而见血虚诸症,且易感受外邪而致病。

(2)外感时邪:素体亏虚,感受湿热邪毒,熏蒸肝胆,胆汁不循常道而外溢故见黄疸诸症;或热毒内蕴化火,侵入血分,耗伤营血,导致贫血。

(3)饮食所伤:饮食失调,长期嗜酒无度,或过食肥甘厚腻,或饮食不洁如食蚕豆或服某些药物后损伤脾胃,失于运化,湿热内生,郁久化热而导致湿热蕴结中焦,伤及营血而致病。

(4)病后续发:胁痛、积聚或其他疾病之后,瘀血阻滞,湿热残留,日久肝脾肾损伤,湿热瘀阻,外邪引发而致发病。其病位主要在脾、肾、肝。

(二)西医病因病理

1.病因　遗传性球性红细胞增多症并诱发感染等诱因;柏氨喹啉型药物型溶血;蚕豆病;免疫性溶血性贫血;血型不合输血等。

2.发病机制

(1)红细胞膜的异常:溶血性贫血很多是由于红细胞膜的缺陷所致。

(2)血红蛋白的异常:由于血红蛋白分子结构的异常,使分子间易发生聚集或形成结晶,导致红细胞硬度增加,无法通过直径比其小的微循环而被单核—巨噬细胞系统所吞噬。不稳定血红蛋白病和磷酸戊糖旁路酶缺陷等,由于氧化作用破坏血红蛋白,导致海因小体形成。这种含有坚硬珠蛋白变性小体的红细胞,极易被脾索阻滞而清除。

(3)机械因素:如病理性瓣膜、人工瓣膜等对红细胞的机械性损伤。弥散性血管内凝血时纤维蛋白条索在微血管内形成,当循环的红细胞被黏附到网状结构的纤维蛋白条索上后,由于血流不断冲击,引起破裂。如红细胞强行通过纤维蛋白条索间网孔时,可受到机械性损伤而溶血,临床称为微血管病性贫血。

二、临床表现

(一)病史

除询问发病缓急、主要症状及病情进程外还应着重询问以下各项:

1.地区性 强调家庭籍贯,如地中海贫血多见于广东及浙江等沿海地区。

2.家族史 近亲中如有贫血、黄疸、脾肿大者,则有先天性溶血性贫血可能。

3.药物接触史 药物可诱发免疫性溶血性贫血,氧化性药物可使不稳定血红蛋白病及 G-6-PD 缺乏症发生溶血。

4.引起溶血性贫血的原发病史 如淋巴瘤可伴有免疫性溶血性贫血。

5.诱发因素 如过劳、寒冷刺激及服蚕豆等。

(二)症状

急性溶血性贫血起病急骤,可突发寒战、高热、面色苍白、腰酸背痛、气促、乏力、烦躁,亦可出现恶心、呕吐、腹痛等胃肠道症状。这是由于红细胞大量破坏,其分解产物对机体的毒性作用所致。

(三)体征

游离血红蛋白在血浆内浓度越过 130mg 时,即由尿液排出,出现血红蛋白尿,尿色如浓红茶或酱油样,12h 后可出现黄疸。溶血产物损害肾小管细胞,引起坏死和血红蛋白沉积于肾小管,以及周围循环衰竭等因素,可致急性肾衰竭。由于贫血,缺氧,严重者可发生神志淡漠或昏迷、休克和心功能不全。

(四)辅助检查

确定是否为溶血性贫血,可根据红细胞破坏增加和骨髓代偿功能增强而确定。

1.红细胞破坏增加的证据 如红细胞计数下降、血清间接胆红素增多、尿内尿胆原的排泄量增多、血浆结合珠蛋白明显减少或消失、血浆游离血红蛋白浓度增高、尿内出现血红蛋白(急性溶血)或含铁血黄素(慢性溶血)、红细胞生存时间缩短等。

2.骨髓代偿性增生的证据 网织红细胞增多、末梢血中出现有核红细胞、骨髓内幼红细胞增生明显增多,粒红比例下降或倒置等。

(五)常见危重并发症

溶血常见危重并发症主要有肾衰竭、休克、心力衰竭等。

三、诊断

急性溶血性贫血的诊断可分成两步:

1.首先明确有无溶血,应寻找红细胞破坏增加的证据。

2.查明溶血的原因,则须经过病史、症状、体征及实验室等资料的综合分析来作判断。

四、鉴别诊断

贫血伴有骨髓红系造血旺盛和网织红细胞增生或贫血伴有黄疸的疾病可与溶血性贫血混淆。

五、治疗

（一）中医治疗

治疗原则：祛邪为主，结合虚实夹杂分期而治。治疗上：急性期重在祛邪，清利湿热；慢性期补虚为主，健脾补肾，培补气血生化之源；虚实夹杂者宜祛邪与补虚并施。

1.针灸及其他外治法

（1）针刺法：针刺胆俞、肝俞、阴陵泉、太冲、内庭。阳黄者用泻法。每天1次，留针30min，10次为1个疗程。阴黄者平补平泻，留针30min，10次为1个疗程。

（2）艾灸法：阴黄者灸脾俞、胃俞、至阳、足三里、三阴交。每天灸1~2次，每穴灸3~5壮，或隔天1次。

（3）耳针疗法：溶血性贫血还可用耳针疗法，选取胆、肝、脾、胃、耳中耳、耳迷根等穴疏肝利胆、健脾和胃。每次取2~3穴，中等刺激平补平泻，每天1次，10次为1个疗程。

2.辨证方药

（1）气营两燔证：此为危急重症，病死率高。

证候 壮热、烦渴、神志昏迷、斑疹隐约可见，舌绛苔黄燥等。或斑疹较多，有吐血、衄血、便血，抽搐等血分症状。

治法 清气凉营为主。

方药 竹叶石膏汤合清营汤或清气凉营方。药用：竹叶、石膏、半夏、麦冬、人参、粳米、甘草、犀角（水牛角代）、生地黄、元参、丹参、黄连、金银花、连翘等。

若胃阴不足，胃火上逆，口舌糜烂，舌红而干，可加石斛、天花粉等以清热养阴生津；胃火炽盛，消谷善饥，舌红脉数者，可加知母、天花粉以增强清热生津之效；气分热犹盛，可加知母，增强清热之力。

中成药可加用清开灵注射液、醒脑静注射液、安宫牛黄丸。血虚者可加益血生胶囊。出血较重者可加用口服药物云南白药及三七片。

（2）湿热蕴蒸证

证候 身目俱黄，黄色鲜明，发热口渴，纳呆厌油，恶心呕吐，胁痛腹胀，大便秘结，小便黄赤，肝脾肿大，触痛明显。舌红，苔黄腻，脉弦数。

治法 清热利湿，益气和胃为主。

治法 茵陈五苓散。药用：赤茯苓、泽泻、猪苓、肉桂、白术（炒）等。

中成药可加用清开灵注射液、茵栀黄注射液。

本病多起病急，病情重，变化快，常以黄疸、虚劳或积证为证候特点，可出现心悸喘脱、厥脱、关格、闭窍、动风等变证。

(二)西医治疗

治疗目标:迅速控制溶血;尽早防治溶血并发症,包括抗休克,抗心力衰竭,保护肾功能,及时补液输血以改善贫血,防止重要器官受损,降低胆红素,预防核黄疸。

1.病因治疗 应尽快去除诱因,如溶血性输血反应应立即停止输血;寒冷型抗体自身免疫性溶血性贫血,应注意防寒保暖,特别是保持四肢温暖;蚕豆病患者应避免食用蚕豆和具氧化性质的药物;药物所致的溶血性贫血应立即停药等;感染本身可引起溶血也可使原有溶血性疾患发生急性溶血危象,应注意防治感染;继发于其他疾病的免疫性溶血应积极治疗原发病。

2.药物治疗

(1)糖皮质激素和其他免疫抑制剂:用肾上腺皮质激素抑制免疫反应,对免疫性溶血性疾患有效。激素对于其他类型溶血性疾患常无效,应避免滥用。治疗自体免疫溶血性贫血、新生儿同种免疫溶血病、阵发性睡眠性血红蛋白尿等,每天泼尼松 1~1.5mg/kg,或甲泼尼龙 1mg/(kg·d),或地塞米松 10mg(首日),后逐渐减量,如自体免疫溶血性贫血可用环磷酰胺、硫唑嘌呤或达那唑(danazol),必要时可选用立妥昔单抗等。

(2)输血:贫血明显时,输血可改善贫血症状,但在某些溶血情况下,也具有一定的危险性,如给自体免疫性溶血性贫血患者输血可发生溶血反应,给阵发性睡眠性血红蛋白症(PNH)患者输血也可诱发溶血,大量输血还可抑制骨髓自身的造血功能,所以应尽量少输血。有输血必要者,最好只输红细胞或用生理盐水洗涤 3 次后的红细胞。

(3)雄性激素或蛋白合成激素能刺激骨髓造血,增加代偿功能,但作用也有限。

六、中西医临床诊疗思路

1.尽管溶血性贫血临床疾病类型繁多,但主要表现是一致的,如黄疸、贫血、腰痛、尿色深黄等,这些症状无特异性,仅仅能提供诊断的线索,而不能确定疾病的分类和引起溶血的原因。如何进行诊断、分类及确定溶血的原因,对于选择治疗方法、评估疾病预后及疗效评定有着十分重要的意义。若仅仅依据中医临床证候来诊断溶血性贫血是远远不够的,必需结合西医的血常规、骨髓象、各特异性的溶血实验进行分析诊断与鉴别诊断,以免延误诊疗、耽误病情。在临床上,应首先从现代医学的角度采取各种微观实验项目明确诊断和分类,在此基础上,再探索如何与中医宏观证候结合,以深入全面判断溶血性贫血的病情及机体体质状况,辨证分型论治,以提高治疗效果。

2.急性溶血性贫血发作以西医控制为主,尤其是血管内溶血者,病情严重,处理不当,往往会造成肾功能损害,重者出现肾衰竭。此时宜采取糖皮质激素、丙种球蛋白、洗涤红细胞输注、祛除诱因、碱化尿液的措施救治,有明显优势,可迅速控制溶血纠正机体贫血和缺氧状态,加速溶血成分的排泄,防止出现肾衰竭。中医可予清热利湿、凉营解毒辅助治疗,控制溶血以减少糖皮质激素和输血。

3.对于贫血情况严重的患者,要考虑到"有形之血难以速生,无形之气所当急固",在使用大量的补血药物的时候,也应该注意补气药物的使用。同时,在输血方面,应严格把握输血的适应证,防止无效输血。

七、预防与调护

(一)预防

1.对于有接触或服用药物诱发溶血的患者应注意避免接触及服用相关药物,避免诱发因素;同时注意一些遗传性疾病的筛查。

2.注意避免风寒,尽量减少伤风感冒。对抗生素和抗癌类药物的使用,要抱谨慎的态度,因为有一部分患者由于服用了这些药物而发病,故在治疗过程中应该定期检测血常规,如有异常立即停用,即时治疗。

3.生活要有规律,积极锻炼身体,保持心情舒畅,避免精神刺激。

(二)调护

1.急性期护理:溶血性贫血患者入院时,一般病情危急,要密切观察患者贫血进展程度、皮肤黏膜的黄染程度、尿色、尿景和生命体征的变化。耐心倾听患者的主诉,发现患者出现头痛、恶心、呕吐、腹痛、腹泻、寒战、高热等表现,及时处理。

2.严密监测肾功能,给予留置导尿,观察尿景、颜色、性质的变化。注意预防泌尿系感染。准确及时记录 24h 出入量,保持液体进出总量平衡。

3.恢复期护理:

(1)心理护理:急性溶血性贫血患者发病急,病情严重,因此患者精神紧张,心理负担重,应及时了解患者的心理情感反应,并给予精神上的鼓励和安慰;向患者介绍本病有关知识,消除患者紧张、恐惧心理,使患者能积极配合治疗及护理。

(2)健康宣教:患者经过合理治疗和科学护理后病情得到控制和好转,应将疾病知识向患者说明解释,如指导蚕豆病患者不食蚕豆及其制品、避免感染及使用氧化性药物,对免疫性因素导致溶血者应加强锻炼,改善体质,定期检查血红蛋白,以减少本病的发生。

古医籍精选

《卫生宝鉴》载一医案:"元气正卿,壬寅二月间,因官事劳役,饮食不节,心火乘脾,脾气虚弱,又以恚怒,气逆伤肝,心下痞满,四肢困倦,身体麻木,次传身目俱黄,微见青色,颜黑,心神烦乱,怔忡不安,兀兀欲吐,口生恶味,饮食迟化,小便癃闭而赤黑;辰巳间发热,日暮则止;至四月尤盛……。"

《医学纲目》记载一个医案:"一妇人年六十岁,病振寒战……身热又欲近火……脐下恶寒……浑身黄及睛黄……溺黄赤而黑又频数……病来身重如山,便着床枕。"

《景岳全书》:"全非湿热,而总由气血之败。盖气不生血,所以血败;血不华色,所以色败;凡病黄疸而绝无阳证阳脉者,便是阴黄。"

《诸病源候论》:"小儿在胎,启幕脏器有热,熏蒸于胎,至生下小儿体皆黄,谓之胎疸也。"

《秘传证治要诀及类方》载:"诸失血后,多会面黄。盖血为荣,面色红润者,血荣之也,血去则面色萎黄。……亦有遍身黄者,但黄不及耳目。"

病案分析

(一)病案摘要

患者,女,23 岁,因"孕 1 产 0 孕 38+3 周头盆不称",于 2015 年 6 月 21 日在我院行剖宫产术,手术顺利,历时 40min,术中出血 400mL。术后生命体征平稳,留置尿管通畅,尿色清。当天 17 时左右给庆大霉素 24 万 U 加入 5‰葡萄糖 500mL 中静脉滴注,输液中及输液后无不良反应。液间尿管自行脱出后自解小便两次,未注意颜色。22 日 10 点左右自觉全身难受,呕吐,大汗淋漓,小便为浓茶色,查:T38.8℃,R25 次/分,HR96 次/分,BP80/50mmHg,全身皮肤、巩膜轻度黄染,双肺听诊无杂音,子宫收缩佳,阴道流血少。舌红,苔黄微腻,脉弦滑。复查血常规:Hb60g/L,WBC12.8×10⁹/L,网织红细胞 0.05。B 超无异常,考虑溶血性贫血可能,即急查肝功能、肾功能,并留置尿管,吸氧,静脉滴注地塞米松 20mg、维生素 K₁15mg,输全血 600mL 等处理后,体温开始下降,BP110/80mmHg。12 时,患者病情进行性加重,精神极差,自觉头昏、气急、心慌,皮肤、巩膜重度黄染,尿呈酱油色,舌红苔黄腻,脉弦滑。血常规及肝肾功能复查回报:Hb 40g/L,白蛋白 33.38g/L,总胆红素 74.17μmol/L,直接胆红素 14.6μmol/L,谷草转氨酶 100U/L,尿胆素(一),隐血阳性。

中医诊断:黄疸(湿热内阻)。

西医诊断:急性溶血性贫血。

(二)分析

1.诊断思路

(1)中医诊断思路:患者因使用药物后出现全身皮肤、巩膜重度黄染,症见:精神极差,自觉头昏、气急、心慌,皮肤、巩膜重度感染,尿呈酱油色,舌红苔黄腻,脉弦滑。故中医诊断为"黄疸"。综合分析,四诊合参,当属湿热内阻之证。

(2)西医诊断思路

①确定急性溶血性贫血的诊断:使用庆大霉素之后,全身难受,呕吐,大汗淋漓,小便浓茶色,且病情进行性加重,精神极差,头昏、气急、心慌,尿呈酱油色。查体:T38.8℃,皮肤、巩膜重度黄染。检查:WBC12.8×10⁹/L,网织红细胞由 0.01 升至 0.05,HB40g/L,白蛋白(A)33.38g/L,总胆红素74.17μmol/L,直接胆红素 14.6μmol/L,谷草转氨酶 100U/L,尿胆素(一),隐血阳性。根据临床表现及各项检查结果可明确诊断为急性溶血性贫血。

②明确急性溶血性贫血的病因:患者无黄疸及尿血史,在使用庆大霉素后,出现急性溶血性贫血,当停用庆大霉素,并用脱敏、输血等治疗而愈,故可确诊为庆大霉素引起的急性药物性免疫性溶血性贫血。

2.治疗思路

(1)中医治疗思路:中医当以"急则治其标"为治则,以清热利湿为法。中医可辅以苦参注射液或茵栀黄注射液以利湿退黄。中医辨证治疗选方当以茵陈蒿汤加减。可配合针刺中脘、阳陵泉、合谷、内庭、期门、太冲。

(2)西医治疗思路:结合患者临床表现及各项检查结果,患者确诊为急性药物性免疫性溶血性贫血,其治疗主要为以下几个方面:

①停止使用庆大霉素。

②一般治疗:卧床休息,监测心电、血压,记 24h 尿量,复查血常规、肝功能、肾功能。

③吸氧:保证患者血氧饱和度在 95%～98%。

④抗过敏治疗:予以钙剂如葡萄糖酸钙 20mg 静脉注射或静脉滴注以抗过敏,以及使用抗组胺药物治疗。

⑤肾上腺糖皮质激素:用肾上腺皮质激素抑制免疫反应,对免疫性溶血性疾患有效。予以静脉滴注地塞米松 20mg,或每天泼尼松 40~60mg,分次口服,或氢化考的松每天 200~300mg 静脉滴注。

⑥输血:患者贫血明显,输血是主要疗法之一,可改善患者贫血症状。根据患者病情,予以输血治疗。

⑦对症支持治疗:患者有出血时,可予以维生素 K_1 静脉滴注,根据病情使用能量合剂、白蛋白及维生素等。

(杜革术)

第二节　急性出血性疾病

急性出血性疾病(acute hemorrhagic disease)是一组由于毛细血管壁缺陷或损伤,血小板质或量异常,凝血因子缺陷等原因,引起的自发性或血管损伤后出血不止为特征的急性病症。其表现为自发性出血,创伤后持续出血,出血程度和创伤不平行。由于止血是一个复杂的概念,急诊出血的患者更易造成诊断上的疏忽或延误。

出血性疾病是急性出血性疾病,属于祖国医学的"血证"范畴。

一、病因病理

(一)中医病因病机

1.病因　中医认为急性出血性疾病主要原因为热甚迫血、阴虚火旺、气不摄血及瘀血阻滞等。

2.病机　本病有虚实之分,热甚迫血为实,阴虚火旺、气不摄血为虚。若久病不愈,而致瘀血阻滞者,可表现为虚实夹杂。病因有热、虚、瘀之不同,病位在血脉及骨髓,与心、肝、脾、肾关系密切。

(1)热甚迫血:外感风热燥邪,深入血分,伤及脉络;或因阴阳失衡,阳气内盛,内热蕴生,热甚迫血;或阳气内盛,复因感受时邪,饮食内伤,脏腑功能失调,蕴生内热;或七情所伤,情志郁结,气郁化火,火盛迫血,溢于脉外。

(2)阴虚火旺:久病或热病之后,耗伤津液;或忧思劳倦,暗耗心血,阴液耗损;或饮食不节。胃中积热伤阴,致胃阴不足;或恣情纵欲,耗损肾阴,阴液不足,虚火内炽,灼伤血脉,迫血妄行而致出血。

(3)气不摄血:先天禀赋不足,后天调养失宜,肾气不足,累及精髓。脾气虚,气血生化乏源;或因病久不复,精血亏损;或反复出血,气随血夺,致气虚不能统摄血液而致出血。

(4)瘀血阻滞:久病入络,或离经之血不能排出体外,留积体内,蓄积成瘀血。瘀血阻滞,血行不畅,致血不循经,溢于脉外而为出血。

本病发病急骤,若未能及时救治,可迅速出现气随血脱、阴阳离决的危重变证。

(二)西医病因病理

1.病因　现代医学认为各种急性出血性疾病多是外伤、血小板障碍、凝血功能紊乱等引起的。由于各种先天遗传、后天获得性疾病使机体内血管内皮细胞受到损伤或激活,血管内膜凝血/抗凝平衡打破;血小板的异常(量、质)黏附或聚集,凝血系统中凝血因子异常缺乏,促凝机制缺陷和纤溶系统过度激活,导致人体止血机制障碍而出现急性出血。根据发病环节,急性出血性疾病的病因可分以下几类：

(1)血管因素所致出血性疾病：先天性或遗传性血管壁或结缔组织结构异常引起的出血性疾病，如遗传性毛细血管扩张症；获得性血管壁结构受损，又称血管性紫癜，可由如免疫、感染、化学、代谢、机械等因素引起。

(2)血小板因素所致出血性疾病：血小板量异常、血小板功能缺陷。

(3)凝血因子异常所致出血性疾病：包括遗传性凝血因子异常、获得性凝血因子减少。

(4)纤维蛋白溶解过度所致出血性疾病：①原发性纤维蛋白溶解；②继发性纤维蛋白溶解。

(5)循环抗凝物质所致出血性疾病：大多为获得性，如抗凝血因子Ⅷ、抗凝血因子Ⅸ；肝素样抗凝物质、狼疮抗凝物质。以上因素以再生障碍性贫血、肿瘤(包括白血病等血液系统疾病)、感染、弥散性血管内凝血(DIC)、流行性出血热、过敏性紫癜、血小板减少性紫癜为常见。

2.发病机制　本病多由先天性或获得性因素导致血管壁损伤，或血小板数、量和功能异常，或凝血功能障碍，这三方面病理变化单独或同时存在，引起皮肤、黏膜、内脏及组织自发性或轻微损伤后出血不止。

二、临床表现

(一)病史

了解患者的出血特征、出血诱因、基础疾病及家族史和其他一般状况。

(二)体征

1.出血体征　典型表现为皮肤及黏膜瘀点、瘀斑、齿衄，口腔黏膜及眼结膜下出血，咯血，消化道出血，泌尿道出血等，或因颅内出血而危及生命。

(1)皮肤黏膜出血：最常见，多发生于轻伤之后，出现顽固的持续性渗血，可长达数日或数周之久，如鼻衄及拔牙后出血。

(2)肌肉出血：皮下及肌肉出血，可形成血肿，多于外伤后数日始形成。时间久者血肿周围可形成伪包膜，称血友病性血囊肿，压迫和破坏周围组织。

(3)关节出血：多见于血友病，各关节均可累及，依次为膝、踝、髋、肘、腕、肩及手指小关节，先有疼痛和压痛，继之肿胀。轻者无后遗症，重者关节强直及畸形，相应部位肌肉萎缩。

(4)内脏出血：消化道出血亦较常见，颅内出血发生率为 $2.5\%\sim7.8\%$，死亡率高，一般在硬膜外出血或蛛网膜下腔出血。

2.相关疾病体征　贫血、肝脾肿大、黄疸、蜘蛛痣、腹水、水肿等，以及关节畸形、皮肤异常扩张的毛细血管团等。

3.一般体征　如心率、呼吸、血压、末梢循环状况等。

(三)辅助检查

1.初筛试验及特殊试验选择　包括凝血酶原时间(PT)、活化的部分凝血酶时间(APTT)，血小板计数及出血时间(BT)。初筛试验仅能帮助确定出血性疾病是属于血小板数量或功能异常，或是内源性或外源性凝血机制障碍。

2.血小板功能检查　包括：(1)血小板聚集功能测定。血小板聚集功能异常见于遗传性血小板贮存池释放障碍和尿毒症、血管性血友病、巨血小板综合征及摄入阿司匹林患者。(2)特殊的血小板膜糖蛋白分析。血小板无力症存在血小板膜 GP Ⅱ b/Ⅲ a 缺乏或异常,巨血小板综合征存在血小板膜 GP Ⅰ b/Ⅸ/Ⅴ 量或质的异常。

3.凝血因子缺乏的特殊试验　可采用凝血活酶生成及纠正试验(Bigg TGT)排除有无 FⅧ、FIX、FXI 缺乏。

4.凝血因子抑制物分析　凝血因子抑制物包括 FⅧ抑制物和抗磷脂抗体(APA)两类,可以干扰内、外源性凝血途径,FⅧ抑制物的定性、定量分析;抗磷脂抗体(APA)确诊试验:基于 APTT 或鲁塞尔蝰蛇毒时间(RVVT)分析的混合试验(患者血浆＋正常血浆)或纠正试验(加入外源性磷脂),也可用酶联免疫吸附分析或放射免疫分析方法确定抗磷脂抗体。

三、诊断

应按先常见病后少见病、先易后难、先普通后特殊的原则,逐层深入进行程序性诊断。

1.确定是否属出血性疾病的范畴。

2.大致分辨是血管、血小板异常,还是凝血障碍或其他疾病。

3.判断是数量异常还是质量缺陷。

4.通过病史、家族史及某些特殊检查初步确定是遗传性还获得性。

5.若为遗传性,应进性基因及其他分子生物学检查以确定病因及发病机制。

四、鉴别诊断

临床上须对各种出血性疾病进行鉴别,见表 4-1:

表 4-1　血小板、血管型疾病与凝血性疾病的临床鉴别

	血小板及血管性疾病	凝血性疾病
瘀点、瘀斑	多见(小、分散)	罕见(大、片状)
内脏出血	较少	较多见
肌肉出血	少见	多见
关节腔出血	罕见	多见(血友病)
出血诱轩	自发性较多	外伤较多
性别	女性较多	男性较多(血友病)
家庭史	少有	多有
疾病过程	过程短暂,可反复发作	遗传性者常为终身性

五、治疗

(一)中医治疗

治疗原则:针对病因止血,首先本病病因多热、虚、瘀,治疗上注意调理脏腑气血,当以清热、滋阴、凉血、益气摄血、活血化瘀为则。

1.针灸及其他外治法

(1)针刺法:选取三阴交、血海、夹脊胸7、胸11等穴。先刺夹脊胸7、胸11,得气后,留针5min,起针后再取三阴交、血海,得气后留针20min,期间行针3次,以补法为主,隔天1刺,1个月为1个疗程。

(2)艾灸法:选取肝俞、脾俞、肾俞、足三里、三阴交等穴,并随证加减。用麦粒大小艾柱进行无瘢痕灸法,每穴5～7壮;或用艾条灸,每天或隔天1刺,连续治疗。

(3)耳针:选取耳穴肾上腺、膈、肝等,配肺、内分泌、脾、肾等。用毫针强刺激,留针30min,或埋线1～2天。

(4)中药药浴:选取:生地黄、牡丹皮、白芍、黄芩、黄柏各20g,山栀15g,生甘草9g,水牛角30g;上药煎煮20min后,以药液浸洗肌肤,每天1剂,7剂为1个疗程。适用于内热炽盛者。

2.辨证方药

(1)血热妄行证

证候　起病急骤,发热,口渴,口臭,便秘,大便色黑,尿黄,出血量多,色泽鲜艳,咯血或吐血,皮肤紫斑以下肢最为多见,人小不等,融合成片,伴有鼻衄、齿衄,或有腹痛,甚则尿血、便血。舌红,苔薄黄,脉弦数或滑数。

治法　清热凉血。

方药　犀角地黄汤。药用:犀角、生地黄、牡丹皮、芍药等。

若出血量多,加藕节、地榆、仙鹤草以止血,可重用大黄、三七凉血止血、活血化瘀;热毒炽盛,烦躁不安,口渴欲饮者,加生石膏、龙胆草,冲服紫雪丹;大量出血而致气随血脱者,急服独参汤以益气固脱。

中成药可加用清开灵注射液。

(2)阴虚火旺证

证候　头晕目眩,耳鸣,低热颧红,心烦盗汗,口干咽燥,齿衄鼻衄,月经量多,紫斑较多,颜色紫红,时发时止。咳嗽痰少,痰中带血,或反复咳血,血色鲜红。舌红少苔,脉细数。

治法　滋阴降火,清热止血。

方药　茜根散或玉女煎。药用:茜根、黄芩、栀子仁、阿胶、石膏、熟地、麦冬、知母、牛膝等。

若胃阴不足,明显口渴者,可加玉竹、沙参等;肾阴亏虚而火不甚,症见腰膝酸软、头晕乏力、手足心热、舌红少苔、脉沉细数者,可用知柏地黄汤加茜草根、紫草。肺肾阴虚者,可用百合固金汤加白及、紫草等。

中成药可加用生脉注射液,口服可加用云南白药、三七片。

(3)气不摄血证

证候　神情倦怠,心悸,气短,头晕目眩,食欲不振,面色苍白或萎黄。皮肤紫斑黯淡,多散在出现,或齿衄,鼻衄,便血,咯血吐血,反复发作,过劳则加重。

治法　益气摄血,健脾养血。

方药　归脾汤或保元汤。药用:白术、当归、白茯苓、黄芪、远志、龙眼肉、酸枣仁、人参、木香、炙甘草、肉桂等。

若大量出血而见脉细微、面色苍白、四肢厥冷、汗出淋漓等气随血脱症状时,可服四逆汤或独参汤。

中成药可加用生脉注射液、补中益气丸。

（4）瘀血内阻证

证候 肌衄，瘀斑色青紫，鼻衄，吐血，便血，血色紫暗，月经有血块，毛发枯黄无泽，面色黧黑，下睑青暗。舌质紫暗或有瘀斑、瘀点，脉细涩或弦。

治法 活血化瘀止血。

方药 桃红四物汤。药用：当归尾、熟地、赤芍、白芍、川芎、白术、炮山甲、首乌、红花、桃仁、夏枯草、板蓝根、甘草等。

疲乏少力，短气懒言而气虚明显，无以推动血液而致瘀血者，重用黄芪，加党参；畏寒肢冷，腹胀便溏，腰酸，舌体胖大，脉沉迟，脾肾阳虚者，加附子、肉桂、菟丝子等温阳之品。

中成药可加用丹参注射液、云南白药、三七片等。

（二）西医治疗

治疗目标：迅速止血，挽救患者的生命。原发性急性出血性疾病多为先天性或遗传性，应以补充疗法为主；继发性急性出血性疾病以治疗基础疾病为主。

1.病因治疗

（1）防治基础疾病：主要适用于获得性出血性疾病，如控制感染，积极治疗肝、胆疾病、肾病，抑制异常免疫反应等。

（2）避免接触、使用可加重出血的物质及药物：如血管性血友病、血小板功能缺陷症，应避免使用阿司匹林、吲哚美辛及噻氯匹定等抗血小板药物。凝血障碍所致如血友病等，应慎用抗凝药物，如华法林、肝素等。

2.止血治疗

（1）补充血小板和其他相关凝血因子：紧急情况下，输入新鲜血浆或新冷冻血浆是较为可靠的补充或替代疗法，其内含除组织因子（TF）、Ca^{2+}外的全部凝血因子。还可根据补充血小板悬液、凝血酶复合物、纤维蛋白原等凝血因子等。

（2）止血药物

①收缩血管、改善毛细血管通透性药物：如垂体后叶素、维生素 C、糖皮质激素等。

②合成凝血相关成分所需的药物：如维生素 K_1、维生素 K_3、维生素 K_4 等。

③抗纤溶药物：如氨基己酸（EACA）、氨甲环酸、氨甲苯酸（PAMBA）、抑酞酶等。

④促止血因子释放药物：去氨加压素（DDAVP）能促进血管内皮细胞释放 vWF，改善血小板的黏附、聚集功能，提高 FⅧ:C 水平。

⑤局部止血药物：凝血酶、血凝酶（立止血）等。

⑥重组活化因子Ⅶ（rFⅦa）：重组活化因子Ⅶ是一种新的凝血制剂。rFⅦa 直接或者与组织因子组成复合物促血小板生成药物。目前用于临床的有血小板生成素（TPO）可促使 FX 的活化与凝血酶的形成。

⑦促血小板生成的药物：多种细胞因子调节各阶段巨核细胞的增殖、分化和血小板的生成，目前用于临床的药物包括血小板生成素、白细胞介素－11 等。

3.局部处理局部加压包扎、固定及手术结扎局部血管等。

4.其他治疗

(1)免疫治疗：对某些免疫因素相关的出血性疾病，如过敏性紫癜(ITP)、有高滴度抗体的重型血友病 A 和血友病 B 等，可应用 CD20 单抗等免疫治疗。

(2)血浆置换：血栓性血小板减少性紫癜(TTP)、重症 ITP 可采用此法以去除相关抗体或相关致病因素。

(3)基因疗法：有望为遗传性出血性疾病患者带来新的希望。

(4)手术治疗：如脾切除、血肿清除，以及关节成型及置换等。

六、中西医临床诊疗思路

急性出血性疾病是危及患者生命的临床危急重症，因此，及时给予快速而正确的诊断治疗至关重要。临床上需注意以下几点：

1.陕速诊断　要充分结合患者病史、家族史及各种实验室检查进行快速诊断。诊断过程中应把握"先常见病后少见病、先普通后特殊、先易后难"的原则。

2.快速止血　诊断暂不明确者，可先考虑应用各种局部止血药物或机械压迫止血，紧急输注新鲜血浆也是一个重要止血措施。待诊断明确后再针对病因、病理进行止血治疗。病情危重如合并重要脏器出血等，如果常规药物止血无效时，应果断采取外科手术或介入治疗。

3.中西医结合治疗　中医在急性出血性疾病治疗的切入点主要在于缓解出血症状、防止再出血。中医在凉血止血、活血止血等治法指导下运用的冰冻紫黄液、大黄、三七等均被临床和实验研究证实有确切止血疗效。中医还可发挥整体观念、辨证论证优势，调理脏腑气血，改善症状，防止再出血。

七、预防调护

(一)预防

1.出血的诱因，以外伤最为常见。此所谓络伤血溢。固有出血倾向患者应禁食坚硬食物，防止刮伤消化道引起继发出血，如咬苹果等常引起齿龈出血；如抓皮肤、或碰撞皮肤往往发生紫斑或血溢，大便干燥可引起肛裂出血。故饮食宜软，防止外伤，对于预防血证具有重要的意义。

2.急性期需绝对卧床，避免剧烈活动，禁止大声说话、哭笑、咳嗽等，预防颅内出血，待病情稳定后方可适当活动。

3.洗漱时避免摩擦、碰伤。皮肤有血疱破溃时应及时处理，防止出血和继发感染的发生。

(二)调护

1.平素要注意冷暖变化，调节寒温，精神愉快。病情轻者，可以适当活动。若有出血多及高热等临床表现，患者极度衰竭，应仔细观察病情变化以便及早诊断。晚期患者应尽量减少刺激。饮食上，若属实热和阴虚血瘀，要忌食辛辣刺激之品，以免加重病情。

2.给予富含维生素、高蛋白、低脂、易消化食物，合理补充营养。保持口腔、皮肤清洁干净，静脉注射时，止血带勿扎得过紧、过久，动作要轻、快，以免加重出血。注射后要注意适当压迫进针部位以避免渗血。凝血功能障碍患者绝对禁止肌内注射。

古医籍精选

《素问·刺腰痛论》:"得之举重伤腰,衡络绝,恶血归之。"

《血证论》:"且经隧之中,既有淤血踞住,则新血不能安行无恙,终必妄走而吐溢矣。"

《备急千金要方》:"犀角地黄汤,治伤寒及温病应发汗而不汗之内蓄血者,及鼻衄吐血不尽,内余淤血,面黄,大便黑,消淤血方。"

《景岳全书·杂证谟·血证》:"血有蓄而结者,宜破之逐之","血有涩者,宜利之","血有虚而滞者,宜补之活之"。

《医方经验汇编》:"班迹有瓜瓣者,有如萍背者,亦有如指甲青钱之六乾,累累成片,梭圆不等。"

《医贯·血证论》:"胃者,守营之血,守而不走,存于胃中,胃气虚不能摄血,故令人呕吐,从喉而出于口也。"

《景岳全书·吐血》:"若素多劳倦……而忽致吐血下血者,此脾虚不能摄血。"

《血证论·吐血》:"既有瘀血踞住,则新血能安行五恙,终必妄走而吐溢矣。"

病案分析

(一)病案摘要

患儿,男,12岁。主诉:阵发性腹痛16天,伴解黑大便10天,发现双下肢皮疹3天。入院前16天无诱因出现腹痛,以下腹部及脐周为主,阵发性绞痛,发作时腹痛难忍,伴恶心、无发热、胸闷及心悸、呕吐、腹泻与黑便等,在当地诊所治疗(具体不详)无效。10天前出现呕吐咖啡样胃内容物2次。到当地县医院就诊。行上消化道钡餐检查提示:十二指肠球部溃疡伴胃炎,继而出现解黑大便,每天1次。按消化性溃疡伴出血治疗5天(具体不详),患儿腹痛及便血无改善。3天前患儿双下肢皮肤出现皮疹,呈暗红色,伴局部皮肤肿胀,未经任何治疗,且腹痛阵发性加重,精神差,遂来就诊。门诊诊断胃溃疡,静脉滴注氨苄青西林、奥美拉唑、山莨菪碱及维生素C及维生素B_6等药,腹痛无缓解,儿科就诊。既往体健,无长期腹痛及消化道病史,无药物、食物过敏史。查体:神清,急性痛苦病容,双上肢、臀部及双下肢可见皮疹,呈暗红色出血性皮疹,压之不褪色,对称性分布,大小形态不一,高出皮面并有融合呈片状,伴局部皮肤肿胀,唇暗红,咽充血,扁桃体不大,颈软,心肺正常腹平软,下腹部及脐周轻压痛,无反跳痛,余正常。舌暗红,苔少,舌底静脉迂曲,脉弦涩。血常规:Hb131g/L,RBC5.02×10^9/L,PLT294×10^9/L,WBC14.9×10^9/L,L0.271,G0.661。粪便常规+潜血:潜血(3+)。肾功能、电解质、小便常规、腹部平片均正常。

中医诊断:血证(瘀血内阻)。

西医诊断:过敏性紫癜(混合型)。

(二)分析

1.诊断思路

(1)中医诊断思路:患者因"阵发性腹痛16天,伴解黑大便10天,发现双下肢皮疹3天"入院,症见:双上肢、臀部及双下肢可见皮疹,呈暗红色出血性皮疹,高出皮面并有融合呈片状,伴局部皮肤肿胀,唇暗红,下腹部及脐周轻压痛,舌暗红,苔少,舌底静脉迂曲,脉弦涩,故中医诊断为"紫癜"。综合分析,四诊合参,当属瘀血内阻之证。

(2)西医诊断思路:确定过敏性紫癜的诊断分析:过敏性紫癜是一种毛细血管变态反应性出血疾病,诱因可能为感染、药物、食物、花粉等,可累及毛细血管、微动脉及微静脉血管。绝大多数患者是以皮肤紫癜表现为首发症状,同时或逐渐出现关节、胃肠道、肾脏损害。约50%病例有腹痛,常发生于出疹的1~7天,严重者可合并呕吐、消化道出血甚至肠套叠,肠损害可发生于回盲部而表现为阑尾炎样症状。实验室检查可有白细胞及中性分类升高。少数患者是以腹部症状为首发,之后才出现皮肤紫癜,容易误诊为"消化道溃疡"及"阑尾炎"。本例患者即属于此种情况。以腹痛及消化道出血为首发,行上消化道钡餐检查提示:十二指肠球部溃疡伴胃炎,给予抗炎、抑酸、保护胃黏膜及止痛等治疗,无效。之后才出现双下肢皮疹,血常规升高,最后确定为过敏性紫癜(混合型)。

2.治疗思路

(1)中医治疗思路,中医当以活血化瘀、行气止痛为法,以"急则治其标"为治则,中医辨证治疗选方当以血府逐瘀汤合柴胡疏肝散加减。

(2)西医治疗思路:结合患者临床表现及病史等,诊断为过敏性紫癜(混合型)。其治疗应主要为以下几个方面:

①一般治疗:脱离原有生活环境,避免接触花粉等可能致敏的物质,避免食用可能致过敏的食物,如鸡蛋、牛奶、鱼虾等。卧床休息,定时测量血压、复查便常规及潜血、定时复查尿常规,防止紫癜性肾炎的发生。发病期间禁食,症状控制后逐渐增加饮食,观察食物性过敏原。

②抗感染治疗。

③根据病情使用激素,静脉滴注氢化可的松、促肾上腺皮质激素、地塞米松或口服泼尼松,对缓解症状、减少出血有效,但是对防止紫癜肾炎无效。

④大剂量维生素C、卡巴克络等可帮助改善血管脆性。

⑤抗过敏药物的使用:抗组胺药物、钙剂及免疫抑制剂的使用。

⑥出血量大时,根据病情需要可输血。

(杜革术)

第五章　内分泌系统急症

第一节　糖尿病相关急症

糖尿病相关急症,包括糖尿病酮症酸中毒(DKA)及高血糖高渗综合征(HHS)也称糖尿病非酮症高渗综合征(DNHS)在内的高血糖危象,它们临床危害不可忽视,这两种病症均显著增加了脑水肿、永久性神经损害和死亡等发生可能。在胰岛素发现以前,DKA的死亡率可高达90%以上,随着抗生素的应用及补液纠正脱水,死亡率降至20%以下。20世纪50年代用大剂量胰岛素治疗,死亡率降至不足10%。近20多年,随着标准化DKA治疗方案的实施,死亡率也逐渐下降。但在老年患者及合并有危及生命的严重疾病者,死亡率仍较高。

DKA与HHS这两种代谢紊乱的发病机制有许多相似之处,即血中胰岛素有效作用的减弱,同时多种反向调节激素水平升高,如胰高血糖素、儿茶酚胺、盐或糖皮质激素、生长激素等。DKA及HHS患者由于这些激素水平的变化而导致肝和肾脏葡萄糖生成增加、外周组织对葡萄糖的利用降低,导致高血糖,同时细胞外液渗透压发生了平行变化。DKA时,由于胰岛素作用明显减弱,以及升糖激素作用增强共同使脂肪组织分解为游离脂肪酸,释放入血液循环,并在肝脏氧化分解产生酮体,包括β-羟丁酸(β-hydroxybutyrate,β-OHB)、乙酰乙酸和丙酮,从而造成酮血症及代谢性酸中毒。HHS可能是由于血浆胰岛素分泌相对不足,虽然不能使胰岛素敏感组织有效利用葡萄糖,却足以能够抑制脂肪组织分解,不产生酮体。但目前与此有关的研究证据尚不充分。发生HHS的部分患者并无昏迷,部分患者可伴有酮症。DKA和HHS均能造成尿糖增高引发渗透性利尿,从而使机体脱水,失钠、钾及其他电解质成分。

糖尿病酮症酸中毒

糖尿病酮症酸中毒(diabetic ketoacidosis,DKA)是由于体内胰岛素缺乏及升糖激素不适当升高,引起糖、脂肪和蛋白质代谢紊乱,以至水、电解质和酸碱平衡失调,以高血糖、高血酮和代谢性酸中毒为主要表现的糖尿病严重并发症。DKA的发生与糖尿病类型相关,与病程无关。1型糖尿病有发生DKA的倾向,2型糖尿病在某些诱因下也可发生。

本病属于中医学"消渴病"、"呕吐"、"哕"、"昏迷"等范畴。

一、病因病理

(一)中医病因病机

1.病因　中医学认为本病病因是在消渴的基础之上因外邪犯胃、饮食不节积热伤津,神志失调,郁火伤阴,房劳过度,肾精亏损,过服温燥药物,耗伤阴津所诱发。

2.病机　本病的主要病机为阴津亏损,燥热偏盛,病理性质为正虚邪实。阴虚燥热,或虚实夹杂。

(1)外邪犯胃:感受秽浊之气,气机逆乱,或感受湿浊之邪,阻遏中焦,升降失司,清浊不分,胃失和降而见突然泛恶,纳呆呕吐,发病暴急。

(2)饮食不节:暴饮暴食,损伤脾胃,脾不升清,胃不降浊,或宿食积滞,日久化热,腐食化浊,或因过食辛辣之品,胃热内盛,或素有宿食痰浊,久蕴化热,胃热上蒸,故见口出臭秽之气,味似烂苹果,口渴多饮,口唇红赤,尿赤便秘,舌红苔黄,脉数。

在消渴阴虚燥热、气阴两虚的基础上,或因感受外邪,或因饮食不节,出现痰浊内生、热毒浸淫,而见本病,甚者浊邪上蒙清窍而见昏睡不醒,可危及生命。

(二)西医病因病理

1.病因　现代医学认为糖尿病酮症酸中毒的主要诱因是急性感染,其他包括胰岛素不适当减最或突然中断、饮食不当(过量或不足、食品过甜、酗酒等)、胃肠疾病(呕吐、腹泻等)、脑卒中、心肌梗死、创伤、手术、妊娠、分娩、精神刺激等,有时无明显诱因。

2.发病机制　胰岛素缺乏是本病发生的基础。胰岛素缺乏时伴随着胰高血糖素等升糖激素不适当的升高,葡萄糖对胰高血糖素分泌的抑制能力丧失,胰高血糖素对刺激(精氨酸和进食)的分泌反应也增大,导致肝、肾葡萄糖产生增加和外周组织利用葡萄糖障碍,加剧高血糖;并使肝脏的酮体生成过多,出现酮症或酮症酸中毒。其他升糖激素包括儿茶酚胺、糖皮质激素、生长激素,在DKA发生中也起一定作用。

(1)酸中毒:脂肪动员和分解加速,大量游离脂肪酸在肝内经 β 氧化产生酮体(乙酰乙酸、β-羟丁酸和丙酮),超过肝外组织的氧化能力,使血酮体升高(酮血症),尿酮体排出增多(酮尿)。乙酰乙酸和 β-羟丁酸均为较强的有机酸,大量消耗体内储备碱,超过机体的代偿能力,便发生代谢性酸中毒。

(2)严重失水:由多种因素的综合作用引起:①血糖和血酮浓度升高使血浆渗透压增高,细胞脱水伴渗透性利尿;②蛋白质和脂肪分解加速,酸性代谢产物的大量排泄加重水分丢失;③厌食、恶心、呕吐等使水摄入量减少及丢失过多。

(3)电解质平衡紊乱:渗透性利尿、呕吐及摄入减少、细胞内外水分及电解质的转移,以及血液浓缩等因素,均可导致电解质平衡紊乱。血钠一般正常或偏低,血清钾可正常或偏高,血磷常降低。

(4)携氧系统功能异常:因红细胞糖化血红蛋白增加,2,3-二磷酸甘油酸减少,血红蛋白与氧的亲和力增加,造成组织缺氧。另外酸中毒时血 pH 下降使血红蛋白与氧亲和力下降,在某种程度上改善组织缺氧。

(5)周围循环衰竭和肾功能障碍:严重失水致水容量减少,酸中毒引起微循环障碍,可发生周围循环衰竭,出现低血容量休克。肾灌注量减少,引起少尿或无尿,严重者发生肾衰竭。

(6)中枢神经功能障碍:严重失水血液黏稠度增加、血渗透压升高、循环衰竭及脑细胞缺氧等多种因素综合作用引起中枢神经功能障碍,临床出现不同程度的意识障碍(嗜睡至昏迷),长期缺氧可致脑水肿。

二、临床表现

(一)病史

患者多有糖尿病病史,但无论 1 型糖尿病还是 2 型糖尿病均可以糖尿病酮症酸中毒为首发表现。

(二)症状

根据酸中毒的程度,DKA 可分为轻度、中度和重度(表 5-1)。轻度是指仅有酮症,无酸中毒(糖尿病酮症);中度除酮症外,还有轻至中度酸中毒(糖尿病酮症酸中毒);重度是指酸中毒伴意识障碍(糖尿病酮症酸中毒昏迷),或虽无意识障碍,但二氧化碳结合力低于 10mmol/L 者。起始症状常为脱水引起的多饮、多尿、乏力、体重下降。随后出现食欲下降、腹痛、恶心呕吐、呕吐物可呈咖啡色、潜血阳性。因中枢神经受抑制可出现倦怠、嗜睡、头痛、烦躁、意识模糊、昏睡、反射迟钝甚至消失,最终昏迷。冠心病患者可并发心律失常、心绞痛、心肌梗死、心源性休克等。体格检查可见皮肤弹性减退、眼球下陷,黏膜干燥,脉细数和低血压,晚期各种反射迟钝甚至消失,嗜睡以至昏迷。代谢性酸中毒时呈 Kussmaul 呼吸,呼出气体带有烂苹果味。感染等诱因引起的临床表现可被DKA 的表现所掩盖。少数患者表现为腹痛,酷似急腹症,易误诊,应注意部分患者以 DKA 为首发表现而就医,易误诊。

表 5-1　DKA 轻中重度诊断标准

鉴别点	DKA		
	轻度	中度	重度
血糖(mmol/L)	>13.9	>13.9	>13.9
动脉血 pH	7.25~7.30	7.00~7.24	<7.00
血清 HCO_3(mmol/L)	15~18	10~15	<10
尿酮	阳性	阳性	阳性
血酮	阳性	阳性	阳性
血浆有效渗透压*	可变的	可变的	可变的
阴离子间隙**	>10	>12	>12
精神状态	清醒	清醒/嗜睡	清醒/嗜睡

* 血浆有效渗透压的计算公式:$2×([Na^+]+[K^+])$(mmol/L)+血糖(mmol/L);

** 阴离子间隙的计算公式:$[Na^+]-[Cl^-+HCO_3^-]$(mmol/L);

(三)体征

皮肤弹性减退,眼球凹陷,黏膜干燥,呼吸深大,脉细数,并有低血压,晚期各种反射迟钝甚至消失,意识障碍严重者可出现昏迷,严重酸中毒者可见 Kussmaul 呼吸,呼出气有典型烂苹果味。

(四)辅助检查

对于考虑 DKA 的患者首要的实验室检查应包括:血糖、BUN/Cr、血清酮体、电解质(可以计算阴离子间隙)、渗透压、尿常规、尿酮体、血气分析、血常规、心电图。如果怀疑合并感染还应该进行血、尿、咽部的细菌培养。如有相关指征,还应该作胸片检查,同时给予适当抗生素治疗。糖化血红蛋白检测有助于判断近期病情控制的好坏。

1.血酮　DKA 最关键的诊断标准为血酮值。目前临床诊断 DKA 多采用尿酮体检测,尿酮体检测简便且灵敏度高,是目前国内诊断 DKA 的常用指标。尿酮体检测通常采用的是半定量的硝普盐法,但此方法无法检测出酮体的主要组分:β-羟丁酸(β-OHB)。因此若条件允许,诊断 DKA 时应采用血酮检测,若无血酮检测方法可用时,尿酮作为备用方法。此外,对临床需急诊处理的 DKA 患者推荐血酮床旁监测(如便携式血酮仪)作为治疗监测的手段。当血酮≥3mmol/L 或尿酮体阳性,血糖>13.9mmol/L 或已知为糖尿病患者,血清 HCO_3^->18mmol/L 和(或)动脉血 pH>7.3 时可诊断为糖尿病酮症,而血清 HCO_3^-<18mmol/L 和(或)动脉血 pH<7.3 即可诊断为 DKA。如发生昏迷可诊断为 DKA 伴昏迷。

2.血糖 血糖多数在 16.7～33.3mmol/L,有时可达 55.5mmol/L 以上。血酮体大于 4.8mmol/L 以上有诊断意义。血浆渗透压可轻度升高,有时可达 350mmol/L 以上。pH 常低于 7.35,严重时低于 7.0。$PaCO_2$ 降低。CO_2 结合力降低,轻者为 13.5～18.0mmol/L,重者在 9.0mmol/L 以下。$[HCO_3^-]$降低至 15mmol/L 以下。碱剩余负值低于−2.3mmol/L。阴离子间隙升高,与碳酸氢盐降低大致相等。血钾降低,但发病之初血钾可正常或偏高。血钠、血氯降低,尿素氮和肌酐可因失水、循环衰竭及肾功能不全而升高,治疗后可恢复。白细胞计数常增高,以中性粒细胞为主。

3.阴离子间隙 DKA 是酮酸积聚导致阴离子间隙增加的代谢性酸中毒。正常的阴离子间隙范围在 7～9mmol/L,若>10～12mmol/L 表明存在阴离子间隙增加性酸中毒。阴离子间隙是通过氯离子与碳酸氢根离子的浓度之和与钠离子浓度差$[(Na^+)-(Cl^-+HCO_3^-)]$计算得到的。DKA 按照酸中毒的严重程度(血 pH、血碳酸氢盐和血酮),以及是否存在精神症状分为轻、中、重度。

4.白细胞计数 大多数 DKA 患者会发生白细胞计数增高。白细胞计数高于 $25.0×10^9/L$ 则提示体内有感染,须进一步检查(建议入院时即查降钙素、C-反应蛋白,完善痰培养、血培养、尿培养、便培养等病原学检查)。

5.血钠 多数患者血钠水平可以低于正常。血钠的下降通常是由于高血糖造成高渗透压,使细胞内的水转移至细胞外稀释所致。如果高血糖患者血钠浓度增加则提示严重水丢失。血清乳糜微粒会干扰血糖血钠的测定结果,因此,酮症酸中毒时有可能出现假性正常血糖(pseudonormogly-cemia)和假性低钠血症(pseudohyponatremia)。

6.血清渗透压 血清渗透压与神智改变的研究明确了渗透压与神志障碍存在正线性关系。在有效渗透压不高(不大于或等于 320mmol/L)的糖尿病患者中,出现木僵或昏迷状态要考虑到引起精神症状的其他原因。

7.血钾 胰岛素缺乏及酸中毒致血钾向细胞内转移减少,进而导致高血钾。因此,如果血钾浓度低于正常,则提示患者机体内的总钾含量已经严重缺乏,对这类患者应该进行严密的心电监护并积极补钾治疗,因为随着治疗的进行血钾会进一步下降并可能导致心律失常。

8.尿 尿糖呈强阳性,若肾糖阈增高,可呈弱阳性甚至阴性。尿酮体在肾脏功能正常时呈强阳性,肾功能严重受损及组织缺氧时可呈假阴性,此时需要依靠血酮检查。

三、诊断

早期诊断是决定治疗成败的关键。

临床上对于原因不明的恶心呕吐、酸中毒、休克、失水、昏迷的患者,尤其是呼吸有酮味(烂苹果味)、血压低而尿量多者,不论有无糖尿病病史,均应想到本病的可能性。立即查末梢血糖、血酮、尿糖、尿酮,同时抽血查血糖、血酮(β-羟丁酸)、尿素氮、肌酐、电解质、血气分析等以确诊或排除本病。

对深大呼吸伴有烂苹果味,虽然脱水尿量仍多,未诊断糖尿病者更应提高警惕。临床根据血糖升高,酮体阳性,低血清碳酸氢盐、高阴离子间隙即可诊断糖尿病酮症酸中毒。

四、鉴别诊断

糖尿病酮症酸中毒需与以下疾病作鉴别:

其他类型糖尿病昏迷:低血糖昏迷(表5-2)、高血糖高渗状态、乳酸性酸中毒。

其他疾病所致昏迷:脑膜炎、尿毒症、脑血管意外等。部分患者以 DKA 作为糖尿病的首发表现,某些病例因其他疾病或诱发因素为主诉,有些患者 DKA 与尿毒症或脑卒中共存等使病情更为复杂,应注意辨别。

表5-2 糖尿病酮症酸中毒与低血糖昏迷的鉴别

鉴别点	糖尿病酮症酸中毒	低血糖昏迷
发病	有感染、胰岛素应用不当、暴饮暴食等诱因	有进食过少或过量应用降糖药史
血糖	多在16.7~33.3mmol/L	<2.8mmol/L
尿糖	阳性	正常
血酮	阳性	正常
pH	常低于7.35	正常
CO_2 结合力	降低	正常
治疗	胰岛素治疗有效	高渗葡萄糖溶液治疗有效

五、治疗

(一)中医治疗

治疗原则:以"实者泻之"、"留者攻之"为治则,急救处理。辨识本病虚实寒热、邪正盛衰,视其不同证候选方用药。

1.针灸及其他外治法 针刺素髎、内关、涌泉、水沟、足三里、十宣、百会、合谷等穴。中等强度的平补平泻手法。素髎穴从鼻尖端斜向上刺入,深0.5~1寸,持续运针30min;其他穴位可连续捻转提插3~5min,稍作间歇继续运针,直至血压回升,留针1~12h,视血压稳定,症情改善后去针。留针期间宜间断予以运针。

2.辨证方药

(1)阴虚燥热证

证候　心烦,口渴喜冷饮,饮后稍快,疲乏倦怠,纳呆,或见恶心欲吐,舌暗红,苔薄黄而干或微腻,脉细数或滑数。

治法　清泄肺胃,生津止渴。

方药　玉女煎合白虎汤。药用:熟地黄、石膏、麦冬、知母、牛膝等。

汗出烦渴重者加五味子、乌梅、石斛、天花粉、玄参敛汗养阴、止渴除烦;疲乏倦怠重者加黄芪。恶心欲吐,舌苔白腻者加半夏、竹茹、藿香,芳香化浊、和胃止呕;大便秘结者加玄参、何首乌、大黄,养阴清热通便。

中成药可用银黄注射液、参麦注射液。

(2)浊毒中阻证

证候　口燥唇焦,大渴引饮,渴饮无度,皮肤干瘪,精神委靡,嗜睡,胸闷纳呆,恶心呕吐,口有秽臭,时有少腹疼痛如绞,大便秘结,舌红苔垢而燥,脉沉细。

治法　清热导滞,芳香化浊。

方药　增液承气汤合清胃汤。药用:大黄、芒硝、玄参、麦冬、生地黄等。

发热,人渴引饮,大汗出者,重用生石膏,加知母、石斛养阴清热除烦止渴;伴头晕、嗜睡不语者加行菖蒲、佩兰,芳香辟秽、开窍醒神;少腹疼痛如绞,舌质紫暗有瘀斑者加桃仁、赤芍、木香,活血化瘀、行气止痛;小便刺痛加车前子、黄柏、苍术,清热除湿、利尿通淋。

中成药可用清开灵注射液、鱼腥草注射液。

(3)浊毒闭窍证

证候　口干微渴,心烦不寐,烦躁不安,或嗜睡,甚则昏迷不醒,呼吸深快,食欲不振,口臭呕吐,小便短赤,舌暗红而绛、苔黄燥或黑,舌有灰晕,脉细数。

治法　芳香开窍,清营解毒。

方药　安宫牛黄丸、清营汤。药用:牛黄、水牛角、麝香、黄连、黄芩、栀子、冰片、珍珠、朱砂、金箔、郁金、雄黄等。

惊厥抽搐加羚羊角、钩藤、白芍,养阴柔肝、熄风止痉。

中成药可用清开灵注射液、安宫牛黄丸。

(4)虚风内动证

证候　神倦欲寐,耳聋眼花,手足蠕动,甚则抽搐,惊厥。舌红绛少苔,脉虚细数。

治法　滋阴清热,柔肝熄风。

方药　复脉汤、大定风珠。

药用:干地黄、鸡子黄、白芍、阿胶、干地黄、鸡子黄、麻仁、麦冬、五味子、牡蛎、鳖甲、龟板、甘草等。

仅见手足蠕动者可选二甲复脉汤;若见抽搐惊厥,神识不清者,用三甲复脉汤;抽搐舌绛少苔者予大定风珠合复脉汤。

中成药可用脉络宁注射液、参麦注射液。

(二)西医治疗

治疗目标:尽快补液以恢复血容量、纠正失水状态,降低血糖,纠正电解质及酸碱平衡失调,同时积极寻找和消除诱因,防治并发症,降低病死率。主要治疗方法包括:补液、胰岛素、补钾、纠正酸碱平衡等治疗。

1.补液　是抢救 DKA 首要的、极其关键的措施。

(1)第 1h 输入生理盐水(0.9％NaCI),速度为 15~20mL/(kg·h)(一般成人 1~1.5L)。随后补液速度取决于脱水的程度、电解质水平、尿量等。

(2)如果纠正后的血钠浓度正常或升高,则最初以 250~500mL/h 的速度补充 0.45％NaCI,同时输入 0.9％NaCI。如果纠正后的血钠浓度低于正常,仅输入 0.9％NaCl。

(3)要在第 1 个 24h 内补足预先估计的液体丢失量,补液治疗是否奏效,要看血流动力学(如血压)、出入量、实验室指标及临床表现。

(4)对于心肾功能不全的患者,在补液的过程中要检测血浆渗透压,并经常对患者的心脏、肾脏、神经系统的状况进行评估以防止出现补液过多。

(5)当 DKA 患者的血糖≤11.1mmol/L,HHS 患者的血糖≤16.7mmol/L 时,须补 5％葡萄糖并继续胰岛素治疗,直到血酮、血糖均得到控制。

为尽快补液,立即建立 2 条静脉通道,一条为快速补液通道,一条为静脉胰岛素输注通道。通常使用生理盐水,补液总量可按原体重的 10％估算。如无心力衰竭,开始时补液速度应较快,以便快速补充血容量,改善周围循环和肾功能。以后根据血压、心率、尿量、末梢循环及中心静脉压(必要时)决定输液量和速度。第 1 个 24h 输液总量为 4000~5000mL,严重失水者可达 6000~8000mL。如治疗前已有低血压或休克,快速输液不能有效升血压,应输入胶体溶液并采用其他抗休克措施。对心功能不全患者应在中心静脉压监护下调节输液速度及输液量。开始治疗时不能给予葡萄糖溶液,当血糖降至 13.9mmol/L 时改输 5％葡萄糖液,并加入速效胰岛素。静脉补液的同时可进行胃肠道补液。胃肠道补液量可占总输入量的 1/3~1/2。若有呕吐、明显胃肠胀气或上消化道出血者则不宜采取胃肠道补液,见表 5-3。

表 5-3　DKA 时建议补液速度

时间	补液量
第 1h	1000~1500mL(视脱水程度可酌情增加至 2000mL)
第 2h	1000mL
第 3~5h	500~1000mL/h
第 6~12h	250~500mL/h

2.胰岛素　治疗 DKA 的根本措施是迅速补充胰岛素。

(1)连续静脉滴注胰岛素 0.1U/(kg·h),重度 DKA 患者则以 0.1U/kg 静脉注射后以 0.1U/(kg·h)滴注。若第 1h 内血糖下降不到 10％,则以 0.14U/kg 静脉注射后继续先前的速度滴注。

(2)床旁监测患者血糖及血酮,当 DKA 患者血酮值的降低速度<0.5mmol/(L·h),则需增加胰岛素的剂帚 1U/h,同时检查静脉胰岛素注射泵装置(在 DKA 治疗期间不建议经皮下胰岛素泵

注射),确保装置的正常运行。

(3)当 DKA 患者血浆葡萄糖达到 11.1mmol/L 可以减少胰岛素输入量至 0.02～0.05U/(kg·h),此时静脉补液中应加入葡萄糖。此后需要调整胰岛素给药速度及葡萄糖浓度以维持血糖值在 8.3～11.1mmol/L(DKA)或 13.9～16.7mmol/L(HHS),DKA 患者血酮<0.3mmol/L。

(4)治疗轻－中度的 DKA 患者时,可以采用皮下注射超短效胰岛素类似物或短效胰岛素的方法。

(5)当 DKA 缓解,患者可以进食时,应该开始常规皮下注射胰岛素方案。在停止静脉滴注胰岛素前 1～2h 进行胰岛素皮下注射。若患者无法进食,推荐持续静脉胰岛素注射及补液治疗。

(6)当患者尿酮体转阴并且血糖降至<11mmol/L 后,根据患者尿糖、血糖及进食情况调节胰岛素剂量或改为每 4～6h 皮下注射普通胰岛素 1 次,然后逐渐恢复平时的治疗。已确诊糖尿病的患者可给予 DKA 起病前的胰岛素治疗剂量,未用过胰岛素的患者,起始可以给予 0.5～0.8U/(kg·d)的不同的胰岛素方案。

3.补充电解质　因细胞内的钾大量转移到细胞外液,加上失水、血液浓缩、肾功能减退等因素,糖尿病酮症酸中毒早期血钾常升高,随着补液和胰岛素治疗,血钾迅速降低。一般失钾量为每公斤体重 3～10mmol/L,若初期血钾<3.5mmol/L 提示失钾严重。补钾宜与补液同步,血钾正常且每小时尿量大于 40mL 的患者,每升液体需加 KCl1.5g;血钾<3.5mmol/L,补钾浓度加倍;血钾<3mmol/L 时,每小时需补钾 2～3g;血钾>5.5mmol/L 伴有少、无尿,可待补液后尿量恢复再行补钾。治疗过程中,需定时监测血钾,如有条件应心电监护,从 T 波变化反映血钾水平,便于调整速度和浓度。病情恢复后仍应继续口服钾盐数天。

4.纠正酸碱平衡　对轻症的 DKA,经胰岛素及补液治疗后,酸中毒可逐渐纠正,不必补碱。当血 pH<6.9 或 HCO_3^-<5.3mmol/L,或严重的高钾血症,可予 5%NaHCO_3 100～200mL 滴注,此后根据 pH 及[HCO_3^-]调整剂量,直至 pH>7.1。

六、中西医临床诊疗思路

糖尿病酮症酸中毒治疗的原则应针对纠正内分泌代谢紊乱,去除诱因,阻止各种并发症的发生,减少或尽寻避免治疗过程中发生意外,降低病死率。

1.补液　必须快速补足量液体,恢复有效循环血量。原则上先快后慢。治疗过程中必须严防血糖下降太快、太低,以免发生脑水肿。对老年患者及心、肾功能障碍者,补液不可太快,宜密切观察。

2.胰岛素　是治疗酮症酸中毒的关键药物。目前认为小剂量胰岛素静脉连续滴注或间断性肌内注射的治疗方法具有简便、安全、有效等特点,但必须视病情而定。

3.补充钾及碱性药物　在补液中应注意缺钾情况。酮症酸中毒时血钾总是低的,故一开始即可同时补钾。一般不必补碱。当血 pH<6.9 或伴有高血钾时,应给予碱性药物,以 5%NaHCO_3 溶液为宜。补碱量不宜过多。

4.抗生素　感染常是本症的主要诱因,因此要注意抗生素的应用。

5.糖尿病酮症酸中毒　在中医学中属消渴病的重要并发症之一,在治疗上,分为气阴两虚型、热毒熏蒸型、内闭外脱型及阴竭阳脱型。在临床上常见于糖尿病酮症酸中毒的各个阶段。在糖尿病酮症酸中毒初期,即酮症发展期和酸中毒代偿期,属气阴两虚型和热毒熏蒸型,胰岛储备不足,胰岛素分泌延缓,症情较轻,可在辨证的基础上用中医中药治疗,迅速截断病势,控制发展。当病情进展出现内闭外脱或阴竭阳脱,此时酮症发展到失代偿期,胰岛功能损害严重,病情凶险,必须立即配合西医治疗,绝大多数酮症酸中毒患者可以获益。

七、预防与调护

(一)预防

1.患者宜保持心情舒畅,起居有常,生活有节,注意休息。饮食以清淡、富营养、易消化为主,避免进食生冷、肥甘、辛辣食物。

2.糖尿病患者应控制血糖,定期监测血糖、尿糖、酮体,并根据血糖变化情况遵医嘱调整治疗方案。

3.坚持适度运动,控制体重,糖尿病患者应养成良好的运动习惯,运动可以降低体重,增加机体对胰岛素的敏感性,从而更有效地控制血糖。

4.饮食上应根据自身血糖控制情况,根据医生提供糖尿病饮食方案定量合理搭配碳水化合物、蛋白质和脂肪的摄入量。

(二)调护

DKA 及 HHS 均显著增加了脑水肿、永久性神经损害和死亡等发生可能。

1.加强基础护理,预防褥疮发生。对昏迷患者,给予定时翻身,按摩受压部位,保持皮肤及床单的清洁,应用充气床垫,有效预防褥疮发生。

2.观察血糖、尿量的变化。临床中,胰岛素的用量应精确,同时观察用药后反应,避免发生低血糖。注意观察尿量的变化。及时补充钾离子,以防止发生电解质紊乱。

古医籍精选

《灵枢·五变》:"余闻百疾之始期也,必生于风雨寒暑,循毫毛而入腠理,或复还,或留止,或为风肿汗出,或为消瘅,或为寒热,或为留痹,或为积聚。人之善病消瘅者,何以候之? 少俞答曰:五皆柔弱者,善病消瘅。黄帝曰:何以知脏之柔弱也? 少俞答曰:夫柔弱者必有刚强,刚强多怒,柔者易伤也。黄帝曰:何以候柔弱与刚强? 少俞答曰:此人薄皮肤,而目坚固以深者,长衡直扬,其心刚,刚则多怒,怒则气上逆,胸中蓄积,血气逆留,宽皮充肌,血脉不行,转而为热,热则消皮肤,故为消瘅。"

《素问·脉要精微论》:"反四时者,有余为精,不足为消。应太过,不足为精,应不足,有余为消。风成为寒热,瘅成为消中,厥成为巅疾,久风为飧泄,脉风成为疠,病之变化,不可胜数。"

病案分析

(一)病案摘要

张某,男,41 岁。主诉:嗜睡、反应迟钝 2 天,昏迷 1h。现病史:患者 2 天前无明显诱因出现嗜睡、反应迟钝,未予注意,1h 前昏迷,伴深大呼吸,呼出气体有烂苹果味,舌质暗红,苔黄燥,脉象细数。既往史:1 型糖尿病史 5 年,否认高血压、冠心病、肾病、脑血管疾病史。查体:BP135/85mmHg,轻度昏迷,Kussmaul 呼吸,双肺呼吸音粗,无啰音,HR90 次/分,律整,无杂音,腹软,肝脾未触及,角膜反射、瞳孔对光反射存在,病理反射未引出。检查:血常规:WBC5.5×10^9/L,N0.8,L0.2。血糖 45mmol/L,尿糖(3+)。血酮体 5.5mmol/L。尿酮体(2+)。血 pH7.0,PaCO$_2$30mmHg,

$CO_2CP12mmol/L$，HCO_37mmol/L，阴离子间隙 34.3mmol/L。电解质：K^+ 3.3mmol/L，Na^+ 130mmol/L，Cl^- 90mmol/L。心电、胸部后前位片、头颅 CT 无明显异常。

中医诊断：昏迷（浊毒闭窍）。

西医诊断：1 型糖尿病，糖尿病酮症酸中毒。

（二）分析

1.诊断思路

（1）中医诊断思路：患者因"嗜睡、反应迟钝 2 天，昏迷 1 小时"入院，症见：轻度昏迷，深大呼吸，呼出气体有烂苹果味，舌质暗红，苔黄燥，脉象细数，故中医诊断为"昏迷"。综合分析，四诊合参，当属浊毒闭窍之证。

（2）西医诊断思路：患者有 1 型糖尿病史 5 年，嗜睡、反应迟钝 2 天，昏迷 1h，深大呼吸，呼出气体有烂苹果味，实验室检查见血糖 45mmol/L，尿糖（3＋）。血酮体 5.5mmol/L。尿酮体（3＋），血 pH7.20，$PaCO_2$ 30mmHg，$CO_2CP12mmol/L$，$HCO_311mmol/L$，阴离子间隙 32.5mmol/L。根据病史、临床表现及实验室检查可明确诊断为 1 型糖尿病及糖尿病酮症酸中毒。

2.治疗思路

（1）中医治疗思路：治疗当以芳香开窍、清营解毒为原则，"急则治其标"，中医急救治疗以安宫牛黄丸 1 丸灌服；辨证治疗选方当选清营汤加减，并配合安宫牛黄丸口服。

（2）西医治疗思路

①补液，立即给予 0.9％NaCl 持续静脉滴注，每小时 100mL，3h 后改为 500mL/h，第 1 天补液量 5000mL。血糖降低至 11.1～13.9mmol/L，给予 5％葡萄糖＋普通胰岛素静脉滴注。

②胰岛液：可予普通胰岛素或诺和锐 6U 静脉注射，以每小时 6～8U 泵入。并每小时监测血糖 1 次，每小时下降 3.9～6.1mmol/L 为宜，当血糖降低至 13.9mmol/L 时，减慢胰岛素输注速度并继续监测血糖维持在 11.1mmol/L。

③补充电解质：KCl 1.5g/h，每小时监测血钾及尿量，并进行床头心电监护。

④纠正酸碱平衡：治疗思路予 5％$NaHCO_3$ 100mL 静脉滴注，并根据 pH 及 HCO_3 调整剂量，至 pH＞7.1，HCO_3＞15mmol/L。

糖尿病非酮症高渗综合征

糖尿病非酮症高渗综合征（diabetic nonketotic hyperosmolar syndrome，DNHS）也称高血糖高渗综合征（hyperosmolar hyperglycemic syndrome，HHS）是以严重高血糖（＞33.3mmol/L）、严重脱水、高血浆渗透压（＞350mmol/L）但无明显的酮症酸中毒，伴有不同程度的神经系统损害，或有肾前性尿毒症为特征的糖尿病急性并发症。

本病多见于老年 2 型糖尿病患者，也见于 1 型糖尿病，部分患者既往无糖尿病病史，而以高渗性昏迷为首发症状就诊。死亡率与患者年龄及渗透压有关。75 岁以上老年人死亡率为 10％，85 岁以上为 35％。血浆渗透压＜350mmol/L 时死亡率约 7％，＞375～400mmol/L 时死亡率上升至 37％。

本病属于中医学"消渴"、"昏迷"、"厥证"等范畴。

一、病因病理

(一)中医病因病机

1.病因　中医学认为本病病因是在消渴的基础上因外感六淫、久病失治误治所诱发的。

2.病机

(1)外感六淫:素体阴虚燥热,又感外邪,邪并于阳,从阳化热,消灼阴液,阴液大伤而发本病。

(2)久病失治误治:消渴日久,或因医过,或因他病,伤津耗液,阴伤愈重,燥热益盛而见本病。

本病的病机关键在于阴虚燥热。燥热耗伤肺津,肺枯叶焦不能敷布津液,充身泽毛,而见皮肤干瘪;燥热伤津而见咽干口燥;燥热炼液为痰,痰浊上蒙清窍而见神昏谵语、躁扰不宁;痰浊中阻而见脘痞胸闷。

(二)西医病因病理

1.病因

(1)应激:各种急性感染、急性胰腺炎、急性心肌梗死、急性脑血管病变、甲状腺功能亢进、肾功能不全及外伤、手术、烧伤等引起血糖升高、失水、渗透压增高。

(2)脱水治疗:颅压升高时应用甘露醇脱水、误用高渗糖水、尿毒症应用腹膜透析、血液透析等引起失水过多,血液浓缩,渗透压升高。

(3)药物:服用促进糖原异生、抑制胰岛素分泌或降低其作用的药物,如类固醇激素、噻嗪类利尿剂、普奈洛尔等也可诱发高渗性非酮症糖尿病昏迷。

2.发病机制

其发病机制尚未完全阐明,主要与下列因素有关:

(1)胰岛素绝对或相对不足,各种诱因使胰岛素分泌进一步减少,致血糖升高伴渗透性利尿。

(2)在感染、急性脑血管意外、手术等应激状态下,儿茶酚胺和糖皮质激素分泌增加,抑制胰岛素分泌和加重胰岛素抵抗,致血糖显著升高。

(3)失水和低钾血症引起皮质醇、儿茶酚胺和胰高血糖素分泌增多,从而抑制胰岛素的分泌。

(4)严重高血糖致渗透性利尿失水多于失钠,血容量减少引起继发性醛固酮增多,致尿钠排出进一步减少。

(5)神经系统损害:因高血糖、高渗透压及酸中毒抑制高级中枢而出现神经系统损害。

二、临床表现

(一)病史

常有2型糖尿病病史或1型糖尿病病史,部分患者无相关病史。

(二)症状及体征

本病起病隐袭,发展缓慢。起病时常先有多尿、多饮,失水随着病程进展而逐渐加重,出现体重下降,皮肤、黏膜、口唇干燥,体温升高,少尿、无尿,心动过速、血压下降,甚至休克。脑细胞脱水出现神经系统症状,表现为神志淡漠、反应迟钝、嗜睡,或幻觉、胡言乱语、躁动不安,或见单瘫、偏瘫或癫痫样抽搐等,最后陷入昏迷。来诊时多已显著失水甚至休克,无酸中毒样深大呼吸。因血黏稠度增加,除诱发脑梗死外还可出现肺栓塞、心肌梗死甚至是心源性猝死。

（三）辅助检查

血糖＞33.3mmol/L，一般为 33.3～66.6mmol/L。血渗透压＞350mmol/L，一般为 330～460mmol/L。血钾多正常或偏低。血钠常＞145mmol/L，可达 155mmol/L，甚至 180mmol/L，但亦可正常或者偏低。血 pH 多正常或者稍低。血[HCO_3^-]正常或偏低。血酮体多正常，或可稍高。血 BUN 常中度增高，可达 30～35mmol/L。血肌酐可升高至 450～550mmol/L。血常规血细胞比容增大，白细胞升高。尿常规尿糖呈强阳性，尿酮体阴性或弱阳性。

三、诊断

本病继发于糖尿病，病程较长，发病前期，其症状易被原发病掩盖；而后期则易被误诊为脑卒中、心肌梗死等。因此，如果患者存在任何难以解释的意识障碍、神经系统体征、脱水或者休克均应注意存在本病的可能。

诊断标准：①血糖＞33.3mmol/L。②pH 正常或者稍低。③血[HCO_3^-]正常或偏低。④血浆渗透压≥350mmol/L。⑤血酮体正常或偏高。

四、鉴别诊断

糖尿病非酮症高渗综合征需与以下疾病作鉴别，见表 5-4。

表 5-4　糖尿病非酮症高渗综合征与糖尿病酮症酸中毒

鉴别点	糖尿病非酮症高渗综合征	糖尿病酮症酸中毒
血糖	＞33.3mmol/L	多在 16.7～33.3mmol/L
血酮	阴性或弱阳性	强阳性，一般＞5mmol/L
血渗透压	＞350mmol/L	轻度升高
pH	7.35 左右或正常	常低于 7.35
CO_2 结合力	正常或稍低	降低
血 Na	＞155mmol/L	一般＜135mmol/L
发病情况	多见于年老 2 型糖尿病患者	好发于年轻 1 型糖尿病患者

因本病神经系统的症状和体征较多，易误诊为脑血管意外、癫痫发作，应仔细询问病史，并测血糖、血酮体、血电解质、血 pH 后作出判断，必要时可行脑脊液检查和头颅 CT、MRI 进行鉴别。

五、治疗

（一）中医治疗

治疗原则：早发现，早治疗，祛邪与扶正并举，急则治其标，凉血清热、解毒降浊以去除痰浊毒邪；以益气养阴、扶正疗病之本；以期打断"正虚—邪盛—正虚"的恶性循环。

1.针灸及其他外治法　针刺法取穴：脾俞、膈俞、胰俞、足三里、三阴交、肺俞、胃俞、肝俞、中脘、关元、神门、然谷、阴陵泉、尺泽、地机、气海。针法：以缓慢捻转，中度刺激平补平泻法，留针15

～20min。

2.辨证方药

(1)肺燥津枯证

证候　烦渴引饮,渴欲冷饮,口干咽燥,皮肤干瘪,小便频数量多,大便秘结,舌质红少津,苔薄黄,脉细数。

治法　清肺润燥,止渴生津。

方药　白虎汤合消渴方。药用:知母、石膏、粳米、甘草、天花粉、黄连、生地黄、藕汁、葛根、麦冬等。

气虚汗多者加人参;大便秘结者加增液承气汤;口渴者加石斛、玄参。

中成药可用参麦注射液、生脉注射液。

(2)痰浊中阻证

证候　倦怠嗜卧,恶心呕吐,脘痞纳呆,口甜口臭,烦渴思饮,四肢重着,头晕如蒙,舌红苔黄腻,脉滑数。

治法　芳香化浊,降逆和胃。

方药　温胆汤合菖蒲郁金汤。药用:半夏、竹茹、橘皮、枳实、白茯苓、生姜、大枣、甘草等。

恶心呕吐甚者加竹茹、砂仁;头昏、嗜睡者加佩兰、石菖蒲;舌苔厚腻、大便秘结者加大黄。

中成药可用痰热清注射液、清开灵注射液。

(3)热陷心包证

证候　神识昏蒙,或有谵语,甚则昏迷,痰壅气促,或见手足抽搐,四肢厥冷,舌绛少苔或苔黄燥,脉细数。

治法　清热凉营,豁痰开窍。

方药　清营汤。药用:犀角(水牛角代)、黄连、生地黄、玄参、金银花、连翘、竹叶、麦冬清、丹参等。

痰热盛者加竹沥;惊厥抽搐者加石决明、磁石、钩藤。

中成药可用紫雪丹、醒脑静注射液。

(4)阴虚动风证

证候　头晕目眩,手足蠕动,强劲抽搐,或口噤不开,躁动不安,或神志昏迷,大便秘结,舌红绛无苔,脉弦数。

治法　清热镇惊,平肝熄风。

方药　羚羊钩藤汤合黄连阿胶汤。药用:羚羊角、钩藤清、桑叶、菊花、白芍、生地黄、甘草、贝母、竹茹、茯神等。

清热止痉之剂,躁动不安者加龙骨、牡蛎、黄连清热除烦,使心火不亢而能下交于肾;鸡子黄清热益阴,使肾阴上奉于心;阿胶滋阴益心和肾;黄芩清热除烦;芍药补血和营,育肾阴,痰热盛者加天竺黄、竹沥。

中成药可用参麦注射液、穿琥宁注射液。

(5)阴阳亡脱证

证候　面色苍白,目闭口开,大汗不止,手撒肢冷,甚至二便自遗,脉微欲绝。

治法　益气养阴,回阳固脱。

142

方药　生脉饮合参附汤。药用:红参、麦冬、五味子等。

四肢厥逆者加干姜、甘草;大汗淋漓者加黄芪;若阳气似有回复,症见面赤肢冷,虚烦不安,乃真阴耗竭,虚阳外越之象,可用地黄饮子峻补真阴,温肾扶阳。

中成药可用参附注射液、生脉注射液。

(二)西医治疗

本治疗目标:同DKA,应及时补液,补充血容量以纠正休克和高渗状态;胰岛素治疗纠正血糖及代谢紊乱;消除诱发素乱,积极防治并发症。

1.补液　迅速补液以恢复血容量,纠正高渗和脱水是抢救成功的关键。本症失水较DKA更为严重,可达体重的10%~15%,输液要更为积极。治疗早期应快速补液,第1天补液量应为估计失水量的一半左右+生理丢失量。最初1~2h内可每小时输入1~2L,24h补液量可达6000~10 000mL。以后逐渐减慢速度。估计失水量超过原来体重的10%者,可于2~3天内补足。输液首选等渗液,有利于恢复血容量,纠正休克,改善肾血流量,恢复肾脏调节功能。如果无休克,渗透压明显升高,尤其是血钠>150mmol/L时,应给低渗液,但应注意预防脑水肿的发生。严重失水、低血压或休克患者应给予等渗溶液及血浆或全血。经过治疗,血糖降低至13.8~16.6mmol/L,而血钠或血浆渗透压仍高者,改用低渗溶液。老年及有心脏病的患者,补液不宜太快。无论有无心脏病均应做心电监护,有心脏病的老年患者应做中心静脉压监测,根据中心静脉压控制补液速度。在治疗过程中应每2h监测一次血糖、电解质,每天监测血浆渗透压、尿素氮、血肌酐等。

2.降血糖治疗　胰岛素使用原则与方法和DKA大致相同。一般每小时滴注0.05~0.10U/kg,也可先静脉负荷0.15U/kg,以后监测血糖水平。当患者血糖水平接近16.7mmol/L时,应加用5%葡萄糖补液。在高渗状态未纠正之前,不宜将血糖降的过低,应使血糖维持在13.9~16.7mmol/L,直到血渗透压达到315mmol/L以下、患者神志清醒为止,以防脑水肿。治疗过程中若患者血糖很快降低至13.3mmol/L以下,应减量、延长注射时间或者暂停观察。

3.补钾　虽然患者一般血钾正常,但因患者严重脱水必然同时失钾,且随着补液的进行血钾必然降低,故应注意及时补钾。除非患者无尿、肾衰竭、血钾>5.5mmol/L时可暂缓观察。补钾方法同DKA。

4.其他治疗　对感染者积极控制感染,血透、腹透及应用甘露醇脱水治疗者应注意是否有脱水现象并监测血糖、尿糖。对同时应用具有对抗胰岛素作用或可诱发高渗性非酮症糖尿病昏迷的药物者,应注意监测血糖和渗透压。

随着糖尿病患者的增加与医疗水平的不断提高,糖尿病非酮症高渗性昏迷已经得到了广大临床医生的重视,但本病的临床死亡率仍然较高,尤其是老年患者死亡率高达20%以上,大部分患者主要死于高渗性非酮症糖尿病昏迷的并发症,如慢性肾功能不全、革兰阴性菌重症肺炎及心脑血管病变等。

六、中西医临床诊疗思路

1.根据临床症状及实验室检查结果不难做出明确诊断。

2.及时、迅速补液扩容并应用胰岛素以纠正高渗状态,对于抢救成功具有重要意义。但需注意补液种类及速度。另外高渗性非酮症糖尿病昏迷患者对胰岛素比较敏感,应谨慎使用。因患者有高血糖、少尿、休克,大剂量胰岛素可使血糖迅速下降,而致血压更低,尿量更少,病情更重,故必须谨慎。

3.中医药配合西医抢救高渗性非糖酮症糖尿病昏迷可提高抢救成功率、改善预后。

4.在抢救成功后,进行中医辨证治疗,有利于控制糖尿病,提高患者生存质量。

七、预防与调护

(一)预防

1.患者宜保持心情舒畅,起居有常,生活有节,注意休息。饮食以清淡、富营养、易消化为主,避免进食生冷、肥甘、辛辣食物。可根据糖尿病饮食计算公式合理计算每天饮食摄入量。

2.糖尿病患者应控制血糖,定期监测血糖、尿糖、酮体,并根据血糖变化情况遵医嘱调整治疗方案。

3.坚持适度运动,控制体重,以增加机体对胰岛素的敏感性,更有效地控制血糖。

(二)调护

1.患者宜保持心情舒畅,起居有常,生活有节,注意休息。饮食以清淡、富营养、易消化为主,避免进食生冷、肥甘、辛辣食物。

2.严密观察病情:给予心电监护,并准确记录24h出入量,以了解血容量是否充足,为补液、补钾提供参考。认真观察患者的神志、瞳孔大小、对光反射,及时发现神经系统损害。定期监测血糖,防止发生低血糖。

3.保持呼吸道通畅,呕吐时头偏向一侧,防止发生窒息和吸入性肺炎,予吸氧以纠正组织缺氧,避免脑损伤。

4.健康教育是提高糖尿病患者的自我管理能力的有效方法,应针对饮食及用药不当等诱因对患者及家属进行卫生宣教,让其明确饮食治疗的重要性及糖尿病饮食计算方法。教会其自测血糖,告知按时服药或注射胰岛素。

古医籍精选

《素问·腹中论》:"帝曰:夫子数言热中消中,不可服高粱、芳草、石药。石药发癫,芳草发狂。夫热中消中者,皆富贵人也,今禁高粱,是不合其心,禁芳草石药,是病不愈,愿闻其说。岐伯曰:夫芳草之气疲于美,石药之气悍,二者其气急疾坚劲,故非缓心和人,不可以服此二者。"

《金匮要略》:"肺痿之病,从何得之?师曰:或从汗出,或从呕吐,或从消渴,小便利数,或从便难,又被快药下利,重亡津液,故得之。"

病案分析

(一)病案摘要

毛某,女,66岁,发病当日9时30分由"120"送至急诊科。主诉:嗜睡、反应迟钝1天。现病史:患者1天前无明显诱因出现嗜睡、反应迟钝,伴头晕乏力、口干口渴、小便频数、大便秘结,舌干红少津、苔薄黄,脉细数。既往史:2型糖尿病史10年。查体:T37℃,P80次/分,R20次/分,BP140/80mmHg,患者嗜睡,反应迟钝,体胖,双肺呼吸音清,未闻及啰音,HR80次/分,律齐,无杂音,全腹柔软,无压痛、反跳痛、肌紧张,肝、脾未触及,四肢肌力正常,双下肢无浮肿,生理反射存在,病理反射未引出。检查:血常规、心电图、CT未见明显异常,血、尿酮体均正常,肝、肾功能无异常。

血糖 35mmol/L，血 pH7.41，K^+ 4.0mool/L，Na^+ 145.0mmol/L，Cl^- 102.0mmol/L，BUN 5.20mmol/L。

中医诊断：昏迷（肺燥津枯）。

西医诊断：①2 型糖尿病；②糖尿病非酮症高渗综合征。

（二）分析

1.诊断思路

（1）中医诊断思路：患者因"嗜睡、反应迟钝 1 天"入院。症见嗜睡、反应迟钝，伴头晕乏力、口干口渴、小便频数、大便秘结，舌干红少津、苔薄黄，脉细数，故中医诊断为"昏迷"。综合分析，四诊合参，当属肺燥津枯之证。

（2）西医诊断思路：患者患 2 型糖尿病病史 10 年。嗜睡、反应迟钝 1 天。查体除意识障碍处无显著异常。检查：心电图、CT 未见异常。血、尿酮体均正常，肝、肾功能无异常。血糖 35mmol/L，血 pH7.41，K^+ 4.0mmol/L，Na^+ 145.0mmol/L，Cl^- 102.0mmol/L，BUN5.20mmol/L。根据病史、临床表现及实验室检查可排除脑血管病变、糖尿病酮症酸中毒、低血糖昏迷，并确诊为 2 型糖尿病，糖尿病非酮症高渗综合征。

2.治疗思路

（1）中医治疗思路：治疗当以清肺润燥、止渴生津为原则。中医急救治疗当予至宝丹"急则治其标"。中医辨证治疗方选白虎汤合消渴方并加增液承气汤、石斛、花粉、玉竹。

（2）西医治疗思路

①补液：每小时予 1L 生理盐水持续 3h，然后逐渐减慢速度。还应注意患者年龄较大，补液速度不宜过快，以免加重心脏负担。

②补钾：10％KCl 1.0g/h 加入上述液体静脉滴注，并监测血钾。

③补充胰岛素：快速胰岛素 5U/h，加入上述液体静脉滴注，每隔 2h 监测一次，待血糖接近16.7mmol/L 时，加用 5％葡萄糖补液。

（杜革术）

第二节　甲状腺功能亢进危象

甲状腺功能亢进危象（thyroid storm）简称甲亢危象，为甲亢患者可危及生命的严重表现，通常见于严重的甲亢患者在合并其他疾病时，如感染、败血症、精神应激和重大手术时。其临床表现为高热、大汗淋漓、心动过速、频繁呕吐及腹泻、极度消耗、谵妄、昏迷。最后多死于休克、呼吸循环衰竭及电解质紊乱。甲亢危象常在未诊断或治疗不彻底的久病甲亢患者中发生，新诊断或经治疗病情已得到控制的患者少见。甲亢危象一般占住院甲亢人数的 1％～2％。各年龄均可发病，儿童少见，中老年人较多见。

本病属中医"瘿病"发展到严重阶段的危重症范围。在古医籍中又有瘿、气瘿、瘿囊等名。战国时期《庄子·德充符》即提到"瘿"的病名。《金匮要略》中虽未提到瘿的病名，但是却论述了许多相关证候病"者素不能食，而反暴思之，必发热也"、"跌阳脉数，胃中有热，即消谷引食"、"火逆上气，咽喉不利"、"虚劳烦躁不得眠"、"目如脱状"等。

一、病因病机

(一)中医病因病机

1.病因　甲亢患者若突然遭受剧烈的精神创伤,或五志过极化火,或劳倦过度,或外感六淫等而致本病。

2.病机　甲亢是一种涉及肝、脾、肾等多个脏腑的整体性病变,其病机与肝的关系甚为密切。病始多由七情内伤,肝郁不达,气机郁滞,湿痰凝结,病多为实;郁久化火,灼伤阴液,以至阴虚火旺;"壮火食气",终至气阴两伤。临床常见肝郁气滞、肝火内动、肝火乘胃、肝强脾弱,乃至肝火下汲,肾阴、肝肾阴精亏损等病理变化。病变过程由实转虚,或虚实夹杂之候。总的病机特点是"阳常有余,阴常不足"。

(1)肝火亢盛:患者若突然遭受剧烈的精神创伤或五志郁极化火或劳倦过度、耗血伤阴、阴火内生;或外感六淫,热毒炽感,传里化火;阳强阴弱之体心肝之火暴张,心火亢盛,因而高热、大汗、心烦、心悸、怔忡,子病及母或肝气横逆脾土则见恶心呕吐、腹泻,热扰心包则神昏。

(2)若病情进展,邪气越盛,正气越虚,最后出现阴竭阳脱,而见神志淡漠或昏不知人,心悸气喘或气息微弱,大汗淋漓,四肢微温或四肢厥冷等凶候。

(二)西医病因病理

1.病因

(1)手术、外伤:以甲状腺手术最常见。主要由于手术前未使用抗甲状腺药物或者甲状腺功能亢进未能完全控制;手术应激及术中挤压甲状腺致大量甲状腺素释放入血。

(2)感染:临床最常见。以肺部感染常见,亦可见于胃肠道、泌尿道感染等。

(3)各种应激:如过度紧张、疲劳、高温、急性心肌梗死、糖尿病酮症酸中毒、分娩等。

(4)药物:甲状腺素过量;突然停用碘剂或中断甲亢药物;药物过敏、洋地黄中毒等。

(5)其他:代谢异常如糖尿病酮症酸中毒、高渗性昏迷;放射性碘治疗。

2.发病机制　现代医学认为,甲亢危象的发病机制及病理生理尚未完全阐明,目前认为可能与下列因素有关。

(1)大量甲状腺激素(TH)释放至循环中:患者血液中的甲状腺激素骤然升高,是引起甲亢危象的重要机制。如甲状腺手术、不适当停用碘剂及同位素^{131}I治疗后,血TH水平均升高,是常见引起甲亢危象发生主要原因。

(2)血游离TH浓度增加:感染、非甲状腺手术等应激,可使血甲状腺结合球蛋白(TBG)及甲状腺素结合前白蛋白(TBPA)浓度下降,与其结合的甲状腺激素解离,血循环中游离甲状腺激素增多。

(3)机体对TH耐量衰竭:甲亢患者各脏器系统由于多种原因而对过多的甲状腺激素适应能力减低,由此引起失代偿而产生危象。

(4)肾上腺能活力增加:甲亢时心血管系统的高动力状态和肾上腺素过量的表现极相似。给甲亢患者作交感神经阻断或服用抗交感神经或β肾上腺能阻断药物,均可使甲亢的症状和体征改善。这些研究均提示交感神经活力增加在甲亢危象发病中起重要作用。

二、临床表现

（一）病史

甲亢危象患者常有感染史、不适当地停用抗甲状腺药物,尤其是碘剂及各种应激反应,如精神紧张、劳累过度、高温环境、饥饿、药物等,或有甲状腺本身的手术或其他急诊手术。

（二）症状与体征

危象前期时患者原有的症状加剧,伴中等发热、体重锐减、恶心、呕吐。危象期典型临床表现为高热、大汗淋漓、心动过速、频繁呕吐及腹泻、极度消耗、谵妄、昏迷。最后多死于休克、呼吸循环衰竭及电解质紊乱。

1.体温　急骤上升,高热常在39℃以上,大汗淋漓,皮肤潮红,继而可汗闭,皮肤苍白和脱水。高热是甲亢危象的特征表现,是与重症甲亢的重要鉴别点。体温升高有伴发感染的可能,应引起重视。

2.中枢神经系统　精神变态,极度烦躁不安,谵妄,嗜睡,最后昏迷。

3.心血管系统　实性心动过速,常达160次/分以上,与体温升高程度不成比例,这是与感染等其他疾病的重要鉴别点之一,可出现心律失常,如期前收缩、室上性心动过速、心房颤动、心房扑动等,也可以发生肺水肿或充血性心力衰竭,最终血压下降,陷入休克。

4.消化系统　食欲极差,恶心,频繁呕吐,腹痛、腹泻明显,体重锐减。恶心、呕吐和腹痛常是本病的早期表现。肝脏可有肿大,肝功能不正常,终至肝细胞功能衰竭,出现黄疸。黄疸提示预后不良。

5.电解质紊乱　由于进食少、频繁呕吐,腹泻及大量出汗,最终出现电解质紊乱,约半数患者有低钾血症,1/5患者有低钠血症。

临床有小部分患者症状和体征不典型,突出特点是:神情淡漠,木僵,嗜睡,反射减弱,低热,乏力明显,心率慢,脉压小,突眼及恶液质,甲状腺仅轻度肿大,最后陷入昏迷,甚至死亡。临床上称为淡漠型甲亢危象。

（三）实验室及其他检查

甲亢危象时,患者血清甲状腺激素测最结果不一致,对危象的诊断帮助不大。但若血清TH浓度显著高于正常,对预测其临床表现和预后有一定作用。甲状腺影像学检查:可见甲状腺弥漫性肿大、结节;甲状腺超声检查见甲状腺血流丰富;放射性核素检查可见放射物浓集。

三、诊断

本病主要根据甲亢病史,症状、体征的急剧恶化,并综合实验室检查结果作出诊断。

诊断标准:

1.体温超过38℃。

2.与体温升高不成比例的心动过速。

3.原有甲亢症状加重。

4.心血管系统、消化系统功能障碍。

5.中枢神经功能障碍。

四、鉴别诊断

本病需与重症感染、急性胃肠炎、冠心痛、肝昏迷等鉴别。

五、治疗

(一)中医治疗

治疗原则:甲亢危象以肝阳暴张、心火亢盛为主证,要泻火解毒、清心平肝。若阴竭阳脱、心气衰竭要益气养阴、回阳固脱。

1.针灸及其他外治法

(1)针刺法:肝阳暴张、心火亢盛主证针刺曲池、合谷、少商、太冲、风池、大椎,泻火解毒、清心平肝。选用2~3个穴位,用泻法。

(2)艾灸法:阴竭阳脱、心气衰竭证温灸百会、神厥、足三里、关元、气海、三阴交等穴,益气养阴、回阳固脱。

2.辨证方药

(1)肝阳暴张,心火亢盛证

证候 高热烦躁,心悸多汗,恶心呕吐,谵妄抽搐,舌红苔黄、脉象弦数。

治法 泻火解毒,清心平肝。

方药 龙胆泻肝汤合泻心汤。药用:龙胆草、黄芩、山栀子、泽泻、木通、车前子、当归、生地黄、柴胡、生甘草等。

若肝胆实火较盛,可去木通、车前子,加黄连以助泻火之力;若湿盛热轻者,可去黄芩、生地,加滑石、薏苡仁以增强利湿之功;若玉茎生疮,或便毒悬痈,以及阴囊肿痛,红热甚者,可去柴胡,加连翘、黄连、大黄以泻火解毒。

中成药可用双黄连注射液、茵栀黄口服液。

(2)阴竭阳脱,心气衰竭证

证候 大汗淋漓,呕吐泄泻,心悸气促,继而汗出黏冷,心悸怔忡,气短息微,四肢厥逆,面色苍白,昏睡不醒,舌淡,脉虚数无根。

治法 益气养阴,回阳固脱。

方药 生脉散、参附汤、四逆汤。药用:人参、麦冬、五味子、附子、干姜、甘草等。

中成药可用参附注射液、生脉注射液。

(二)西医治疗

治疗目标:纠正严重的甲状腺毒症和诱发疾病,保护机体重要脏器,防止功能衰竭。甲亢危象前期和危象期诊断后,不需要等待化验结果,应尽早开始治疗。

1.降低循环 TH 水平

(1)大剂量药物抑制 TH 的合成和分泌:丙硫氧嘧啶(PTU)在周围组织中可以减少 T_4 转化至 T_3,故作为首选药物口服或胃管内注入 600~1200mg 后,可在 1h 内阻止甲状腺内碘化物的有机结合,或者 200~300mg,每 6h 一次。然后每天给维量 300~600mg,分 3 次服。甲硫氧嘧啶的剂量与之相仿,甲硫嘧啶(他巴唑)或卡比马唑(甲亢平)的剂量则为 20~30mg,每 6h 1 次。给抗甲状腺药物后 1h 开始给碘剂。每天口服复方碘溶液 30 滴,或静脉滴注碘化钠 1g 或复方碘溶液 3~4mL/1000~2000mL 溶液,用以延缓激素从甲状腺中的急剧释放。理论上要在使用碘剂前 1h 使用 PTU,但临床经常两种药同时应用,不需等待。

(2)迅速降低循环 TH 水平:血浆置换及腹膜透析法可迅速有效清除血中过多 TH。但这些方法操作均较复杂,应用尚不多。

2.降低周围组织对甲状腺激素的反应　临床上多用抗交感神经药物来减轻周围组织对儿茶酚胺过敏的表现,常用的药物有以下两类。

(1)β 肾上腺素能阻断剂:静脉注射普奈洛尔 1~5mg,或每 4h 口服 20~60mg。使用时注意禁忌证。如心脏储备功能不全、心脏传导阻滞、心房扑动、支气管哮喘等患者应慎用或禁用。而使用洋地黄制剂心力衰竭已被纠正者,在密切观察下可以使用普奈洛尔。

(2)利血平和胍乙啶:利血平首次肌内注射 5mg,以后每 4~6h 肌内注射 2.5mg。胍乙啶只能口服,故呕吐、腹泻严重者可影响疗效。

3.保护机体脏器,对症治疗防止功能衰竭　发热轻者用退热剂,如对乙酰氨基酚,但不宜用水杨酸制剂;发热高者用积极物理降温,必要时考虑人工冬眠。应注意补充水及纠正电解质紊乱,补充葡萄糖及大量维生素,尤其是 B 族。如有心力衰竭及肺充血存在,必要时用洋地黄及利尿剂。此外,甲亢患者糖皮质激素代谢加速,肾上腺存在潜在的储备功能不足,易导致皮质功能衰竭。可用大剂量地塞米松(2mg,每 6h 口服 1 次),或氢化可的松 200~300mg/d,能抑制甲状腺激素释放,抑制末梢 T_4 转变为 T_3,能增加本症生存率。

4.积极控制诱因　有感染者应给予积极抗菌治疗。伴有其他疾患者应同时积极处理。

六、中西医临床诊疗思路

甲亢危象是甲亢少见的并发症,但病情危重,病死率很高。在临床中西医结合诊断与急救中,需注意以下几点:

1.甲亢危象的诊治关键在于早期识别诊断。当甲亢患者因各种诱因或并发症致病情加重时,即应考虑危象,并积极处理。

2.甲亢危象时甲状腺功能的检查对危象的诊断帮助不大,因而多不能等待详细的甲状腺功能检查即应开始抢救治疗。

3.甲亢危象患者多死于休克、心肺功能衰竭、黄疸及电解质紊乱。因而甲亢危象的治疗要注意保护机体重要脏器,防止功能衰竭。

4.在甲亢危象的抢救治疗中,中医可积极参与急救治疗,如醒脑静注射液、参附注射液、安宫牛黄丸等中成药,并可配合针刺治疗。

七、预防与调护

(一)预防

1.甲亢患者应及时治疗,并定期检查甲状腺功能,学会控制情绪,保持精神放松,避免情绪激动。

2.继发性甲亢应积极治疗原发病,必要时行手术治疗。

(二)调护

1.吸氧,保持呼吸道通畅,及时清除呼吸道分泌物,防止吸入性肺炎发生。

2.开通中心静脉通道,进行 CVP 监测。留置导尿,记录 24h 出入量,注意出入液量平衡,及时补液,纠正水、电解质和酸碱平衡紊乱。避免精神刺激,安慰、鼓励患者,使之学会自我心理调节,必要时适当使用镇静药物。由于机体代谢率增高,应给予高碳水化合物、高蛋白、高维生素饮食,提供足够的能量,满足高代谢需要,避免刺激性食物。

3.患者及其家属了解甲亢的基本知识,认识诱发甲亢的因素,懂得尽量消除和避免这些因素。

病案分析

(一)病案摘要

患者,男,57 岁,发病当日 来急诊收住。主诉:发热伴剧裂头痛 5 天。查体:,T 38.5℃,HR 100～120 次/分,BP 145/85mmHg。心、肺检查未发现显著变化。神经系统检查未见异常。血常规、尿常规、肝功能、肾功能、脑电图、脑磁共振成像均未见异常。入院第 4 天出现躁动不安,自言自语,激惹,惊恐眼神,大汗淋漓,渐处于谵妄状态。体温最高 39.0℃,HR＞120 次/分。颈部稍有抵抗。予脱水降颅压、抗炎、止痛等治疗,病情无缓解。入院第 7 天甲状腺功能化验回报:游离 T_4（FT_4）109.3pmol/L,T_4＞411nmol/L,游离 T_3（FT_3）36.03Pmol/L,$T_3$7.8nmol/L,TSH 0.01mU/L。追问病史,10 年前曾患甲亢,经甲疏咪唑(他巴唑)治疗,半年后治愈,停药,后未曾复查。入院前半年常有心悸、多汗并消瘦。现症见:头痛,高热,躁动不安,心悸多汗,恶心呕吐,舌红苔黄、脉弦数。查体:突眼(＋),甲状腺Ⅱ度肿大,质软,可闻及血管杂音,双手平伸震颤(＋)。

(二)分析

1.诊断思路

本例的临床表现主要以头痛、精神症状等神经系统为主,但脑电图、脑磁共振成像无异常。依据甲亢病史,并有高热、躁动不安,心悸多汗,双手平伸震颤,甲状腺功能检查提示甲状腺毒血症,故诊断为甲亢危象。

2.治疗思路

(1)中医治疗思路:当"急则治其标",以泻火解毒、平肝熄风为原则,急救治疗以醒脑静注射液 20mL 加入 10％葡萄糖液中静脉滴注,安宫牛黄丸 1 丸,口服或鼻饲。以泻法针刺曲池、合谷、少商、太冲、风池、大椎等穴位。

(2)西医治疗思路

①抑制 TH 的合成和分泌:可用丙硫氧嘧啶 600～1200mg 一次口服或胃管鼻饲,然后每天给丙硫氧嘧啶 300～600mg,分 3 次服。每天口服复方碘溶液 30 滴,或静脉滴注碘化钠 1～2g。

②降低周围组织对甲状腺激素的反应:一般用量是静脉注射普萘洛尔 1～5mg,或每 4h 口服 20～60mg。

③保护机体脏器,对症治疗防止功能衰竭:应补充水及纠正电解质紊乱,补充葡萄糖可提供热量及肝糖原,给大量维生素,尤其是 B 族,并积极物理降温。

(杜革术)

第三节　肾上腺危象

肾上腺危象(adrenal crisis)又称急性肾上腺皮质功能不全(acute adrenocortical hypofunction)或艾迪生危象(Addisonian crisis),是指由各种原因引起的肾上腺皮质功能衰竭状态。其临床表现主要为恶心、呕吐、腹泻、脱水、休克、惊厥、嗜睡或昏迷等,病势凶险,如不及时抢救,则多数死亡。

本病属于中医学"厥脱"、"神昏"范畴。

一、病因病机

(一)中医病因病机

1.病因　中医学急性肾上腺皮质功能不全的主要病因为先天禀赋不足、感受温热疫毒之邪、创伤、毒物、情志不遂、劳累过度、用药不当等。

2.病机

(1)温热疫毒:感受温邪热毒,热毒入里,由气及营、耗气伤阴、内陷心包,损及五脏,使气血运行障碍,气机逆乱,阴阳之气不相顺接,浊气上逆则呕恶,浊气下行则腹泻,甚则阴竭阳脱,内闭外脱。

(2)先天禀赋不足:素体羸弱,久病虚劳,形气不充,脏腑不荣,生机不旺。复因邪气外袭,正不胜邪,脏腑阴阳气血亏虚,正虚邪实发为本病。

(3)情志不遂、劳累过度:情志不遂,肝气不舒,木旺克土,肝脾失和;劳累过度,房室不节,肾精亏损;用药不当,戕伤元气,调理失时,正气难复。阳微阴竭而见阴竭阳脱之危候。

本病的主要病机是本虚标实。本虚指脏腑之元气不足,肾为先天之本,精血之海,藏真阴而寓元阳,为脏腑阴阳之根;脾胃为后天之本,水谷之海,运化水谷之精微而生气血,滋养脏腑,元气之根本在于肾,滋养于脾,脾肾的虚损是病机演变的主要环节。

(二)西医病因病理

现代医学认为急性肾上腺皮质功能减退的常见病因如下:

1.急性肾上腺皮质出血、坏死:最常见的病因是感染,导致肾上腺静脉细菌性血栓形成,严重败血症,多见于脑膜炎球菌感染。此外,出血热患者肾上腺严重出血,肾上腺区域的外伤,高凝状态和严重烧伤均可出现急性肾上腺皮质出血、坏死。

2.肾上腺结核为本病常见病因,结核病灶为上皮样肉芽肿及干酪样坏死,继而出现纤维化病变,肾上腺可缩小、钙化。肾上腺双侧全部切除或一侧全切、另侧90%以上次全切除后,或单侧肿瘤切除而对侧已萎缩者,如术前准备不周、术后治疗不当或补给不足、停用过早等均可发生本症。

3.慢性肾上腺皮质功能减退者在各种应激状态下如感冒、过劳、大汗、创伤、手术、分娩、呕吐、腹泻、变态反应或骤停皮质素类治疗等均可导致本症。

4.长期大剂量肾上腺皮质激素治疗过程中,由于患者垂体、肾上腺皮质已受重度抑制而呈萎缩,如骤然停药或减量过速,可引起本症。

5.其他较少见病因:如白血病浸润、淋巴瘤、放射治疗破坏、服用肾上腺酶系抑制药物如美替拉酮,或细胞毒药物如双氯苯二氯乙烷等。

肾上腺皮质激素是维持人的生命活动所必需的,在缺氧、创伤、感染后低血糖等应激情况下,糖皮质激素分泌不足可引起碳水化合物代谢紊乱、糖异生能力下降、血糖降低,以至发生低血糖,甚至昏迷。肾上腺皮质激素还能对抗胰岛素,抑制己糖酶活性,因而肾上腺皮质激素分泌减少时可加重血糖降低。醛固酮分泌不足可致肾远曲小管排钾减少、血钾升高、钠及水丢失、血细胞内外水及电解质分布失调、血容量减少以至肾血流量减少、肾功能障碍。

二、临床表现

(一)症状

1.全身症状　乏力,脱水严重,多有高热。原有皮肤、黏膜色素沉着加深,以摩擦处、掌纹、乳晕、瘢痕等处明显。

2.循环系统　心率增快,可达 160 次/分以上,脉搏细弱,还有全身皮肤湿冷、血压下降等休克表现。

3.消化系统　恶心、呕吐,腹痛、腹泻、腹胀。部分患者消化道症状明显,出现严重腹痛、腹肌紧张、反跳痛,酷似外科急腹症。

4.神经系统　烦躁不安、或出现委靡、表情淡漠、嗜睡、神志模糊,甚至昏迷。低血糖者常有出汗、震颤、视力模糊、复视,甚至精神失常,抽搐。

5.泌尿系统　肾功能减退,出现少尿、无尿等。

(二)辅助检查

1.血液生化　原发性肾上腺危象患者有低钠高钾血症,继发肾上腺危象患者仅有低钠血症。还可有轻微的酸中毒及不同程度的氮质血症。

2.血液常规　可有正色素性正细胞性贫血、嗜酸性粒细胞及淋巴细胞增多。

3.血浆肾上腺皮质激素的测定　血浆皮质醇(F)≤30μg 可确诊本病,但在正常范围也不能排除诊断 17－OHCS 和 17－KS 明显降低可协助诊断。原发性患者血浆 ACTH≥55pmol/L 继发性患者早晨 8 时 ACTH＜4.5pmol/L。

三、诊断

如患者有导致肾上腺危象的上述原因与诱因,又出现无法解释的高热、低血糖、意识障碍、频繁呕吐、腹泻、腹痛、休克等,结合实验室检查如血浆 F、ACTH 测定及血液生化、血液常规的检查,可作出肾上腺危象的诊断。

四、鉴别诊断

1.由于大多数肾上腺危象患者表现有恶心、呕吐、腹泻、脱水、休克、惊厥、嗜睡或昏迷等,因此必须与其他病因的昏迷相鉴别。如糖尿病酮症酸中毒昏迷、糖尿病高渗性昏迷、急性中毒、脑血管意外等,这些患者血糖高或正常,嗜酸性粒细胞数不增加。

2.急性肾上腺皮质出血、坏死是引起肾上腺危象的常见原因,这些患者半数以上都有腹部和胸肋部疼痛、过敏、肌紧张并伴随恶心、呕吐、腹泻、脱水、休克,因此必须和内外科急腹症相鉴别。

3.与其他原因低血糖鉴别,如胰岛素瘤。胰岛素瘤低血糖症状发作较重而持久,多在空腹发生。

4.甲状腺危象：临床表现与本病相似，但前者多有手术或甲状腺疾病史，且血浆 T_3、T_4 水平升高。

五、治疗

（一）中医治疗

治疗原则：中医治疗本病以补益肾气，兼活血散瘀为基本治则，五脏虚损者，或益肾养心或温补脾肾，或滋养肝肾，随证治之。

1.针灸及其他外治法

（1）针刺法：取左耳肾上腺区配内关穴，持续电针；取人中、中冲、内关、足三里穴，针刺并用间歇刺激手法。

（2）艾灸法：直接艾灸或悬灸气海、关元、足三里、膻中穴，每穴 4～5 壮或 20min，适用于亡阳气脱者。直接灸大敦穴 3～5 壮（或隐白穴 1～3 壮），适用于亡阴气脱者。

2.辨证方药

（1）热毒炽盛，气阴两亏证

证候 发热不寒，四肢厥冷，恶心呕吐，口渴欲饮，烦躁不安，小便短赤，神疲乏力，舌质红苔黄干，脉细数。

治法 清热解毒，益气养阴。

方药 黄连解毒汤合生脉饮。药用：黄连、黄芩、黄柏、栀子、人参、麦冬、五味子等。

便秘者，加大黄以泻下焦实热；吐血、衄血、发斑者，酌加玄参、生地、丹皮以清热凉血；发黄者，加菌陈、大黄，以清热祛湿退黄；疗疮肿毒者，加蒲公英、金银花、连翘，增强清热解毒之力。

中成药可用参麦注射液、双黄连注射液。

（2）肾阳虚衰证

证候 腰膝酸软，畏寒肢冷，精神委靡，小便不顺畅，有时还出现水肿。脉沉细弱，舌体胖大，舌淡。

治法 温化肾阳。

方药 右归饮。药用：熟地、山药、山茱萸、枸杞、甘草、杜仲、肉桂、制附子等。

如气虚血脱，或厥，或昏，或汗，或晕，或虚狂，或短气者，必大加人参、白术；如火衰不能生土，为呕哕吞酸者，加炮干姜；如阳衰中寒，泄泻腹痛，加人参、肉豆蔻；如小腹多痛者，加吴茱萸；如淋带不止，加补骨脂；如血少血滞，腰膝软痛者，加当归。

中成药可用参附注射液、右归丸。

（3）脾肾阳虚、内闭外脱证

证候 神志恍惚，甚或神昏，面色苍白，消瘦神疲，形寒肢冷，恶心呕吐，下利清谷，腰膝酸冷，气短息微，肢体厥逆，二便闭，舌淡苔白，脉沉迟细弱或虚细无根。

治法 回阳固脱，益气敛阴。

方药 参附汤、四逆汤合菖蒲郁金汤。药用：人参、附子、干姜、石菖蒲、炒栀子、鲜竹叶、牡丹皮、郁金、连翘、灯心草、木通、淡竹沥、紫金片等。

如发热者加石膏、知母、金银花；大便秘结、腹部胀满者加大黄、芒硝；抽搐者加钩藤、天麻、僵蚕;恶心呕吐者加竹茹、陈皮、代赭石。

中成药可用参附注射液、生脉注射液。

(4)肝肾阴虚证

证候　头晕目眩,耳鸣健忘,失眠多梦,咽干口燥,腰膝酸软,胁痛,五心烦热,颧红盗汗,舌红,少苔,脉细数。

治法　滋养肝肾。

方药　一贯煎。药用:沙参、生地黄、枸杞、当归、川楝子、麦冬等。

如大便秘结者加知母、瓜蒌仁;午后虚热、多汗者加地骨皮;胁胀痛甚加鳖甲;胃胀满,难消化时加鸡内金、春砂仁、神曲;阴虚有痰时,则去枸杞子,加川贝、桑白皮;烦热口渴,舌红而干者加知母、石膏、淡竹叶。

中成药可用刺五加注射液、参麦注射液。

(5)气血两虚证

证候　面色不华,头晕心悸,失眠多梦、健忘、食少、便溏,倦怠乏力、舌淡、脉细弱。

治法　补气养血。

方药　八珍汤。药用:人参、白术、白茯苓、当归、川芎、白芍药、熟地黄、炙甘草等。

若以血虚为主,眩晕心悸明显者,可加大地、芍用量;以气虚为主,气短乏力明显者,可加大参、术用量;兼见不寐者,可加酸枣仁、五味子。

中成药可用八珍颗粒、益气养心安神口服液。

(6)气滞血瘀证

证候　胸胁胀闷,走窜疼痛,急躁易怒,胁下痞块,刺痛拒按,舌质紫暗或见瘀斑,脉涩。

治法　活血化瘀。

方药　膈下逐瘀汤。药用:五灵脂、当归、川芎、桃仁、丹皮、赤芍、乌药、延胡索、甘草、香附、红花、枳壳等。

中成药可用丹红注射液、复方丹参注射液。

(二)西医治疗

治疗目标:立即补充肾上腺皮质激素,补液、抗休克及支持疗法,治疗基础病,消除诱因。肾上腺危象盐皮质激素缺乏,补充足够的皮质激素是关键。急救原则是及时补充糖皮质激素,快速补液,纠正电解质失衡,治疗低血糖等,后期后可予适补允盐皮质激素。

1.补充液体:典型肾上腺危象患者液体损失量可达细胞外液的1/5,治疗的第1、2天内每天补充生理盐水量应达2000～3000mL。部分以糖皮质激素缺乏为主的患者脱水较轻,可适当减少补液。还应注意补充葡萄糖以防止低血糖。

2.糖皮质激素:立即静脉注射氢化可的松100mg,使糖皮质激素水平达到正常人在发生严重应激时的水平,此后每6～8h静脉滴注100mg,最初24h总量约400mg,第2、3天可减少至300mg,以后逐日递减到100mg改为口服。

3.盐皮质激素:早期大剂量补充糖皮质激素时一般不需要补充,口服维持糖皮质激素时可同时予9α—氟氢可的松0.05～0.1mg/d口服。

4.积极治疗感染及去除其他诱因。

5.抗休克：如收缩压在 80mmHg 以下伴休克症状者经补液及激素治疗仍不能纠正循环衰竭时，应及早给予血管活性药物。

六、中西医临床诊疗思路

本病病程较长，故坚持较长时间的正规内科治疗方可奏效，否则有致危象发生的可能。

1.本病的快速诊断与迅速救治尤为重要。临床上可根据患者病史及出现临床上出现无法解释的低血糖、高热、意识障碍、胃肠道症状、休克，进行初诊断，予退热、纠正低血糖、抗休克等对症处理，待检验回报后明确诊断即可予皮质激素及其他相关治疗。

2.肾上腺危象在中医学中属厥脱、昏迷范围，其病机特点为本虚标实，以本虚为主，因虚致实，由实更虚，故治疗上应注意驱邪扶正，补虚泻实。早期清热解毒以驱邪，益气养阴以扶正。晚期益气敛阴，回阳固脱以补虚扶正。至于危象，当中西医结合而抢救。

3.为加快药物吸收和改善肾血流，增加肾上腺皮质血供氧供，以改善其萎缩或破坏，无论治疗何证均可于方药中加入适度活血化瘀药，以提高疗效。

4.现代医学多采用长期皮质激素的替代补充疗法，但有一定的毒副作用和禁忌证；中医的切入点在于改善使用激素后出现的各种不良反应症状，如恶心呕吐，可选用黄连苏叶汤＋砂仁降气止呕。临床上，坚持中医辨证施治与小量激素配合应用，既可发挥积极的治疗作用，又可减轻西药的不良反应，使疗效更加持久巩固。中医认为，其病机属脾肾不足，正气匮乏，通过各种治法以扶助正气，可有助于提高机体自身的修复能力，促进肾上腺皮质功能的恢复。在治疗过程中，一要注意守方，持之以恒，方可收效；二要注意观察服药过程中患者所出现的反应及舌、脉的变化，以作为调整用药的依据。

七、预防与调护

（一）预防

1.早期出现肾上腺感染征象应及时就诊，早期治疗，避免疾病进一步发展。

2.肾上腺手术前应充分评估患者病情，术后合理补充肾上腺皮质激素，应足疗程使用肾上腺皮质激素。

3.长期使用肾上腺皮质激素者不可骤然停药，以防出现肾上腺危象。

（二）调护

1.应给予患者高热量、易消化食物，提供足够的热量、补充维生素及保证水电解质的平衡。

2.长期卧床患者容易便秘，为了防止便秘，每天可给患者吃一些香蕉、蜂蜜和含纤维素多的食物，每天早晚给患者按摩腹部。3 天未大便者，应服用麻仁润肠丸或大黄苏打片等缓泻药，必要时可用开塞露帮助排便。

3.避免抽烟喝酒，避免吃辛辣刺激性的食物为宜。

古医籍精选

《素问·大奇论》："脉至如喘，名曰暴厥，暴厥者不知与人言。"

《素问·厥论》："阳气衰于下，则为寒厥"，又曰："寒厥之为寒也，必从五指而上于膝者，阴气起于五指之里，集于膝下而聚于膝上，故阴气胜则从五指至膝上寒。其寒也，不从外，皆从内也"。

《伤寒论》："伤寒若吐若下后不解，不大便五六日，上至十余日……若剧者，发则不识人，循衣摸床，惕而不安。"

《素问玄机原病式》："或寐而多言者，俗云睡语，热之微之。若热甚则睡寐，而神昏不清，则谵语也。"

《寿世保元》："扰乱动摇，火之化也。谵，多言也。心热神乱，则语言妄乱也。"

《外感温热篇》："风温证身大热，口大渴，目赤唇肿，气粗烦躁，舌绛齿板痰咳，甚至神昏谵语，下利黄水者，风温热毒，深入阳明营分，最为危候。"

《增评柳选四家医案》："肝阴素亏，温邪扰之，发为痉病，神昏龄齿，瘛疭不定。法当滋养肝阴，以荣筋脉，清涤痰热，以安神明者也。"

《医林改错》："中风……良由将息失宜，内火暴甚，水枯莫制，心神昏昧，卒倒无所知。"

《杂病广要》："肌肤不仁，邪在络也；左右不遂，筋骨不用，邪在经也；昏不识人，便溺阻隔，邪在府也；神昏不语，唇缓涎出，邪在藏也。"

《症因脉治》云："内有积热，外中风邪，经络不通，发热自盛，热极生痰，上熏心肺，神识昏迷，则不语作矣。"

《症因脉治》："身热神昏，声如睡，喘急不宁，语言不便，此外感痰壅之症也。"

《张氏医通》："饮食起居动静失宜，心火暴甚，肾水虚衰不能制之，则阴虚阳实，而热气怫郁，心神昏冒，筋骨不用而卒倒无知也。亦有因五志有所过极而卒中者。"

《医学心语》："病邪在表，未入少阳，误用柴胡，谓之引贼入门。轻则为疟，重则传入心胞，渐变神昏不语之候。"

《医宗金鉴》："睛不知者，是肾水熸阳所竭，水既不能制火，则火上熏于目，而眸子朦胧，为之不了了也，此热结神昏之渐，危恶之候也。"

《湿热病篇》："湿热证壮热口渴，舌黄或焦红，发痉神昏，谵语或笑，邪灼心包，荣血已干，宜犀黄羚羊角连翘生地元参钩藤银花露鲜菖蒲至宝丹等味。"

《素问·生气通天论》："阳气者，大怒则形气绝，而血菀于上，使人薄厥。"

病案分析

（一）病案摘要

李某，男，70岁。2006年3月20日10时50分来我院急诊。主诉：高热伴恶心呕吐3天。症状：发热，恶心呕吐，腹泻，四肢湿冷，神志淡漠。舌质红，苔黄干，脉细数。既往史：既往有原发性肾上腺皮质功能减退病史，自行停用皮质激素半个月，否认冠心病、糖尿病病史。查体：BP 90/85mmHg，HR 155次/分。检查：Na^+ 130mmol/L，WBC 12.3×10^9/L，血糖3.5mmol/L，基础血浆尿皮质醇明显降低。舌质红，苔黄干，脉细数。

中医诊断：厥脱（热毒炽盛）。

西医诊断：急性肾上腺皮质功能不全。

（二）分析

1.诊断思路

（1）中医诊断思路：患者因"高热伴恶心呕吐3天伴神志淡漠"入院，故中医诊断"厥脱"可成立。综合分析患者发热，恶心呕吐，腹泻，四肢湿冷，神志淡漠，舌质红，苔黄干，脉细数。四诊合参，当属热毒炽盛之证。

(2)西医诊断思路

①确定急性肾上腺皮质功能不全诊断：发热，恶心呕吐，腹泻，四肢湿冷，神志淡漠，舌质红，苔黄干，脉细数。既往史：既往有原发性肾上腺皮质功能减退病史，自行停用皮质激素半个月，查体：BP 90/58mmHg，HR 155 次/分。检查：Na^+ 130mmol/L，WBC $12.3×10^9$/L，血糖 3.5mmol/L，基础血浆皮质醇明显降低。

②明确急性肾上腺皮质功能不全的病因：患者既往有原发性肾上腺皮质功能减退病史，自行停用皮质激素半个月，可明确急性肾上腺皮质功能不全的病因为原发性。

2.治疗思路

(1)中医治疗思路：本病以发热不寒，恶心呕吐，口渴烦躁，尿短赤，神疲乏力，舌质红，苔黄干，脉细数等热毒炽盛，气阴两伤见症为主。治法为清热解毒，益气养阴。

(2)西医治疗思路：结合患者临床表现为病史等，患者为急性肾上腺皮质功能不全，其治疗应主要为以下几个方面：

①皮质激素治疗：初 1～2h 内迅速静脉滴注可溶性氢化可的松（如琥珀氢化可的松）100～200mg（溶于 500～1000mL 葡萄糖盐水中），于最初 5～6h 皮质醇总量应达 500～600mg 以上。如静脉滴注地塞米松或甲泼尼松龙应同时肌内注射去氧皮质酮2mg。第 2、3 天肾上腺皮质激素可减量每天氢化可的松 300mg，如病情好转，继续减至每天 200mg，继而每天 100mg。再改为口服醋酸可的松或醋酸泼尼松而逐渐过渡到患者所需维持量，一般需 1～2 周，减量过快易导致病情反复恶化。如上述治疗后尚未能维持血压，可加用去氧皮质酮治疗，剂量视病情而定。

②补液：入水总量须视失水程度、呕吐等情况而定，一般第一天须补 2500～3000mL 以上，第二天后再视血压、尿量等调整剂量。补液时须注意电解质平衡，如失钠明显者，则初治期即采用 5%葡萄糖盐水；呕吐腹泻严重者大量葡萄糖液后尤宜加入适量氯化钾，每天 1000mL 补液可加入 2～3g。如有酸中毒时，应酌情给予碱性药物。

③抗休克：如血压在 80mmHg 以下伴休克症状者经补液及激素治疗仍不能纠正循环衰竭，应及早给予血管活性药物。

④抗感染：有感染者应针对病因予以特效治疗。

⑤对症治疗：包括给氧，使用各种对症治疗药物如镇静剂等，但不宜给吗啡及巴比妥盐类等。

（杜革术）

第六章　急性脑血管疾病

　　急性脑血管病是指由于各种脑血管病变所致急性起病、迅速出现局限性或弥漫性神经功能缺失的脑血管性临床事件,又称为脑卒中、脑中风。按病变性质可将急性脑血管病分为出血性卒中,包括脑出血、蛛网膜下腔出血等;缺血性脑卒中,包括短暂性脑缺血发作和脑梗死。脑血管疾病的发病率、死亡率和致残率很高,是导致全球人口死亡的三大疾病之一。本节主要以动脉血栓性脑梗死和脑出血为例讨论急性脑血管疾病。

　　动脉血栓性脑梗死(atherothrombotic cerebral infarction,ATC)是由于动脉粥样硬化斑块、溃疡、出血等多种原因形成的动脉血栓沿血液循环进入脑动脉或供应脑的颈部动脉,造成血流阻塞而产生脑梗死。脑出血(intracerebral hemorrhage,ICH)分外伤性和非外伤性两种,后者又称原发性或自发性脑出血,系颅内或全身疾病引起脑实质内出血。

　　临床表现根据脑部病变部位不同可出现面瘫、失语、偏瘫、局灶性抽搐甚至意识障碍等,头颅CT或MRII等影像学检查可见颅内缺血或出血性病变。

　　本病属于中医学"中风"的范畴。

一、病因病理

(一)中医病因病机

　　1.病因　中医认为本病主要因年老体衰,积损内伤,情志失调,饮食不节,劳欲过度等,致使机体阴阳失调,气血逆乱,脑脉瘀阻而成本病;或阴亏于下,阳亢于上,阳化风动,挟火挟痰,横窜经络,致血溢脑脉之外,形成危重证候。

　　2.病机　本病病位在脑,与心、肝、脾、肾的关系密切。病性为本虚标实,上盛下虚,以气血不足或肝肾阴虚为致病之本,风、火、痰、瘀为发病之表。

　　(1)内伤积损:年老气血本虚,加之内伤积损,或纵欲伤精,或久病、劳倦过度,使气血再衰,气虚运血无力,停而瘀阻脑脉。

　　(2)情志失调:情志抑郁,气机失畅,血行不利,瘀阻脑脉;或肝肾阴虚,水不涵木,复因情志所伤,肝阳骤亢;或五志过极,心肝火旺,风火相煽,血随气逆,上扰元神,神明失用,脑脉阻痹发病。

　　(3)饮食不节:过食膏粱厚味,致脾失健运,聚湿生痰;或肝木素旺,横逆乘脾土,致脾运失健,内生痰浊;痰浊内聚,复因情志、外邪夹内伏之痰邪,横窜经络,上蒙清窍,痹阻脑脉,发为本病。

　　本病病机总属阴阳失调,气血逆乱。病理基础为肝肾阴虚。因肝肾之阴下虚,则肝阳易亢于上,复加饮食起居不当,劳累过度,情志刺激或气候骤变等诱因,气血上冲于脑,脑脉痹阻或血溢脑脉之外,神窍闭阻,故猝然昏仆,不省人事。

(二)西医病因病理

　　1.病因　动脉血栓性脑梗死与脑出血病因不尽相同。

　　(1)动脉血栓性脑梗死病因:①血管壁病变:主要原因包括:高血压性脑细小动脉硬化,脑动脉粥样硬化,血管先天性发育异常和遗传性疾病,各种感染和非感染性动静脉炎、中毒、代谢及全身性疾病导致的血管壁病变,均可引起脑卒中。②心脏病:风湿性心瓣膜病、先天性心脏病、细菌性心内膜炎、心房颤动及二尖瓣脱垂等引起的心内附壁血栓或赘生物脱落是心源性脑栓塞的主要病因。③其他病因：血管内异物如空气、脂肪、寄生虫卵及癌细胞团等。

(2)脑出血病因：脑出血包括外伤性脑出血和自发性脑出血。高血压血管病变是自发性 ICH 最常见的病因。脑淀粉样血管病(cerebral amyloid angiopathy，CAA)是老年患者发生非创伤性脑叶 ICH 最常见的原因，而血管畸形是儿童 ICH 最常见的原因。此外其他病因包括出血性脑梗死、脑肿瘤、细菌性动脉瘤、烟雾病、血管炎、凝血机制障碍等。

2.发病机制 近来发现一些危险因素可能与动脉硬化形成及其并发症有关。损伤反应被普遍认为是动脉粥样硬化形成的机制。临床与动物实验均证明，动脉粥样硬化早期，生化(氧化低密度脂蛋白、溶血卵磷脂、高级糖化终产物、同型半胱氨酸、脂蛋白 a)与生物机械损伤(血流系统)刺激内皮细胞表达分泌白细胞黏附分子，如血管内细胞黏附分子－1(VCAM－1)，细胞内黏附分子、P －选择素、整合素(αVβ3)。这些分子将循环中的单核细胞黏附到内皮上，并在单核细胞趋化蛋白－1(MCP－1)的帮助下进入内皮下，摄取氧化低密度脂蛋白(ox－LDL)并转化为巨噬细胞。后者能合成、释放很多不同种类的炎症因子、细胞素、生长因子及蛋白酶(金属酶)消化基质蛋白。若这一过程发生在动脉粥样硬化斑块中，则斑块基质蛋白被消化，易于在血流冲击下破裂、出血或形成血栓，发生冠心病或脑卒中。

自发性脑出血中脑损伤的发病机制主要有三个方面：①血凝块扩大对脑实质产生的原发性直接机械性损伤；②颅内压(intracranial pressure，ICP)增高；③占位效应继发脑疝。血凝块体积和继发性病灶周围水肿促发了占位效应及其继发效应。血凝块周围区域血流量降低引起的局部神经元缺血，导致进一步的细胞毒性水肿及毒性的兴奋性氨基酸和炎症介质释放。此外凝血酶诱导的炎症级联反应激活和基质金属蛋白酶(matrix metalloproteinases，MMPs)过度表达导致 ICH 中血脑屏障破坏和水肿形成，导致神经元细胞受损。

3.病理 动脉血栓性脑梗死轻度缺氧往往无明显病变，重度缺氧仅存活数小时者尸检时也可无明显病变。只有中度缺氧、存活时间在 12h 以上者才出现典型病变，表现为神经元出现中央性尼氏小体溶解和坏死；髓鞘和轴突崩解；星形胶质细胞肿胀。第 1～2 天出现脑水肿，中性粒细胞和巨噬细胞浸润，并开始出现泡沫细胞。第 4 天星形胶质细胞明显增生，出现修复反应。30 天左右形成蜂窝状胶质瘢痕。

脑出血病理检查可见血肿中心充满血液或紫色葡萄浆状血块，周围水肿，并有炎症细胞浸润。血肿较大时引起颅内压增高，可使脑组织和脑室移位、变形，重者形成脑疝。幕上的半球出血，血肿向下挤压下丘脑和脑干，使之移位，并常常出现小脑幕疝。如下丘脑和脑干等中线结构下移可形成中心疝，如小脑大量出血可发生枕大孔疝。1～6 个月后血肿溶解，胶质增生，小出血灶形成胶质瘢痕，大出血灶形成椭圆形中风囊，囊腔内含有铁血黄素等血红蛋白降解产物和黄色透明黏液。

二、临床表现

(一)病史
多数急性脑血管意外患者有高血压、高血脂、心脏病或糖尿病病史。

(二)症状

急性脑血管疾病共同症状特点如下:

1.起病突然　病发即出现相应症状和体征,是脑卒中的主要特点。

2.全脑症状　头痛、恶心、呕吐和不同程度的意识障碍。这些症状可轻重不等或不出现,主要与脑卒中类型和严重程度有关。

3.神经系统损害的局灶性症状和体征　根据损害的部位不同而异,是临床确定脑卒中病灶部位的主要依据。

(1)颈内动脉系统损害表现:主要由大脑半球病变所致,可表现为病灶对侧中枢性面、舌下神经瘫痪和肢体瘫痪;对侧偏身感觉障碍;优势半球损害时可有失语;对侧同向性偏盲。

(2)椎-基底动脉系统损害表现:主要由脑干、小脑或枕叶病变所致,可表现为:眩晕伴恶心、呕吐;复视;构音、吞咽困难;交叉性瘫痪或感觉障碍;站立不稳。

(3)脑膜刺激征:颅内高压或病变波及脑膜时发生,表现为颈项强直、Kernig 征和 Brudzinski 征阳性。

4.临床表现　根据类型不同,急性脑血管疾病可以有不同的临床表现,本节主要以动脉血栓性脑梗死和脑出血为例进行介绍:

(1)动脉血栓性脑梗死:多有高血压、糖尿病或心脏病病史,常在安静或睡眠中起病。神经系统局灶性症状多在发病后 10 余小时或 1～2 天内达到高峰。除脑干梗死和大面积梗死外,大多数患者意识清楚或仅有轻度意识障碍。病情轻重决定于血栓栓塞的血管、梗死灶的大小和位置,可在数小时至 3 天内逐渐加重。①颈内动脉系统症状表现为:构音障碍或失语(优势半球),对侧中枢性面瘫、舌瘫;双眼向对侧注视障碍(向病灶侧同向偏视),偏盲;对侧中枢性偏瘫和偏身感觉障碍。②椎-基底动脉系统梗死灶在脑干、小脑、丘脑、枕叶及颞顶枕交界处。症状表现为:眩晕、复视、呕吐、声嘶、吞咽困难、共济失调等。体征可见:交叉性瘫痪:同侧周围性脑神经瘫痪,对侧中枢性偏瘫。交叉性感觉障碍:小脑共济失调、眼震、平衡障碍、四肢肌张力降低等。

(2)脑出血:高血压是其主要原因,常因体力活动或情绪激动而诱发。发病时多有血压明显升高。临床表现主要取决于出血部位和出血量。

①壳核出血:即内囊外侧型出血,占全部脑出血的 60%,多由豆纹动脉尤其是其外侧支破裂引起。血肿向内压迫内囊导致典型的对侧偏瘫、偏身感觉障碍和同向性偏盲,如为优势半球可有失语;出血量大可出现意识障碍。

②丘脑出血:即内囊内侧型出血,为第二常见出血类型。典型症状以偏身感觉障碍起病,向外压迫内囊可致偏瘫,与壳核出血者不同处在于上、下肢瘫痪程度均等或基本均等,深浅感觉都有障碍;向内蔓延至脑室或中脑,引起垂直注视麻痹、瞳孔改变、昏迷。预后比壳核出血差。

③脑叶出血:即皮层下白质出血,常由动脉硬化、淀粉样变血管病及脑血管畸形等引起。小量出血症状轻;出血破入蛛网膜下腔者,脑膜刺激征明显,易误诊为原发蛛网膜下腔出血。

④脑桥出血:多由高血压致基底动脉脑桥支破裂引起,大量出血(血肿＞5ml),患者即见:昏迷、四肢瘫、呕吐咖啡样胃内容物、双侧针尖样瞳孔、眼球浮动、中枢性呼吸障碍,甚至去大脑强直发作等,多在 48h 内死亡;小量出血可无意识障碍,表现为交叉性瘫痪和共济失调性偏瘫,两眼向病灶侧凝视麻痹或核间性眼肌麻痹。

⑤小脑出血:多由小脑齿状核动脉破裂所致,表现为突然眩晕、呕吐、站立或行走不能、肢体共济失调伴头痛、面部感觉障碍。

(三)体征

急性脑血管病的体征表现根据脑部受损部位不同而有差异,需要结合临床症状共同分析。神经系统体格检查可发现脑神经功能缺损,深感觉、浅感觉障碍,肌力、肌张力改变,共济运动失调,生理反射异常及病理反射阳性等。

(四)辅助检查

急性脑血管疾病的患者应立即进行相关实验室检查,如脑部 CT、MRII、颈动脉超声多普勒、DSA 或 MRIA 及其他理化检查等。

1.脑部 CT 和 MR ll　动脉血栓性脑梗死发病 24～48h 后,CT 扫描可见相应部位的低密度灶,边界欠清晰,并有一定的占位效应。但早期 CT 扫描阴性不能排除本病;MRII 可较早期发现脑梗死,特别是脑干和小脑的病灶。脑出血发病即可在脑 CT 扫描显示出高密度影,边界清楚。

2.颈动脉超声多普勒　可显示颈部大血管有无狭窄或动脉粥样斑块。

3.DSA 或 MR l A　主要适应证是头颈部血管病变如动脉瘤和血管畸形,也可用于发现有无脑动脉粥样硬化斑块、溃疡或狭窄处。

4.腰穿检查　脑出血可见血性脑脊液。

三、诊断

根据典犁临床表现结合 CT 或 MRII 检查,急性脑血管疾病的诊断并不困难。

四、鉴别诊断

各种类型的急性脑血管疾病应相互鉴别,见表 6－1。

表 6－1　各种类型急性脑血管疾病鉴别诊断简表

鉴别点	缺血性脑卒中			出血性脑卒中	
	动脉血栓性脑梗死	脑栓塞	腔隙性脑梗死	脑出血	蛛网膜下腔出血
好发年龄	60 岁以上	青壮年	65 岁以上	50～60 岁	中青年
主要病因	脑动脉粥样硬化	风湿性心瓣膜病	高血压脑动脉硬化	高血压脑动脉硬化	脑动脉瘤或血管畸形
诱因	安静状态	无或激动、用力	安静状态	情绪激动、用力	情绪激动、用力
发病方式	较缓	最急	急	急	急骤
起病时血压	正常或低	多数正常	增高或正常	明显增高	增高或正常
好发部位	脑内各大动脉分支	大脑中动脉	脑穿通动脉	脑穿通动脉	脑底动脉环附近血管
全脑症状	无或轻	有,但短暂	无	持续较重	明显

续表

鉴别点	缺血性脑卒中			出血性脑卒中	
	动脉血栓性脑梗死	脑栓塞	腔隙性脑梗死	脑出血	蛛网膜下腔出血
眼底变化	动脉硬化	偶有动脉栓塞	动脉硬化	动脉硬化或视网膜出血	玻璃体后出血
瞳孔改变	一般无	一般无	一般无	有时患侧散大	有时患侧散大
局灶性脑损害	有	有	有	有	无
脑膜刺激征	一般无	一般无	无	可有	明显
头颅CT	低密度灶	低密度灶内可有出血	<1.5cm 低密度灶	脑内高密度灶	蛛网膜下腔高密度影
脑DSA	大动脉狭窄或闭塞	可有大动脉闭塞	大动脉一般通畅	大动脉一般通畅	动脉瘤或血管畸形

五、治疗

（一）中医治疗

治疗原则：以破血化瘀、泻热醒神、豁痰开窍为基本治法。

1.针灸及其他外治法

（1）针刺法

1）中经络：①半身不遂：取手足阳明经穴为主，辅以太阳、少阳经穴。一般均刺患侧穴，针对病程较久者，也可采用"补健侧，泻患侧"的治法。主穴：肩髃、曲池、手三里、外关、合谷、环跳、阳陵泉、足三里、解溪、昆仑。配穴：病侧经筋屈曲拘挛者，肘部加曲泽，腕部加大陵，膝部加曲泉，踝部加太溪。如言语謇涩，加哑门、廉泉、通里。②口角㖞斜：取手足阳明经穴为主。主穴：地仓、颊车、合谷、内庭、太冲。配穴：按患处酌情选取牵正、水沟、四白、下关等穴位。

2）中脏腑：闭证：取督脉和十二井穴为主。主穴：水沟、十二井、太冲、丰隆、劳宫。配穴：牙关紧闭配颊车、合谷，言语不利配哑门、廉泉、关冲。

（2）艾灸法：脱证：取任脉经穴为主，可用大艾柱灸。主穴：关元、神阙（隔盐灸）。配穴：气血不足者加脾俞、足三里、气海、合谷。

（3）头针：选对侧运动区，配合足运感区，失语者可选择语言区。

（4）拔罐法：选择曲池、阳池、环跳、风市、伏兔、阳陵泉等穴位，采用小口径火罐，分组轮换治疗。

2.辨证方药 中风病位在脑，与心、肝、脾、肾的关系密切。病性为本虚标实，上盛下虚，以气血不足或肝肾阴虚为致病之本，风、火、痰、瘀为发病之表。

（1）中经络

①肝阳暴亢证

证候 半身不遂，肢体强痉，口舌㖞斜，言语不利，眩晕，头胀痛，面红目赤，心烦易怒，口苦咽干，便秘尿黄，舌质红或绛，苔黄或黄燥，脉弦或弦数。

治法 平肝熄风潜阳。

方药　天麻钩藤饮。药用:天麻、钩藤、生石决明、山栀、黄芩、川牛膝、杜仲、益母草、桑寄生、夜交藤、朱茯神等。

心中烦热甚者加生石膏、龙齿以清热安神;痰多,言语不利较重者可加胆南星、竹沥、石菖蒲等以清热化痰;若舌苔黄燥,大便秘结不通,腹胀满者,宜加大黄、芒硝、枳实等以通腑泄热。

中成药可用清开灵注射液、醒脑静注射液等。

②风痰阻络证

证候　半身不遂,肢体拘急,口舌㖞斜,言语不利,肢体麻木,头晕目眩,舌质暗红,苔白腻,脉弦滑。

治法　化痰熄风通络。

方药　化痰通络汤。药用:法半夏、橘红、枳壳、川芎、红花、远志、石菖蒲、茯神、党参、丹参、炙甘草等。

若眩晕甚者,可酌加全蝎、钩藤、菊花以平肝熄风;若烦躁不安,舌苔黄腻,脉滑数者,可加黄芩、栀子以清热泻火。

中成药可用川芎嗪注射液、丹参注射液、灯盏细辛注射液等。

③痰热腑实证

证候　半身不遂,肢体强痉,言语不利,口舌㖞斜,腹胀便秘,头晕目眩,口黏痰多,午后面红烦热,舌质红,苔黄腻或黄燥,脉弦滑大。

治法　通腑泄热化痰。

方药　星蒌承气汤。药用:大黄、芒硝、胆南星、瓜蒌仁等。

若口干舌燥,苔燥或少苔,便秘者可加生地黄、玄参、麦冬以滋阴液。

中成药可用清开灵注射液、醒脑静注射液等,可用大承汤灌肠。

④气虚血瘀证

证候　半身不遂,肢体瘫软,言语不利,口舌㖞斜,面色㿠白,气短乏力,偏身麻木,心悸自汗,舌质暗淡,或有瘀斑,苔薄白或白腻,脉细缓,或细涩。

治法　益气活血通络。

方药　补阳还五汤。药用:黄芪、当归尾、赤芍、地龙、川芎、桃仁、红花等。

口角流涎,言语不利者加石菖蒲、远志以化痰宣窍;肢软无力,麻木者可加桑寄生、杜仲、牛膝、鸡血藤以补肝肾,强筋骨。

中成药选用参麦注射液、川芎嗪注射液等。

⑤阴虚风动证

证候　半身不遂,口舌㖞斜,言语不利,手足心热,肢体麻木,五心烦热,失眠,眩晕耳鸣。舌质红或暗红,苔少或光剥无苔,脉弦细或弦细数。

治法　滋阴潜阳,镇肝熄风。

方药　镇肝熄风汤。药用:怀牛膝、生赭石、生龙骨、生牡蛎、生龟板、生杭芍、玄参、天冬、川楝子、生麦芽、茵陈、甘草等。

潮热盗汗、五心烦热者加黄柏、知母、地骨皮以清相火;腰膝酸软者加女贞子、旱莲草、枸杞子、杜仲、何首乌等以补益肝肾。

中成药选用参麦注射液、生脉注射液、灯盏细辛注射液等。

（2）中脏腑

①闭证

A.风火闭窍证

证候　突然昏仆，不省人事，半身不遂，肢体强痉，口舌㖞斜，两目斜视或直视，面红目赤，口噤、项强，两手握固拘急，甚则抽搐，舌质红或绛，苔黄燥或焦黑，脉弦数。

治法　清热熄风，醒神开窍。

方药　天麻钩藤饮。药用：天麻、钩藤、生石决明、山栀、黄芩、川牛膝、杜仲、益母草、桑寄生、夜交藤、朱茯神等。

肝火盛者加龙胆草、黄连、夏枯草以清肝泻火；抽搐者加僵蚕、全蝎、蜈蚣以熄风止痉；腹胀便秘者合大承气汤以通腑泄热。

中成药可选用安宫牛黄丸、紫雪丹或安宫牛黄丸鼻饲，或清开灵注射液、醒脑静注射液静脉滴注等。

B.痰火闭窍证

证候　突然昏仆，不省人事，半身不遂，肢体强痉拘急，口舌㖞斜，鼻鼾痰鸣，面红目赤，或见抽搐，两目直视，躁扰不宁，大便秘结，舌质红或红绛，苔黄腻或黄厚干，脉滑数有力。

治法　清热涤痰，醒神开窍。

方药　羚羊角汤。药用：羚羊角、犀角屑、防风、茯神、黄芩、玄参、升麻、龙齿、甘草、竹茹、地骨皮、人参等。

痰热盛者加鲜竹沥汁、胆南星、猴枣散以清热化痰；火盛者加黄芩、山栀子、石膏以清热泻火；腹胀便秘者合大承气汤以通腑泄热。

中成药可选用安宫牛黄丸、至宝丹或安宫牛黄丸鼻饲，或清开灵注射液、醒脑静注射液静脉滴注等。

C.痰湿蒙窍证

证候　突然昏仆，不省人事，半身不遂，口舌㖞斜，痰涎涌盛，面白唇暗，四肢不温，甚则逆冷，舌质暗淡，苔白腻，脉沉滑或缓。

治法　燥湿化痰，醒神开窍。

方药　涤痰汤。药用：南星、半夏、枳实、茯苓、橘红、石菖蒲、人参、竹茹、甘草等。

中成药选用苏合香丸鼻饲，川芎嗪注射液静脉滴注等。

②脱证

证候　元气衰败，突然昏仆，不省人事，汗出如珠，目合口张，肢体瘫软，手撒肢厥，气息微弱，面色苍白，瞳神散大，二便失禁，舌质淡紫，或舌体卷缩，苔白腻，脉微欲绝。

治法　益气回阳，扶正固脱。

方药　参附汤。药用：人参、附子等。

汗出不止者加黄芪、煅龙骨、煅牡蛎、五味子以敛汗固脱；真阴不足，阴不敛阳致虚阳外越，或上证使用参附汤后见面赤足冷，虚烦不安，脉极虚弱或突现脉大无根者，是阳气稍复而真阴不足，此为阴虚阳脱之证，当以地黄饮子以填补真阴，温壮肾阳。

中成药可选用参附注射液。

（二）西医治疗

治疗目标：挽救生命、降低死亡率、致残率和减少复发。以动脉血栓性脑梗死和脑出血的急救治疗为例，分别说明。

1.动脉血栓性脑梗死　发病后及早恢复血流是治疗动脉血栓性脑梗死的关键。

（1）一般治疗：包括维持呼吸功能、调整血压、控制血糖、控制体温、预防并发症及营养支持等。

（2）改善脑血循环

1）静脉溶栓治疗：起病后极早期溶栓治疗是恢复梗死区血流的主要方法，可挽救半暗带区尚未死亡的神经细胞。溶栓治疗是目前最重要的恢复血流措施，重组组织犁纤溶酶原激活剂（rt－PA）和尿激酶是我国目前使用的主要溶栓药，参考2014年中国急性缺血性脑卒中诊治指南，现认为有效抢救半暗带组织的时间窗为4.5h内或6h内。实施方案及参考建议如下：①对缺血性脑卒中发病3h内和3～4.5h的患者，应按照适应证和禁忌证（表6－2和表6－3）严格筛选患者，尽快静脉给予rt－PA溶栓治疗。使用方法：rt－PA 0.9mg/kg（最大剂量为90mg）静脉滴注，其中10%在最初1min内静脉注射，其余持续滴注1h，用药期间及用药24h内应严密监护患者。②如没有条件使用rt－PA，且发病在6h内，可参照表6－4)适应证和禁忌证严格选择患者考虑静脉给予尿激酶。使用方法：尿激酶100万～150万U，溶于生理盐水100～200mL，持续静脉滴注30min，用药期间应严密监护患者。③不推荐在临床试验以外使用其他溶栓药物。④溶栓患者的抗血小板或特殊情况下溶栓后还需抗凝治疗者，应推迟到溶栓24h后开始。

表6－2　3h内rt－PA静脉溶栓的适应证、禁忌证及相对禁忌证

适应证
1.有缺血性卒中导致的神经功能缺损症状
2.病状出现＜3h
3.年龄≥18岁
4.患者或家属签署知情同意书
禁忌证
1.近3个月有重大头颅外伤史或卒中史
2.可疑蛛网膜下腔出血
3.近1周内有在不易压迫止血部位的动脉穿刺
4.既往有颅内出血
5.颅内肿瘤，动静脉畸形，动脉瘤
6.近期有颅内或椎管内手术
7.血压升高：收缩压≥180mmHg，或舒张压≥100mmHg
8.活动性内出血
9.急性出血倾向，包括血小板计数低于100×10^9/L或其他情况

10.48h 内接受过肝素治疗(ATPP 超出正常范围上限)
11.已口服抗凝剂者 INR>17 或 PT>15s
12.目前正在使用凝血酶抑制剂或 Xa 因子抑制剂,各种敏感的实验室检查异常(如 ATPP, INR,血小板计数,ECT;TT 或恰当的 Xa 因子活性测定等)
13.血糖<2.7mmol/L
14.CT 提示多脑叶梗死(低密度影>1/3 大脑半球)
相对禁忌证
下列情况需谨慎考虑和权衡溶栓的风险与获益(即虽然存在一项或多项相对禁忌证,但并非绝对不能溶栓):   1.轻型卒中或症状快速改善的卒中   2.妊娠   3.痫性发作后出现的神经功能损害症状   4.近 2 周内有大型外科手术或严重外伤   5.近 3 周内有胃肠或泌尿系统出血   6.近 3 个月内有心肌梗死史

注:INR:国际标准化比值;ATPP:活化部分凝血活酶时间;ECT:蛇静脉酶凝结时间;TT:凝血酶时间

表 6-3　3～4.5h 内 rt-PA 静脉溶栓的适应证、禁忌证和相对禁忌证

适应证
1.缺血性卒中导致的神经功能缺损   2.症状持续 3～4.5h   3.年龄≥18 岁   4.患者或家属签署知情同意书
禁忌证同表 6-2
相对禁忌证(在表 6-2 基础上另行补充如下)   1.年龄>80 岁   2.严重卒中(NIHSS 评分>25 分)   3.口服抗凝药(不考虑 INR 水平)   4.有糖尿病和缺血性卒中病史值

注:NIHSS:美国国立卫生研究院卒中量表

表6-4 6h内尿激酶静脉溶栓的适应证及禁忌证

适应证
1.有缺血性卒中导致的神经功能缺损症状
2.症状出现＜6h
3.年龄18～80岁
4.意识清楚或嗜睡
5.脑CT无明显早期脑梗死低密度改变
6.患者或家属签署知情同意书
禁忌证同表6-2

2)血管内介入治疗:包括动脉溶栓、桥接、机械取栓、血管成形和支架术。实施方案及参考建议如下:①静脉溶栓是血管再通的首选方法,静脉溶栓或血管内治疗都应尽可能减少时间延误。②发病6h内由大脑中动脉闭塞导致的严重卒中且不适合静脉溶栓的患者,经过严格选择后可在有条件的医院进行动脉溶栓。③由后循环大动脉闭塞导致的严重卒中且不适合静脉溶栓的患者,经过严格选择后可在有条件的单位进行动脉溶栓,虽目前有在发病24h内使用的经验,但也应尽早进行避免时间延误。④机械取栓在严格选择患者的情况下单用或与药物溶栓合用可能对血管再通有效,但临床效果还需要更多随机对照试验验证。对静脉溶栓禁忌的部分患者使用机械取栓可能是合理的。⑤对于静脉溶栓无效的大动脉闭塞患者,进行补救性动脉溶栓或机械取栓(发病8h内)可能是合理的。⑥紧急动脉支架和血管成犁术的获益尚未证实,应限于临床试验的环境下使用。

3)抗血小板治疗:不符合溶栓适应证且无禁忌证的缺血性脑卒中患者应在发病后尽早给予口服阿司匹林150～300mg/d。急性期后可改为预防剂量(50～325mg/d)。溶栓治疗者,阿司匹林等抗血小板药物应在溶栓24h后开始使用。对不能耐受阿司匹林者,可考虑选用氯吡格雷等抗血小板治疗。

4)抗凝、降纤治疗:对大多数急性缺血性脑卒中患者,不推荐无选择地早期进行抗凝治疗,特殊情况下溶栓后还需抗凝治疗的患者,应在24h后使用抗凝剂。降纤治疗主要用于合并高纤维蛋白原血症的患者,也有用于早期溶栓治疗。对不适合溶栓并经过严格筛选的脑梗死患者,特别是高纤维蛋白血症者可选用降纤治疗。常用药物包括降纤酶、巴曲酶及安克洛酶等。一般用降纤酶首剂10U,隔日5U,静脉注射,3次为1个疗程。

5)其他改善脑循环药物如丁基苯酞、人尿激肽原酶在临床工作中,依据随机对照试验结果,可个体化应用。

6)脑保护治疗:复流与脑保护相结合应是脑梗死最有效的治疗方法,但还没有公认可行的实施方案,目前可用的制剂有:钙通道拮抗剂、胞磷胆碱等。

7)急性期并发症的处理:包括脑水肿与颅内压增高、梗死后出血、癫痫、吞咽困难、肺炎、排尿障碍与尿路感染、深静脉血栓形成和肺栓塞等给予专科相应处理。

2.脑出血 控制脑水肿、颅高压是降低病死率的关键。

(1)一般治疗:原则上就地诊治,保持呼吸道通畅、维持营养和水电解质平衡,控制血糖加强护理。

（2）脱水降颅内压：通常使用 20％甘露醇或呋塞米。

（3）调控血压：目前认为收缩压＞200mmHg,舒张压＞110mmHg 时才须作降血压处理,但不宜过速、过低降血压,以防引起脑供血不足,加重脑损害。

（4）止血剂和凝血剂的应用。

（5）手术治疗：手术目的主要是尽快清除血肿、降低颅内压、挽救生命,其次是尽可能早期减少血肿对周围脑组织的压迫,降低致残率。常用的方法有：去骨瓣减压术、小骨窗开颅血肿清除术、钻孔穿刺血肿碎吸术、内镜血肿清除术、微创血肿清除术和脑室穿刺血肿引流术等。

六、中西医临床诊疗思路

急性脑血管疾病是危及患者生命的临床危急重症,快速正确的诊断治疗极其重要。临床需注意以下几点：

1.及时准确的诊断,可借助于 CT、MRII 等检查手段。

2.对于动脉血栓性脑梗死,超早期溶栓治疗是恢复梗死区血流的主要方法。

3.不宜过速、过低降血压,目前认为对于脑出血收缩压＞200mmHg,舒张压＞110mmHg 时才须作降血压处理。

4.中医通腑泻下在急性脑血管病中的应用,近年来取得了令人瞩目的成果,使通腑泻下法成为救治中风病的一个重要法则。用通腑泻下法釜底抽薪,借泻下阳明之力,引上逆之风、火、痰、瘀下行,使邪去正安,保存真阴,方易渡过急性期,较快恢复肢体功能。通过通腑泻下法可开窍启闭,泻瘀血、逐痰浊、降气血,使阴阳平衡。现代药理研究,大黄既可通腑泻下,又可活血化瘀,能改善人体血液循环,促进新陈代谢,排出毒性代谢产物,起到降低颅内压,减轻脑水肿,促进瘀血吸收和增加胃肠蠕动,从而在救治中风中起重要作用。运用通腑法应注意：

（1）应用须及时：如同温病"下不嫌早"。中风发病后,只要有四大证,神昏,大便秘结,舌苔黄或黄腻、脉沉实有力则可用通腑泻下法。如无大便秘结,而见面红、口气臭秽、谵妄,烦躁,有实证的舌苔脉象也可使用。

（2）用药要灵活：大黄、玄明粉剂量要根据患者体质、病势等情况灵活掌握,一般大黄用 10g 左右,大剂量可用至 30g,大便通利后可酌情减量或去玄明粉,不宜过度通泻,慎防伤阴耗液,损其正气。

（3）疗程要适当,一般 5～7 天,腑实证消,则适时减量和改用其他治法。④给药途径因人而异,神昏,呕吐明显患者可改用鼻饲或直肠滴入给药。⑤若年老阴虚者,可选增液承气汤及生脉散;对气虚、阳虚、体质极度衰弱或有脱水的患者应慎用或忌用。

5.活血化瘀法治疗脑出血近年来取得了较大的进展。根据中医的理论,离经之血,即为瘀血,出血者必留瘀。现代研究表明,脑出血的神昏、偏瘫等症状与出血后血肿对周围脑组织的压迫有关,脑水肿颅高压加重了大脑的血液循环障碍,属于瘀血痰浊的范畴。瘀血不除,新血难安;痰浊不化,神明难清。脑出血的治疗和再出血的预防,关键在于调控血压及对颅高压的治疗,而不在于是否使用了活血化瘀药。故少量的脑出血用活血化瘀药是安全的,大面积脑出血的急性期高颅压则不宜使用活血化瘀药,恢复期用则宜。血液病（如白血病、再障、血友病、原发性血小板减少性紫癜、恶性贫血）及肝脏疾病凝血机制障碍所致脑出血禁用活血化瘀法。临床常用的活血化瘀药可辨证选方或随方加减,气滞血瘀,用血府逐瘀汤;气虚血瘀,用补阳还五汤;阴虚血滞,用增液汤加川芎、赤芍、益母草、鸡血藤等;腑实血瘀,用桃红四物汤合大承气汤或三化汤加减;痰浊夹瘀,用化痰通络汤。用活血化瘀药时,应选偏凉性或平性之品,如穿山甲、丹参、赤芍、益母草、桃仁、水蛭等。

6.对中脏腑闭证的患者救治,理论上分阳闭及阴闭,阳闭用安宫牛黄丸,阴闭用苏合香丸。但在临床实践中,对中脏腑的患者不论阳闭或阴闭均可用安宫牛黄丸或醒脑静(安宫牛黄丸的水剂)。因为中脏腑闭证的病机是风、火、痰、瘀闭阻清窍而发神昏,阳闭见痰热证,阴闭见痰湿证。据临床观察安宫牛黄丸醒神开窍疗效最好,所以中风中脏腑者,神昧、神昏、神惯,只要排除脱证,均可使用安宫牛黄丸。窍开神清越快,偏瘫肢体肌力恢复较快,后遗症相对较轻。

七、预后与调护

(一)预防

动脉血栓性脑梗死的病死率约10%,致残率达50%以上。存活患者中40%以上可能复发,且复发次数越多,致残率越高,最终成为脑血管性痴呆。脑出血的预后与出血景和出血部位有关,出血最大、全身情况差者,病死率高。脑干出血病死率高达70%,大脑半球出血约为20%,总的病死率为30%～40%。存活患者中,残废率达70%。预防措施主要有:

1.合理安排作息时间,保证充足的睡眠,中老年人要根据自身情况,养成早睡早起的习惯。每天进行一定的有氧运动,如慢跑、游泳等。

2.减少人多、空气不流通地方的驻留。保持室内空气清新。

3.少吃或不吃冷饮,室内外温差不宜过大,骤冷、骤热等对人体血液流动影响较大,是脑中风的外界诱因之一。注意日常饮食,多吃高钾食物如菠菜、番茄等,多吃含类黄酮与番茄红素多的食物,如洋葱、香菜、胡萝卜、苹果、番茄等,控制胆固醇水平。

4.定期进行体格检查,特别是血液常规化验及血液生物化学检查。

(二)调护

卒中后在病情稳定的情况下应尽早开始坐、站、走等活动。卧床者病情允许时应注意良姿位摆放。应重视语言、运动和心理等多方面的康复训练,目的是尽量恢复日常生活自理能力。此外急性期卒中复发的风险很高,卒中后应尽早开始二级预防。

(杜革术)

第七章　中医常用特色疗法

第一节　毫针疗法

一、毫针疗法的概念

毫针为古代"九针之一",因其针体微细,故又称"微针""小针",是古今临床应用最广的一种针具。毫针疗法包括持针法、进针法、行针法、补泻法、留针及出针等针刺过程。适用于临床各科的常见病症。

(一)制针材料

毫针是用金属制成的,其中以不锈钢为制针材料者最常用。不锈钢毫针,具有较高的强度和韧性,针体挺直滑利,能耐高热、防锈,不易被化学物品等腐蚀,故目前被临床广泛采用。此外,也有用其他金属制作的毫针,如金针、银针,其传热、导电性能虽优于不锈钢针,但针体较粗,强度、韧性远不如不锈钢针,加之价格昂贵,除特殊需要外,一般很少应用。

(二)毫针结构

毫针的构成,分为针尖、针身、针根、针柄、针尾5个部分。

针尖:是针身的尖端部分,亦称针芒,是刺入腧穴肌肤的关键部位。

针身:是针尖至针柄间的主体部分,又称针体,是毫针刺入腧穴内相应深度的主要部分。

针根:是针身与针柄连接的部分,是观察针身刺入腧穴深度和提插幅度的外部标志。

针柄:是用金属丝缠绕呈螺旋状,从针根至针尾的部分,是医者持针、行针的操作部位,也是温针灸法时装置艾绒之处。

针尾:是针柄的末端部分。

二、毫针操作方法

(一)针刺练习

主要是对指力和手法的锻炼。由于毫针针身细软,如果没有一定的指力,就很难力贯针尖,减少刺痛,对各种手法的操作,也不能运用自如,影响治疗效果,因此针刺练习,是初学针刺者的重要基本技能训练。

1.纸垫练针法:用松软的纸张,折叠成长约8cm、宽约5cm、厚2～3cm的纸块,用线如"井"字形扎紧,做成纸垫。练针时,左手平执纸垫,右手拇指、示、中3指持针柄,如持笔状地持1.0～1.5寸毫针,使针尖垂直地抵在纸片上,然后右手拇指与示、中指前后交替地捻动针柄,并渐加一定的压力,待针穿透纸垫后另换一处,反复练习。纸垫练习主要是锻炼指力和捻转的基本手法。

2.棉团练针法:用棉花一团做衬,外用布将棉花包裹,用线封口扎紧,做成直径6～7cm的棉团。练针方法同纸垫练针法,所不同的是棉团松软,可以做提插、捻转等多种基本手法的练习。在进行练针时,捻转的角度大小,可以随意掌握,来去的角度力求一致,快慢均匀。在这一过程中也可配合提插的练习,同时锻炼捻转的速度,一般总的要求是提插幅度上下一致,捻转角度来去一致,频率的快慢一致,达到得心应手,运用自如。但是刺纸垫或棉团与人体有根本的差异,为了体验不同的针刺手法所产生的不同作用,最好在自己身上进行练针,以便临床针刺施术时,心中有数,提高针刺手法操作水平。

(二)针刺前的准备

1.选择针具:对针具的选择,现在多选用不锈钢所制针具,因不锈钢不仅能防锈蚀,耐热,而且具有一定的硬度、弹性和韧性。金质、银质的针弹性较差,价格昂贵,故较少应用。在临床应用前还须按照要求注意检查,以免在针刺施术过程中,给病人造成不必要的痛苦。

在选择针具时,除应注意上述事项外,在临床上还应根据病人的性别、年龄的长幼、形体的胖瘦,体质的强弱,病情的虚实,病变部位的表里浅深和所取腧穴所在的具体部位,选择长短、粗细适宜的针具。《灵枢·官针》篇中说:"九针之宜,各有所为,长短大小,各有所施也",如男性,体壮、形肥,且病变部位较深者,可选稍粗稍长的毫针。反之若女性,体弱,形瘦,而病变部位较浅者,就应选用较短、较细的针具。至于根据腧穴的所在具体部位进行选针时,一般是皮薄肉少之处和针刺较浅的腧穴,选针宜短而针身宜细;皮厚肉多而针刺宜深的腧穴宜选用针身稍长、稍粗的毫针。临床上选针常以将针刺入腧穴应至之深度,而针身还应露在皮肤上稍许为宜。如应刺入 0.5 寸,可选 1.0 寸的针,应刺入 1.0 寸时,可选 1.5~2.0 寸的针。

2.选择体位:针刺时患者体位选择要恰当,对腧穴的正确定位,针刺的施术操作,持久的留针以及防止晕针、滞针、弯针甚至折针等,都有很大影响,如病重体弱或精神紧张的病人,采用坐位,易使病人感到疲劳,往往易于发生晕针。又如体位选择不当,在针刺施术时或在留针过程中,病人常因移动体位而造成弯针、滞针甚至发生折针事故。因此根据处方选取腧穴的所在部位,选择适当的体位,既有利于腧穴的正确定位,又便于针灸的施术操作和较长时间的留针而不致疲劳为原则,临床上针刺时常用的体位,主要有以下几种。

[仰卧]适宜于取头、面、胸、腹部腧穴,和上、下肢部分腧穴。

[侧卧]适宜于取身体侧面少阳经腧穴和上、下肢的部分腧穴。

[卧位]适宜于取头、项、脊背、腰尻部腧穴,和下肢背侧及上肢部分腧穴。

[仰靠坐价]适宜于取前头、颜面和颈前等部位的腧穴。

[俯伏]适宜于取后头和项、背部的腧穴。

[侧坐位]适宜于取头部的一侧、面颊及耳前后部位的腧穴。

在临床上除上述常用体位外,对某些腧穴则应根据腧穴的具体要求采取不同的部位。同时也应注意根据处方所取腧穴的位置,尽可能用一种体位而能针刺处方所列腧穴时,就不应采取两种或者两种以上的体位。如因治疗需要和某些腧穴定位的特点而必须采用两种不同体位时,应根据患者体质、病情等具体情况灵活掌握。对初诊、精神紧张或年老、体弱、病重的患者,有条件时,应尽量采取卧位,以防病人感到疲劳或晕针等。

3.消毒:针刺前必须做好消毒工作,其中包括针具消毒,腧穴部位的消毒和医者手指的消毒。消毒的方法,可根据具体条件选用以下方法。

[针具消毒]有条件时,可用高压蒸汽消毒,即将所用的针刺用具,分别用纱布包扎好,置于高压蒸汽锅内消毒,在 15 磅气压、120℃高温下 15min,即可达到消毒目的。若用煮沸消毒时,可将针刺

用具,用纱布包扎好,放入清水锅中,进行煮沸,一般在水沸后煮 15～20min,亦可达到消毒目的。

此外,也可用药物消毒,即将针具置于 75％酒精内,浸泡 30min,取出拭干再用。至于其他用具,如镊子等,可用 2％甲酚皂溶液或 1∶1000 的升汞溶液浸泡 1～2h 应用。对某些传染病患者用过的针具,必须另外放置,严格消毒后再用。对于一般病人,应做到一穴一针。

[腧穴部]医者手指的消毒]在患者需要针刺的腧穴部位消毒时,可用 75％乙醇棉球拭擦即可。在拭擦时应由腧穴部位的中心向四周绕圈擦拭。或用灭菌的干棉签蘸 0.5％聚维酮碘(PVP－1)消毒液涂擦消毒。当腧穴消毒后,切忌接触污物,以免重新污染。

关于医者手指的消毒,在施术前,医者应先用肥皂水将手洗刷干净,待干后再用 75％酒精棉球擦拭即可。施术时医者应尽量避免手指直接接触针体,如必须接触针体时,可用灭菌干棉球做间隔物,以保持针身无菌。

(三)毫针刺法

1.进针法:在进行针刺操作时,一般应双手协调操作,紧密配合。《难经·七十八难》说:"知为针者信其左,不知为针信其右。"《针经指南·标幽赋》更进一步阐述其义,它说:"左手重而多按,欲令气散;右手轻而徐入,不痛之因。"临床上一般用右手持针操作,主要以拇、示、中 3 指夹持针柄,其状如持毛笔,故右手称为"刺手"。左手爪切按压所刺部位或辅助针身,故称左手为"押手"。

刺手的作用是掌握针具,施行手法操作。进行时,运指力于针尖,而使针刺入皮肤,行针时便于左右捻转,上下提插和弹震刮搓以及出针时的手法操作等。

押手的作用,主要是固定腧穴位置,夹持针身协助刺手进针,使针身有所依附,保持针垂直,力达针尖,以利于进针,减少刺痛和协助调节、控制针感。临床常用的进针方法有以下几种。

[指切进针法]又称爪切进针法,用左手拇指或示指端切按在腧穴位置的旁边,右手持针,紧靠左手指甲面将针刺入腧穴。此法适宜短针的进针。

[夹持进针法]或称骈指进针法,即用左手拇、示 2 指持捏消毒干棉球,夹住针身下端将针尖固定在所刺腧穴的皮肤表面位置,右手捻动针柄,将针刺入腧穴。此法适用于长针的进针。

临床上也采用插捏进针,即单用右手拇、示 2 指夹持消毒干棉球,夹住针身下端,使针尖露出 2～3 分,对准腧穴位置,将针迅速刺入腧穴,然后将针捻转刺入一定深度。

[舒张进针法]用左手拇、示 2 指将所刺腧穴部位的皮肤向两侧撑开,使皮肤绷紧,右手持针,使针从左手拇、示 2 指的中间刺入。此法主要用于皮肤松弛部位的腧穴。

[提捏进针法]用左手拇、示 2 指将针刺腧穴部位的皮肤捏起,右手持针,从捏起的上端将针刺入。此法主要用于皮肉浅薄部位的腧穴进针,如印堂穴等。

以上各种进针方法在临床上应根据腧穴所在部位的解剖特点,针刺深浅和手法的要求灵活选用,以便于进针和减少病人的疼痛。此外,也有采用针管进针的,即备好塑料或金属制成的针管,针管长度比毫针短 2～3 分,以便露出针柄,针管的直径,以能顺利通过针尾为宜。进针时左手持针管,将针装入管内,针尖与针管下端平齐,置于应刺的腧穴上,针管上端露出针柄 2～3 分,用右手示指叩打针尾或用中指弹击针尾,即可将针刺入,然后退出针管,再运用行针手法。

2.针刺的角度和深度:在针刺操作过程中,掌握正确的针刺角度、方向和深度,是增强针感,提高疗效,防止意外事故发生的重要环节。腧穴定位的正确,不应仅限于体表的位置,还必须与正确的进针角度、方向、深度等有机地结合起来,才能充分发挥其应有的效应。临床上同一腧穴,由于针刺的角度、方向、深度不同,所产生针感的强弱、传感的方向和治疗效果有明显的差异。正确掌握针刺角度、方向和深度,要根据腧穴所在的具体位置、病人体质、病情需要和针刺手法等情况灵活掌握,分述如下:

[角度]针刺的角度,是指进针时针身与皮肤表面所形成的夹角。它是根据腧穴所在的位置和医者针刺时所要达到的目的结合而定。一般分下列 3 种角度。

直刺:是针身与皮肤表面成 90°垂直刺入。此法适用于人体大部分腧穴。

斜刺:是针身与皮肤表面成 45°倾斜刺入。此法适用于肌肉浅薄处或内有重要脏器或不宜于直刺、深刺的腧穴。

平刺:即横刺、沿皮刺。是针身与皮肤表面成 15 左右沿皮刺入。此法适用于皮薄肉少部位的腧穴,如头部的腧穴等。

[深度]针刺的深度是指针身刺入人体内的深浅,腧穴的针刺深度要依据以下原则。体质:身体瘦弱、宜浅刺;身强体肥者,宜深刺。

年龄:年老体弱及小儿娇嫩之体,以浅刺;中青年身强体壮者,宜深刺。

病情:阳证、新病宜浅刺;阴证、久病者宜深刺。

部位:头面和胸背及皮薄肉少处的腧穴,宜浅刺;四肢、臀、腹及肌肉丰满处的腧穴,宜深刺。

针刺的角度和深度关系极为密切,一般来讲,深刺多用直刺,浅刺多用斜刺或平刺。对天突、哑门、风府等穴以及眼区、胸背和重要脏器如心、肝、肺等部位的腧穴,尤其要注意掌握好针刺的角度和深度。

3.行针和得气:行针亦名运针,是指将针刺入腧穴后,为了使之得气,调节针感以及进行补泻而施行的各种针刺手法。得气亦称针感,是指将针刺入腧穴后所产生的经气感应当这种经气感应产生时,医者会感到针下有徐和或沉紧的感觉;同时患者也会出现相应的酸、麻、胀、重等甚或沿着一定部位,向一定方向扩散传导的感觉。若无经气感应而不得气时,医者则感到针下空虚无物,患者亦无酸、麻、胀、重等感觉。

得气与否以及气至的迟速不仅直接关系到针刺治疗效果,而且可以借此窥测疾病的预后。《灵枢·九针十二原》载:"刺之而气不至,无问其数;刺之而气至,乃去之……刺之要,气至而有效。"这充分说明了得气与否的重要意义。临床上一般是得气迅速时,疗效较好,得气较慢时效果就差,若不得气时,就可能无治疗效果。《金针赋》也说:"气速效速,气迟效迟。"因此,在临床上若刺之而不得气时,就要分析经气不至的原因或因取穴定位不准确,手法运用不当,或为针刺角度有误,深浅失度,对此就应重新调整腧穴的针刺部位、角度、深度,运用必要的针刺手法,这样再次行针时,一般即可得气。如患者病久体虚,正气虚惫,以致经气不足;或因其他病理因素(如感觉迟钝或丧失)而不易得气时,可采用行针催气、或留针候气,或用温针,或加艾灸,以助经气的来复,而促使得气,或因治疗而随着疾病向愈,经气可逐步得到回复,针刺时则可迅速得气。用上法而仍不得气者,多为脏腑经络之气虚衰之极。《针灸大成·经络迎随设为问答》说:"只以得气为度,如此而终不至者,不可治也。"对此,当考虑配合或改用其他治疗方法。

4.行针手法:一般分为基本手法和辅助手法两类。

[基本导法]行针的基本手法,是针刺的基本动作,常用的有以下两种。

提插法:是将针刺入腧穴的一定深度后,使针在穴内上、下进退的操作方法。使针从浅层向下刺深层为插;由深层向上退到浅层为提。至于提插幅度的大小,层次的有无,频率的快慢以及操作时间的长短等,应根据病人的体质、病情和腧穴的部位以及医者所要达到的目的而灵活掌握。

捻转法:是将针刺入腧穴的一定深度后,以右手拇指和中、示2指持住针柄,进行前一后的来回旋转捻动的操作方法。至于捻动角度的大小,频率的快慢,操作时间的长短等,应根据病人的体质、病情和腧穴的特征以及医者所要达到的目的灵活应用。

以上两种基本手法,即可单独应用,也可相互配合运用,在临床上必须根据病人的具体情况,灵活掌握,才能发挥其应有的作用。

[辅助手法]是进行针刺时用以辅助行针的操作方法。常用的有以下几种。

循法:是以左手或右手于所刺腧穴的四周或沿经脉的循行部位,进行徐和的循按或循捏的法。此法在未得气时用之可以通气活血,有行气、催气之功。若针下过于沉紧,用之可宣散气血,使针下徐和。

刮柄法:亦名划柄法。是将针刺入腧穴一定深度后,使拇指或示指的指腹抵住针尾,用拇指、示指或中指指甲,由下而上的频频刮动针柄的方法。此法在不得气时,用之可激发经气,促使得气。

弹柄法:是将针刺入腧穴的一定深度后,以手指轻轻叩弹针柄,使针身产生轻微的震动,而使经气速行。

搓柄法:是将针刺入腧穴一定深度后,以右手拇、示、中3指持针柄向单向捻转,如搓线状,每搓2~3周或3~5周,但搓时应与提插法同时配合应用,以免使肌肉纤维缠绕针身。

摇柄法:是将针刺入腧穴一定深度后,手持针柄进行摇动,如摇橹或摇辘轳之状。此法若直立针身而摇,多自深而浅的随摇随提,用以出针泻邪。若卧针斜刺或平刺而摇,一左右,不进不退,如青龙摆尾,可使针感单向传导,故《针灸问对》说:"摇以行气。"震颤法:是将针刺入腧穴一定深度后,右手持针柄,用小幅度、快频率的提插捻转动作,使针身产生轻微的震颤,以促使得气或增强驱邪、扶正的作用。

5.针刺补泻:针刺补泻是根据《灵枢·经脉》:"盛则泻之,虚则补之,热则疾之,寒者留之,陷下则灸之。"这一针灸治病的基本理论原则,而确立的两种不同的治疗方法。《灵枢·九针十二原》载:"虚实之要,九针最妙,补泻之时,以针为之。"《千金要方》也载:"凡用针之法,以补泻为先。"这是针刺治病的一重要环节,也是毫针刺法的核心内容。

[捻转补泻]针下得气后,捻转角度小,用力轻,频率慢,操作时间短者为补法。捻转角度大,用力重,频率快,操作时间长者为泻法。也有以左转时角度大,用力重者为补;右转时角度大,用力重者为泻。

[提插补泻]针下得气后,先浅后深,重插轻提,提插幅度小,频率慢,操作时间短者为补法。先深后浅,轻插重提,提插幅度大,频率快,操作时间长者为泻法。

[疾徐补泻]进针时徐徐刺入,少捻转,疾速出针者为补法。进针时疾速刺入,多捻转,徐徐出针者为泻法。

[迎随补泻]进针时针尖随着经脉循行去的方向刺入为补法。针尖迎着经脉循行来的方向刺入为泻法。

[呼吸补泻]病人呼气时进针,吸气时出针为补法。吸气时进针,呼气时出针为泻法。

[开阖补泻]出针后迅速揉按针孔为补法。出针时摇大针孔而不立即揉按为泻法。

[平补平泻]进针得气后均匀地提插、捻转后即可出针。

以上各种手法,临床上可以相互配合应用,此外并有如下的复式手法。

[烧山火]将针刺入腧穴应刺深度的上 1/3（天部），得气后行捻转补法，再将针刺入中 1/3（人部），得气后行捻转补法，然后将针刺入下 1/3（地部），得气后行捻转补法，即慢慢地将针提到上 1/3，如此反复操作 3 次，即将针紧按至地部留针。在操作过程中，或配合呼吸补泻法中的补法，即为烧山火法，多用于治疗冷痹顽，虚寒性疾病等。

[透天凉]将针刺入腧穴应刺深度的下 1/3（地部），得气后行捻转泻法，再将针紧提至中 1/3（人部），得气后行捻转泻法，然后将针紧提至上 1/3（天部），得气后行捻转泻法，将针缓慢地按至下 1/3，如此反复操作 3 次，将针紧提至上 1/3 即可留针。在操作过程中，或配合呼吸补泻法中的泻法。即为透天凉法，多用于治疗热痹、急性痈肿等实热性疾病。

6.留针与出针

[留针]将针刺入腧穴行针施术后，使针留置穴内称为留针。留针的目的是为了加强针刺的作用和便于继续行针施术。一般病症只要针下得气而施以适当的补泻手法后，即可出针或留针 10～20min；但对一些特殊病症，如急性腹痛，破伤风，角弓反张，寒性疼痛，顽固性疼痛或痉挛性病症，即可适当延长留针时间，有时留针可达数小时，以便在留针过程中做间歇性行针，以增强、巩固疗效。若不得气，则可静以久留，以待气至。在临床上留针与否或留针时间的长短，不可一概而论，因根据患者具体病情而定。

[出针]在行针施术或留针后即可出针。出针时一般先以左手拇、示指按住针孔周围皮肤，右手持针做轻微捻转，慢慢将针退至皮下，然后将针起出，用消毒干棉球按揉针孔，以防出血。若用徐疾，开阖补泻时，则应按各自的具体操作要求，将针起出。出针后病人应休息片刻方可活动，医者应检查针的数量，以防遗漏。

7.异常情况的处理及预防：针刺治病，虽然比较安全，但如操作不慎，疏忽大意或犯刺禁，或针刺手法不当或对人体解剖部位缺乏全面的了解，在临床上有时也会出现一些不应有的异常情况，常见者有以下几种。

[晕针]晕针是在针刺过程中病人发生的晕厥现象。这是可以避免的，医者应该注意预防。

原因：患者体质虚弱，精神紧张，或疲劳、饥饿、大汗、腹泻、大出血之后或体位不当、或医者在针刺时手法过重，而致针刺时或留针过程中发生此症。

现象：患者突然出现精神疲倦、头晕目眩，面色苍白，恶心欲呕，多汗、心慌、四肢发冷，血压下降，脉象沉细或神志昏迷，扑倒在地，唇甲青紫，二便失禁，脉微细欲绝。

处理：立即停止针刺，将针全部起出。使患者平卧，注意保暖，轻者仰卧片刻，给饮温开水或糖水后，即可恢复正常。重者在上述处理基础上，可刺人中、素髎、内关、足三里、灸百会、关元、气海等穴，即可恢复。若仍不省人事，呼吸细微，脉细弱者，可考虑配合其他治疗或采用急救措施。

预防：对于晕针应重于预防。如初次接受针刺治疗或精神过度紧张，身体虚弱者，应先做好解释，消除对针刺的顾虑，同时选择舒适持久的体位，最好采用卧位，选穴宜少，手法要轻。若饥饿、疲劳、口渴时，应令进食、休息、饮水后再予针刺，医者在针刺治疗过程中要精神专一，随时注意观察病人的神色，询问病人的感觉，一旦有不适等晕针先兆，可及早采取处理措施，防患于未然。

[滞针]滞针是在行针时或留针后医者感觉针下涩滞，捻转、提插、出针均感困难而病人则感觉痛剧时，称为滞针。

原因：患者精神紧张，当针刺入腧穴后，病人局部肌肉强烈收缩或行针手法不当，向单方向捻针太过，以致肌肉组织缠绕针体而成滞针。若留针时间过长，有时也会出现滞针。

现象:针在体内,捻转不动,提插、出针均感困难,若勉强捻转,提插时,则病人痛不可忍。

处理:若病人精神紧张,局部肌肉过度收缩,可稍延长留针时间或于滞针腧穴附近进行循按,或叩弹针柄或在附近再刺一针,以宣散气血,而缓解肌肉的紧张。行针不当,或单向捻针而致者,可向相反方向将针捻回,并用刮柄、弹柄法,使缠绕的肌纤维回释,即可消除滞针。

预防:对精神紧张者,应先做好解释工作,消除患者不必要的顾虑。注意行针的操作。

手法,避免单向捻转,用搓法时应注意与提插法的配合,则可避免肌纤维缠绕针身,防止滞针的发生。

[弯针]弯针是指进针时或将针刺入腧穴后,针身在体内形成弯曲,称为弯针。

原因:医生进针手法不熟练,用力过猛、过速、以致针尖碰到坚硬组织器官或病人在针刺或留针时移动体位,或因针柄受到某种外力压迫、碰击等,均可造成弯针。

现象:针柄改变了进针或刺入留针时的方向和角度,提插、捻转及出针均感困难,而患者感到疼痛。

处理:出现弯针后,即不得再行提插、捻转等手法。如针系轻微弯曲,应慢慢将针起出。若弯曲角度过大时,则应顺着弯曲方向将针起出。若由病人移动体位所致,应使患者慢慢恢复原来体位,待其局部肌肉放松后再将针缓缓起出,切忌强行拔针,以免将断针留在体内。

预防:医者进针手法要熟练,指力要均匀,并要避免进针过速、过猛。选择适当体位,在留针过程中,嘱患者不要随意更动体位,注意保护针刺部位。针柄不得受外力碰撞和压迫。

[断针]断针或称折针,是指针体折断在人体内。若能术前做好针具的检修,施术时予以注意,则是可以避免的。

原因:针具质量欠佳,针身或针根有损伤剥蚀。进针前失于检查。针刺时将针身全部刺入腧穴。行针时强力提插、捻转、肌肉猛烈收缩。留针时患者随意变更体位或弯针,滞针未能进行及时的正确处理等,均可造成断针。

现象:行针时或出针后发现针身折断,其断端部分针身尚露于皮肤外或断端全部没入皮肤之内。

处理:医者态度必须从容镇静,嘱患者切勿更动原有体位,以防断针向肌肉深部陷入。若残端部分针身显露于体外时,可用手指或镊子将针起出。若断端与皮肤相平或稍凹陷于体内者,可用左手拇、示2指垂直向下挤压针孔两旁,使断端暴露体外,右手持镊子将针。取出。若断针完全深入皮下或肌肉深层时,应在X线下定位,手术取出。

预防:为了防止折针,应认真仔细地检查针具,对认为不符合质量要求的针具,应剔出不用。避免过猛、过强的行针。在行针或留针时,应嘱患者不要随意更换体位。针刺时更不宜将针身全部刺入腧穴,应留部分针身在体外,以便于针根断折时取针。在进针行针过程中,如发现弯针时,应立即出针,切不可强行刺入、行针。对于滞针等亦应及时正确的处理,不可强行硬拔。

[血肿]血肿是指针刺部位出现的皮下出血而引起的肿痛。

原因:针尖弯曲带钩,使皮肉受损或刺伤血管所致。

现象:出针后,针刺部位肿胀疼痛,继则皮肤呈现青紫色。

处理:若微量的皮下出血而局部小块青紫时,一般不必处理,可自行消退。若局部肿胀疼痛较剧,青紫面积大而且影响到活动功能时,可先做冷敷止血,再做热敷或在局部轻轻揉按,以促使局部瘀血消散吸收。

预防:仔细检查针具,熟悉人体解剖部位,避开血管针刺,出针时立即用消毒干棉球揉按压迫针孔。

(刘福彬)

第二节 艾灸疗法

一、艾灸疗法的概念

艾灸疗法是指利用艾绒的燃烧,熏灼或温熨体表的一定部位,通过调整经络脏腑的功能,达到防治疾病的一种方法。

二、艾灸的操作方法

（一）艾炷灸

将纯净的艾绒,放在平板上,用手搓捏成圆锥形的艾炷,常用的艾炷(如麦粒、苍耳子、莲子、半截橄榄)等。艾炷灸又分直接灸和间接灸两类:

1.直接灸:是将大小适宜的艾炷,直接放在皮肤上施灸。若施灸时需将皮肤烧伤化脓,愈后留有瘢痕者,称为瘢痕灸。若不使皮肤烧伤化脓,不留瘢痕者,称为无瘢痕灸。

[瘢痕灸]又名化脓灸。施灸时先将所灸腧穴部位,涂以少量的大蒜汁,以增加黏附性和刺激作用,然后将大小适宜的艾炷置于腧穴上,用火点燃艾炷施灸。每壮艾炷必须燃尽,除去灰烬后,方可继续易炷再灸,待规定壮数灸完为止。施灸时由于艾火烧灼皮肤,因此可产生剧痛,此时可用手在施灸腧穴周围轻轻拍打,借以缓解疼痛。在正常情况下,灸后1周,施灸部位化脓形成灸疮,5~6周,灸疮自行痊愈,结痂脱落后而留下瘢痕。因此,施灸前必须征求患者同意合作后,方可使用本法。临床上常用于治疗哮喘、肺结核、瘰疬等慢性疾患。

[无瘢痕灸]施灸时先在所灸腧穴部位涂以少量的凡士林,以使艾炷便于黏附,然后将大小适宜的(约苍耳子大)艾炷,置于腧穴上点燃施灸,当艾炷燃烧剩1/5或1/4而患者感到微有灼痛时,即可易炷再灸。若将麦粒大的艾炷施灸,当患者有灼痛感时,医者可用镊子将艾炷熄灭,然后继续易炷再灸,待将规定壮数灸完为止。一般应灸至局部皮肤红晕而不起疱为度。因其皮肤无灼伤,故灸后不化脓,不留瘢痕。一般适用于慢性虚寒性疾病,如哮喘、慢性腹泻、风寒湿痹等。

2.间接灸:又称隔物灸,即在艾炷与施灸腧穴之间隔垫上某种物品而进行施灸的方法。所用间隔物很多,如以生姜间隔者,称隔姜灸。用食盐间隔者,称隔盐灸。常用的有以下几种。

[隔姜灸]用鲜生姜切成直径2~3cm,厚0.2~0.3cm的薄片,中间以针刺数孔,然后将姜片置于应灸的腧穴部位或患处,再将艾炷放在姜片上点燃施灸。当艾炷燃尽,再易炷施灸。灸完所规定的壮数,以使皮肤红润而不起疱为度。适用于一切虚寒病症,对因寒而致的呕吐、腹痛、腹泻、遗精、阳痿、不孕、痛经以及风寒湿痹等疗效较好。

[隔蒜灸]用鲜大蒜头切成厚0.2~0.3cm的薄片,中间以针刺数孔(捣蒜如泥亦可),置于应灸腧穴或患处,然后将艾炷放在蒜上,点燃施灸。待艾炷燃尽,易炷再灸,直至灸完规定的壮数。此法多用于治疗瘰疬、肺结核及初起的肿疡等症。

[隔盐灸]用纯净干燥的食盐填敷于脐部或于盐上再置一薄姜片,置大艾炷施灸。多用于治疗急性寒性腹痛、吐泻、痢疾、中风脱证等,有回阳、救逆、固脱之力,但须连续施灸,不拘壮数,以期脉起、肢温、证侯改善。

[膈附子饼灸]将附子研成粉末,用黄酒调和制成直径约 3cm、厚约 0.8cm 的附子饼,中间以针刺数孔,放在应灸腧穴或患处,上面再放艾炷施灸,直到灸完所规定壮数为止。多用于治疗命门火衰而致的阳痿、早泄或疮疡久溃不敛等症。

(二)艾卷灸

又称艾条灸,即用桑皮纸包裹艾绒卷成圆筒形的艾卷,也称艾条,将其一端点燃,对准穴位或患处施灸的一种方法。也有在艾条中掺入中药的,则成为药物艾条。艾卷灸分为悬灸、实按灸。

1.悬灸:又分为温和灸、雀啄灸、回旋灸

[温和灸]施灸时将艾条的一端点燃,对准应灸的腧穴部位或患处,距皮肤 2～3cm,进行熏烤,使患者局部有温热感而无灼痛为宜,一般每处灸 5～7min,至皮肤红晕为度。对于晕厥、局部知觉迟钝的患者,医者可将中、示 2 指分张,置于施灸部位的两侧,这样可以通过医者手指的感觉来测知患者局部的受热程度,以便随时调节施灸的距离和防止烫伤。

[雀啄灸]施灸时,将艾条点燃的一端与施灸部位的皮肤并不固定在一定距离,而是像鸟雀啄食一样,一上一下施灸。

[回旋灸]施灸时艾条点燃的一端与施灸部位的皮肤保持一定的距离,但不固定,而是向左右方向或反复旋转地施灸。

2.实按灸:施灸时,先在施灸腧穴部位或患处垫上布或纸数层,然后将药物艾卷的端点燃,趁热按到施术部位上,使热力透达深部,若艾火熄灭,再点再按;或者以布 6～7 层包裹艾火熨于穴位。若火熄灭,再点再熨。最常用的为太乙神针和雷火神针,适用于风寒湿痹、痿证和虚寒证。

[太乙神针]使用纯净细软的艾绒 100g,平铺在 30cm×30cm 的桑皮纸上。将硫黄 6g,麝香、乳香、没药、松香、桂枝、杜仲、枳壳、皂角、细辛、川芎、独活、穿山甲(代)、雄黄、白芷、全蝎各 1g,研为细末,和匀,取药末 6g,均匀掺入艾绒里,紧卷成爆竹状,外用鸡蛋清封固,再糊上桑皮纸 1 层,两头留空 3cm,捻紧即成。

[雪火神针]其制作方法与"太乙神针"相同,只是药物处方有异。方用纯净细软的艾绒 100g,沉香、木香、乳香、茵陈、羌活、干姜、穿山甲各 9g,共为细末,麝香少许。

(三)温针灸

是针刺与艾灸结合应用的一种方法,适用于既需要针刺留针而又须施灸的病症,操作方法是,将针刺入腧穴得气后并给予适当补泻手法而留针时,将纯净细软的艾绒捏在针尾上或用艾条一段长 2cm 左右,插在针柄上,点燃施灸。待艾绒或艾条烧完后除去灰烬,将针取出。此法是一种简而易行的针灸并用的方法。

(四)温灸器灸

又名灸疗器灸,是用金属特制的一种圆筒灸具,故又名温筒灸。筒内套有小筒,小筒四周有孔。施灸时,将艾绒或加掺药物,装入温灸器的小筒,点燃后,将温灸器之盖扣好,即可置于腧穴或应灸部位进行熨灸,直到所灸部位的皮肤红润为度。有调和气血、温中散寒的作用。一般需要灸治者均可采用。对小儿、妇女及畏惧灸治者最为适宜。

三、艾灸的注意事项

施灸的先后顺序:"凡灸当先阳后阴…先上后下"(《千金要方》)。临床上一般是先灸上部、后灸下部、先灸阳部、后灸阴部,壮数是先少而后多,艾炷是先小而后大。但在特殊情况下,则可酌情而施。如脱肛时,即可先灸长强以收肛,后灸百会以举陷。

施灸的补泻方法:对艾灸的补泻,《灵枢·背腧》载:"以火补者,毋吹其火,须自灭也。以火泻者,疾吹其火,传其艾,须其火灭也。"这是古人对施灸补泻的具体操作方法。在临床上可根据患者的具体情况,结合腧穴性能,酌情运用。

艾灸一般适用于虚寒性疾病;对实热证、阴虚发热者,应慎用。

颜面、五官、乳头、大血管等处不宜使用直接灸,以免烫伤形成瘢痕。关节活动部位亦不适宜用化脓灸,以免化脓溃破,不易愈合,影响功能。

孕妇的腹部和腰骶部也不宜施灸。

一般空腹、过饱、极度疲劳和对灸法恐惧者,应慎用施灸。对于体弱患者,灸治时艾炷不宜过大,刺激量不可过强,以防"晕灸"。

灸后的处理:施灸后,局部皮肤出现微红灼热,属于正常现象,无需处理。如因施灸过量,时间过长,局部出现小水疱,只要注意不擦破,可任其自然吸收。如水疱较大,可用消毒的毫针刺破水疱,放出水液或用注射液针抽出水液,再涂予0.5%PVP-1消毒液,并以纱布包裹。如用化脓灸者,在灸疮化脓期间,要注意适当休息,加强营养,保持局部清洁,并可用敷料保护灸疮,以防感染,待其自然愈合。如护理不当,灸疮脓液呈黄绿色或有渗血现象者,可用消炎药膏或玉红膏涂敷。

(刘福彬)

第三节　梅花针疗法

梅花针疗法又称皮肤针疗法,是祖国针灸医学遗产的一部分,在我国有着久远的历史,早在2000多年前的《黄帝内经》上就有记载。

梅花针疗法是丛针浅刺法,是由多支不锈钢短针集成一束,叩刺人体体表一定部位和穴位,以防治疾病的一种方法。是由古代的"半刺"、"杨刺"、"毛刺"等刺法发展而来。梅花针疗法对于很多疾病具有独特的疗效,灵验简便,临床应用极为广泛。

一、梅花针疗法治病依据

梅花针疗法之所以可以通过刺激皮表,调整脏腑、经络之气,从而治疗疾病,它的理论依据就是经络学说中的皮部理论。《素问·皮部论》说:皮之十二部,其生病,皆皮者脉之部也,邪客于皮肤,则腠理开,开则邪客于络,络脉满,则注于经,经脉满,则入舍于脏腑也。故皮者,有分部,不与而生大病也。

人体内脏和外界发生联系,有依赖于皮部小络,外界的信息由小络传递于络脉,由络脉传于经脉,再由经脉传入内脏,人体才能根据信息,来调整适应外界变化。脏腑通过此传递线路,将不需要或是多余的气散发到外界,再从外界吸收需要的气,来保持人体机能的阴阳平衡,使人体正常生存。

179

人体皮部是经脉功能活动反映于体表的部位，也是络脉之气散布的所在。它位于体表，对机体有保卫的作用，同时能反映脏腑，经络的病变。当内脏病变时，常在体表的一定部位出现阳性反映和阳性物，在皮肤上出现各种反应，如疼痛、压痛、颜色变化、皮内结节等，这些反应已成为诊断的指标。梅花针疗法就是运用皮肤针叩刺人体皮肤或某部腧穴，激发经络功能，调整脏腑气血，扶正驱邪，以达到治疗与预防疾病的目的。

二、梅花针疗法的适应范围及禁忌症

（一）适应症

梅花针疗法的适应范围很广，常用于头痛、感冒、高血压、失眠、痿证、皮肤病、各类痛症、痛经、月经不调、面瘫、近视、慢性肠胃病、便秘、改善脑供血不足、缓解疲劳等各科疾病的治疗及保健。其中脊柱两侧部位的叩刺，治病范围最广，既可治疗局部病变，又可治疗全身病变。

（二）禁忌症

局部皮肤有破溃、疤痕及有出血倾向者慎用。

三、梅花针疗法的常用针具

（一）针具的构造

皮肤针是以多支短针组成，用来叩刺人体一定部位或穴位的针具。外形似小锤状，针柄有硬柄和软柄两种规格（硬柄用硬塑做成，弹性小；软柄有弹性），一般用牛角做成，长度约 15～19cm，一端附有莲蓬状的针盘，下边散嵌着不锈钢短针。根据所嵌不锈钢短针的数目不同，可分别称为梅花针（五支针），七星针（七支针）、罗汉针（十八支针）和丛针（针数不限）等。现代创造了一种滚刺筒，是用金属制成的筒状皮肤针，具有刺激面广，刺激量均匀，使用方便等优点。

梅花针常用的分为集束和散点二种：集束针针尖锐而无芒，针柄多为无弹性的硬质柄。由于针尖距离较近，不易刺入表皮损伤毛细血管，刺后针迹只留有一组充血的红点。散点针针锋锐利，针柄多为弹性柄，易于刺入皮肤刺破毛细血管，刺激后针迹处多有出血。

（二）梅花针的样式

（双头梅花针，用来打身体部分的，单头梅花针，用来打脸部的。

（三）针具的质量要求及检验

针尖要求不可太锐，应呈松针状，全束针针尖必须平齐、无参差不齐、无偏斜、无钩曲、无锈蚀和无缺损，针柄与针尖连接处必须牢固。检查针具时，可用干脂棉轻沾针尖，如针尖有钩曲或有缺损，则棉絮易被带动。

四、梅花针疗法的叩刺方法

（一）梅花针疗法的持针

软柄皮肤针的持针是将针柄末端固定在掌心，拇指在上，食指在下，其余手指呈握拳状握住针柄。任何拿握梅花针的方法，拿握时梅花针的根部都要在手掌中要有一个支撑点，是为了让梅花针使用时有弹性和惯性。保证使用时梅花针有上下弹跳的惯性，才能又快又掌握好均匀的敲打力度。

（二）梅花针疗法的叩刺手法

1.叩刺：叩刺法有压击法和敲击法。

压击法以右手拇指、中指和无名指掌握住针柄，针柄末端靠在手掌后部，食指伸直压在针柄中段上。压击时手腕活动，食指加压，刺激的强度在于食指的压力，适合于硬柄针。

敲击法是以拇指和食指捏住针柄的末端，上下颤动针头，利用针柄的弹性敲击皮肤，刺激的轻重应根据针头的重量和针柄的弹力，靠颤动的力量来掌握，适合于弹性针柄。

梅花针叩刺时要针尖端对准叩刺部位（穴位），针尖与皮肤垂直，灵巧地运用腕关节之弹力，使针尖垂直叩击到皮肤后，由于反作用力迅速弹起。叩击时做到叩击平稳垂直，准确灵活有弹性、均匀有节律。叩刺强度和速度要均匀，要防止快慢不一，用力不匀，持针不牢，防止针尖斜刺和后拖起针，防止划破皮肤。

2.滚刺：是指用特制的滚刺筒，经乙醇消毒后，手持滚筒柄，将针筒在皮肤上来回滚动，使刺激范围成为一狭长的面，或扩展成一片广泛的区域。

（三）梅花针疗法的叩刺强度

根据患者体质、病情、年龄、叩打部位的不同，一般可分为弱、中、强三种强度，即轻叩、中叩、重叩。轻叩为补法，重叩为泻法。

1.轻叩：叩打时使用腕力较轻，冲力也小，患者稍有疼痛感，皮肤仅见局部潮红、充血为度。适用于敏感度高的部位如头面部、眼部及老、弱、妇、幼病人以及病属虚证，久病者。

2.中叩：介于轻叩与重叩之间，叩打时用腕力稍大，冲力亦较大，患者有轻度痛感，局部皮肤有较明显潮红、丘疹，但不出血为度。适用于一般部位及一般患者。

3.重叩：叩打时腕力较重，冲力大，患者有明显痛感，以皮肤有明显潮红，并有微出血为度。适用于压痛点、背部、臀部、大腿等肌肉丰厚部位和年轻体壮者及病属实证、新病者。

（四）梅花针疗法叩刺方式和方法

梅花针的叩刺方式，一般可分循经（肌）叩刺，穴位叩刺，局部叩刺三种。

1.辩证循经（肌）叩刺法：是指临床根据病属何经（肌）则取该经的循行部位，循着经脉或肌肤纹理进行叩刺的一种方法，又可分为正刺、反刺、条刺、旋刺、隔刺。常用项背腰骶部的督脉和足太阳膀胱经。督脉为阳脉之海，能调节一身之阳气；五脏六腑之背俞穴，皆分布于膀胱经，故其治疗范围广泛，其次是四肢肘膝以下经络，因其分布着各经原穴、络穴、郄穴等，可治疗各相应脏腑经络的疾病。另外，上肢可按手三阴，三阳经，下肢按足三阴，三阳经的循经叩刺。

（1）正刺是顺着经络血脉流注的方向进行排列式弹刺，此为补法；

（2）反刺是逆着经络血脉流注的方向进行排列式弹刺，此为泻法。

（3）条刺是延着梅花针弹刺前进方向，顺着肌肤纹理由上往下，由内向外，按着直线向前叩打的方法。条刺亦有单条、复条、纵条、横条之分。

（4）旋刺：延着人体身躯和肢臂等进行旋周弹刺，此为泻法。

（5）隔刺：循着经脉流注和肌肉纹理方向进行间隔跳跃式弹刺，此为补法。

2.穴位叩刺：是指在在一个腧穴部位，反复由轻至重弹刺，至腧穴局部皮肤红晕，微出血为止，进行点刺叩刺的一种方法。主要是根据穴位的主治作用，选择适当的穴位予以叩刺治疗，临床常用的是各种特定穴，华佗夹脊穴，阿是穴、背俞穴，募穴，四肢的郄穴，原穴，络穴如出现敏感点，条索状物,结节等,应作重点叩刺。

3.局部叩刺法:是指在患者局部进行围刺或散刺的一种叩刺方法。此法又分为直接局部叩刺和相对应局部叩刺。直接局部叩刺:如扭伤,直接叩刺瘀肿疼痛局部;如斑秃,直接叩刺脱发处;神经性皮炎,直接叩刺皮损部位;风湿性关节炎,直接叩刺疼痛关节。相对应局部叩刺是取患部相对应的部位施术:如单纯性甲状腺肿,可叩刺肿大的甲状腺后,再叩刺项部的相邻穴位;如胆囊炎,叩刺胆囊区皮肤后,可叩刺其背部相对应穴位,如胆俞。

(五)梅花针疗法叩刺部位的确定

1.通过经络检查法确定首选部位

根据患者病情、病症,耐心细致地用拇指的指腹在患者体表反复循按,触摸、推压,询问患者,观察患者表情,找出病区及邻近部位和脊柱及其两侧的阳性反应处,如条索状物、结节状物、泡状软性物或酸、痛、麻木等感觉异常处。找出阳性反应处时应立即打上标记和记录,因为这些阳性反应处是非常重要的叩刺治疗部位,即梅花针治疗的首选部位。

阳性反应物的多少与病情的轻重多成正比,多则病重,少则病轻。叩刺后随着阳性反映处的减少、减小和彻底消失,疾病就随之逐步减轻直至痊愈。如慢性气管炎,在第一胸椎至第八胸椎两侧及腰部有条索状物及压痛,颌下有结节,如慢性胃炎在第五胸椎至第十二胸椎两侧有结节,条索状物及泡状软性物,如慢性盆腔炎在小腹、腰、骶、腹股沟有结节及条索状物,坚持长期叩刺这些疾病的阳性反映处后,均能使其逐渐消失而达到治愈的目的。

2.远近配伍选配治疗部位

叩刺局部后,再叩刺背部脊柱及其两侧和相关经络循行部位。如头痛,除了叩刺头痛部位和颈椎及其两侧外,还可以叩刺相关经络的循行部位,如前头痛、侧头痛、后头痛和头项痛要分别叩刺手足阳明经、少阳经、太阳经及厥阴经肘膝以下的经络循行部位。如胃及十二指肠溃疡,除了叩刺和十二指肠的体表投影部位以外,还可叩刺腰背部第七胸椎至第一腰椎之间及其两侧,最后再叩刺足阳明胃经膝关节以下的循行部位。

3.常见病症及穴位

(1)头痛:可在头部,后项部沿督脉,膀胱经,胆经循行叩经叩刺,重点叩百会,风池,太阳,上星等。

(2)失眠,多梦:选夹脊穴,膀胱经穴,重点叩刺心俞,肝俞,脾俞,肾俞,头部叩刺安眠穴,神庭。四肢选神门,三阴交。

(3)痛经:选腰骶部两侧,任脉,肾经,脾经循行部位,重点叩刺气海,关元,肝俞,肾俞,三阴交等。

(4)肌肤麻木,牛皮癣:局部叩刺加悬灸。

(5)斑秃:局部叩刺加背俞穴。

(6)缺乳:取背部第3~5胸椎旁开2寸,胸前两侧乳房周围及乳晕部,两乳房作放射状叩打,乳晕部作环形叩打。用轻刺激法,每日1次,配合针刺少泽穴。

五、梅花针疗法注意事项

（一）根据病情、病症、病位的不同，进行辨证分析，选择确定叩刺方法、刺激手法、刺激强度、刺激形式和叩刺经穴。

（二）治疗前做好用物准备：治疗盘：梅花针、75％酒精棉球、皮肤消毒液、无菌棉签、无菌持物镊及罐、清洁弯盘。使用器具应符合要求。

（三）操作前针具及针刺局部皮肤（包括穴位）均应常规消毒消毒。认真检查针具，针尖必须平齐、无钩、无锈、针柄与针尖连接处必须牢固，以防叩刺时滑动，影响操作。

（四）叩刺过程中，应观察患者面色、神情，是否有晕厥趋向等不适反应情况。叩刺时动作要轻捷，用力要均匀，落针要稳、准、垂直而下，垂直而起、切忌慢，压、斜、拖、钩、挑等动作，以减少患者痛苦。

（五）在应用刺血拔罐时，针刺皮肤出血的面积，要等于或略大于火罐口径，出血量须适当，每次总量成人以不超过 10mL 为宜。

（六）叩刺部位须准确，每叩刺一针之间的距离约在 0.3～1.0cm 之间。循经叩刺时，每隔 1 厘米左右叩刺一下，一般可循经叩刺 8～16 次。

（七）重刺出血后，局部皮肤先用干棉球将渗血擦净，再用酒精棉球消毒，注意保持局部清洁。叩刺完毕，局部用 75％酒精棉球消毒，以防感染。

（八）叩刺躯干部位时，注意保暖，避免受凉。

（九）一般每日叩刺一次，连续治疗 7～10 日为一个疗程，如系慢性顽固性疾病，可持续多治几个疗程，疗程之间可间隔 3～5 日。

（十）局部皮肤有溃疡、创伤者，或急性传染性疾病和急腹症，均不适宜使用本法。

（刘福彬）

第四节　头针疗法

头皮针疗法（简称头针），是用针刺头皮的某些特定区域以防治疾病的一种方法，是运用祖国医学的针灸学及现代医学的大脑皮层定位理论的一种新型疗法。具有进针快、捻针快、起针快的"三快"特点。《灵枢·邪气脏腑病形》说："十二经脉，三百六十五脉络，其气血皆上于面而走空窍。"其中督脉"上至风府入属于脑，上巅"；足太阳膀胱经"上额，交巅……从巅入络脑"；手少阳三焦经"系耳后，直上出耳上角"；足少阳胆经"上抵头角，下耳后"；足阳明胃经"循发际至额颅"；足厥阴肝经"上出额与督脉会于巅"；阳跷绕头，"在项中两筋间入脑"；阳维脉绕头"会哑门、风府，复入风池"，亦通脑。此外，十二经别和十二经筋中，分布于头部者亦多，如手少阳经别，"指天，别于巅"；"足太阳之筋……其直者结于枕骨，上头"；"足少阳之筋……上额角，交巅上"，"手太阳之筋……上颌，结于角"；"手少阳之筋……上乘颌，结于角"；"手阳明之筋……上左角，络头，下右颌"；足阳明之别，"上络头项，合诸经之气"。这些分布于头的经别、经筋。络脉都直接或间接地与脑联系。《素问·脉要精微论》云："头者，精明之府，头倾视深，精神将夺矣"，亦即髓脑的内在变化，通过经络气血反映于头部。《灵枢·大惑论》说："五脏六腑之精气，皆上注于目而为之精，……上属于脑。"这就是说，诸脉皆上系于目,会于脑。头脑是脏腑、经络之气血汇聚的部位,它们在生理上关系密切,病理上也密切相关。针刺头部刺激区,不仅能疏通气血,调理阴阳,且可系统调节各脏腑的功能,从而治疗全身各种疾病。

【操作方法】

一、标准线的定位与主治

头针施术部位是按区定穴,联穴划线,以线归经。标准线分为 4 个区,共 14 条。

（一）额区

1.额中线:额部正中发际内,自发际上 0.5 寸,即神庭穴向下针 1 寸。属督脉经。主治神志病及头、鼻、舌、咽喉病等。

2.额旁 1 线:额部额中线外侧,直对目内眦角,自发际上 0.5 寸,即眉冲穴沿经向下针 1 寸。属足太阳膀胱经。主治肺、支气管、心脏等上焦病症。

3.额旁 2 线:额部额旁 1 线的外侧,直对瞳孔,自发际上 0.5 寸,即头临泣穴沿经向下针 1 寸。属足少阳胆经。主治脾、胃、肝、胆、胰等中焦病症。

4.额旁 3 线:额旁 2 线的外侧,直对目外眦角,自头维穴内侧 0.75 寸处,即本神穴与头维穴之间发际上 0.5 寸,向下针 1 寸。属足少阳胆经和足阳明胃经。主治肾、膀胱、生殖系统等下焦病症。

（二）顶区

1.顶中线:头顶部正中线,自百会穴向前至前顶穴。属督脉经。主治腰腿足病证,如瘫痪、麻木、疼痛及皮层性多尿、脱肛、小儿夜尿、高血压、头顶痛等。

2.顶颞前斜线:头部侧面,即自前顶穴起,止于悬厘穴。贯穿督脉、足太阳膀胱经和足少阳胆经。将全线分为 5 等份,上 1/5 治下肢运动异常,如瘫痪、无力、关节痛等;中 z/5 治上肢运动异常;下 2/5 治头面部病症,如中枢性面瘫、运动性失语、流涎、脑动脉硬化等。

3.顶颞后斜线:头部侧面,位于顶颞前斜线之后,与之相距 1 寸,即自百会穴起,止于曲鬓穴,贯穿督脉、足太阳膀胱经和足少阳胆经。将全线 5 等份,上 1/5 治下肢感觉异常,中 2/5 治上肢感觉异常,下 2/5 治头面部感觉异常。

4.顶部 1 线:在头顶部顶中线外侧,两线相距 1.5 寸,即自承光穴起沿经往后针 1.5 寸。属足太阳膀胱经。主治腰腿病症,如瘫痪、麻木、疼痛等。

5.顶部 2 线:在头顶部顶旁 1 线外侧,两线相距 0.75 寸,即自正营穴起沿经往后针 1.5 寸。属足少阳胆经。主治肩、臂、手之瘫痪、麻木、疼痛等。

（三）颞区

1.颞前线:头部侧面,颞部两鬓内,即自颔厌穴起,止于悬厘穴。属足少阳胆经。主治偏头痛、运动性失语、周围性面神经麻痹及口腔疾病等。

2.颞后线:头部侧面,颞部耳尖直上方,即自率谷穴起,止于曲鬓穴。属足少阳胆经。主治偏头痛、眩晕、耳聋、耳鸣。

（四）枕区

1.枕上正中线:枕部,为枕外粗隆上方正中的垂线,即自强间穴起,止于脑户穴。属督脉。主治眼病、腰腿痛等。

2.枕上旁线:枕部,为枕上正中线平行往外 0.5 寸。属足太阳膀胱经。主治皮层性视力障碍、白内障、近视等眼病及足癣、腰肌劳损。

3.枕下旁线:枕部,为枕外粗隆下方两侧 2.6 寸的垂直线,即自玉枕穴起,止于天柱穴。属足太阳膀胱经。主治小脑疾病引起的平衡障碍、后头痛等。

二、刺激区的定位与主治

为了便于确定刺激区,根据头颅外的一些标志,设有两条标定线。

前后正中线:眉间和枕外粗隆顶点下缘的连线。

眉枕线:眉中点上缘和枕外粗隆尖端的头侧面连线。

1.运动区相当于大脑皮质中央前回在头皮上的投影。上点在前后正中线中点向后移 0.5cm 处,下点在眉枕线和鬓角发际前缘相交处,上下两点的连线即为运动区。在此运动区上 1/5,主治对侧下肢瘫痪;运动区中 2/5,主治对侧上肢瘫痪;运动区下 2/5,治疗对侧中枢性面神经瘫、运动性失语、流涎、发音障碍。

2.感觉区相当于大脑皮质中央后回在头皮上的投影部位。在运动区后,相距运动区 1.5cm 的平行线即为感觉区。其上 1/5,主治对侧腰腿疼、麻木、感觉异常及后头部、颈项部疼痛和耳鸣;中 2/5,主治对侧上肢疼痛、麻木、感觉异常;感觉区下 2/5,主治对侧面部麻木、偏头痛、三叉神经痛、牙痛、颞颌关节炎等。

3.舞蹈震颤控制区在运动区前,距该区 1.5cm 的平行线即是。主治:小儿舞蹈病和震颤麻痹综合征。

4.血管舒缩区与舞蹈震颤控制区平行,前移 1.5cm。主治原发性高血压及皮层性浮肿。

5.晕听区从耳尖直上 1.5cm 处,向前后各引 2cm 的水平线内。主治同侧头晕、耳鸣、内耳性眩晕、皮层性听力障碍、幻听等。

6.言语二区从顶骨结节直引一与前后正中线平行之直线,从顶骨结节沿该线后 2cm 处往下引 3cm 长的直线。主治命名性失语。

7.言语三区晕听区中点向后引 4cm 长的水平线。主治感觉性失语。

8.运用区从顶骨结节向下引一垂线,同时引与该线夹角 40℃ 的前后 2 条线,3 条线的长度均为 3cm。主治对侧失用症。

9.足运感区从前后正中线的中点旁开左右各 1cm,向后引 3cm 长的直线。主治双下肢瘫痪、急性腰扭伤、皮层性夜尿、多尿、子宫脱垂。

10.视区枕外粗隆顶端水平线上,旁开枕外粗隆顶点 1cm 向上引平行于前后正中线 4cm 长的直线。主治皮层性视力障碍。

11.平衡区相当于小脑半球在头皮上的投影。在枕外粗隆顶端的水平线上,旁开枕外粗隆顶点 3.5cm,向下引平行于前后正中线的 4cm 长的直线。主治小脑疾患引起的平衡障碍。

12.胃区由瞳孔向上引平行于前后正中线的直线,从发际向上取 2cm 即是。主治胃病及上腹部不适。

13.胸腔区在胃区与前后正中线之间,从发际向上下各引 2cm 长的平行手前后正中线的直线。主治胸痛、胸闷、心悸、风心病、冠心病、哮喘、呃逆、阵发性室上性心动过速等。

14.生殖区从额角向上引平行于前后正中线的 2cm 长的直线。主治功能性子宫出血、盆腔炎、白带多,配足运感区治疗子宫脱垂。

15.肝胆区从胃区下缘向下引 2cm 与前后正中线相平行的线。主治肝胆疾患引起的右上腹疼痛等。

16.肠区生殖区下缘向下引 2cm 长的与前后正中线平行的线。主治下腹部疼痛。

三、取穴原则

1.按相应部位如眼疾取视区,胃病取胃区等。

2.对症取穴如眩晕取晕听区,震颤取舞蹈震颤控制区。

四、操作

1.针具一般选 1.5～2.0 寸的 30～32 号毫针。

2.进针采用快速进针法,包括以下步骤:

(1)飞针刺入:用一手拇指、食指尖部捏住针体距针尖 2 厘米的部位,沿刺激区的方向,针尖对准进针点,手指尖距头皮约 5～10 厘米,手腕背屈使针尖距进针点约 5～10 厘米,然后手腕突然往腹侧屈曲,使针尖冲进头皮下或肌层均可。

(2)快速推进:即在飞针刺入头皮下或肌层后,再沿刺激区,不捻转,快速将针推到一定深度。推针有两种方法:

单手推进法:飞针刺入头皮下或肌层后,一手拇、食指尖部捏住针柄下半部(或将中指扶靠针体末端)沿刺激区方向推进。

双手推进法:即持针的拇、食指尖部捏住针柄下半部(或中指紧贴于针体),另一手拇、食指尖部轻轻捏住针体近头皮处(防止针体在推进过程中弯曲),然后以持针的手往里推。

3.行针主要有三种针刺手法,即焦顺发使用的捻转法,朱明清使用的抽气法与进气法,陈克彦使用的迎随补泻法。

(1)捻转法:要求捻转不提插,一般频率达 200 次/min 以上,针体左右旋转各 2 转左右,持续 0.5～1 分钟。在捻转时要求肩、肘、腕关节和拇指固定,以达到固定针体的目的。在固定针体的前提下,食指半屈曲状,用食指第一节的桡侧面与拇指第一节的掌侧面捏住针柄,然后以食指指掌关节不断伸屈,使针体快速旋转。一般捻针后出现针感者,多在 5～10 分钟内减轻或消失,因此间隔 5～10 分钟再重复捻转。用同样的方法再捻 2 次,即可起针。

抽气法与进气法属于复式提插补泻手法。

(2)抽气法:押手(左手)固定刺激区,刺手(右手)持针,拇指与食中指夹持针柄。针身与头皮呈 15°～30°夹角,运用指力使针尖快速刺入皮肤,当针尖进入帽状腱膜下层时,将针体平卧,缓缓刺入 1～1.5 寸。然后用拇、食指夹持针柄,中指抵住针身,靠指的爆发力向外速提,速提时似提非提,而针体不动,至多提出 1 分。如此反复多次,得气后指下有一种既不过于紧涩,也不过于松弛的吸针感。

(刘福彬)

第五节　耳穴疗法

古代医著中就有"耳脉"、耳与脏腑经络的生理病理关系,以及借耳诊治疾病的理论和方法等记载。近年来,通过大量的临床实践和实验研究,耳穴诊治方法迅速发展,已初步形成了耳穴诊治体系。

一、耳郭结构

耳郭是外耳的组成部分,位于下颌窝和颞骨、乳突之间,呈垂直方向生长。耳的前外面凹陷,后内面隆凸。耳郭主要由弹性纤维软骨、软骨膜、韧带、退化了的耳肌及覆盖于外层的皮下组织和皮肤所构成。耳郭的神经分布极为丰富,其中脊神经有来自颈丛的耳大神经和枕小神经,脑神经有来自三叉神经分的耳颞神经、面神经耳支、迷走神经分支和舌咽神经分支合成的耳支及来自颈动脉丛的交感神经。耳郭的动脉,来自颈外动脉的分支颞浅动脉和耳后动脉,在耳郭深部沿软骨膜行走。颞浅动脉在外耳门前方分出3支主要供应耳郭前面,耳后动脉从下耳根沿耳郭背面上行,主要供应耳郭背面。耳郭的静脉,起于耳郭浅层,前面汇成2或3支较大静脉,经颞浅静脉注入颈外静脉。耳背小静脉亦汇成3~5支,经耳后静脉汇入颈外静脉。耳郭的淋巴多成网状,主要流入耳周围的淋巴结。根据其流向分成前、后、下三组:前组流入耳前淋巴结和腮腺淋巴结,后组流入耳后淋巴结和乳突淋巴结,下组流入耳后淋巴结,三组淋巴结均汇入颈上淋巴结。

(一)耳郭正面

1.耳垂　耳郭下部无软骨的部分。

耳垂前沟:耳垂与面部之间的浅沟。

2.耳轮

耳郭卷曲的游离部分。

(1)耳轮脚:耳轮深入耳甲的部分。

(2)耳轮脚棘:耳轮脚和耳轮之间的软骨隆起。

(3)耳轮脚切迹:耳轮脚棘前方的凹陷处。

(4)耳轮结节:耳轮后上部的膨大部分。

(5)耳轮尾:耳轮向下移行于耳垂的部分。

(6)轮垂切迹:耳轮和耳垂后缘之间的凹陷处。

(7)耳轮前沟:耳轮与面部之间的浅沟。

3.对耳轮　与耳轮相对呈"Y"字型的隆起部,由对耳轮体、对耳轮上脚和对耳轮下脚3部分组成。

(1)对耳轮体:对耳轮下部呈上下走向的主体部分。

(2)对耳轮上脚:对耳轮向上分支的部分。

(3)对耳轮下脚:对耳轮向前分支的部分。

(4)轮屏切迹:对耳轮与对耳屏之间的凹陷处。

4.耳舟　耳轮与对耳轮之间的凹沟。

5.三角窝　对耳轮上、下脚与相应的耳轮之间的三角形凹窝。

6.耳甲　部分耳轮和对耳轮、对耳屏、耳屏及外耳门之间的凹窝。由耳甲艇、耳甲腔两部分组成。

(1)耳甲艇:耳轮脚以上的耳甲部。

(2)耳甲腔:耳轮脚以下的耳甲部。

7.耳屏　耳郭前方呈瓣状的隆起。

(1)屏上切迹:耳屏与耳轮之间的凹陷处。

(2)上屏尖:耳屏游离缘上隆起部。

(3)下屏尖:耳屏游离缘下隆起部。

(4)耳屏前沟:耳屏与面部之间的浅沟。

8.对耳屏　耳垂上方,与耳屏相对的瓣状隆起。

(1)对屏尖:对耳屏游离缘隆起部。

(2)屏间切迹:耳屏和对耳屏之间的凹陷处。

9.外耳门　耳甲腔前方的孔窍。

(二)耳郭背面

1.耳轮背面　耳轮背部的平坦部分。

2.耳轮尾背面　耳轮尾背部的平坦部分。

3.耳垂背面　耳垂背部的平坦部分。

4.耳舟隆起　耳舟在耳背呈现的隆起。

5.三角窝隆起　三角窝在耳背呈现的隆起。

6.耳甲艇隆起　耳甲艇在耳背呈现的隆起。

7.耳甲腔隆起　耳甲腔在耳背呈现的隆起。

8.对耳轮上脚沟　对耳轮上脚在耳背呈现的凹沟。

9.对耳轮下脚沟　对耳轮下脚在耳背呈现的凹沟。

10.对耳轮沟　对耳轮体在耳背呈现的凹沟。

11.耳轮脚沟　耳轮脚在耳背呈现的凹陷。

12.对耳屏沟　对耳屏在耳背呈现的凹沟。

(三)耳根

1.上耳根　耳郭与头部相连的最上部。

2.下耳根　耳郭与头部相连的最下部。

二、耳与脏腑经络的关系

(一)耳与脏腑的关系

耳与脏腑的生理、病理有着密切的联系。与生理相关的文献记载有《素问·金匮真言论》:"南方赤色,入通于心,开窍于耳,藏精于心。"《灵枢·五阅五使》:"耳者,肾之官也。"《灵枢·脉度》:"肾所通于耳,肾和则耳能闻五音矣。"《备急千金要方》:"心气通于舌,非窍也,其通于窍者,寄见于耳,荣华于耳。"《证治准绳》:"肾为耳窍之主,心为耳窍之客",《杂病源流犀烛》:"肺主气,一身之所贯于耳。"而《厘正按摩要术》在汇集前人经验基础上,提出了耳背与五脏的关系,指出:"耳珠属肾,耳轮属脾,耳上轮属心,耳皮肉属肺,耳背玉楼属肝"的生理联系。与病理相关的文献记载有《素问·玉机真脏论》:"脾为孤脏……其不及则令人九窍不通。"《证治准绳》"肺所虚则少气……是以耳聋。"而察耳的形态、色泽等改变,可"视其外应,以知其内脏"的病变。如《灵枢·本脏》说:"黑色小耳者肾小……耳薄不坚者肾脆。"《证治准绳》:"凡耳轮红润者生,或黄或黑或青而枯燥者死,薄而白、薄而黑者皆为肾败。"

现代科学研究证实了耳与脏腑在生理上的密切联系,不仅存在着相关性,而且具有相对特异性,这为耳针法诊治疾病提供了客观依据。

(二)耳与经络的关系

《黄帝内经》中所记述的经脉循行分布显示,手足六阳六阴经均直接或间接上达于耳,故《灵枢·口问》说:"耳者,宗脉之所聚也",可见耳与经络的关系在《黄帝内经》时期已奠定了基础。对此,后世医著又多有阐述。《医学真经》:"十二经脉,上终于耳,其阴阳诸经,适有交并。"《丹溪心法》:"盖十二经络,上络于耳"、"耳为诸宗脉之所附"。《类经图翼》:"手足三阴三阳之脉皆入耳中。"《奇经八脉考》从奇经八脉角度,阐述了耳和经络的关系。近年来的耳穴经络感传实验也表明了耳与经络的相关性。

三、耳穴的定位与主治

耳穴是指分布在耳郭上的一些特定区域。根据形如胚胎的耳穴分布图,即可发现人体各部对应耳郭上相应的耳穴,其分布规律是:耳垂和对耳屏对应人体的头、面、脑部;屏间切迹对应人体的内分泌系统;耳屏对应人体的鼻、咽、喉、肾上腺;耳舟对应人体的上肢;对耳轮对应人体的躯干;耳甲腔对应人体的胸腔;耳轮脚对应人体的膈肌;耳甲艇对应人体的腹腔;耳轮脚周围对应人体的消化道;三角窝对应人体的盆腔、内生殖器;对耳轮上脚和下脚对应人体的下肢、臀部。

(一)耳轮穴位

为了便于取穴,将耳轮分为12区。耳轮脚为耳轮1区。耳轮脚切迹到对耳轮下脚上缘之间的耳轮分为3等份,自下而上依次为耳轮2区、3区、4区;对耳轮下脚上缘到对耳轮上脚前缘之间的耳轮为耳轮5区;对耳轮上脚前缘到耳尖之间的耳轮为耳轮6区;耳尖到耳轮结节上缘为耳轮7区;耳轮结节上缘到耳轮结节下缘为耳轮8区。耳轮结节下缘到轮垂切迹之间的耳轮分为4等份,自上而下依次为耳轮9区、10区、11区和12区。

1.耳中

【定位】　在耳郭中部,当耳轮脚处,即耳轮1区。

【主治】　能缓解主要内脏器官的疼痛和痉挛。主治:呃逆、黄疸、消化道病症、皮肤病、小儿遗尿症、咯血、神经官能症。

2.直肠

【部位】　在耳轮脚棘前上方的耳轮处,即耳轮2区。

【主治】　便秘、腹泻、脱肛、内外痔和里急后重。

3.尿道

【部位】 在直肠上方的耳轮,即耳轮 3 区。

【主治】 遗尿、尿频、尿急、尿痛、尿潴留和尿道炎。

4.外生殖器

【部位】 在对耳轮下脚前方的耳轮处,即耳轮 4 区。

【主治】 外生殖器的病症、会阴部皮肤病、阳痿、外阴瘙痒症、阴道炎、急性睾丸炎、腰腿痛等。

5.肛门

【部位】 在三脚窝前方的耳轮处,即耳轮 5 区。

【主治】 内外痔、肛门周围炎或肛周脓肿、肛门括约肌松弛。

6.耳尖

【部位】 在耳郭向前对折的上部尖端处,即耳轮 6、7 区交界处。

【主治】 发热、高血压、急性结膜炎、睑腺炎、牙痛、失眠。

7.结节

【部位】 在耳轮结节处,即耳轮 8 区。

【主治】 头晕、头痛、高血压和脑血管痉挛或脑外伤引起的半身麻木,以及慢性肝炎。

8.轮 1

【部位】 在耳轮结节下方的耳轮处,即耳轮 9 区。

【主治】 发热、扁桃体炎、上呼吸道感染。

9.轮 2

【部位】 在轮 1 区下方的耳轮处,即耳轮 10 区。

【主治】 发热、扁桃体炎、上呼吸道感染。

10.轮 3

【部位】 在轮 2 区下方的耳轮处,即耳轮 11 区。

【主治】 发热、扁桃体炎、上呼吸道感染。

11.轮 4

【部位】 在轮 3 区下方的耳轮处,即耳轮 12 区。

【主治】 发热、扁桃体炎、上呼吸道感染。

(二)耳舟穴位

为了便于取穴,将耳舟分为 6 等份,自上而下依次为耳舟 1 区、2 区、3 区、4 区、5 区、6 区。

1.指

【部位】 在耳舟上方处,即耳舟 1 区。

【主治】 指部疾患、甲沟炎、冻疮和手指疼痛、麻木。

2.腕

【部位】 在指区的下方处,即耳舟 2 区。

【主治】 腕部疾患、胃痛、过敏性皮炎。

3.风溪

【部位】 在耳轮结节前方,指区与腕区之间,即耳舟1、2区交界处。

【主治】 荨麻疹、皮肤瘙痒症、哮喘、过敏性鼻炎、神经性皮炎、湿疹等。

4.肘

【部位】 在腕区的下方处,即耳舟3区。

【主治】 肘部疾患、肱骨外上髁炎、甲状腺疾患、失眠。

5.肩

【部位】 在肘区的下方处,即耳舟4、5区。

【主治】 肩部疼痛、肩关节周围炎、胆石症、落枕。

6.锁骨

【部位】 在肩区的下方处,即耳舟6区。

【主治】 肩关节周围炎、无脉症、肩背颈疼痛、风湿痛。

（三）对耳轮穴位

为了便于取穴,将对耳轮上脚分为13区。对耳轮上脚分为上、中、下3等份,下1/3为对耳轮5区,中1/3为对耳轮4区;再将上1/3分为上、下2等份,下1/2为对耳轮3区,再将上1/2分为前后2等份,后1/2为对耳轮2区,前1/2为对耳轮1区。对耳轮下脚分为前、中、后3等份,中、前2/3为对耳轮6区,后1/3为对耳轮7区。将对耳轮体从对耳轮上、下脚分叉处至轮屏切迹分为5等份,再沿对耳轮耳甲缘,将对耳轮体分为前1/4和后3/4两部分,前上2/5为对耳轮8区,后上2/5为对耳轮9区,前中2/5为对耳轮10区,后中2/5为对耳轮11区,前下1/5为对耳轮12区,后1/5为对耳轮13区。

1.跟

【部位】 在对耳轮上脚前上部,即对耳轮1区。

【主治】 足跟痛。

2.趾

【部位】 在耳尖下方的对耳轮上脚后上部,即对耳轮2区。

【主治】 甲沟炎、趾部疼痛。

3.踝

【部位】 在趾、跟区下方处,即对耳轮3区。

【主治】 踝部疾患、踝关节扭挫伤。

4.膝

【部位】 在对耳轮上脚中1/3处,即对耳轮4区。

【主治】 膝部疾患、膝关节肿痛。

5.髋

【部位】 在对耳轮下脚的前2/3处,即对耳轮5区。

【主治】 髋关节疼痛、坐骨神经痛、腰骶部疼痛。

6.坐骨神经

【部位】 在对耳轮下脚的前 2/3 处,即对耳轮 6 区。

【主治】 坐骨神经痛、下肢瘫痪。

7.交感

【部位】 在对耳轮下脚末端与内缘相交处,即对耳轮 6 区前端。

【主治】 内脏疼痛、心悸、自汗、自主神经功能紊乱、胃肠痉挛、心绞痛、输尿管结石绞痛、胆绞痛、脉管炎的疼痛。

8.臀

【部位】 在对耳轮下脚的后 1/3 处,即对耳轮 7 区。

【主治】 臀部疾患、腰腿疼痛、坐骨神经痛、臀筋膜炎。

9.腹

【部位】 在对耳轮体前部上 2/5 处,即对耳轮 8 区。

【主治】 腹痛、腹胀、腹泻、急性腰扭伤、痛经、产后宫缩痛。

10.腰骶部

【部位】 在腹区后方,即对耳轮 9 区。

【主治】 腰骶部疼痛。

11.胸

【部位】 在对耳轮体前部中 2/5 处,即对耳轮 10 区。

【主治】 胸胁疼痛、肋间神经痛、胸闷、乳腺炎。

12.胸椎

【部位】 在胸区后方,即对耳轮 11 区。

【主治】 胸痛、经前乳房胀痛、乳腺炎、产后泌乳不足。

13.颈

【部位】 在对耳轮体前部下 1/5 处,即对耳轮 12 区。

【主治】 落枕、颈椎疼痛。

14.颈椎

【部位】 在颈区后方,即对耳轮 13 区。

【主治】 落枕、颈椎综合征。

(四)三角窝穴位

为了便于取穴,将三角窝由耳轮内缘至对耳轮上、下脚分叉处分为前、中、后 3 等份,中 1/3 为三角窝 3 区,再将前 1/3 分为上、中、下 3 等份,上 1/3 为三角窝 1 区,中、下 2/3 为三角窝 2 区;再将后 1/3 分为上、下 2 等份,上 1/2 为三角窝 4 区,下 1/2 为三角窝 5 区。

1.角窝上

【部位】 在三角窝前 1/3 的上部,即三角窝 1 区。

【主治】 高血压。

2.内生殖器

【部位】 在三角窝前 1/3 的下部,即三角窝 2 区。

【主治】 痛经、月经不调、白带过多、功能性子宫出血、阳痿、遗精、早泄。

3.角窝中

【部位】 在三角窝中 1/3 处,即三角窝 3 区。

【主治】 哮喘、便秘、近视眼。

4.神门

【部位】 在三角窝后 1/3 的上部,即三角窝 4 区。

【主治】 失眠、多梦、戒断综合征、癫痫、高血压、神经衰弱。

5.盆腔

【部位】 在三角窝后 1/3 的下部,即三角窝 5 区。

【主治】 盆腔炎、附件炎、月经不调、下腹疼痛、腹胀。

(五)耳屏穴位

为了便于取穴,将耳屏分成 4 区。耳屏外侧面分为上、下 2 等份,上部为耳屏 1 区,下部为耳屏 2 区。将耳屏内侧面分为上、下 2 等份,上部为耳屏 3 区,下部为耳屏 4 区。

1.上屏

【部位】 在耳屏外侧面上 1/2 处,即耳屏 1 区。

【主治】 咽炎、鼻炎。

2.下屏

【部位】 在耳屏外侧面下 1/2 处,即耳屏 2 区。

【主治】 鼻炎、鼻塞。

3.外耳

【部位】 在屏上切迹前方近耳轮部,即耳屏 1 区上缘处。

【主治】 外耳道炎、中耳炎、耳鸣、眩晕、听力减退。

4.屏尖

【部位】 在耳屏游离缘上部尖端,即耳屏 1 区后缘处。

【主治】 发热、牙痛,深刺此穴尚能治斜视

5.外鼻

【部位】 在耳屏外侧面中部,即耳屏 1、2 区之间。

【主治】 鼻疖、鼻塞、鼻前庭炎、过敏性鼻炎、单纯性肥胖症。

6.肾上腺

【部位】 在耳屏游离缘下部尖端,即耳屏 2 区后缘处。

【主治】 风湿性关节炎、腮腺炎、下颌淋巴结炎、间日疟、无脉症、链霉素中毒所致眩晕、瘙痒、疼痛、听力减退、低血压。

四、操作方法

(一)耳穴压丸法

1.材料准备

(1)压丸:只要是大小和硬度适合,表面光滑的种籽、金属珠、塑料丸或药丸等,均可用作压迫耳穴的材料。如王不留行籽、绿豆、赤小豆、急性子、白芥子、莱菔子、油菜籽、油麻籽、小米、六神丸、仁丹、小钢珠等均可采用。近年来全国应用最广的是王不留行籽,因它大小均匀,硬度适中,表面光滑,与耳压板配合使用,甚为方便。药籽一般用沸水洗2min,洗净后晒干贮存于玻璃瓶中备用。

(2)耳压板:其制作方法如下:选用0.5~0.7cm厚的有机玻璃板,加工成14cm×10cm的长方形耳压板,然后再划割成0.6cm×0.6cm的小方格。每一划线深度不小于1mm,以免划割胶布时刀片走出线外。于每个小方格的中央钻成0.8mm深,直径1.5mm之半球形的小凹窝,将王不留行籽铺满各凹窝。再用与有机玻璃板同样大小的胶布,贴在有机玻璃板上面,铺平压紧,用刀片按划线分割开,即成为每一小方格胶布上有1粒王不留行籽。治疗时,可直接用镊子或蚊式钳夹取供使用。耳压板在许多城市均有出售,一般不需自己制作。没有耳压板或不使用王不留行籽时,可根据所选用的压耳材料剪取胶布进行贴压耳穴。若是选用草决明或半粒绿豆,可将胶布剪成0.8cm×0.8cm的小方块,将草决明或绿豆粘附在胶布中央,逐块排列在一块塑料布上或玻璃器皿中,供治疗时用。若采用油菜籽,胶布只需剪成0.6cm×0.6cm的小方块,将油菜籽贴附在胶布中央备用。

(3)其他材料:75%乙醇、2%碘酒、镊子、小刀、胶布、棉球、棉签等。

2.具体操作

(1)寻找敏感点:作出诊断后,根据取穴原则选配穴位得出配方,按配方中选的穴位,在每个耳穴的"穴区"中,用耳穴压痛棒(无压痛棒时,以毫针柄、火柴棍等代用也可)寻找敏感点。寻到敏感点后按压片刻,使用压痕作为贴压时的标记。

(2)耳郭消毒和脱脂:用75%的乙醇棉球对全耳郭进行擦洗,一则为了消毒,二则脱去耳郭上的皮脂,以利胶布贴紧,否则胶布易脱落。

(3)贴压耳穴:待耳郭酒精干后,以左手固定耳郭,右手用镊子或蚊式钳夹取粘有王不留行籽的胶布,对准压痕贴敷好。根据疾病的性质、病人的体质,应用一定手法按压耳穴,达到治疗目的。

(4)耳压手法:耳穴压丸的手法对提高疗效至关重要。实施准确而适当的治疗手法能激发经气,使感应传至病所,可大大提高疗效。临床上常用的耳压手法主要有以下几种。

对压法:用示指和拇指的指腹置于耳郭的正面和背面,相对压迫贴于耳穴的小丸,至出现沉、重、胀、痛、热、酸等感觉,此时示、拇指可边压边左右移动,或做圆形移动,寻找痛胀较明显的部位,一旦找到"敏感点",则持续对压20~30秒钟。为了加大刺激量,可在耳郭正面和背面相对贴压两粒小丸进行对压。将全部要取的耳穴如法对压,每天3~5次。本法的刺激性强,对内脏痉挛性疼痛、躯体的疼痛,以及急性炎症有较好的镇痛消炎作用。

直压法:以指尖垂直按压穴丸,至产生胀痛感,持续按压20~30秒,间隔少许,重复按压,每穴按压4~6次。施术完毕后,如法每日按压3~5次,此法的刺激强度弱于对压法,但仍是一种强刺激手法。其适应证与对压法同。有些耳穴难以用对压法,如交感、艇角、大肠等穴用泻法时,多用直压法。耳甲艇、耳甲腔的穴位也常用直压法。

轻柔按摩法：用指腹(指肚)轻轻将压贴的穴丸压实贴紧(贴牢则不易损伤皮肤)，然后顺时针方向轻轻压丸并旋转，以有酸胀或胀痛或轻微刺痛为度。一般每穴轻柔按摩 27 转(用九阳之数，3×9＝27)。此法若用力轻微具有补虚的作用，适用于久病体衰、年老体弱，以及耳穴敏感者；若用力适中，属平补平泻法，是耳压手法中最常用的一种手法。

(5)疗程：慢性病一般每周换贴耳穴 3 次(即隔日换 1 次)，每次用一侧耳穴，两耳交替运用(耳穴多次连续刺激后，会产生"穴位疲劳"现象而降低疗效，所以，不要同时取双侧耳穴治疗疾病。若每次只取一侧耳穴，让另一侧耳穴休息，这样有利于较长时间行耳穴治疗而不降低疗效，不易产生"穴位疲劳"现象)。10 次为 1 个疗程，休息 10 天，继续做第 2 疗程。急性病每天贴压 1 次，每次一侧耳穴，两耳交替，4～7 次为 1 个疗程，视病情而定。有些病手到病除或二三次即可痊愈，也就无所谓疗程。如落枕，一般 2 次或 1 次即可痊愈，无需定疗程。

3.注意事项

(1)防止胶布潮湿和污染，以免引起皮肤炎症。

(2)个别患者对胶布过敏，局部出现痒、红或丘疹，可改用其他耳穴治疗方法，或加贴压肾上腺穴，或加服氯苯那敏。

(3)耳郭有皮损或冻疮处不宜贴压，以防感染。

(4)夏季汗多，不宜贴压时间太长。

(5)耳穴压丸法一般无禁忌，但对孕妇，尤其是有习惯性流产者宜慎重，不应刺激太重。

(二)耳穴磁疗法

耳穴磁疗是利用磁体中产生的磁感应线透入耳穴，形成一个磁场，在磁场的作用下产生治疗作用的一种方法。本疗法具有良好的镇静止痛、止痒、止喘、催眠和调整自主神经功能作用。对头痛、失眠、肋间神经痛、腹泻、慢性肝炎、右胁疼痛、急性卡他性结膜炎、咳嗽、哮喘等，均有一定疗效。

1.治疗方法

(1)直接贴敷法：材料用恒磁体制成的磁珠或磁片，磁场强度大于 0.05 特，以 75％乙醇消毒后备用。明确诊断，根据病情，选定耳穴。寻找到耳穴敏感点后压痕作标记。耳郭用 75％乙醇棉球擦洗，消毒脱脂，使胶布易于贴敷。然后用磁珠或磁片放置在小块胶布中央，直接贴在耳穴上。根据病情需要和耳穴部位，也可于耳郭的正面和背面，异名极相对各贴一块磁片或磁珠。这样使磁感应线穿透耳穴，更好地发挥治疗作用。每次贴一侧耳穴，两耳交替贴敷。一般取 1 个耳穴，2 块磁片。也可取 2 个耳穴，但耳穴相距不宜太近。10 次为 1 个疗程。

(2)间接贴敷法：将磁片或磁珠用一薄层脱脂棉花(或纱布)包起来，然后再贴敷在耳穴上，这样可以减少因磁片直接作用于皮肤而产生的副作用。尤其是对磁过敏的人很适用。亦可用薄棉花包裹的磁珠塞入外耳道来治疗耳鸣、耳聋。

2.注意事项

(1)若应用耳穴磁疗后，产生头晕、恶心、乏力、嗜睡、局部胀痛、烧灼感、刺痛感、刺痒感、水疱、瘀斑、兴奋、失眠、心悸等现象，可能是磁体的副作用。只需取下磁体 1～3 小时即可消失，不留后遗症。

(2)使用注意异名极(南北)相对穴，应是异名极对置，即如果耳郭正面贴近皮肤为北极(N 极)，耳郭背面对应处贴近皮肤应为南极(S 极)。使磁感应线穿透该耳穴。

（3）耳穴磁疗选取耳穴和磁体数量不宜多，磁体也不宜太大。

（4）有的病还可配合病变局部磁疗，如乳腺小叶增生症、急性乳腺炎、下肢静脉曲张、痛风等，除耳穴磁疗外，还可在患处放置固定（可用胶布贴，亦可用绷带包扎）磁体，进行局部磁疗。

（三）耳穴贴膏法

耳穴贴膏法，是使用具有一定刺激性的橡皮膏贴在耳穴上进行治病的一种方法。它是应用橡皮膏中所含的药物向耳穴中渗透，刺激耳穴达到治病的目的。此法被用于治疗副鼻窦炎、咽喉炎、咳嗽、气管炎、胃痛、头痛、头昏、哮喘、冠心病、腰腿痛、四肢关节痛、高血压等病。

1.常用的橡皮膏

（1）消炎解痛膏：此种橡皮膏比较普通，来源多，不含麝香之类，所以任何患者都可用。

（2）香桂活血膏：芳香味强，利于疏通经络。孕妇慎用。

（3）活血镇痛膏：含刺激药，渗透力强。孕妇慎用。

（4）伤湿止痛膏：含刺激药，粘性大，易伤耳郭。小儿和孕妇慎用。

（5）其他：还有许多橡皮膏均可用，如关节止痛膏、高血压降压膏等。可根据当地条件选用。

2.治疗方法

（1）耳穴贴敷膏药之前，先用酒精棉球将耳郭擦洗干净，洗去皮脂和污垢，使药物能更好地渗透到皮下，达到刺激耳穴，疏通经络，调和气血之目的。

（2）将药用橡皮膏剪成 0.6cm×0.6cm 的方块，贴敷在选取的耳穴上。

（3）每次贴一侧耳穴，两耳交替，1～3 天换贴 1 次。10 次为 1 个疗程。

3.注意事项

（1）含药橡皮膏种类繁多，应选择具刺激性、渗透性的供贴耳穴用。

（2）选用的橡皮膏，最好是刚出厂的。若出厂半年后则疗效明显下降。

（3）此法用于儿童较为适宜。这可能是因儿童的皮肤嫩而薄，药易渗透入耳穴的缘故。

（四）耳穴药敷法

耳穴药敷法是直接在耳穴上敷刺激性药物进行治病的一种方法。此疗法是一种耳穴强刺激疗法，具有镇静、脱敏、止痛、止痒等作用。目前，此法多用于治疗皮肤病，如银屑病（牛皮癣）、神经性皮炎、扁平疣、痤疮、皮肤瘙痒症、过敏性皮炎、脂溢性皮炎、带状疱疹等。

1.敷药的配制

（1）大蒜胡椒泥：去皮的紫皮蒜（以独头蒜为佳）2 份，胡椒粉 1 份，研钵用酒精烧灼消毒。大蒜去皮后，放入 75％乙醇中洗涤消毒，胡椒粒也入乙醇中洗涤消毒。于消毒后，先将胡椒研细为粉，再加入大蒜共同研为泥，装入消毒瓶中备用。一般要求当天制当天用。

（2）鲜姜胡椒泥：鲜姜 4 份，胡椒 1 份。鲜姜刮去皮后，用 75％乙醇洗涤消毒，胡椒粒也用 75％乙醇消毒。于消毒后，先将胡椒研为粉末，再加入姜共研为泥，收藏于消毒瓶中备用。一般要求当天制作当天用。若装在毛口玻璃瓶内，放在冰箱里，可以贮存 2～3 天。但贮存时间过长影响疗效。

2.治疗方法

耳郭用酒精棉球擦洗后，将上述制备的药泥取米粒大小，直接敷在需治疗的耳穴上，予以包扎即可。每两天换药 1 次，每次一侧耳穴，两耳交替，8 次为 1 个疗程。

(五)耳灸法

耳灸法是用特制的细艾条(可自制)或线香等烘灼耳穴,以温热作用刺激耳穴治疗疾病的一种方法。耳灸法具有温经散寒、疏经活络的作用,对虚寒证、痹证、体弱、慢性病、风湿痛有较好的疗效。

1.治疗方法

(1)细艾条灸:细艾条一般自制。可用土法即卷制纸烟的方法,制成很细的艾条。点燃艾条对准所选的耳穴,其距离以病人感到温热不灼烫为度。若不移动艾条,连续施灸,称温和灸;若艾条如鸟啄食一起一落地灸,称雀啄灸。一般每穴艾灸10min,每日或隔日1次,10次为1个疗程。

(2)线香灸:没有细艾条时,也可用卫生香代替。将点燃的卫生香对准所选的耳穴进行灸治,其方法与细艾条灸同。

(3)灯草灸:用中药灯心草,预先剪成1cm长浸在装菜油的培养皿中,治疗时先将油滴干,竖置在患者耳尖或其他耳穴上,亦可用小镊子夹在耳穴上,以火柴点燃任其燃尽,在燃尽之时,有时会产生"啪"的一声轻微爆声。用此法灸耳尖穴时,用石棉布隔在耳与头发之间,以免烧伤头皮或灼烧头发。

(4)全耳艾温灸:用普通艾条,温灸全耳郭,灸至全耳郭显著充血有灼热感为度。

2.注意事项

(1)灯草灸和全耳艾温灸,应以石棉布或玻璃片、薄瓷片将头发隔开,以防燃着头发或烧伤头皮。

(2)耳灸以灸至皮肤发红、稍有灼痛,但不起疱为佳。如烧灼起疱或皮肤呈灰黑色,可用蛋黄油或獾油涂抹。注意不要破皮,以免继发感染。小水疱可任其自行吸收。

(六)耳穴指压法

指压法是用指甲掐压耳穴治疗疾病的方法。

1.方法 在耳郭上找到敏感点后,用指甲掐压敏感点(耳穴),一般掐压数分钟,至疼痛缓解或消失。

2.适应证 指压法是在旅途中或野外活动,缺乏医疗设备的情况下,对一些急性病症进行应急处理的一种简便方法。常用于胃痛、腹痛、肋间神经痛、踝关节扭伤、趾关节扭伤、骨折疼痛、膈肌痉挛(呃逆)等症。

3.注意事项 不要掐破皮肤,以防感染。

(七)耳部按摩法

耳穴按摩法,是医生或病人自己在耳郭的不同部位用手或探棒等进行按摩、提捏治疗疾病的一种方法。此法常用于防老保健,治疗副鼻窦炎、胃痛、腹胀、头痛、慢性泄泻、恶心呕吐等。具体治疗方法有以下几种:

(1)全耳保健按摩:双掌先摩擦发热,然后再以双掌心对全耳进行按摩,先按摩耳郭正面,再按摩耳郭背面,致双耳充血发热。

(2)手摩耳轮:以拇、示指沿耳轮(包括对耳轮)上下来回按摩,致耳轮充血发热。

(3)拉摩耳垂:双手拇、示指捏住耳垂,由上而下一方面下拉,一方面摩擦,每次81下,早、晚各1次。此法对头昏、头痛、失眠、小儿惊厥高热,以及预防感冒均有一定疗效。

（4）探棒按摩：先用探棒在耳郭上找到相应的耳穴压痛点，然后进行按摩，按压轻重以能忍受为度。每穴按摩 2～10 下，每日 2 或 3 次。

（5）火柴棒或牙签按摩：在无探棒时，可用火柴棒或牙签代替，注意把其头部磨光滑，以免刺破皮肤，造成感染。方法同探棒按摩。

耳穴按摩法无禁忌，是自我保健的一种方便易行的方法。

（刘福彬）

第六节　推拿疗法

推拿疗法，又称按摩疗法，是指通过特定手法作用于人体体表的特定部位或穴位的一种治疗方法，具有疏通经络、滑利关节、强筋壮骨、散寒止痛、健脾和胃、消食导滞、扶正祛邪等作用。推拿疗法在我国历史悠久，不但用于治病，还广泛用于预防保健。推拿疗法具有简便易行、行之有效、安全易学等优点。特别是小儿推拿法能免除针药之苦，容易被家长和小儿接受，故在临床护理应用较为广泛。

一、推拿作用原理

推拿，属中医的外治法范畴，它是以中医理论为指导，通过运用各种手法作用于人体体表的特定部位，以调节机体的生理活动、病理状况，达到治疗效果的一种治疗方法。

（一）平衡阴阳，调和五行

中医学认为，阴阳失调是疾病发生、发展、变化的根本机制，贯穿于一切疾病的始终。同时，人体是一有机整体，各脏腑器官之间的相互依存、相互制约的关系是用五行规律来阐述的，从而进一步阐明疾病发生和防治的机制。

推拿对内脏功能有明显的调整阴阳平衡、调和五行的作用，是通过经络、气血而达到的，即运用推拿手法在体表局部通经络、行气血、濡筋骨，并借助气血、经络影响到内脏及其他部位而发挥作用的。如肠蠕动亢进者，在腹部和背部进行适当的推拿，可使肠蠕动亢进受到抑制而恢复正常。又如治疗心肾不交所致的失眠证，在心经上掐神门、灵道、通里、少海，拿腋窝以泻心火；在肾经上推涌泉配合揉腰眼，按揉三阴交以滋补肾水，如此可伎水火既济，心肾相交，其病可愈。

（二）疏通经给，调畅营卫气血

经络是人体气血运行的通路，可通达表里、贯穿上下。一旦经络失去正常的机能，就会导致气血失调，不能行使正常的营内卫外功能，则变生百病。

推拿手法作用于体表，能激发和调整经气，并通过经络的传导使百脉疏通、脏腑安和，从而达到治疗全身疾病的效果。

（三）活血祛瘀，理筋整复

凡是人体各个关节、筋络肌肉受到外来暴力的撞击、强力扭转、牵拉压迫，或因不慎而跌仆闪挫，或体虚、劳累过度及持续活动、经久积劳等因素所引起的损伤，而无骨折、脱位或皮胀破损的均为伤筋。伤筋无论是急性或慢性，疼痛往往是其主要症状。中医学认为，筋伤之后导致血离经脉，经脉受阻，气血运行不通畅，"不通则痛"。故治疗的关键在于"痛"通则不痛"。

"动"是推拿疗法的特点,使用适当的手法理筋,一方面能促进损伤组织周围的气血运行,并加强气血的滋润和濡养,从而起到活血化瘀、祛瘀生新的作用;另一方面可使经络、关节气血运行通顺,即顺则通。

(四)松解粘连,滑利关节

被动运动是推拿手法的一个重要组成部分,对关节粘连、僵硬者,适当的被动活动则有利于松解粘连、滑利关节;对局部软组织变性者,则可改善局部营养供应,促进新陈代谢,增强肌肉的伸展性,从而使变性组织逐渐得到改善或恢复。如临床上治疗肩周炎、肱骨外上踝炎等疾病,采用弹拨、拨指、摇转等手法,可使粘连松解、关节滑润。

(五)行气止痛,镇痛移痛

经络不通,气血瘀滞,不通则痛,是软组织疾病的基本病理变化。通过推拿手法即可达到行气、通络、止痛的目的。从经验中得知,凡有疼痛,则肌肉必紧张;凡有肌肉紧张,则势必疼痛,它们称为互为因果的两个方面。故治疗的目标应针对疼痛和肌肉紧张这两个重要环节,打破恶性循环,才有利于组织的修复和恢复。

推拿是解除肌肉紧张、痉挛的有效方法,因为推拿不但可以直接放松肌肉,并能解除引起肌肉紧张的原因,即做到标本兼治。

总之,中医学"通则不痛"的理论,在推拿治疗中可具体分化为"松则通""顺则通"

"动则通"三个方面。其电"松"中有"顺","顺"中由"松",而"动"也是为了软组织的"松"和"顺",这三者结合起来可达到"通则不痛"的目的。

二、推拿介质与热敷

(一)推拿介质

推拿时应用介质,在我国有着悠久的历史。推拿时为减少手法对皮肤的摩擦损害,或为借助药物的辅助作用来提高疗效,可在推拿部位的皮肤上涂些液体、膏剂或撒些粉末。这些能够辅助推拿手法、提高临床疗效的液体、膏剂或粉末通称为推拿介质。应用推拿介质不但可以借助药物加强手法作用以提高治疗效果,而且还可起到保护皮肤的作用。常用的推拿介质有以下几种。

1.葱姜水　由葱白和生姜捣碎取汁使用,能加强温热散寒作用,常用于冬春季节及小儿虚寒证。

2.白酒　适用于成人推拿,有活血祛风、散寒止痛、通经活络的功效,一般用于急性扭挫伤、风寒湿痹和慢性劳损的治疗。

3.薄荷酊　将5％薄荷脑5g浸入75％乙醇100mL内配制而成。具有温经散寒、清凉解表、清利头目和润滑的作用,常用于治疗小儿虚寒性腹泻及软组织损伤,多用于擦法、按揉法,可加强透热效果。

4.滑石粉　有清热利窍、渗湿润燥作用。常用于摩擦类手法,可保护皮肤,有利于手法的施行。

5.红花油　常用于寒痹、痛痹等病证的治疗。

6.按摩乳　市售常用外用药,具有舒筋通络、活血化瘀、消肿止痛之功。

(二)热敷

运用热敷法治疗某些疾病,这在我国已有两千多年的历史了。《黄帝内经》中所述的熨法就是热敷法。古代应用热敷的方法很多,有药熨、汤烫、酒熨、铁熨、葱熨、土熨等。热敷的主要作用是"透热",以加强温经通络、活血祛瘀、散寒止痛等作用。热敷可分为干热敷和湿热敷两种,在推拿临床中以湿热敷为常用,一般在手法操作以后应用,既能加强手法的治疗效果,也可减轻用手法刺激过度对机体局部所引起的不良反应。

应用时的注意事项如下。

1.热敷时须暴露患部,室内保持温暖无风,以免患者受到风寒。

2.毛巾须折叠平整,使热量均匀透入,这样不易烫伤皮肤。

3.热敷时可隔着毛巾使用拍法,但切勿按揉,被热敷的部位不可再用其他手法,否则,容易使局部皮肤破损。

4.热敷的温度应以患者能忍受为限,要防止发生烫伤和晕顾。

三、推拿的适应证与禁忌证

(一)适应证

推拿疗法适用范围相当广泛,可应用于临床各科疾病,同时亦可用于减肥、美容及保健等。

1.骨外科疾病　颈椎病、落枕、腰椎间盘突出症、肩周炎、急性腰扭伤、慢性腰肌劳损等。

2.普外科疾病　术后肠粘连、慢性前列腺炎、慢性阑尾炎、下肢静脉曲张、乳痈等。

3.内科疾病　胃脘痛、失眠、头痛、感冒、久泻胃下垂、呃逆、便秘、胆绞痛中风后遗症、尿潴留、高血压等。

4.妇科疾病　月经失调、痛经、闭经、慢性盆腔炎、

5.儿科疾病　小儿发热、腹泻、疳积、惊风、便秘、百日咳、脱肛、遗尿、夜啼、小儿麻痹后遗症等。

6.五官科疾病　鼻炎、耳聋、耳鸣、斜视、近视、慢性咽喉炎、慢性鼻炎等。

(二)禁忌证

1.急性传染病、溃疡性皮肤病、恶性肿瘤、感染性化脓性疾病、出血性疾病等。

2.烧伤、烫伤等。

3.月经期、妊娠期妇女疾病。

4.外伤出血、骨折早期及内脏受损等。

5.诊断不明的急性脊炷损伤或伴有脊髓症状者。

6.严重的心脏病、肝病、脑血管疾病患者。

7.严重的精神病、醉酒等与医生不合作者。

四、推拿注意事项

1.推拿须在诊断明确的情况下方可实施。选择适当的体位,嘱患者身心放松,取穴和手法要正确。对推拿中可能出现的身体反应,如疲劳、局部轻度肿胀甚至疼痛加剧等,应做好解释工作。

2.操作时精力要集中,能随时观察患者的反应,以便根据实际情况对手法、强度及持续时间等做出相应调整。

3.操作时手尽量直接接触皮肤,把握刺激强度,手法的变换要自然流畅、连续、循序渐进。推拿手法的次数要由少到多,力量由轻渐重,腧穴可逐渐增加,并且要掌握推拿的时间,每次以 20min 左右为宜,早晚各 1 次,持之以恒。

4.为加强疗效,防止皮肤破损,推拿时可选用润滑剂;推拿后有出汗现象时,应注意避风,以免感冒;过饥、过饱、酗酒或过度疲劳时,不宜做保健推拿。

5.施术者应勤剪指甲,双手保持干净且温暖。推拿所需物品要严格消毒,防止感染。

6.推拿时应尽量使用介质,以减轻对皮肤的损伤。

五、常用推拿手法

(一)推拿手法的基本要求

用手或肢体其他部分,按各种特定的技巧动作,在体表操作的方法,称为推拿手法。手法是推拿治病的主要手段,其熟练程度及如何适当地运用手法对治疗效果有直接的影响。手法的基本要求如下。

1.持久　即指手法能按要求持续运用一定时间。

2.有力　即指手法必须具有一定的力量,且应根据患者体质、病证、部位等不同有所增减。

3.均匀　即指手法动作要有节奏性,速度不要时快时慢,压力不要时轻时重。

4.柔和　即指手法要轻而不浮,重而不滞,用力勿生硬粗暴或用蛮力,变换动作要自然,从而达到"深透"。

要熟练掌握各种手法并能在临床上灵活运用,必须经过一段时间的手法练习和临床实践,才能由生而熟,熟而生巧,乃至得心应手,运用自如,做到如《医宗金鉴》所说"一旦临证,机触于外,巧生于内,手随心转,法从手出。"

(二)常用推拿手法的分类与应用

根据推拿手法的动作形态的不同,可将其分为以下手法。

1.摆动类手法

(1)一指禅推法:用大拇指指端、螺纹面或偏峰着力于施术部位或穴位上,沉肩、垂肘、悬腕、虚掌,以肘部为支点,前臂做主动摆动,带动腕部摆动和拇指关节做屈伸活动,使之产生的力持续地作用于受术部位上的一种手法。

[动作要领]术者取端坐位或站姿。操作时施术者必须姿势端正,神气内聚,肩、肘、腕、指各部位都要放松,以气御劲,蓄力于掌,发力于指,将功力集中于着力部位,才能真正做到形神兼备。手握空拳,拇指自然伸直盖住拳眼,使拇指位于示指第 2 节处。沉肩、垂肘、悬腕、掌虚、指实、紧推、慢移。沉肩,即肩部要自然放松,不可耸肩,以腋下能容一拳为宜;手法的力度、摆动的幅度和频率要均匀,一般摆动的频率为每分钟 $120\sim160$ 次。

[临床应用]一指禅推法的特点是接触面小,但渗透力强,灵活度大,是一种持续的、节律性强的、柔和的推拿手法,故可适用于全身各处的穴位。适用于全身各部,治疗全身各种疾患。临床上多用于头痛、失眠、面瘫、近视、咽喉肿痛等头面诸疾,四肢关节酸痛、颈项强痛、落枕、颈椎病、腰痛等痛症,便秘、泄泻、胃脘痛等胃肠道疾病,冠心病、胆绞痛等胸腹疾患,痛经、月经不调等妇科疾病的治疗,具有舒筋活络、调和营卫、活血祛瘀、健脾和胃、解痉止痛等功效。

（2）滚法：是用小鱼际侧部或掌指关节部附着于人体的一定部位，以肘部为支点，通过前臂的旋转运动带动腕关节做屈伸运动，使之产生的力持续地作用于受术部位上的一种手法。

[动作要领]手法吸定的部位要紧贴体表，不能拖动、辗动或跳动。压力、频率、摆动幅度要均匀，动作要协调而有节律。操作时要注意沉肩，垂肘，腕关节放松，呈微屈或水平状，拇指内收，其余4指伸直，用大鱼际附着于治疗部位，稍微用力下压，以肘关节为支点，前臂做主动转动，并带动该处的皮下组织一起揉动，频率为每分钟120～160次。

[临床应用]滚法压力大，接触面也较大，适用于肩背、腰臀及四肢等肌肉较丰厚的部位。对风湿酸痛、麻木不仁、肢体瘫痪、运动功能障碍等常用本法治疗。具有舒筋活血，滑利关节，缓解肌肉、韧带痉挛，增强肌肉、韧带活动能力，促进血液循环及消除肌肉疲劳等作用。

（3）揉法：用掌根，或大、小鱼际，或手指螺纹面着力吸定于一定部位或腧穴上，通过手臂轻柔和缓的主动回旋运动带动着力部皮肉回旋运动的一种手法。

[动作要领]手法吸定的部位要紧贴体表，不能移动。肩、肘、腕关节要充分放松，以前臂的主动摆动带动腕、指的回旋运动，动作要连续而有节律，压力要小，着力部位应自然放在治疗部位，为加强刺激，临床上常和按法结合使用而称按揉法。在每次揉动吸定的基础上，可逐渐在一定的部位或面上缓慢移动，回旋的速度要快，而移动的速度要慢。

[临床应用]本法轻柔和缓、深透、刺激量小，适用于全身各部位。可使皮下组织产生摩擦而产生温热作用，具有调和气血、舒筋活络、缓解痉挛、消肿止痛、消积导滞、健脾和胃等功效，常用于脘腹痛、胸闷胁痛、便秘、泄泻等肠胃疾病，以及因外伤引起的红肿疼痛等。

2.摩擦类手法

（1）摩法：用掌面或示指、中指、无名指3指指面作为着力点，附着于腧穴表面，以腕关节为中心，连同前臂在皮肤上做有节律的环旋摩擦的手法，称为摩法。摩法分为指摩法、掌摩法等。用手指进行操作的称为指摩法，适用于头面、眼球等部位；用掌面进行操作的称掌摩法，适用于胸腹及胁肋部等处。

[动作要领]操作时肘关节自然屈曲，沉肩，腕部放松，指掌自然伸直，用力平稳、均匀，动作协调、轻快柔和。不得按压或带动皮肉运动。手法频率每分钟60～120圈。

[临床应用]本法的刺激轻柔缓和，是胸腹、胁肋部的常用手法。临床应用广泛，多用于胃肠道疾患，呼吸道疾患，四肢痛症及生殖系统疾患，具有调畅气机、宽胸理气、健脾和胃、消积导滞、活血祛瘀等作用。

（2）擦法：擦法又称平推法，是用手掌的大鱼际、掌根或小鱼际附着在一定的部位，进行直线来回摩擦，使之产生一定热量的。

[动作要领]操作时腕关节伸直，使前臂与手接近相平，且手指自然伸开，整个指、掌紧贴皮肤，以肩关节为支点，上臂主动带动手掌做前后或上下的往返移动，向下的压力不宜大，但移动的幅度要大。用力平稳，动作均匀、连续，呼吸自然。加适当介质，防止擦破皮肤；节奏感要强，手法频率每分钟100～120次。

[临床应用]本法是一种柔和温热的刺激，具有温经通络、行气活血、消肿止痛、健脾和胃等作用，尤以活血化瘀的作用更强。常用于治疗内脏虚损及气血功能失常的病证。掌擦法多用于胸胁及腹部，小鱼际擦法多用于肩背腰臀及下肢部，大鱼际擦法在胸腹、腰背、四肢等部均可运用。

擦法使用时要注意：治疗部位要暴露，并辅以润滑作用的介质，既可防止擦破皮肤，又可通过药物的渗透以加强疗效。

（3）搓法：用双手掌面夹住一定的部位，相对用力做快速的往返交转搓揉的手法，称为搓法。

［动作要领］操作时，夹持的双手松紧适宜，用力对称，搓动要轻快、柔和、均匀、连续，移动要缓慢。手法频率每分钟 120 次以上。

［临床应用］搓法适用于腰背、胁肋及四肢部，以上肢部最为常用，一般作为推拿治疗的结束手法，具有调和气血、舒筋通络的作用，常用于治疗腰背疼痛、胸胁胀痛、四肢酸痛等病症。

（4）抹法：用单手或双手拇指螺纹面紧贴皮肤，做上下交替或左右往返移动的一种手法，称为抹法。

［动作要领］拇指螺纹面着力而其余四指固定被操作部位，操作时用力要轻而不浮，重而不滞；压力应均衡，动作应缓和，防止皮肤损伤；施力要对称，动作要协调。

［临床应用］本法常用于头面及颈项部，具有开窍镇静、醒脑明目、疏肝理气、活血通络等作用，对头晕、头痛及颈项强痛等症常用本法做配合治疗。

（5）推法：推法是用指、掌或肘部着力于一定部位或腧穴上，或按经络的循行方向进行单推方向的直线移动的手法。用手指进行操作的，称指推法；用掌根部进行操作的，称掌推法；用肘部进行操作的，称肘推法。

［动作要领］操作时各着力部应紧贴体表皮肤，用力要稳，速度要缓慢而均匀，切忌耸肩、滑动或跳动，不可用力下压。手法频率一般每分钟 30～60 次。

［临床应用］该法适用于人体各部位。指推法适用于擦法各疾病，掌推法适用于四肢、腰背、运动障碍等，肘推法适用于腰臀、股骨部等。推法能提高肌肉的兴奋性，促进血液循环，并有舒筋活络、疏泄积滞等作用。

3.振动类手法

（1）抖法：用单手或双手握住患肢远端，微用力做连续的、小幅度的、频率较高的上下抖动的手法，称为抖法。

［动作要领］此法属较轻松、柔和、舒畅的一种手法。操作时上身应前倾，肘关节屈曲，双手同时抖动，幅度小而频率快。

［临床应用］抖法具有疏经通络、通利关节、松解粘连、消除疲劳等功效，适用于四肢，尤以上肢最为常用。在上肢应用抖法进行治疗时，常配合搓法，作为上肢或者肩部治疗的结束手法，多用于治疗肩关节周围炎、肩部伤筋，以及肩、肘关节酸痛、活动不利等。在下肢应用抖法进行治疗时，常配合搓法、扣法及牵引法等方法，常用于治疗腰部扭伤、腰椎间盘突出症和腰椎迟行性病变等。

（2）振法：用拇指或中指，或手掌掌面为着力部位，术者手臂的肌肉强力地静止性用力而产生震颤并传导，引起着力部位被动震颤的一种手法。

［动作要领］患者取坐位或卧位，医者用指端或掌面着力于治疗部位，前臂和手部的肌肉强烈地做静止性收缩，使手臂发出快速而强烈的震颤，振动的频率较高，着力稍重，使被推拿部位的内部出现舒松和温热感。

［临床应用］指振法适用于全身各部的腧穴，而掌振法常用于胸腹部和肩背部。在胸腹部应用振法，具有温中理气、消食导滞、调节胃肠功能等功效；在头目部应用振法，具有疏经通络、镇静安神等功效，常用于治疗失眠和脑震荡后遗症、头痛等；在肩背部应用，具有活血止痛、疏经通络的功效，常与擦法和揉法配合运用，治疗肩背部肌肉酸、痛、肿等症。

4.挤压类手法

(1)按法:用拇指端或中指端或掌根部或肘尖为着力部位,按压一定的部位或穴位并逐渐加力,按而留之的一种手法。

[动作要领]操作时要紧贴体表,着力于一定的部位或腧穴上,不可移动,用力要平稳并由轻到重,不可突加暴力按压。按压过程用力有一定的节奏性,渐加渐减,使刺激逐步渗透到组织内部。当按压到一定的深度时,需要按而留之,即静待患者出现得气的感觉后,方可将掌、指、肘由深出浅地徐徐上提。掌按法用于腰背及胸腹时要患者配合呼吸,呼气时逐渐用力向下按,吸气时逐渐减压。

[临床应用]按法在临床上常与揉法结合应用,组成"按揉"复合手法。指按法由于接触面积小,可用于全身各部位的经络腧穴;掌按法接触面积大,适用于较平坦部位,常用于腰背部、腹部、四肢、肩部等处;肘按法则适用于肌肉丰厚而坚实的部位,常用于腰臀部的按摩。本法具有放松肌肉、调节脏腑、开通闭塞、舒筋通络、解痉止痛、缓急矫形、温经散寒止痛等功效。可适用于胃脘痛、头痛、牙痛、痛经、腹痛、腰腿痛、坐骨神经痛、痹症等各种痛症。

(2)点法:用指端或屈指后第一指间关节突起部为着力部位,在一定部位或穴位上用力下压的一种手法。

[动作要领]用力平稳,并随呼吸逐渐加重,但不可久点,应根据患者的体质、耐受性等酌情选用。

[临床应用]本法作用面积小,刺激力较强。常用在穴位或压痛点。对脘腹挛痛、腰腿痛等病症常用本法治疗。具有开通闭塞、活血止痛、调整脏腑功能的作用。

(3)捏法:用拇指和其他手指相对用力,在一定的部位做有节律的、一紧一松的挤捏,并可沿其分布及其结构形态作匀速上下移动的手法,称为捏法。用拇指和示指、中指操作的,称为三指捏法;用拇指和其余四指操作的,称为五指捏法。

[动作要领]施力时用力要对称,力量由轻渐重,轻重交替;压力要均匀,动作要有节奏性、连续性。

[临床应用]三指捏法常适用于颈部、肩部,五指捏法常适用于四肢、背部。本法具有舒筋通络、通经活络、行气活血、解痉止痛、消炎利肿等功效,对疲劳性四肢酸痛、四肢关节疼痛、颈痛等痛症,以及水肿、脉管炎、骨折后期四肢肿胀等病症均具有治疗效果。

(4)拿法:用拇指与示指、中指或拇指与其余4指的指腹为着力部位,对称用力,捏提受术部位的一种手法,即"捏而提之谓之拿"。根据拇指与其配合手指的数目不同,可分为三指拿法和五指拿法。

[动作要领]操作时,力度要由轻到重,不可突然用力,动作要缓和而有连贯性。

[临床应用]三指拿法多适用于颈、肩部,五指拿法多适用于头部、腰部及四肢部。本法具有舒筋通络、解痉止痛、发散风寒、升举阳气、行气活血、消积导滞等功效,临床应用广泛,常用于治疗临床各种疾患,如治疗颈椎病和落枕等病,可拿颈项部、肩井和患侧上肢;如风寒外感、头痛身痛时,常拿风池、颈项部、肩井及头部,多用重拿法,以发汗解表,而风热外感,可轻拿肩井、颈项部。

(5)捻法:用拇指、示指指腹面捏住一定的部位,两指相对用力做搓揉动作的一种手法。

[动作要领]操作时,用力要缓和、持续,动作要灵活、快速,不可重滞。

[临床应用]本法一般适用于四肢小关节,具有理筋通络、滑利关节的作用,常配合其他手法治

疗指(趾)间关节的酸痛、肿胀或屈伸不利等症。

5.叩击类手法

(1)击法:用拳背、掌根、掌侧小鱼际、指尖或桑枝棒击打体表一定部位或穴位的一种手法。依据施力部位的不同,可分为拳击法、掌击法、侧击法、指尖击法和桑枝棒击法。

[动作要领]操作时肩、肘、腕要放松,用力均匀,动作要连续而有节奏感;击打时用力要稳,着力应短暂而迅速,要有反弹感,不可停顿和拖拉;击打的方向要与体表垂直;击打的部位要有一定的顺序;击打的速度宜快慢适中;力量应因人、因病、因部位而异。

[临床应用]拳背击法多用于腰背部;掌跟击法适用于头顶、腰臀及四肢部;小鱼际击法多用于腰背及四肢部;指尖击法常适用于头面和胸腹部;桑枝棒击法多用于肩肿区、腰臀部及四肢部。本法具有舒筋通络、活血祛瘀、行气止痛等功效,临床上常用于颈椎病、腰椎间盘突出症、四肢痹痛、偏瘫、头痛、头晕、失眠等疾病的治疗。

(2)拍法:五指并拢,用虚掌拍击体表的手法,称为拍法。

[动作要领]操作时手指自然并拢,掌指关节自然微屈,指间关节伸直,使掌心空虚,沉肩,垂肘,腕关节放松,肘关节主动屈伸运动,带动虚掌有弹性、有节奏、平稳地拍击施术部位。用双掌操作时,以双掌一起一落交替拍击施术部位。

[临床应用]拍法多适用于肩背、腰臀及下肢部,具有舒筋通络,行气活血,缓急止痛,益气升阳等作用。临床上常用于肩背部、腰能部和下肢后侧,治疗各种痛症、风湿痹痛、肌肉痉挛、肢体麻木、感觉迟钝等症。如对于腰椎间盘突出症,可拍背部、腰能部及下肢后侧,反复操作,具有较好的活血化疯止痛的作用。常作为推拿结束手法和保健手法使用。

(3)弹法:用一手指的指腹紧压住另一手指的指甲,用力弹出,连续弹击一定部位或穴位的一种手法。

[动作要领]操作时,弹击力度要均匀。

[临床应用]本法适用于全身各部,尤以头面、颈项部最为常用,具有舒筋通络、祛风散寒的作用。项强、头痛等证常用本法配合治疗。

6.运动类手法

(1)摇法:使各关节做被动环转活动的一种手法。

[动作要领]用力平稳,动作缓和,幅度应视被摇关节的活动受限情况由小渐大、从慢到快、顺其自然。摇法因关节部位的不同,其操作要点各异。

1)颈项部摇法:用一手扶住患者头顶后部,另一手托住患者下领,做左右、前后的环转摇动。

2)肩关节摇法:用一手扶住患者肩部,另一手握住患者腕部或托住肘部,做环转摇动。

3)骸关节摇法:患者取仰卧位,髋膝屈曲。术者一手托住患者足跟,另一手扶住患者膝部,做环转摇动。

4)踝关节摇法:一手托住患者足跟,另一手握住患者大趾部,做环转摇动。

[临床应用]本法适用于四肢关节及颈项部等,对关节强硬、屈伸不利等症具有滑利关节、增强关节活动功能的作用。

(2)背法:术者和患者背靠背站立,术者两肘套住患者肘弯部,然后弯腰屈膝挺臀,将患者反背起,使其双脚离地,以牵伸患者腰脊炷,再做快速伸膝挺臀动作,同时以术者臀部着力,颤动或摇动患者腰部的一种方法。

[动作要领]本法应量力而行。颤动或摇动时应有节律,幅度可大可小,但频率不宜过快,整个动作应协调。

[临床应用]本法可使腰脊柱及其两侧伸肌过伸,促使小关节复位,并有助于缓解腰椎间盘突出症的症状。腰部扭闪疼痛及腰椎间盘突出症等常用本法配合治疗。

(3)扳法:用双手做相反方向或同一方向用力扳动肢体的一种方法。

[动作要领]两手用力应稳实、恰当,配合协调。操作要缓和准确,不可硬扳或施以暴力。幅度应视病变关节的活动度而定,一般由小到大,循序渐进。扳法因部位的不同,其操作要点各异。

1)颈项部扳法:操作时有两种方法。①颈项部斜扳法:患者头部略向前屈。术者一手抵住患者头侧后部,另一手抵住对侧下颌部,使头向一侧旋转至最大限度时,两手同时用力做相反方向的扳动。②旋转定位扳法:患者坐位,颈前屈到某一需要的角度后,术者在其背后,用一肘部托住其下颌部,手则扶住其枕部(向右扳则用右手,向左扳则用左手),另一手扶住患者肩部。托扶其头部的手用力,先做颈项部向上牵引,同时把患者头部做被动向患侧旋转至最大限度后,再做扳法。

2)胸背部扳法:操作时有两种方法。①扩胸牵引扳法:患者坐位,令其两手交叉扣住,置于项部。术者两手托住患者两肘部,并用一侧膝部顶住患者背部,嘱患者自行俯仰,并配合深呼吸,做扩胸牵引扳动。②胸椎对抗复位法:患者坐位,令其两手交叉扣住,置于项部。术者在其后面,用两手从患者腋部伸入其上臂之前,前臂之后,并握住其前臂下段,同时术者用一侧膝部顶住患者脊柱。嘱患者身体略向前倾,术者两手同时向后上方用力扳动。

3)腰部扳法:本法操作时,常用的有腰部斜扳法、腰部旋转扳法、腰部后伸扳法3种。①腰部斜扳法:患者侧卧位,术者用一手抵住患者肩前部,另一手抵住臀部,或一手抵住患者肩后部,另一手抵住骶前上棘部。把腰被动旋转至最大限度后,两手同时用力做相反方向的扳动。②腰部旋转扳法:有两种操作方法。直腰旋转扳法:患者取坐位,术者用腿夹住患者下肢,一手抵住患者近术者侧的肩后部,另一手从患者另一侧腋下伸入抵住肩前部,两手同时用力做相反方向的扳动。弯腰旋转扳法:患者取坐位,腰前屈到某一需要角度后,一助手帮助固定患者下肢及骨盆,术者用一拇指按住需扳动的脊椎的棘突(向左旋转时用右手),另一手钩扶住患者项背部(向左旋转时用左手),使其腰部在前屈位时再向患侧旋转。旋转至最大限度时,再使其腰部向健侧侧弯方向扳动。③腰部后伸扳法:患者俯卧位。术者一手托住患者两膝部,缓缓向上提起,另一手紧压在腰部患处,当腰后伸到最大限度时,两手同时用力向相反方向扳动

[临床应用]本法在临床上常和其他手法配合使用,起到相辅相成的作用,常用于脊柱及四肢关节。关节错位或关节功能障碍等病证常用本法治疗。本法具有舒筋通络、滑利关节、纠正解剖位置的失常等作用。

(4)拔伸法:拔伸即牵拉、牵引之意。拔伸法是指固定肢体或关节的一端,牵拉另一端的一种方法。

[动作要领]操作时,用力要均匀而持久,动作要缓和。拔伸法因部位的不同,其操作要点各异。

1)头颈部拔伸法:患者正坐。术者站于患者背后,用双手拇指顶住枕骨下方,掌根托住两侧下颌角的下方,并用两前臂压住患者两肩,两手用力向上,两前臂下压,同时做相反方向用力。

2)肩关节拔伸法:患者取坐位。术者用双手握住其腕或肘部,逐渐用力牵拉,嘱患者身体向另一侧倾斜(或由一助手帮助固定患者身体),与牵拉之力对抗。

3)腕关节拔伸法:术者一手握住患者前臂下端,另一手握住其手部,两手同时做相反方向用力,

逐渐牵拉。

4)指间关节拔伸法:用一手捏住被拔伸关节的近侧端,另一手捏住其远侧端,两手同时做相反方向用力牵拉。

[临床应用]本法常用于关节错位、伤筋等。对扭错的肌腰和移位的关节有整复作用。

(三)捏脊疗法

捏脊疗法是用拇指指面与示指、中指二指指面或用拇指指面与屈曲成弓状的示指中节指骨挠侧面相对用力,由下而上轻轻捏拿脊柱部皮肤的一种方法,又称为捏脊法。

操作时,用拇指指面顶住皮肤,示、中两指前按,两手同时相对用力轻轻提拿、捻捏皮肤,双手交替,缓缓前移;或示指屈曲,以中节指骨挠侧面顶住皮肤,拇指前按,两手同时相对用力轻轻提拿、捻捏皮肤,双手交替,缓缓前移。从尾骨端直到大椎穴为止。每交替捻捏3次,双手便轻轻用力将皮肤上提1次,有时可听到"叭、叭"响声。

此法只用于脊柱部皮肤,为常用的保健手法之一,无论小儿或成人均可应用,具有健脾和胃、调阴阳、补气血、培元气、强身体等作用。

(四)常见病证的穴位推拿

1.头痛

(1)取穴:印堂、头维、太阳、鱼腰、百会、风池、风府、天柱等穴。

(2)手法:一指禅推法、揉法、按法、拿法。

(3)操作:患者坐位,用一指禅推法从印堂向上沿前额发际至头维、太阳,往返3~4遍,并配合按揉印堂、鱼腰、太阳、百会等穴;再用拿法从头顶至风池,往返4~5遍;最后用弹法从前发际至后发际及头两侧,往返2~3遍。时间约为5min。

2.牙痛

(1)取穴:合谷、颊车、内庭、下关。

(2)手法:一指禅推法、掐发、揉法。

(3)操作:患者坐位,在颊车、下关穴处用一指禅椎法治疗3~4min;再结合掐揉合谷、内庭,治疗3~4min。

3.胃痛

(1)取穴:中脘、气海、天枢、足三里、肝俞、脾俞、胃俞、肩井、手三里、内关、合谷及两胁部穴位。

(2)手法:摩法、按法、揉法、一指禅推法、拿法、搓法。

(3)操作:①患者仰卧位,术者坐于患者右侧,先用一指禅推法、摩法在胃脘部治疗,使热量渗透于胃腑;然后按、揉中脘、气海、天枢等穴,同时配合按、揉足三里,治疗约10min。②患者俯卧位,用一指禅推法,从背部脊柱两旁沿膀胱经顺序而下至三焦俞,往返4~5遍;然后用按、揉法治疗肝俞、脾俞、胃俞、三焦俞,治疗约5min。③患者坐位,拿肩井,循臂肘而下3~4遍,在手三里、内关、合谷等穴做强刺激;然后再搓肩臂及两胁部,由上而下往返4~5遍,治疗5min。

4.腹胀

(1)取穴:中脘、天枢、脾俞、胃俞、大肠俞等穴。

(2)手法:摩法、推法、按法、揉法。

(3)操作:①患者仰卧位,术者用摩法在腹部沿升结肠、横结肠、降结肠顺序推摩3min,并在腹部做环形摩法 3min；按中脘、天枢及双侧足三里约 3min。②患者俯卧位，按两侧脾俞、胃俞、大肠俞，用掌推法沿腰际两侧轻轻操作 2min。

5.便秘

(1)取穴：中脘、天枢、大横、关元、肝俞、脾俞、胃俞、肾俞、大肠俞、长强等穴。

(2)手法：一指禅推法、摩法、按法、揉法。

(3)操作：①患者仰卧位，术者用一指禅推法在中脘、天枢、大横穴位处治疗，每穴约 1min；然后按顺时针方向摩腹 10min。②患者俯卧位，用一指禅推法沿脊柱两侧从肝俞由上而下进行往返治疗 3～4 遍，再用按、揉、摩法在肾俞、大肠俞、八髎、长强等穴处治疗，往返 2～3 遍，治疗约 5min。

6.失眠

(1)取穴：睛明、印堂、攒竹、鱼腰、太阳、迎香、风池、百会、神门、足三里。

(2)手法：按法、推法、摩法、揉法、一指禅推法。

(3)操作：①患者仰卧位，术者坐于患者头部前方，用按法和揉法在睛明穴治疗 5～6 遍，再用一指禅推法从印堂向两侧沿眉弓至太阳穴往返 5～6 遍，并点按印堂、攒竹、鱼腰、太阳等穴位。术者用指推法从印堂向下沿鼻两侧至迎香，再沿颧骨至耳前听宫穴，往返 2～3 遍。术者用指推法从印堂沿眉弓向两侧推至太阳穴，往返 3～4 遍；再搓推脑后及颈部两侧，并点按两侧风池穴，往返 2～3 遍；最后点按百会、双侧神门及足三里穴。治疗约 10min。②患者仰卧位，术者按顺时针方向摩腹，并点按中脘、气海、关元穴，治疗约 6min。

（刘福彬）

第七节　拔罐法

扳罐法是以罐为工具，利用罐内燃烧或热蒸、抽吸等方法，排除罐内空气，便之造成负压，将罐吸附于皮肤或穴位上，以产生温热刺激并造成局部皮肤充血、瘀血现象，用以调节机体机能，达到防病治病目的的一种治疗方法。

一、适用范围

拔罐法有温通经络、行气活血、逐寒祛湿、止痛消肿、促进机体新陈代谢、改善人体微循环、提高人体免疫功能等功效，临床上可用于治疗风寒湿痹、外感风寒、咳嗽、喘逆、跌仆损伤、胃肠功能失调及神经、血液、妇科等疾病。

二、用物准备

治疗盘，玻璃罐或竹罐或负压吸引罐，95％乙醇棉球，火柴（或打火机），凡士林或按摩乳，弯血管钳，弯盘，小口瓶。以上用物可根据拔罐方法选用。

三、禁忌证

出血性疾病患者，皮肤有过敏、溃疡、水肿者，高热、抽搐、痉挛等病症患者；大血管部，孕妇的腹部、腰能部，肌肉瘦削、骨路高低不平及毛发过多处，均不宜使用拔罐法。

四、操作方法

(一)罐的种类

1.竹罐　用直径 3~5cm 坚固无损的竹子,制成 6~8cm 或 8~10cm 长的竹管,一端留节做底,另一端做罐口,用刀刮去青皮及内膜,制成形如腰鼓的圆筒,用砂纸磨光,使罐口光滑平整。竹罐的优点是取材较容易,经济易制,轻巧价廉,不易摔碎,适于煎煮。缺点是容易爆裂、漏气,吸附力不大。

2.陶罐　用陶土烧制而成,罐的两端较小,中间略向外凸出,状如瓷鼓,底平,口径大小不一,口径小者较短,口径大者略长。优点是吸附力大,但质地较重,容易破碎。

3.玻璃罐　是在陶罐的基础上,改用玻璃加工而成,其形如球状,罐口平滑,分大、中、小 3 种型号。优点是质地透明,使用时可直接观察局部皮肤的变化,便于掌握时间,临床应用较普遍。缺点是容易破碎。

4.抽气罐　即用青霉素药瓶或类似的小药瓶,将瓶底切去磨平滑,瓶口的橡胶塞须保留完整,以便于抽气时使用。现有用透明塑料制成的抽气罐,上面加置活塞,便于抽气。新型的抽气罐具有使用方便、吸着力强、较为安全、不易破碎等优点。

(二)拔罐方法

1.火罐法　利用燃烧时火焰的热力,排出空气,形成负压,将罐吸拔在皮肤上。它是最常用的一种方法,一般疾病均可采用。

(1)闪火法:用止血钳或镊子夹住乙醇棉球点燃后,在罐内迅速绕转一下再抽出,速将罐子罩在应拔的部位,即可吸住。

(2)投火法:将酒精棉球或小纸条点燃后,迅速投入罐内,在火旺时立即将罐扣在应拔的部位,即可吸住。此法适用于侧面横位拔罐。

(3)架火法:用一个不易燃烧或传热的物体(比罐口小),放在施术部位上,上置一小块酒精棉球,点燃后将罐子罩上,即可吸住。

(4)贴棉法:将 1cm 见方的脱脂棉一块,略浸乙醇后贴于罐内壁上中段,点燃后速将罐子扣在选定的部位,即可吸住。

(5)滴酒法:在罐子内壁上中段滴 1~2 滴 95％乙醇,并将罐转动几周,使乙醇均匀附于罐的内壁上(不可沾罐口),然后点燃乙醇,罐口朝下,速将罐扣在选定的部位,即可吸住。

2.水罐法　此法适用于竹罐。煮锅内加水或加水后故入中药包,将竹罐投入锅内煮 5~10min,用长镊子将罐夹出,罐口朝下,迅速用湿毛巾紧们罐口,再立即将罐扣在应拔部位,留罐 10~20min。观察水罐吸附情况,如患者感到过紧、疼痛或烫痛,应立即起罐。

3.抽气罐法　用青霉素或链霉素空瓶 1 个(瓶口加盖橡皮塞,将瓶底切去,边缘磨平),紧贴皮肤扣于被拔部位,然后将 10~20mL 注射器针头穿过橡皮塞刺入瓶内,把瓶内空气抽出,使其产生负压,即可将瓶吸住。现在在市面上亦可以买到塑料制的拔罐器材,其用一把抽气枪将塑料罐中的空气抽出,产生负压,即将塑料罐吸住。

4.蒸汽罐法　用竹罐置水内煮沸,使用时用镊子将罐子夹出,甩去水液,迅速按拔在皮肤上,即可吸住。

5.煮药拔罐法　把配制成的药物装入袋内,故入水中煮至适当浓度,再将竹罐投入药汁内煮10~15min。使用时按蒸汽罐法吸拔于患处。此法多用于风湿等症。

6.储药罐法　其操作方法有两种,一种是抽气罐内事先盛储一定量的药液(约为罐子的1/2),快速紧扣于被拔部位,然后按抽气罐法,抽出罐内空气,即可吸拔于皮肤上。另一种是在玻璃火罐内储留一定的药液(约为罐子的1/2),然后按火罐法快速吸拔在皮肤上。常用的药液有辣椒水、生姜汁、风湿酒等。此法常用于风湿痛、感冒、胃病等疾患。

7.针罐法　先在穴位上针刺,待施毕补泻手法后,将针留在原处,再以针刺处为中心拔上火罐即可。如果与药罐结合,称为针药罐法(此法不宜使用过长过细的针,留在体外的针身、针柄不宜过长)。此法多用于风湿痹痛。

8.闪罐法　罐子吸拔在皮肤上后,立即起下,反复操作多次,至皮肤潮红为度。若罐子已热,可换罐拔之。此法多用于机能衰减的疾病。

9.走罐法　又称推罐法,此法与刮痧的原理和作用接近。取罐口平滑的玻璃火罐1个,先在罐口涂一点润滑油脂,如凡士林油膏、乳液、香油或用刮痧油更佳,用闪火法将罐子吸拔在患处,并在患处周围亦涂一点润滑油脂(夏季也可用清水或乙醇),医者双手将罐由上而下或左右推移,若吸附时间较长,皮肤隆起明显,则不易推移,强行推移则易撕破皮肤。过度肥胖、皮肤松弛者,应在火罐的上方压紧皮肤后推移。一般走罐可先走督脉,再走夹脊,然后走膀胱经,亦可以膀胱经为主。

10.起罐法　起罐法起罐时以左手拿住罐子向一侧稍微倾斜,右手示指或拇指抵住罐边肌肉向下轻轻按压,使空气进入罐内,罐子即可起下。操作时手法要轻缓,切不可强力硬拔或旋动。

(三)拔罐法的作用及原理

1.拔罐法的作用　拔罐法具有通经活络、行气活血、消肿止痛、祛风散寒等作用。其适应范围较为广泛,一般多用于风寒湿痹、腰背痛、肩臂痛、腿痛、关节痛、软组织闪挫扭伤,以及伤风感冒、头痛、咳嗽、哮喘、胃脘痛、呕吐、腹痛、泄泻、痛经、中风偏枯等。

拔罐能行气活血、祛风散寒、消肿止痛,可慢慢吸出病灶处的湿气,同时促进局部血液循环,达到通络止痛、恢复功能的目的。

2.拔罐法的原理　当人体受到风、寒、暑、湿、燥、火、毒、外伤的侵袭或内伤情志后,即可导致脏腑功能失调,产生病理产物,如瘀血、气郁、痰涎、宿食、水浊、邪火等。中医认为拔罐是通过罐内负压来打开毛细血管及毛孔,使体内的病理产物从皮肤毛孔中排出体外,达到逐寒祛湿、疏通经络、消肿止痛、拔毒泻热的目的,从而调整人体的明阳平衡、解除疲劳、增强体质,使经络气血得以疏通,提高和调节人体免疫力。

(四)拔罐法的操作步骤

1.术前准备

(1)仔细检查患者,明确临床诊断根据病情决定拔罐方法(有禁忌证情况忌用)。

(2)检查应用的药品、器材是否齐备可用,并一一擦净,按次序排列好。

(3)术前患者必须休息30min,以消除疲劳和紧张;饭后30min内或饥饿时均不宜施术在施术前30min内禁止吸烟、喝酒,以免发生晕罐。对患者说明施术过程,解除其恐惧心理,增强其治疗信心。

(4)术者施术前要做好手指的消毒。

2.患者体位　患者的体位正确与否,关系着拔罐的效果。正确体位使患者感到舒适,肌肉能够放松,施术部位可以充分暴露。

(1)仰卧位:适用于前额、胸、腹及上下肢前面施术。

(2)俯卧佐:适用于腰、背、臀部及上下肢后面施术。

(3)侧卧位:适用于头、面、侧胸、筋及下肢外侧施术。

(4)俯伏坐位及坐位:适用于头顶部、背部、上肢及膝部施术。

3.选择罐具　根据所选拔罐部位的面积大小、患者体质强弱及病情选用大小适宜的玻璃罐、竹罐及其他罐具等。

4.擦洗消毒　在治疗部位上先用毛巾浸温水洗净,再以干纱布擦干,为防止发生烫伤,一般不用乙醇或碘酊消毒,不过要待皮肤干燥后再行拔罐(水煮法、抽气法、蒸汽法不在此限)。如因治疗需要,必须在有毛发的地方或毛发附近拔罐时,为防止引火烧伤皮肤造成感染,应行剃毛。

5.温罐　冬季或深秋、初春,天气寒冷,拔罐前为避免有冷感,可预先将罐放在火上燎烤。温罐时注意只烤其底部,不可烤其口部,以防过热造成烫伤。温罐时间以罐子不凉、和皮肤温度相同,或稍高于体温为宜。

6.施术　首先将选好的部位显露出来,术前靠近患者身边,顺手(或左或右手)执罐按不同方法扣上。一般有两种排序。

(1)密排法:罐与罐之间的距离不超过3cm,用于身体强壮且有疼痛症状者。有镇静、止痛、消炎之功。又称"刺激法"。

(2)疏排法:罐与罐之间的距离相隔3～6cm。用于身体衰弱、肢体麻木、酸软无力者。又称"弱刺激法"。

7.询问　火罐拔上后,应不断询问患者的感觉(假如用玻璃罐,还要观察罐内皮肤反应情况),如果罐吸力过大,产生疼痛,即应放入少量空气。方法是左手拿住罐体稍倾斜,以右手指按压对侧的皮肤,使之形成一微小的空隙,让空气徐徐进入,入气适度时即应停止,重新扣好。拔罐后患者如感到吸着无力,可起下来再拔一次。如有其他情况,则应参照有关章节予以处理。

8.留罐时间　大罐吸力强,每次可拔5～10min 小罐吸力弱,每次可拔10～15min,此外还应根据患者的年龄、体质、病情、病程,以及拔罐的施术部位而灵活掌握。

9.拔罐次数　每日或隔日1次,一般10次为1个疗程,中间休息3～5d。特殊的罐法依具体情况而定。

10.起罐　按起罐法操作,空气进入不宜太快,否则负压骤减容易使患者产生疼痛。

11.起罐后处理　一般不需进行处理。如留罐时间过长,皮肤起较大的水疱时,可用无菌针刺破后,涂以甲紫药水,以防感染。拔罐后如针孔出血,则可用于的无菌棉球压迫止血。如局部出血严重,下次不宜在原处再拔。处理完毕后,让患者休息10～20min后方可离去。

(五)拔罐法的护理与禁忌

1.注意事项

(1)选择肌肉丰满、毛发少的部位拔罐。肌肉瘦削、骨路凹凸不平及毛发多的部位不能应用。

(2)操作时谨防烫伤皮肤。点火入罐时动作要敏捷,避免烫伤皮肤,或先于局部涂以凡士林,既能增强吸着力,又能防罐口灼伤皮肤。在点火过程中如发现罐口发烫时,应当换罐;应用闪火法和滴酒法时,防止燃着的棉花掉下;应用蒸汽罐和煮药罐时,应甩去罐中的热水和药液,以防引起烫伤。

(3)在应用针罐时,避免将针撞压人深处并防止弯针和折针。

(4)在应用刺血拔罐时,刺血工具要严密消毒,出血量要适当。

(5)在应用走罐法时,罐口应光滑,不宜吸拔过紧,不能在骨突出处推拉以免损伤皮肤。

(6)拔罐后如局部瘀血严重或者疼痛时,可轻轻按摩被拔部位,即可缓解,在局部瘀血现象尚未消退以前,不宜再在原处拔罐。

(7)老年、儿童与体质较差者施罐数量宜少,留罐时间宜短。

2.拔罐的反应及处理

(1)正常反应:不论采用何种方法将罐吸附于施治部位,由于罐内的负压吸拔作用,局部的组织均可隆起于罐口平面以上,患者觉得局部有牵拉及发胀感,或感到发热、发紧、凉气外出、温暖、舒适等,这都是正常现象。起罐后,或应用闪罐、走罐后,治疗部位出现潮红(或紫红)、皮疹点等,均属拔罐疗法的罐后治疗效应,待1至数天后,可自行恢复,不需任何处理。

(2)病理反应:

①湿盛或寒湿:罐斑如显水疱、水肿与水气状。

②湿热:水气色黄。

③久病湿盛血瘀:水疱呈红色或黑色。

④瘀血:罐斑色深紫。

⑤热毒痹结:罐斑色深、紫黑、触之痛,伴身热。

⑥虚寒证:罐斑无皮色变化,触之不温。

⑦风邪为患:罐斑微痒或出现皮纹。

⑧虚证:罐斑或血疤色淡。

⑨其他:拔针罐后,血色深红为热,青色为寒凝血瘀。

(3)异常反应:拔罐后如果患者感到拔罐区异常紧而痛,或有烧灼感受,则应立即拿掉火罐,并检查皮肤有无烫伤,患者是否过度紧张,术者手法是否有误,或罐子吸力是否过大等,根据具体情况予以处理。如此处不宜再行拔罐,可另选其他部位。针后拔罐或刺络(刺血)拔罐时,如罐内有大量出血(超过治疗要求的出血量),应立即起罐,用无菌棉球按住出血点。如果在行罐的过程中发生晕罐应立刻处理。①晕罐症状:头晕目眩,面色苍白,恶心欲吐,呼吸急促,心慌心悸,四肢发凉,伴有冷汗,脉沉细,血压下降;严重者,口唇、指甲青紫,神志昏迷,扑倒在地,二便失禁,脉微细弱欲绝。②晕罐原因:空腹或过度疲劳、剧吐、大汗之后;心情过于紧张;体质虚弱;手法过重,刺激量大,时间过长,皆可晕罐,甚至形成脱证、闭证。③晕罐处理:患者平卧,注意保暖。轻者服温开水或糖水即可迅速缓和并恢复正常;重者则应弄清是脱证还是闭证。脱证则施温灸以固脱回阳,取百会、中极、关元、气海、涌泉,或隔盐灸神阙穴即可恢复;脉细弱欲脱者,应立即采取其他急救措施。④晕罐预防:术者应注意观察和询问,若大饥大渴,应令进食,稍休息后再做治疗;神情紧张者应做解释,消除顾虑,不可勉强,手法宜轻;术中一旦发现患者出现不适,应立即处理,防患于未然。

3.拔罐疗法的禁忌证

(1)急性严重疾病、慢性全身虚弱性疾病及接触性传染病。

(2)严重心脏病、心力衰竭。

（3）血小板减少性紫癜、白血病及血友病等出血性疾病。

（4）急性外伤性骨折、严重水肿。

（5）精神分裂症、抽搐、高度神经质及不合作者。

（6）皮肤高度过敏、传染性皮肤病，以及皮肤肿瘤（肿块）

（7）心尖区体表大动脉搏动及静脉曲张部。

（8）瘟病、疝气处及活动性肺结核。

（9）眼、耳、口、鼻等五官孔窍部。

（10）妊娠妇女的腹部、腰能部、乳房部、前后阴部。

（11）婴幼儿。

（12）精神紧张、疲劳、饮酒后，以及过饥、过饱、烦渴时部、皮肤溃烂部。

（刘福彬）

第八节　刮痧法

一、刮痧疗法的含义与源流

刮痧疗法就是运用各种工具，如苎麻、麻线；棉纱线团；铜钱、银圆；瓷碗、瓷调羹或水牛角板等。蘸上水、香油、桐油、芫荽酒或具有一定药物治疗作用的润滑剂、润肤露之类，在人体某一部位的皮肤上进行刮摩，使皮肤发红充血，出现一片片或一块块的青紫瘀斑或斑点，从而达到预防疾病和治疗疾病的目的。它具有简便易行、治疗范围广泛等优点，是一项值得人们应用和推广的自然疗法之一。

刮痧疗法起源于何时，到目前为止，还不太清楚。据古籍文献所载，这一疗法的起源是在元代。元代医家危亦林在公元1337年撰写的《世医得效方》（卷二）中就有"沙证"（古代"沙"与"痧"相通）的记载。他说沙证"古方不载……所感如伤寒，头痛呕恶，浑身壮热，手足指末微厥，或腹痛闷乱，须臾能杀人。"又说："心腹绞痛，冷汗出，胀闷欲绝，俗谓搅肠沙，今考之，此证乃名干霍乱，此亦由山岚瘴气，或因饥饱失时，阴阳暴乱而致。"元代杨清叟撰写的，明代赵宜真整理成集的《仙传外科秘方》，其中的"救解诸毒伤寒杂病的一切等证"中有"搅肠沙证发，即腹痛难忍，但阴沙腹痛而手足冷，看其身上红点，以灯草蘸油点火烧之；阳沙则腹痛而手足暖，以针刺其十指背、近爪甲处一分半许，即动爪甲而指背皮肉动处，血出即安。仍先自两臂将下其恶血，会聚指头出血为好。又痛不可忍，须臾能令人死，古方名干霍乱，急用盐一两，热汤调灌入病人口中，盐气到腹即定。"从以上两段文字来看，沙证是指心腹绞痛，高热头痛，欲吐不得吐，欲泻不得泻，心中烦闷难耐，出冷汗，手足或冷或暖，短时即可致人死亡的一种干霍乱病症。其致病原因是由于感受了山岚瘴气，或因饥饱失时、阴阳暴乱所致；治疗或用"灯草蘸油点火烧之"，或"以针刺其十指背、近爪甲处一分半许……下其恶血。"

到明代就有了更具体应用刮痧疗法治疗痧证的记载，以及关于痧证的病证论述。《证治准绳》中说："干霍乱：忽然心腹胀满、搅痛、欲吐不吐，欲泻不泻，躁乱，愦愦无奈，俗名'搅肠沙者是也'、刺委中穴并十指头出血亦好。"《万世家传保命歌括》中曰："干霍乱者，忽然心腹胀满，绞刺疼痛，蛊毒烦冤、欲吐不吐、欲利不利，状若心灵所附，倾刻之间，便致闷绝，俗呼'绞肠沙者是也'。宜用吐法，

213

刺法,灸法……刺法:委中二穴,以冷水,手拍起青,三棱针刺,去紫黑血,效。如腹痛而手足暖者,此名阳沙,以针刺其手十指头近爪甲处,令其血出,仍先自两臂将下其恶血,令其指头出血为妙。如腹痛而手足冷者,此名阴沙,看其身上红点,以灯草蘸油,火焠之。《医学正传》中记载:"治沙证,或先用热水蘸搭臂膊而以苎麻刮之,甚者针刺十指出血。或以香油灯照视胸背,有红点处皆烙之。"

清代郭志邃撰写了一部《痧胀玉衡》,是关于痧证及痧证治疗具有代表性的专门著作。它全面论述了痧证的种类以及各种痧证的辨证和治疗。痧证的种类有:闷痧、暗痧、落弓痧、噤口痧、伤风咳嗽痧、胎前产后痧、霍乱痧、绞痛痧、蛔结痧和头痛痧等;在辨证上有阴痧、阳痧;在治疗上主张"痧在肌肤者,刮之而愈;痧在血肉者,放之而愈。""凡气分有痧,宜用刮;血分有痧,宜用放,此不易之法,至脏腑经络有痧,若昏迷不醒等症,非放刮所得治,兼用药疗之,无足怪也。"即痧证期间,若病邪浅在肌表、气分时,用刮痧疗法;病邪深在筋肉、血分时,用放痧疗法;若痧毒入于脏腑体内,致昏迷不醒者,则兼用药物治疗之。指出了由于病邪所在部位的深浅不同,采用的治法亦不相同。而刮痧所用的工具和所刮拭的部位,在《痧胀玉衡》中也叙述得很清楚具体,即在"背脊颈骨上下及胸前胁肋两背肩臂痧证,用铜钱蘸香油刮之,或用刮舌刬子脚蘸香油刮之;头额腿上之痧,用棉纱线或麻线蘸香油刮之;大小腹软肉内之痧,用食盐以手擦之。"由上述可见,痧证所刮拭的工具有多种,刮拭的部位是以病所在部位不同而刮摩不同部位。

在解放前后,群众中多常用此法治病,特别是用以治疗急性霍乱、中暑一类的疾病,效果非常好。人们用各类工具,如苎麻、麻线、刮刬子脚等,蘸上水或香油、桐油,进行刮摩活动,并使这一活动延续至今。

另外,我们还要指出的是,在古代以刮痧疗法治疗痧证,并不完全是单一使用的,在很多情况下,常常配合使用的有放痧疗法、扯痧疗法、焠痧疗法和拍痧疗法,这在前面诸多引文中已涉及到一些。

放痧疗法,是指用特定的工具在病者身上迅速点刺,然后在点刺的部位上挤出一点血液来,使邪毒从血液中排泄出来。它具有"发散"、"清泄"的作用。使用的工具,最早使用的是砭石,以后随着工具的改进,有用陶针的,陶针比之砭石来更为锋利,且光滑轻巧。现代常用的是由不锈钢制作的三棱针。

扯痧疗法,是指医者用自己的食指、拇指和中指等三指提扯病者的皮肤或一定的部位,使表浅的皮肤和部位上出现一些紫红色或暗黑色的砂点子。其中如果是用食指和中指提扯的,力量较重,叫做"拧痧";如果是用大拇指和食指提扯的,力量较轻,就叫做"挤痧"。对于扯痧疗法,各地有不同的称谓,如有的叫"撮痧"或"钳痧斑";有的叫"拈痧";有的叫"扭痧"、"夺痧";有的叫"提痧"、"掐痧",等等。

焠痧疗法,一名灯火焠法,是用灯芯蘸油,点燃后,在病人皮肤上的红点处上燃烧,手法要快,一接触到病人皮肤,往往可以听见灯火燃着皮肤的爆响声,十分清脆。这种疗法在痧病中主要用于寒证,如腹痛、手足发冷、口唇发冷等症候。同时也可适用于其他证候。正如《仙传外科秘方》中曰:"搅肠沙证发,即腹痛难忍,但阴沙腹痛而手足冷,看其身上红点,以灯草蘸油点火烧之。"《养生镜》中提到焠痧疗法:"红珠,裹气厚实,重感秽邪,风热无从发泄,卒然周身毛孔透出红点如珠,若红珠绽凸,满身胀痛,睛定牙紧,人事不省者,急用焠法。"《经验良方大全》中也有提到:"阴阳绞肠痧,凡腹痛手足冷,身有红点,名阴绞肠痧。以灯草蘸油点火焠其红点。"

拍痧疗法在古代时运用很多,往往和刮痧疗法、放痧疗法配合使用,以加强痧证的治疗作用。

《痧胀玉衡》中多次论及的是用于痧证青筋的拍打。

综上所述,刮痧疗法源于我国古代。它的产生和应用是随着痧证的出现而应用于治疗的。它盛于明清时代,流传于民间,多为广大人民群众所常用,是临床医疗实践中一种行之有效、简便易行的外治疗法。而这种疗法是我们祖国医学中的组成部分之一,是一种不可丢失的宝贵的治疗手法。当今我们在探讨研究和发展中医治疗疾病的方法上,除了研究和发展中医的中药、针灸之外,我们也还要重视研究和发展中医的刮痧疗法,提高它的理论高度和临床效果,使这一流传于民间的古代治疗方法,能够更好地为提高人类的健康水平,促进人类的保健事业做出新的贡献。

二、刮痧疗法的现实意义和应用现状

在科学技术高度发展的今天,当人们享受高科技和新技术所带来的现代文明及舒适生活的同时,也备受随之而来的环境污染、生态失衡以及化学合成药物毒副作用所造成的危害。据我国卫生部药品不良反应监查中心报告:近几年来,在我国住院病人中,每年有 19.2 万人死于药品不良反应。药源性死亡人数,竟是主要传染病死亡人数的 10 倍以上。1990 年我国有聋哑儿童 182 万人,其中因滥用抗生素而造成中毒性耳聋的患儿超过百万,并以每年 2 万～4 万的人数递增。基于药物毒副作用对人体所造成的危害,人们越来越意识到回归大自然,寻求无毒副作用、无污染的自然疗法的重要性和迫切性。

近些年来,众多的医务工作者、科技工作者及其他有识之士,在发掘弘扬自然疗法的领域中,做了许多有意义的工作,诸如对饮食疗法、气功疗法、体育疗法、音乐疗法、耳穴疗法、手足按摩疗法等,都进行了整理并大力弘扬,普及推广,使广大民众得到了许多益处。例如台湾预防医学专家吕季濡教授,从我国民间流传的刮痧疗法中受到启发,经过深入研究和实践,将刮痧的方法和中医经络腧穴知识结合起来,提出了“刮痧疏经健康法”。对古典的刮痧药械、使用方法进行了全面革新。他使用水牛角精工制作的刮痧板,涂布具有疏经活络、消炎镇痛的刮痧活血剂,依据患者的病变和体质实施补泻手法,刮拭经络腧穴,起到调血行气,疏通经络,活血祛瘀的作用,恢复人体自身的愈病能力。从而,使民间的传统刮痧,发展成为现代的循经走穴的经络刮痧。经络刮痧法对一些常见病,如高热、心绞痛、哮喘、颈椎病、高血压、神经性头痛、肩关节周围炎、坐骨神经痛等有立竿见影的疗效。经络刮痧法的普及推广,使古老的刮痧疗法焕发了新的青春,可以说这标志着刮痧疗法的新发展。

由于革新后的刮痧疗法,不但适应证广泛,疗效明显,而且简便易行,人人可学,有利于普及。所以,吕季濡教授的“刮痧疏经健康法”很快就被迫切寻求自然疗法的广大民众所接受和认可,同时也引起一些专业医务工作者的重视,并对这一自然疗法进行理论研究和临床实践。刮痧疗法的迅速普及,使不同形状、不同质地、便于操作、便于刮拭不同部位的各种多功能刮痧板、刮痧梳子、刮痧棒相继问世。在刮痧润滑剂方面,也研制出了不同配方,具有多种效能的不少新产品,从而使刮痧疗法进入了一个更新的发展阶段。

三、刮痧疗法的治病原理和治疗作用

究其刮痧疗法,之所以能够治疗痧证,以及后来发展成为治疗各种病证——无论是急性病症还是慢性病症,其基本原理是基于人体的脏腑、营卫、经络、腧穴等学说之上的。

我们知道,人体的脏腑是构成人体的重要组成部分,是人体生命活动的根本,脏腑的功能活动是维持着人体的一切生命活动。在正常的生理情况下,心主血脉,推动血液的运行,又主神明,为精神、意识、思维活动的中心;肝主藏血,具有调节贮藏血液之功能,在体为筋,开窍于目,其经脉连目系,交于巅,又司全身筋骨关节之屈伸;脾与胃以膜相连,为人体后天之根本,主运化,输布水谷精微,是生化气血之源泉,五脏六腑四肢百骸皆赖以养,它主四肢肌肉,开窍于口;肺居胸中,上连气道,开窍于鼻,司呼吸,主气,为人体气机出入升降之枢,协心治百节,合皮毛而煦泽肌肤;肾为先天之根本,藏精主生殖发育,并主骨、生髓、充脑,在体为骨,开窍于耳及二阴;胆为清净之府,与肝相连,主决断,具有疏泄功能,以助消化;胃主受纳,腐熟水谷的作用,与脾共同完成中焦水、谷物的消化和输布;小肠上与胃相连,下与大肠相连,主受盛化物,并分清别浊,清者使之上输于人体各部,浊者使之渗入膀胱,下注大肠;大肠居腹中,上接小肠,下连肛门,与肺有着经脉连属的关系,在肺气的通降作用之下,接受小肠传受的食物残渣,并进一步燥化,使无用的糟粕排出体外,最终完成饮食消化、吸收,排泄的全部过程;膀胱居于小腹之下,与肾气直接相通连,其经脉络肾,在肾的气化作用下,贮存津液,化气行水,所谓"膀胱者,州都之官,津液藏焉,气化则能出矣";三焦为脏腑的外围组织,又为人体上、中、下等三焦部位,其主要生理功能在于通行元气,主持诸气,总司人体之气机和气化,又为人体水液运行之道路,具有疏通水道、运行水液的作用,是水液升降出入的通路。以上各脏腑之间,相互作用,共同配合,使人体各部组织协调统一构成整体,维持着人体的正常活动。

营卫是人体脏腑功能活动的产物,循行于人体的经脉内外,运行不休,周于全身,保证着人体的内外上下各部组织正常功能活动,维护着人体的生命。一方面它来源于先天,在运行全身保证人身各部组织功能活动中不断被消耗;另一方面又不断地在人身脏腑组织功能活动中从饮食物中得到补充。人体从外界摄入饮食物之后,通过中焦脾胃化生精微物质,其"精专"部分从中焦进入肺脉,在心及其所主血脉的化赤作用下,于脉中化为赤色,成为血液的组成部分,在经脉内循环流行不已,是奉养人体的最宝贵的物质,是为"营气";饮食水谷化生的精微物质,其"慓悍"部分,循咽上膈,布胸中而走腋,循行于手,由太阴经脉之分,在脉外与营气相随俱行,具有温养脏腑、固护肌表、抗御外邪的作用,这是为"卫气"。营卫相依而循行经脉内外,循环无端,周而复始,保证着脏腑及各部组织的正常功能,以产生神的活动,周全于性命;同时,脏腑功能正常,则营卫气血更加充盈而发挥更大作用。经络是人体运行气血营卫的通道,它沟通着人体的上下、内外、左右,外系四肢百骸、五官九窍,内联五脏六腑、气血津液,把人体紧密联系起来,使之连接成为一个有机的整体。通过它,可以使脏腑所产生的气血营卫贯串流注于人体周身,营养着人体五脏六腑,皮肉筋骨,五官九窍,四肢百骸等一切组织器官,并且可以通过它传导内外信息……

经络有各种经脉和络脉,大到手足三阴、手足三阳经,小到无数的浮络和经络。它们分布于人体全身。十二经脉是经脉中的主体部分,隶属于五脏六腑,其主要生理作用是联系脏腑、肢体和运行气血营卫、濡润滋养人身;奇经八脉是"别道奇行"之脉,主要生理作用是蓄溢、调节十二经脉气血的运行;十五络脉是人体络脉中的最为长大的脉络,主要生理作用是对人体周身络脉起着统属性质,并沟通着十二经脉在体表部位的表里配合关系,加强十二经脉的循环传注;十二经别是十二经脉的别行部分,主要生理作用是对十二经脉起着离合、出入于表里经之间,沟通内外联系、濡养脏腑;十二经筋是十二经脉之气结聚散布于筋肉关节的体系,主要生理作用是联结人体骨骼、肢节,以保持人体屈伸运动的正常功能;十二皮部是十二经脉的功能活动反应于体表部位,也是经脉之气散布的所在,因而它的主要生理作用是反应着脏腑经络功能活动正常与否,又由于它是机体内外屏障,故有固护体表的作用。另外,人体中的许多经络和浮络,它们是经脉中最为细小的部分,分布于人体上下内外周身,其主要生理作用是渗灌营卫气血,濡养肢体百骸。

脏腑、营卫、经络之气输注于体表,经络、营卫、气血在体表互为相通的点,是为腧穴。人体中的腧穴统言有 365 个,分布于各条经脉之上,而与经络相交错的肉分之中,有疏有密,有深有浅,各个部位不完全相同。由于腧穴是脏腑经络之气盛衰的反应点,是营卫气血循环运行过程中的会聚和交会之处,所以它反应着脏腑经络的正常与否,并规定着营卫气血的规律性循环运行,保证着人体脏腑经络、五官九窍、四肢百骸的正常功能活动,其中最为重要的功能就是通调营卫。

以上脏腑、营卫、经络、腧穴四者联结成为一体,就构成了人体从内及外和从外达内的反应通路,即脏腑是人身的主体,是生命活动的根本,其产生的营卫气血是维持和营养人体生命活动的基本物质,并以经络为运行通道,作用于机体各部,反应于人体各腧穴之中,因而我们所运用的刮痧疗法治疗疾病,正是基于这四者的关系:人体的脏腑、经络、营卫、腧穴,并把它们连接成一个从内及外与从外达内的治疗反应通路。通过运用一定的工具刮摩人体皮肤,作用于某些腧穴(即刮痧的经穴部位)上,产生一定的刺激作用,从而达到疏通经络,通调营卫,和谐脏腑的目的,脏腑协调,营卫通利,经络顺畅,腧穴透达,则人之生命活动正常,人体健康,而疾病即无由发生。

四、刮痧疗法的治疗原则和治疗方法

刮痧疗法也和其他的治疗方法一样,有一定的治疗原则和具体的治疗方法。临床上疾病的发生和变化是多方面的。由于致病因素的影响,导致人体的脏腑、营卫、经络、腧穴等功能的紊乱,使机体异常,从而发生一系列的病理变化,出现各种疾病的证候来。这就涉及到了人体内在的禀赋,正气的强弱,饮食五味的偏嗜,精神因素的差异,以及外在的地理环境、时令气候等的不同和变化。刮痧疗法的治疗原则从总体上来说,就是要调整治理脏腑、营卫、经络、腧穴的功能活动,以及它们之间的相互关系,使之协调一致,共同发挥正常的作用。分而言之,则治疗疾病,其一,要三因制宜,即因时、因地、因人制宜。也同药物、针灸、推拿治疗疾病一样,要根据病人的不同性格、不同年龄、不同体质、不同生活习惯、不同地域环境、不同时令气候变化和不同病症等的具体情况而采取相应的治疗措施。其二,分清疾病的标本、先后缓急,以确定是先治其标,还是先治其本,或是标本兼顾。临床上,疾病情况往往表现有先后缓急的不同,因而在治疗上就应有标本缓急的区别,而标本治疗的临床运用,一般是"治病必求于本",也就是针对疾病的本质而治疗。然而在某些情况下,标病甚急,若不及时解决,可影响或导致疾病本身或是其他疾病的治疗,因此,我们就要根据"急则治其标,缓则治其本"的原则,先治其标病,后治其本病;如果是标本并重的,则应标本兼顾,而采取标本同治的原则。其三,要扶正祛邪,辨别疾病的邪正虚实。

疾病的进退关系到邪正双方,邪盛于正则疾病加重,正胜于邪则疾病减轻,所以治疗疾病就要协其正气,使机体抵抗能力增强,使邪去而正气安康,邪退正胜,则疾病趋于好的方向转化,故扶正祛邪是临床治疗的又一个重要原则,而下面所谈到的刮痧疗法中的补法和泻法就是扶正祛邪的具体运用。其四,要精选适宜的治疗部位。

由于疾病的不同,表现的症候相差甚远,因而刮痧治疗部位是不一样的,所以临床上要根据疾病证候,通过中医辨证方法,而施以相应的主刮或配刮的刮痧治疗部位,或主刮的主要部位(或称主要经穴部位)进行治疗,或主刮的主要部位而配上配伍的次刮部位(或称次要经穴部位)进行治疗。刮痧疗法的具体方法有补法和泻法两种。根据中医学的治疗观点,疾病虚者当补其不足,疾病实者当泻其有余,所谓"虚则补之,实则泻之"。当患者表现为虚弱的情况下,运用刮痧疗法,以轻柔和缓的方法,进行较长时间的刮摩,使正气得到补助,疾病好转,这就是补法;当患者病情表现为实盛的情况下,运用刮痧疗法,以强烈有力的手法进行较短时间的刮摩,使邪气得以祛除,缓解病情,这就是泻法。刮痧之补法和泻法的运用,是根据病人的临床表现的具体情况而采取的两种治疗方法,通过刮摩人体皮肤,以及人体皮肤上的某些经穴部位,使其产生节律性刺激,从而达到疾病补虚泻实之目的。

五、刮痧疗法的优点

刮痧疗法是一种简便易行、使用灵活而具有临床疗效的治疗方法,和药物、针灸等治疗方法比较起来,它也具有自己独特的一些优点。

第1,方法简便,容易掌握,而且随时随地可用。我们在实施刮痧疗法治疗疾病时,只需要一块小小的刮痧用具,配上一定的润滑剂之类,就可以治疗很多疾病,其操作起来简单而方便,学习和运用起来又比较容易,一般的人往往一学就会,不需要任何的专门培训。

第2,适应范围比较广泛,疗效颇佳。刮痧疗法过去只用于痧证,可以说其应用范围狭窄,而今,随着临床医疗的发展,它的使用范围扩大了,可用于治疗多种急性病症和慢性病症,如急性腰扭伤、慢性支气管炎等等,它不但可以控制某些疾病的病情,消除其症状,而且还可以对某些疾病产生很好的疗效,使之获得疾病的痊愈。

第3,安全可靠,副作用小。由于刮痧疗法是一种外治疗法,治疗疾病是从外而治,也就是说它所施行的部位是在人体体表,即可以避免其他方法治疗疾病时所产生的弊端,随时都可以从外观察到局部反应、病情变化,或是继续施用,还是马上停止,施术者心中都能有定数,可以说是一种安全可靠,几乎无多大副作用的很好的治疗方法。

第4,经济价廉而取材容易。刮痧疗法所使用的工具和辅助性材料都非常简单,由于使用的工具和辅助材料不尽相同,有一些都可以就地取材,自己制作备用,即使是现代使用的精制的水牛角刮痧板,从商店或医院购买它,也不是一件很贵重的东西,至于用药物配伍制作的润滑剂,因为配伍的药物不同,所以价格也不同,但总起来它们是便宜的,一般人都能有条件购买它。

六、对于刮痧疗法应有的认识

刮痧疗法过去多半是乡间、边远山区中群众使用的方法,即我们所说的所谓民间疗法,而在城镇中比较正规的医院或是医疗诊所里却没有设立专门的刮痧疗法科,行医者也并不都是很重视它,以致这种简便易行而有效的方法,时至今日也没有使人们得到一个完全的认识。

笔者认为:刮痧疗法也应同其他疗法一样,应该得到医疗界的普遍关注和人们的再认识。随着社会的进步、科学技术的高度发展,疾病的治疗是多方面的,治疗的方法应是越多越好,除了药物、针灸、推拿、按摩等治疗手法外,痧疗法也不失其为具有很好作用的治疗方法,既可用于防病治病,又可用于保健强身。因而我们应该大力推广和运用,使之在人们的健康事业和保健事业中发挥应有的作用。

七、施行刮痧疗法的注意事项

第一,在施行刮痧治疗的地方,首先一点,其房间、治疗室一定要空气清新、流通,使病者在治疗时能有一个好的治疗环境。在冬天,房间要暖和;在夏天,房间要凉爽。否则,冬时病者脱衣服易外感寒邪,使病情加重;夏时气候闷热,病者易出现发热中暑等不良的现象。

第二,刮摩过程中,如果病者出现了疼痛异常,发热而汗出不止,心中烦躁不安,脉跳如数等情况时,即马上停止刮摩,让病者平卧躺在床上或找一个安静的地方坐下来,休息一会儿,喝上一些糖开水或盐开水,轻轻地揉揉某些急救的部位,这样,过上一段时间后,病者会安静下来,心中也会慢慢感到舒畅些,不适的现象会慢慢消失。然后再视病情,酌情考虑,或是继续再施刮,还是下次再刮,由医者自行决定。

第三,刮痧完毕后,用干净的医用棉球擦干病者身上的水渍、油质、润肤剂等,让病者穿上衣服,坐下来或是让其回家躺下来休息,不要再进行劳作。隔一二天后再重复施刮,疗程一般为3～5次,一个疗程如不解决问题,可以继续第二个疗程治疗。直到疾病得到根本治愈为止。另外,经过刮摩以后的二三天,病者身上会出现疼痛感反应,是正常现象,待一段时间后即可以消失。

第四,一般刮摩的重点部位是脊柱、颈项、胸腹部等处,其重点经穴当是大椎、大杼、神堂、膏肓、魄户等,即任何病症其治疗应当先选择刮摩这几个穴位,然后再刮其他患处,其道理请详见第四章中的解释。

第五,及时防治晕刮。晕刮,即在治疗刮痧过程中出现的晕厥现象。经络全息刮痧法虽然安全、无副作用,但个别患者有时因其本身不具备接受治疗刮痧的条件,或治疗刮痧时操作者的刮拭手法不当或刮拭时间过长等,会出现晕刮现象。

1.产生晕刮的原因:

(1)患者对治疗刮痧缺乏了解,精神过度紧张或对疼痛特别敏感者。

(2)空腹、熬夜及过度疲劳者。

(3)刮拭手法不当,如体质虚弱、出汗、吐泻过多或失血过多等虚证,采用了泻刮手法。

(4)刮拭部位过多,时间过长,超过25分钟者。

2.晕刮的症状:发生晕刮时,轻者出现精神疲倦,头晕目眩,面色苍白,恶心欲吐,出冷汗,心慌,四肢发凉等,重者血压下降,神志昏迷。

3.治疗晕刮的方法:应立即停止原来的刮痧治疗。抚慰患者勿紧张,帮助其平卧,注意保暖,饮温开水或糖水。马上拿起刮板用角部点按人中穴,力量宜轻,避免重力点按后局部水肿。对百会穴和涌泉穴施以泻刮法,患者病情好转后,继续刮内关、足三里。采取以上措施后,晕刮可立即缓解。

4.预防晕刮的措施:

(1)对初次接受刮痧治疗者,应作好说明解释工作,消除顾虑。

(2)选择舒适的体位以便配合治疗。

（3）空腹、过度疲劳、熬夜后不宜用刮痧治疗法。

（4）根据患者体质选用适当的刮拭手法。对体质虚弱、出汗、吐泻过多、失血过多等虚证,宜用补刮手法。

（5）治疗刮痧部位宜少而精,掌握好刮痧时间,不超过 25 分钟。当夏季室温过高时,患者出汗过多,加之刮痧时汗孔开泄,体力消耗,易出现疲劳,因此更应严格控制刮拭时间。

（6）在治疗刮痧过程中,要善于察颜观色,经常询问病人的感觉,及时发现晕刮的先兆,以便及时采取措施,防止晕刮的发生。

第六,不可片面追求出痧。刮痧治疗时,不可过分追求出痧。因为出痧多少受多方面因素的影响。患者体质、病情、寒热虚实状态、平时服用药物多少以及室内的温度都是影响出痧的因素。一般情况下,血瘀之证出痧多;虚证出痧少;实证、热证比虚证、寒证容易出痧;服药多者特别是服用激素类药物后,不易出痧;肥胖之人与肌肉丰满发达者不易出痧;阴经和阳经比较,阴经不易出痧;室温较低时不易出痧。出痧多少与治疗效果不完全成正比。如实证、热证出痧多少与疗效关系密切,而对不易出痧的病症和部位只要刮拭方法和部位正确,就有治疗效果。

八、刮痧疗法治疗的适应证和禁忌证

刮痧疗法的适应范围比较广泛,除了治疗头昏脑胀、胸闷欲吐的痧症以外,还可用于治疗内科、外科、妇科、儿科、伤科等各种疾病。在内科方面,可以治疗感冒、哮喘、咳嗽、中暑、呕吐、呃逆、泄泻、急性胃肠炎、胃痛、腹痛、痢疾、便秘、头痛、胁痛、胸痹、腰痛、坐骨神经痛、三叉神经痛、漏肩风、痹证、落枕、眩晕、失眠、脏躁、惊悸、中风、面瘫、面痛、痿证、黄疸、疟疾、癃闭、淋证、遗精、阳痿、脱肛、汗证、肺痈、水肿、积聚、消渴、疝气和闭经、崩漏、不孕、子宫脱垂、乳痈、产后腹痛、恶露不下、癥瘕、阴吹、绝经前后诸证、白带、妊娠恶阻、胎位不正、滞产、胞衣不下、产后血晕、产后发热、乳缺、小儿惊风、小儿泄泻、疳积、顿咳、尿床、痄腮、小儿痿证、小儿积滞、小儿发热、小儿夜啼、小儿鹅口疮、口疮和小儿虫病等病症;在五官科方面,可以治疗风疹、肠痈、痔疮、疔疮、湿疹、牛皮癣、肘劳、扭伤、目赤肿痛、针眼、眼睑下垂、近视、咽喉肿痛、耳鸣耳聋、鼻渊、鼻衄、牙痛、丹毒、带状疱疹、夜盲、聤耳、冻伤和毒蛇咬伤等病症。

刮痧疗法尽管优点很多,可用于多种病症的治疗。但是它也有一定的禁忌证。即有些病症不适合于运用这种治疗方法,如各种急性传染病、急性高热病患者、急性骨髓炎、结核性关节炎、急性腹痛症以及传染性皮肤病,水火烫伤、各种皮肤溃疡、疮疡、肌肉肿块、结核等等。另外,有些妇女在行经期或是妊娠期,有很多部位是不能随意刮摩,否则易致经期紊乱、流产和早产等,对于某些年老体弱者,或是久病虚弱、心血管疾病患者,应用时也都应小心谨慎,细心从事。

（刘福彬）

第九节　热熨法

一、热熨法的概念

热熨法是将药物或其他物品加热后,在患病部位或特定穴位适时来回或回旋运转,利用温热及药物作用,以达到行气活血、散寒止痛、祛瘀消肿、温经通络等作用的一种治疗方法。

二、应掌握的常用方法

(一)药熨法

药熨法是将中药用白酒或食用醋搅拌后炒热,装入布袋中,在患处或某个穴位上来回滚熨的一种方法。

药熨法的适用范围:

1.缓解脾胃虚寒引起的胃脘疼痛、腹冷泄泻、呕吐等症状。

2.减轻跌打损伤等引起的局部瘀血、肿痛等。

3.扭伤引起的腰背不适、行动不便等,以及风湿痹证引起的关节冷痛、麻木、沉重、酸胀等。

(二)坎离砂熨法

适用范围:同药熨法。

(三)葱熨法

葱熨法是将大葱炒热入白酒,装入布袋中,在病人腹部热熨,达到升清降浊之功效。适用范围:

1.消腹水,通利小便,用于癃闭。

2.缓解痹证、痿证、瘫痪等症状。

(四)盐熨法

适用范围:

1.慢性虚寒性胃痛、腹泻、癃闭。

2.痿痹瘫痪、筋骨疼痛等。

3.肾阳不足、耳鸣头晕等。

(五)醋熨法

在盐熨法的基础上加醋热熨。即在炒盐的过程中将陈醋 50～100mL 撒入盐内拌匀,装入布袋内外熨。

适用于跌打损伤、痹痛、瘫痪、拘急、少腹冷痛、癃闭等证。尤其对烫伤或烧伤后瘢痕挛缩的缓解,效果更好。

(六)大豆熨法

将大豆 500g,炒热装入布袋中敷熨患处。可用于虚寒性腰痛或寒湿痹痛、痿证等;头项痛证或耳鸣等证,可将大豆熨袋枕于头项下。

(七)热砖熨法

取砖头 2 块,用火烧热后洒上陈醋,用布包裹后,外熨患处。适用于双足痿软证。

三、热熨法的禁忌证

1.各种实热证或麻醉未清醒者禁用。

2.腹部包块性质不明及孕妇腹部忌用。

3.身体大血管处,皮肤有破损处及局部无知觉处忌用。

四、热熨法注意事项

1.药熨前先嘱病人排空小便,取舒适体位,冬季注意保暖。

2.药熨温度不宜超过 70℃,年老、婴幼儿不宜超过 50℃,操作过程中应保持药袋温度,凉后应及时更换或加热。

3.热熨局部皮肤可涂凡士林保护,以免烫伤。

4.操作过程中应注意观察病情变化,局部如感到疼痛或皮肤出现水泡,应停止操作,按烫伤处理。

5.热熨结束后擦净局部皮肤,协助病人取舒适卧位并整理床单位。

6.布袋用后清洗消毒备用,中药可连续使用一周。

(刘福彬)

第十节　熏洗法

熏洗法是将药物煎汤去渣后,趁热在患处熏蒸、淋洗或浸浴,以达到疏通腠理、促进行血、祛风除湿、清热消肿、杀虫止痒目的的一种治疗方法。

【适应证】

1.疮疡初起,或久溃不愈。

2.关节疼痛、屈伸不利。

3.眼结膜红肿、痒痛。

4.妇科阴痒带下证。

5.痔疮。

【物品准备】

治疗盘(盆)、药液(根据部位不同,备坐浴椅、有孔木盖浴盆及治疗碗等),浴巾、毛巾、水温计,必要时备屏风及换药用品。

【操作程序】

1.备齐物品,携至床旁,向患者做好解释工作,取得患者合作,再次核对医嘱。

2.根据熏洗部位安排患者体位,暴露熏洗部位,必要时用屏风遮挡,冬季注意保暖。

3.根据熏洗部位,选择相宜药具。

4.眼部熏洗时,先将煎好的药液趁热倒入治疗碗,眼部对准碗口进行熏蒸,并用纱布蘸洗眼部,稍凉即换,每次 15～30 分钟。

5.四肢熏洗时,将药液倒盆内,患肢架于盆上,用浴巾围盖后熏蒸;待温度适宜后,再将患肢浸泡于药液中浸洗。

6.坐浴时,将药液倒入盆内,上置带孔木盖,嘱患者脱去内裤,坐在木盖上熏蒸;待药温适宜时,拿掉木盖,坐入盆中浸洗;药液偏凉时,可更换药液,再次熏蒸,每次熏洗 15～20 分钟。

7.熏洗过程中,观察患者的反应,了解其生理及心理感受。如有不适,应立即停止,协助患者卧床休息。

8.熏洗完毕,清洁皮肤,协助患者衣着,安置舒适体位。

9.清理物品,消毒后归还原处,洗手。

10.记录熏洗部位、时间、反应,并签名。

【护理及注意事项】

1.注意保暖,暴露部位尽量加盖衣被,室温宜在 20℃～22℃。

2.熏洗药温不宜过热,一般为 50℃～70℃,以防烫伤。

3.对伤口部位进行熏洗,浸渍时,应按无菌技术操作进行。

4.根据熏洗部位的不同,选用合适的物品。如眼部治疗用碗盛药液,上盖有孔纱布,患眼对准小孔进行熏洗;外阴部,用坐浴盆、椅,上盖有孔木盖,坐在木盖上进行熏蒸,必要时可在浴室内进行。

5.对包扎部位熏洗时,应揭去敷料。熏洗完毕后,更换消毒敷料。

6.所用物品需清洁消毒,每人 1 份,以避免交叉感染。

7.一般每日熏洗 1 次,每次 20～30 分钟,根据病情不同也可每日 2 次。

8.对面部熏蒸者,操作后半小时才能外出,以防感冒。

【效果评价】

1.患者体位是否得当,局部皮肤情况及药液温度是否适宜。

2.了解患者对此项操作的满意度及预期目标所达到的程度。

(刘福彬)

第十一节　穴位贴敷法

穴位敷贴疗法是指在一定的穴位上贴敷药物,通过药物和穴位的共同作用以治疗疾病的一种外治方法。某些带有刺激性的药物贴敷穴位可以引起局部发疱化脓如"灸疮",称为"天灸"或"自灸",现代也称发泡疗法。若将药物贴敷于神阙穴,通过脐部吸收或刺激脐部以治疗疾病时,又称敷脐疗法或脐疗。

一、原理和特点

穴位敷贴疗法既有穴位刺激作用,又通过皮肤组织对药物有效成分的吸收,发挥明显的药理效应,因而具有双重治疗作用。这是因为经皮肤吸收的药物极少通过肝脏,也不经过消化道,一方面避免肝脏及各种消化酶、消化液对药物成分的分解破坏,从而使药物保持更多的有效成分,更好地发挥治疗作用;另一方面也避免因药物对胃肠的刺激而产生的一些不良反应。所以,此法可弥补药物内治的不足。除极少有毒药物外,一般无危险性和毒副反应,是一种较安全、简便易行的疗法。对于年老体弱者、病药格拒、药入即吐者尤宜。

二、操作方法

1.方药的选择 凡是临床上有效的汤剂、丸剂,一般都可以熬膏或研末用作穴位贴敷来治疗相应疾病。被后世誉为"外治大师"吴师机在《理瀹骈文》中指出:"外治之理、即内治之理,外治之药亦即内治之药,所异者,法耳。"说明外治与内治,仅方法不同,而辨证论治、理法方药的原则是一致的。但与内服药物相比,贴敷用药多有以下特点:

(1)应有通经走窜、开窍活络之品。《理瀹骈文》:"膏中用药,必得通经走络、开窍透骨、拔毒外出之品,如姜、葱、白芥子、花椒……之类,要不可少,不独麝冰也。"现代常用的这类药物有冰片、麝香、丁香、花椒、白芥子、姜、葱、蒜、肉桂、细辛、白芷、皂角、穿山甲等。

(2)多选气味俱厚之品,其或力猛有毒的药物,现代常用的这类药物有生天南星、生半夏、川乌、草乌、巴豆、斑蝥、附子、大戟等。

(3)补法可用血肉有情之品,现代常用的这类药物有羊肉、动物内脏、鳖甲等。

(4)选择适当溶剂调和贴敷药物或熬膏,以达药力专、吸收快、收效速的目的。如醋调贴敷药,起解毒、化瘀、敛疮等作用,虽用药猛,可缓其性;酒调贴敷药,则起行气、通络、消肿、止痛等作用,虽用缓药,可激其性;水调贴敷药,专取药物性能;油调贴敷药,可润肤生肌。常用溶剂有水、白酒或黄酒、醋、姜汁、蜂蜜、蛋清、凡士林等,还可针对病情应用药物的浸剂作溶剂。

2.穴位的选择 穴位贴敷疗法的穴位选择与针灸疗法是一致的,也是以脏腑经络学说为基础,通过辨证选取贴敷的穴位,并力求少而精。此外,还应结合以下选穴特点:

(1)选择离病变器官、组织最近、最直接的穴位贴敷药物。

(2)选用阿是穴贴敷药物。

(3)选用经验穴贴敷药物,如吴茱萸贴敷涌泉穴治疗小儿流涎;威灵仙贴敷身柱穴治疗百日咳等。

2.贴敷方法敷药 根据所选穴位,采取适当体位;定准穴位,用温水将局部洗净,或用75%乙醇棉球擦净,然后敷药。使用助渗剂者,在敷药前,先在穴位上涂以助渗剂或与药物调和后再用。可直接用胶布固定,或先将纱布或油纸覆盖后,再用胶布固定,以防药物移动或脱落。目前有贴敷穴位的专用敷料,使用非常方便。如需换药,可用消毒干棉球蘸温水或各种植物油,或液状石蜡轻轻揩去粘在皮肤上的药物,擦干后再敷药。贴敷的时间可视药物特性和患者反应而定。一般刺激性小的药物,每隔1~3天换药1次;不需溶剂调和的药物,可适当延长至5~7天换药1次;刺激性大的药物:根据患者反应和发疱程度确定贴敷时间,数分钟至数小时不等,如需再次治疗,应待局部皮肤基本恢复正常后再敷药。对寒性病证,可在敷药后,在药上热敷或艾灸。

三、适应范围

穴位贴敷法适应范围相当广泛,不但可以治疗体表的病证,而且可以治疗内脏的病证;既可治疗某些慢性病,又可治疗一些急性病。治疗病证主要有:感冒、咳嗽、疟疾、哮喘、自汗、盗汗、胸痹、不痒、胃脘痛、泄泻、呕吐、便秘、食积、黄疸、胁痛、头痛、眩晕、消渴、遗精、阳痿,月经不调、痛经、子宫脱垂、乳痈、乳核,疮疡肿毒、喉痹、牙痛、口疮、关节肿痛、跌打损伤,小儿夜啼、厌食、遗尿、流涎等。此外,还可用于防病保健。

四、注意事项

1.凡用溶剂调敷药物时,需随调配随敷用,以防蒸发。

2.若用膏药贴敷,在温化膏药时,应掌握好温度,以免烫伤或贴不住。

3.对胶布过敏者,可改用肤疾宁膏或用绷带固定贴敷药物。

4.对刺激性强、毒性大的药物,贴敷穴位不宜过多,贴敷面积不宜过大,贴敷时间不宜过长,以免发疱过大或发生药物中毒。

5.对久病体弱消瘦以及有严重心脏病、肝脏病等的患者,药量不宜过大,贴敷时间不宜过久,贴敷期间注意病情变化和有无不良反应。

6.对于孕妇、幼儿,应避免贴敷刺激性强、毒性大的药物。

7.对于残留在皮肤的药膏等,不可用汽油或肥皂等有刺激性的物品擦洗。

(刘福彬)

第十二节　穴位埋线法

一、穴位埋线疗法概念

穴位埋线疗法是传统中医针灸学中常用的一种方法,它是融合多种疗法(针刺、埋针、组织疗法等)、多种效应(刺血、机体组织损伤的后作用、留针、组织效应等)于一体的复合性的治疗方法。该法是以线代针,将可被人体吸收的一种蛋白肠线植入相应的穴位,通过线体对穴位产生持续有效的刺激作用(线在体内15天自然被溶解吸收),来达到治疗疾病的目的。

二、穴位埋线的作用

1.协调脏腑,平衡阴阳

埋线的各种效应及刺激过程,形成一种复杂的刺激信息,通过经络的输入,作用于机体,导致功能亢进者受到抑制,衰弱者产生兴奋,起到调整人体脏腑功能,纠正阴阳的偏胜或偏衰的作用,使之恢复相对平衡。

2.疏通经络,调和气血

疼痛与经络闭塞,气血失调有关,有"痛则不通,通则不痛"之说,埋线疗法有"制其神,令气易行",它能转移或抑制与疼痛有关的"神"的活动,使"经气"通畅而达镇静止痛的效果,故可疏通经络中壅滞的气血,使气滞血瘀的病理变化得以恢复正常。

3.补虚泻实,扶正祛邪

埋药线的多种效应,一般具有兴奋的作用,对身体功能减退,免疫力低下者有一定效果,即具有提高免疫功能,补虚扶正的作用。

总之,埋线疗法的三大作用,相互关联,其作用方式是双向的功能调整,调整的结果是提高了机体抗病力,消除了病理因素,从而促使人体恢复正常功能。穴位埋线后,肠线在体内软化、分解、液化和吸收时,对穴位产生的生理、物理及化学刺激长达15天时间,从而对穴位产生一种缓慢、柔和、持久、良性的"长效针感效应",长期发挥疏通经络作用,达到"深纳而久留之,以治顽疾"的效果。穴位埋线,每15天治疗一次,避免较长时间、每日针灸之麻烦和痛苦,减少就诊次数。因而,穴位埋线是一种长效、低创痛的针灸疗法,它特别适用于各种慢性、顽固性疾病以及时间紧和害怕针灸痛苦的人。

三、穴位埋线的适应症

埋线疗法适用于慢性、顽固性、免疫低下等疾病的治疗,特别对半身不遂、肥胖、面瘫后遗症、癫痫、腰腿痛、腰椎间盘突出症、颈椎病、痿证、脊髓灰质炎后遗症、慢性支气管炎、哮喘、便秘、腹泻、慢性胃炎、胃痛、功能性消化不良、高血压、高脂血症、遗尿、尿失禁、神经官能症、免疫功能低下等疾病疗效显著,且能同时调节人体体质,改善亚健康状态。

穴位埋线疗法对肥胖症有独特疗效。通过穴位埋线减肥法可以对肥胖者产生影响,如改善糖类代谢、脂肪代谢,增强自身内分泌系统的功能;抑制下丘脑摄食中枢,摄入下降,抑制食欲;调节内分泌及植物神经紊乱,促进脂肪分解代谢,增加消耗而达到平衡。穴位埋线减肥是根据患者的个体差异、临床症状、肥胖机体进行合理有效的辨证选穴,在相应的穴位上埋线,从而起到祛湿化痰、健脾和胃、利尿通便的作用。

四、穴位埋线的方法

穿刺针埋线法:常规消毒局部皮肤,镊取一段约1～2cm长已消毒的羊肠线,放置在腰椎穿刺针针管的前端,后接针芯,左手拇食指绷紧或捏起进针部位皮肤,右手持针,刺入倒所需的深度;当出现针感后,边推针芯,边退针管,将羊肠线埋植在穴位的皮下组织或肌层内,针孔处覆盖消毒纱布。

五、穴位埋线疗法的注意事项

1.埋线疗法所采用的针具及线体均为一次性的医疗产品,保证一人一针,用后按规定销毁,避免了医源性交叉感染,保证安全卫生。

2.埋线后局部出现酸、麻、胀、痛的感觉是正常的,是刺激穴位后针感得气的反应。体质较柔弱或局部经脉不通者更明显,一般持续时间为2～7天左右。

3.埋线后6～8小时内局部禁沾水,不影响正常的活动。

4.局部出现微肿、胀痛或青紫现象是个体差异的正常反应,是由于局部血液循环较慢,对线体的吸收过程相对延长所致,一般7～10天左右即能缓解,不影响任何疗效。

5.体型偏瘦者或局部脂肪较薄的部位,因其穴位浅,埋线后可能出现小硬节,不影响疗效,但吸收较慢,一般1～3个月左右可吸收完全。

6.女性在月经期、孕娠期等特殊生理期时期尽量不埋线,对于月经量少或处于月经后期患者可由医生视情况'辨证论治'埋线。

7.皮肤局部有感染或有溃疡时不宜埋线。肺结核活动期、骨结核、严重心脏病、疤痕体质及有出血倾向者等均不宜使用此法。

8.此疗法为绿色、无毒副作用,分为埋线治疗期(15天埋线一次,6次为一个小疗程12次一个大疗程)和埋线巩固保健期(1个月埋线一次,6次为一疗程)

9.埋线后宜避风寒、调情志,以清淡饮食为主,忌烟酒、海鲜及辛辣刺激性食物。

10.如果埋线后局部出现红肿热痛者,请与医生联系,以做相应抗感染处理。

(刘福彬)

第十三节　中药灌肠疗法

一、名称定义

中药灌肠疗法,是在中医理论指导下选配中药方剂,将药液经肛门灌注于肠道内治疗疾病的一种方法;药物通过肠粘膜吸收及进入血液循环,作用于病灶及全身,达到平衡内环境和阴阳失调而达到治疗疾病的目的。灌肠疗法是中医内病外治法之一,是除口服和注射之外的第三种重要给药途径。

二、起源发展

东汉末年,张仲景首创灌肠疗法及肛门栓剂,其所著《伤寒论·辩阳明病脉证并治》中记载"阳明病,汗自出。若发汗,小便自利者,此为津液内耗,虽硬不可攻之。当须自欲大便.......若土瓜根及猪大胆汁,皆可为导.......大猪胆汁一枚,泻汁,和少许醋,以灌谷道内,如一食顷,当大便出宿食恶物,甚效",开创了直肠给药的先河。他发明蜜煎导方药栓剂,用食蜜炼后捻作梃,冷后变硬,纳谷道,是治疗便秘最早的肛门栓剂。公元200~300年左右,葛洪《肘后备急方》记载,"土瓜根捣汁,竹筒灌肠治疗便秘"。竹筒是最早记载的灌肠器械。唐朝大医家孙思邈(约580~682年间)治疗痔症,用竹筒将药液"灌入肛内,早一罐、晚一罐",记载说明唐代已有保留灌肠技术。

近年来,中药灌肠疗法在内、外、妇、儿、肛肠、消化、男科等各科的二百余种疾病治疗中,得到广泛应用,临床实践证明是一种行之有效的无创伤、绿色安全治疗手段。根据传统医学理论与现代科学实践结合,中药灌肠疗法在药剂和给药器械方面得到前所未有的创新与发展。尤其直肠滴入给药可用于临床上许多常见病和多发病的治疗,作为一种新型的绿色疗法,近年来得到医生和社会的认可推崇。

三、理论根据及临床优点

祖国医学阐明,肺与大肠相表里,直肠吸收药物后,通过经脉上输于肺,通过肺的宣发作用输布全身,从而达到治疗的目的。《素问·灵兰秘典论》说,"大肠者,传导之官,变化出焉。"李东垣的《兰室秘藏》说,"夫大肠庚金也,津,本性燥清,清肃杀之气。本位主收,其所司行津液。"《灵枢·经脉篇》有"大肠.......津液所生病者"之说。中医认为,大肠的功能是传导糟粕,吸收水分蒸腾津液,使之成为有形之粪便。大肠络脉络肺,肺与大肠相表里,而肺朝百脉,肠道吸收津液、药物后,通过经脉上输于肺,肺的宣发肃降功能使气血津液沿经脉散布全身,并经肺气作用注于心脉之中,将药物输送到五脏六腑、四肢百骸,而达到整体治疗疾病的作用。若病在肠俯,灌肠疗法可使药物直达病所,充分发挥局部治疗效果。清代医学家吴师机在《理论骈文》中指出,"外治之理,即内治之理;外治之药,即内治之药,医理药理无二"说明中药灌肠遵循辨证施治规律,灌肠疗法虽属外治范畴,但和内服中药具有同样的用药原则,可随证加减,灵活施治。

临床医学研究认为:肠粘膜是具有选择性吸收和排泄功能的半透膜,直肠黏膜下有丰富的静脉丛,血液循环旺盛,吸收能力很强,药物可通过三条途径进入血液循环,一是通过直肠上静脉,经门静脉进入肝脏代谢后,再循环至全身;二是通过直肠中静脉、下静脉和肛管静脉,绕过肝脏直接进入大循环,既防止和减少药物在肝脏中发生代谢变化,又避免了胃和小肠消化液对药物的分解破坏;三是通过直肠淋巴系统吸收后,通过乳糜池、胸导管进入血液循环。

由此可见,中西医理论都揭示了灌肠疗法的科学性、实用性。直肠给药有利于药物治疗作用的发挥,也突出了中医辨证论治的特点。

直肠保留灌肠(直肠滴注、推注给药)法,其优点集中体现在以下几方面:

1.无创伤、无痛苦绿色疗法,药物先通过粘膜保护屏障再进入血液循环,极大地避免了致病菌及超微颗粒杂质直接进入血液的机会,提高了用药安全度,相对于肌注、静脉给药而言,直肠给药不良反应和突发医疗意外事故的发生率极低。

2.尤其适合于口服和静脉给药困难的患者。是一种全新观念的绿色疗法,很多常用中西药针剂、汤剂、散剂、片剂,经过临床试验,都可以配成药液保留灌肠,它对患者无痛苦、作用快、疗效高、毒副作用少,具有操作简单方便、易于掌握,便于推广,患者乐于接受的优点。在不允许中医诊所打针输液的环境下,也为广大中医朋友提供了一条安全高效的给药途径。

3.药物吸收和静脉给药一样快,却避免了静脉给药在肝脏代谢灭活的弊端,又避免了口服药物时消化液对药物的分解破坏;生物利用度高,药效显著,平均约五分钟起效,约 30 分钟可吸收 95% 有效成分进入体内循环。

4.减轻肝脏的毒副作用,避免了药物损伤胃黏膜。尤其对于各种结肠炎、直肠炎及痔疮、肛瘘等下消化道患者来说,可以使药物直达病灶,极大地提高了用药效果,缩短了病程,提高了生化循环利用率减少了药量,避免了肝、肾、胃负担及副作用。

四、灌肠疗法的分类

(一)不保留灌肠

也叫清洁灌肠,主要用于涮肠通便,清除宿便秘结不通,或术前肠道清洁准备。根据药剂和药量的不同,分为高渗刺激型泄下法和低渗等渗型润下法。

(二)保留灌肠

1.点滴给药:也称直肠滴入给药,用一次性肠道冲洗袋或输液器连接特制直肠注药管,将药液输注滴入直肠和大肠内。特点是给药容量大,剂量也大,缓慢连续给药。适用于结肠炎症溃疡的大容量深度保留灌药及肾病的结肠透析疗法,以及成年人消化、呼吸、泌尿、妇科等系统疾病的直肠给药。

2.推注给药:用注射器和特制直肠注药管,将药液直接推注到直肠内。特点是药的剂量、容量小,给药浓度较高,快速方便。儿科应用最广泛。

五、保留灌肠疗法的适应症及注意事项

(一)适应症

1.直肠推注:以呼吸道、消化道炎症疾病为主的儿童常见病、多发病,轻中度感染患者,特别适用直肠绿色给药。如:小儿上呼吸道感染,肺炎、支气管炎、支气管哮喘,小儿肠炎、急性细菌性痢疾等。当然成人也完全可以用。是一种全新观念的绿色疗法,它对患者无痛苦、作用快、疗效高、毒副作用少,具有操作方便、费用低廉的优点。

2.直肠滴入:常用于成人临床上许多常见病和多发病的治疗,如肺炎、气管炎等呼吸系统疾病,过敏性、溃疡性结肠炎、急性单纯性阑尾炎、直肠炎、便秘、痔疮等肛肠、消化道疾病,急、慢性盆腔炎、前列腺炎、泌尿系感染、慢性肾炎等妇科男科病,疗效好、无痛苦、毒副作用少,尤其适合于口服给药困难和静脉给药困难的患者、患儿。

(二)注意事项

1.重症感染、脱水、电解质紊乱、及严重腹泻患者应以静脉输液为主,直肠给药为辅。

2.疑有肠道梗阻、坏死、穿孔等急腹症,及心功能衰竭或心律失常患者禁用。

3.不宜灌肠药物:患者过敏的药物、血管活性药物、抗心律失常药、刺激性较大的药物禁用于保留灌肠。经胃与小肠消化吸收的大分子营养物质,如多糖、淀粉、蛋白质、脂肪类和阿胶、人参、鹿茸、首乌等直肠、结肠不能吸收,不宜灌肠给药,以免浪费药物,延误病情。

4.药液的酸碱、温度、渗透压:正常人肠道 PH 值为 8.3～8.4 之间,呈碱性。但肠道有适应和调节功能,如一般酸涩收敛性中药灌肠治疗腹泻,肠道适应性及效果还是很好。偏酸性药液易引起肠痉挛、腹痛等症状,灌肠药液不宜偏酸或过碱性。药液温度应与肠道温度相近,保持在 35～40℃ 为宜,但热证的灌肠温度不宜高,寒证的灌肠温度不宜低。药液渗透压不宜过高,低于血浆渗透压的药液易于吸收。

5.要求皮试的药物,必须先做皮试,孕妇及过敏体质者慎用。

6.过敏或不良反应抢救流程:首先脱离过敏原;方法是用生理盐水 200～500 毫升清洁灌肠;或者肥皂水 500 毫升加 2～3 片果导片粉,灌肠导泻。迅速采集生命体征,建立静脉通道,抗过敏治疗。

六、保留灌肠技术的操作规范

(一)给药体位

1.侧卧位。

2.截石位

3.俯卧位灌药完毕,保持体位五分钟后可自由活动。

(二)药液温度

水浴药液,明显寒热证除外,一般情况宜均匀加温至 39℃。

(三)容量剂量

直肠推注给药是根据儿童直肠容量不同而合理设计给药容量。

两岁以下幼儿:4～6mL

3岁到5岁儿童:5～10mL

6岁到9岁儿童:9～20mL

10岁到14岁儿童:20～30mL

成人:30～50mL

直肠滴入给药,用药剂量与口服、注射用量一样,可根据病情酌情加减,用生理盐水或灭菌水稀释后保留灌肠,100毫升药液可到乙状结肠,300毫升药液可达降结肠,如给结肠充气500毫升,用气动助推结合手法按摩,体位滚动,药液可达回盲部,达到高位全结肠保留灌肠目的。

(四)插管深度

两岁以内幼童插管深度为3～5厘米

三到七岁儿童插管深度为4～7厘米

七岁到十五岁插管深度为5～8厘米

成年人 插管深度为5～10厘米

(五)操作程序

1.给药前20～30分钟前需排空粪便,以增加药液与肠粘膜充分接触面积,以免患者灌药后随即排泄。

2.直肠推注给药:先将药液水浴加温到39度后,用注射器吸取药液,排气时留少许空气,接上一次性直肠给药管,头端润滑石蜡油或凡士林膏。

3.直肠保留灌肠:用注射器吸取药液,加到灌肠袋或瓶中,将药液水浴加温到36～39°后,输液管排尽空气,接上一次性直肠给药管,头端润滑石蜡油或凡士林膏。

4.将患者带到有窗帘的直肠给药室,并有家属陪护,向患者及家属解释,如是儿童患者,需哄逗患儿,以取得合作,打消隐私等顾虑。

5.患者取侧卧或俯卧位,用碘伏消毒肛门。

6.医生或护士用戴手套的右手或镊子将一次性直肠给药管送入肛门5厘米左右,再调节好深度。操作轻柔,如遇不畅,需调节方向,切忌粗暴插管。

7.缓慢推注或滴入药液。

8.给药完毕,拔出给药管,患者静卧5分钟;大容量保留灌肠者,需结合体位翻滚或气动助推,药液到位后,静卧至少30分钟以上。

七、保留灌肠技术临床应用

(一)消化系统疾病

1.慢性结肠炎

全称慢性非特异性溃疡性结肠炎,是一种与自身免疫及过敏因子有关的直肠和结肠的慢性炎症。多在饮食不当、受凉、劳累或生气时发作,病情轻重的个体差异较大,临床多有腹痛及腹泻与便秘交替出现的表现。该病病机复杂,病情缠绵,愈后复发,治疗颇为棘手。我研究所按证分型以求总结出适应灌肠疗法的组方。消化道肛肠病研究所经过对大量的临床病例对照治疗表明,使用中药灌肠疗法治疗该病效果较好。我所多年来探索、研究直肠、结肠炎保留灌肠组方,药量和充盈程度,灌肠深度,保留时间等因素对各型肠炎灌肠的治疗效果,总结出充气助导、手法按摩、体位调节的保留灌肠法,可将 200 毫升左右药液灌至回盲部。这种高位保留灌肠法,增加了药物治疗吸收范围,提高了药物利用度,临床治愈率高。

云南白药 3 克、锡类散 3 克加入以下各型中药汤剂保留灌肠。

(1)脾虚湿热、寒热交错型:黄连、黄柏、柯子 10g,黄芪、白术、防风各 15g,金银花、白及、生薏仁、甘草 8g,珍珠粉 6g 冲入。

(2)寒湿困脾、脾肾阳虚型:乌梢蛇、肉蔻、五味子、五倍子 10g,木香、粟壳、炙甘草 5g,枯矾 5g冲入。

(3)气阴两虚、正虚邪恋型:黄芪、白术、木香、桔梗、葛根、薤白、乌梅、防风炭、银花炭、大黄炭、地榆炭、三七粉各 6g,雷公藤 6g 或加康复新液 5 毫升。

较重的腹痛腹泻,里急后重,一日十几次脓血粘液便,可应用中西药结合保留灌肠。

西药组方可随证加减:

0.9％生理盐水 120 毫升

氢化可的松 100 毫克或地塞米松 5 毫克

痛剧可加 645－2 针 1mg(无禁忌时)

2％的利多卡因液 10 毫升

有感染对症可加奥硝唑液 0.5g 和庆大霉素针适量。

柳氮磺吡啶片 1g 研末入药液(或便后放柳氮磺栓剂)

疗程不宜过长,注意激素递减,防止反跳,防止血钾低及电解质平衡及耳肾不良反应。

中药水煎后用双层纱布过滤去渣,再回锅浓缩至 200mL,以药液保留灌肠,结合气动助推,倒立体位和侧滚,每晚 1 次,连续 7～10 天为 1 个疗程。数年不愈的患者需治疗三个疗程。

早晨或每晚睡前进行,灌肠前排空大便,药液温度以 36℃～39℃为宜。

中药灌肠疗法治疗慢性结肠炎,能使药物直接到达病变部位,同时还能起到局部冲洗清洁的作用,以达到止泻消炎,改善局部血液循环和新陈代谢,增强肠道免疫功能,促进溃疡愈合的目的。利多卡因和 654－2 针可解痉止痛,充分舒展肠壁腺体和血管,利于药物吸收和治疗。

2.急性肠炎

中药组方:可参考以上湿热型组方灌肠。发烧,白细胞较高,细菌粪培养阳性者,可间隔 6 小时加针剂直肠推注给药。

针剂组方可随证加减:

黄连素针 0.1g/5mL,桑姜注射液 4 毫升,甲氰米胍针 0.15g,庆大针 8 万。高热加地米针 2mg,直肠推注,每日 1～2 次。

3.慢性菌痢

痢疾迁延难愈,有时达 2 个月以上。临厕腹痛里急后重,大便赤白黏液,无腹泻时,细菌粪培养阳性。

下列灌肠方药可酌选:

金银花煎:金银花、马尾连、黄芩、黄柏、杭菊、地榆、小蓟各 15 克,煅牡蛎 40 克,加水煎成 200

毫升左右,于每晚睡前作保留灌肠,7天为1个疗程。

糖炭茶煎:绿茶 50 克,红糖或白糖炭适量。先把绿茶放入锅中,加清水 250 毫升,煎至 100 毫升,白糖 50 克放素油中煎炸成炭,沸水煮去油,烘干研末备用。茶汁加红糖或糖炭搅匀,保留灌肠,日 1 次。

黄连素液:云南白药 2 克,黄连素 0.2 克,加入生理盐水 100 中,保留灌肠,每天 2 次,3 天为 1 个疗程。

4.肠系膜淋巴结炎

直肠给药组方可随证加减:

黄连素针 0.1g/5mL,桑姜注射液 4 毫升(四川好医生药业),西咪替丁针 0.15g,654－2 针 1mg,左氧氟沙星液 0.1g。直肠推注,每日 1～2 次。

5.肛肠病

肛窦炎、直肠炎

三黄煎:黄柏、黄连、黄芩各 25 克,白术 30 克,加水煎至 200 毫升左右。加入小苏打水几滴调酸碱度,以滴入法保留灌肠。

6.肛瘘、肛周脓肿

早晨便后三黄煎滴入直肠,如果瘘管内口通畅,冲洗消毒瘘管后,可从瘘管外口直接灌药入直肠。每日一次。七天一疗程。

奥硝唑液 100 毫升/500 毫克

左氧氟沙星液 100 毫升/200 毫克

晚上睡前,直肠滴注。每晚一次。七天一疗程。

痔疮便血

用广东一方免煎颗粒配方(每包相当于常用饮片的一日剂量)

槐花、地榆、生地、黄芩、麦冬、元参、黄柏、鱼腥草、荆芥各半包

加水 200mL 煎煮三分钟,直肠滴注,每日两次

针剂配方

消痔灵注射液 10mL,云南白药粉 4 克/瓶,直肠推注,每晚一次。

九华痔疮栓一枚,九华痔疮膏适量,纳直肠,早晨便后,每天一次。

初起痔疮便血五天即愈。

(二)呼吸系统疾病

1.上呼吸道感染

风寒型,用广东一方免煎颗粒配方(每包相当于常用饮片的一日剂量)

荆芥、防风、羌活、白芷、川芎、柴胡、前胡、桔梗、枳壳、甘草各半包

加水 200mL 煎煮三分钟,直肠滴注,每日两次。

风热型,用广东一方免煎颗粒配方

金银花、板蓝根、菊花、连翘、桑叶、薄荷、牛蒡子、甘草各半包

加水 200mL 煎煮三分钟,直肠滴注,每日两次

针剂配方对高烧发热疗效很好可随证加减

穿琥宁注射液 6mL 或桑姜感冒注射液 4mL

清开灵或柴胡注射液 4mL 或安痛定 2mL(发热时加)

扑尔敏 3mg 或地米针 2mg 或氯雷他定 5mg

利巴韦林注射液 200mg

直肠推注给药,每日 2～3 次。

2.下呼吸道感染

广东一方免煎颗粒配方

金银花、鱼腥草、金荞麦、败酱草、薏苡仁、桑白皮、桔梗、甘草各半包

加水 200mL 煎煮三分钟,直肠滴注,每日两次

针剂配方可随证加减

复方蛤青注射液 4mL

沐舒坦 4mL 或喘定 0.01mg

安痛定 2mL 或布洛芬 0.1g

配合抗生素联合给药

直肠推注给药,每日 2～3 次。

3.慢性气管炎、哮喘

广东一方免煎颗粒配方

麻黄、蛤蚧、蜜紫菀、葶苈子、马兜铃、苏子、黄连、黄芩、苦杏仁、瓜蒌仁、麦冬、百合川贝母、甘草各半包

加水 200mL 煎煮三分钟,直肠滴注,每日两次

针剂配方可随证加减

复方蛤青注射液 4mL

沐舒坦 4mL 或喘定 0.01mg

曲安内德注射液 40mg

(配核酪注射液肺腧穴位注射)

直肠推注给药,每日 2～3 次。

(三)泌尿系统疾病

1.慢性前列腺炎

前列腺与直肠紧邻,应用中药灌肠方法并加到一定的温度(39℃～41℃),可通过温热效应直接作用于前列腺,促进前列腺的血液循环,起到理疗作用,加速前列腺局部新陈代谢产物和毒素的排出,促进炎症的吸收和增生组织的软化。

灌肠中药成分能否通过直肠壁直接进入前列腺而发挥药物作用,前列腺和直肠间有一层狄氏筋膜相隔,此筋膜组织结构致密,血运差,人们认为药物很难通过此筋膜而透入前列腺。灌入直肠的药物仍需通过肠壁的吸收,进入大小循环后再作用于前列腺而发挥作用。但近来,有研究机构通过动物实验发现用同位素标记的药物成分可通过直肠直接作用于前列腺组织,这对中药灌肠疗法治疗前列腺炎的作用机理提供了有力依据。

治疗慢性前列腺炎的中药多为活血软坚、解毒清热之品,而前列腺炎服药疗程长,长期口服极

易损伤脾胃。因此中药保留灌肠治疗慢性前列腺炎是一种比较好的方法。

近年来 801 研究所采用中药灌肠方法治疗了大量的病人,取得了较好效果。

广东一方免煎颗粒配方

败酱草、蒲公英、王不留行、山萸肉、白茅根、知母、丹参、川牛膝、土茯苓、红藤、元胡、黄柏各一包加水 200mL 煎煮三分钟,直肠滴注,每日两次。

通过临床实践体会到,用 41℃中药煎剂灌肠后,病人的症状缓解迅速,有时即刻有舒适感,疼痛症状减轻或消失,前列腺液白细胞也有明显减少,显示了中药灌肠方法的明显效果。

2.慢性肾炎

中药灌肠又被称为结肠透析,基本原理是用特制中药液高位全结肠保留灌肠,然后通过结肠粘膜淋巴和毛细血管网及肠腺的吸收和排泄功能,清除机体内的有毒物质,从而达到净化血液的目的。目前使用的中草药灌肠能够平衡阴阳、调和气血、温经通络、活血化瘀、补肾益气健脾、祛邪扶正、澄源固本。适用于早中期慢性肾功能衰竭。

众所周知体内的毒素大多数是通过肾脏分泌尿液排出体外的,当人体肾功能下降的时候,肾功能排毒的作用就减弱了,所以可通过肠道排毒。

广东一方免煎颗粒配方

黄芪、白术、白芍、菟丝子、益母草、当归、丹参、桃仁、红花、茯苓、猪苓、泽泻、玉米须、甘草、生大黄、煅牡蛎、蒲公英、煅龙骨、红藤、制附子、冬瓜皮各半包。

加水 500mL 煎煮五分钟,药液保留灌肠,结合气动助推,倒立体位和侧滚,每天 2 次。保留3～4 小时。

八、小结

要想常青,必须"肠清"。中药灌肠将现代医学与祖国医学相结合,中药灌肠可以将肠道壁上的宿便、肠源性内毒素等有害物质清除出体外,从而使肠道内保持清洁。然后再通过中药灌肠的方法来主动排出身体中的内毒素,则可达到血液净化的目的,从而取得更好的治疗效果,又可较好地调整机体水、电解质和酸碱平衡,能抑制肾小管细胞的高代谢状态,对肾衰竭期及氮质血症期病人尤惟有益。

灌肠疗法作为一种行之有效的无创伤、绿色安全的给药方法,和内服中药具有同样的用药原则,可随证加减,灵活施治,但必须严格遵循注意事项,不可滥用药物。801 消化道肛肠病研究所,近几年做了大量的临床研究,试图对此疗法归纳出科学、系统的使用流程和操作规范,以便进一步在中医界推广应用。由于时间仓促,水平有限,缺点与错误在所难免,期望广大同仁提出宝贵意见,以便及时修改、充实、完善。

(刘福彬)

第十四节　腧穴

一、腧穴的概念

腧穴是人体脏腑经络之气输注于体表的部位。"腧",又写作"输"、"俞",含有转输、输注的意义;穴,有孔隙的意义。腧穴既是针灸的施术部位,又是疾病的反应点。在历代文献中,腧穴又称作"节"、"会"、"气穴"、"气府"、"骨空"、"孔穴"等,俗称穴位。"腧"、"输"、"俞"三字虽然在广义上通用,但三者在具体应用时却各有所指。所谓"腧穴",是所有穴位的统称;"输穴",是指五输穴和五输穴中的第三个穴位;"俞穴"则是背俞穴的专称。

腧穴不是体表上孤立存在的刺激点,它与体内的经络、脏腑息息相关。经穴均分别归属于各条经脉,经脉又隶属于一定的脏腑,故腧穴、经络、脏腑间形成了不可分割的密切联系。生理上,腧穴是脏腑、经络之气输注于体表的部位;病理上,腧穴又是脏腑、经络病证的反应点。临床上,这些出现病理反应的腧穴,既可以作为疾病诊断的重要依据,也有十分重要的治疗意义。

二、腧穴的分类

人体分布的腧穴很多,大体可分为十四经穴、经外奇穴、阿是穴三类。

(一)十四经穴

十四经穴,简称"经穴",是指归属于十二经脉和任、督二脉的腧穴。十四经穴有固定的穴名、固定的位置和归经,且有主治本经病证的共同作用,是腧穴的主要部分。十四经穴共有 361 个,其中十二经脉的腧穴均为左右对称的双穴,任、督二脉的腧穴为正中单穴。

(二)经外奇穴

经外奇穴,简称"奇穴",是指有一定的穴名,又有明确的位置,但未列入十四经系统的腧穴。经外奇穴的主治范围比较单纯,多数对某些病证有特殊疗效,如四缝治小儿疳积,定喘治哮喘等。经外奇穴的分布虽然比较分散,但与经络系统仍有一定的关系,其中有些腧穴、如印堂、太阳、阑尾穴等位于十四经的循行线上,且具有经穴的主治特点,但尚未被列入经穴;有些则介于两经或多经之间,如华佗夹脊穴、十宣、四缝等。从腧穴的发展过程来看,奇穴是腧穴发展的早期阶段。临床上,奇穴可以作为经穴的补充。

(三)阿是穴

阿是穴,又称"天应穴"、"不定穴"、"压痛点"等,即《灵枢·经筋》所说的"以痛为腧"。这类腧穴既无固定的穴名,又无固定的位置,而是以压痛点或其他反应点作为针灸施术的部位。"阿是"之称始见于《千金方》中。

三、腧穴的主治作用

腧穴是脏腑、经络气血输注的部位,与脏腑、经络密切相联,所以腧穴的治疗作用尽管有许多,但都与腧穴的属经、腧穴所联系的脏腑和腧穴所处的部位息息相关。概括腧穴的治疗作用,有以下3个规律。

（一）近治作用

这是一切腧穴主治作用所具有的共同特点,它们均可治疗腧穴所在部位局部及邻近部位组织、器官的病证。如眼区及周围的睛明、承泣、攒竹等穴位均能治疗眼病;耳周围的耳门、听宫、听会、翳风等穴位均能治疗耳病;胃脘部及其周围的中脘、建里、梁门等穴位均可治疗胃痛;膝关节及其周围的鹤顶、膝眼、梁丘、阳陵泉等穴位均能治疗膝关节疼痛等。

（二）远治作用

这是十四经腧穴主治作用的基本规律。在十四经腧穴中,尤其是十二经脉分布在四肢肘膝关节以下的腧穴,不仅能治疗局部病证,而且还能治疗本经循行所及的远隔部位的脏腑、组织、器官的病证,有的还具有全身性的作用。如合谷穴,不仅能治疗上肢及头面部的病证,还能治疗外感发热;足三里穴不仅能治疗下肢病证,且能治疗胃肠、胸腹等方面的病证,又为全身强壮要穴。

（三）特殊作用

临床实践证明,针灸腧穴所发挥的作用机制与用药不完全一致。它的特点在于针灸某些腧穴,对机体的不同状态有双向的良性调整作用。如腹泻时针天枢穴可以止泻,便秘时针天枢穴则可通便。又如实验证明,针刺足三里穴既可使原来处于弛缓状态或处于较低兴状态的胃运动加强,又可使原来处于紧张或收缩亢进的胃运动减弱。此外,腧穴的治疗作用还具有相对的特异性,如大椎穴退热、至阴穴矫正胎位、四缝穴治疳积等。十四经穴是腧穴的主体部分,其主治作用归纳起来大体是:本经腧穴能治疗本经病,表里经腧穴能治疗互为表里的经脉、脏腑病,经穴还能治疗局部病。各经腧穴的主治作用既有其特殊性,又有其共性。

四、特定穴的意义

特定穴是指十四经穴中具有特殊功能和治疗作用,并有特定称号的腧穴。特定穴主要有以下几类。

（一）五输穴

五输穴是十二经脉分布在肘膝关节以下的井、荥、输、经、合穴,简称“五输穴”。其分布次序是从四肢末端向肘膝方向排列。古人把经气在经脉中运行的过程比喻作自然界的水流,由小到大,由浅到深。“井”穴分布在指(趾)端,为经气所出,像水的源头;“荥”穴多分布在掌指或跖趾关节之前,像刚出的泉水微流;“输”穴多分布于掌指或跖趾关节之后,喻作水流由小到大,由浅入深,经气渐盛;“经”穴多位于腕踝关节以上,如水流宽大,畅通无阻,经气盛行;“合”穴多位于肘膝关节附近,如江河水流汇入湖海,经气充盛入合于脏腑。

（二）原穴、络穴

脏腑原气输注、经过和留止的部位,称为原穴,又称“十二原”。“原”即本原、原气之意,是人体生命活动的原动力,为十二经之根本。阴经原穴即是五输穴中的输穴,阳经脉气盛长,于输穴之后另有原穴。十二经原穴多分布于腕踝关节附近。

“络”有联络的意思。络穴是络脉从经脉别出部位的腧穴,十二经脉的络穴分布在肘膝关节以下,加上任脉络穴鸠尾位于腹部,督脉络穴长强位于尾骶,脾之大络大包位于胸胁,合称“十五络穴”。

（三）俞穴、募穴

俞穴是脏腑之气输注于背部的腧穴，又称"背俞穴"。五脏六腑各有 1 个背俞穴，背俞穴位于背腰部足太阳经第一侧线上，其位置与相关脏腑所在的部位相接近。募穴是脏腑之气汇聚于胸腹部的腧穴，又称"腹募穴"。五脏六腑各有 1 个募穴，募穴位于胸腹部，也与其相关脏腑所处部位相接近。募穴在身前，背俞穴在身后，前后均与脏腑相应。

（四）八会穴

八会穴是指脏、腑、气、血、筋、脉、骨、髓之气所聚会的 8 个腧穴。各穴分散在躯干部和四肢部，主治以上 8 个方面的有关病证。

（五）郄穴

"郄"有空隙之意，郄穴是各经经气深聚的部位。十二经脉和阴　脉、阳　脉、阴维脉、阳维脉各有 1 个郄穴，共 16 个郄穴，多分布于四肢肘膝关节以下。

（六）下合穴

下合穴是六腑之气下合于足三阳经的 6 个腧穴，又称为六腑下合穴，主要分布在膝关节附近的足三阳经上。

（七）八脉交会穴

十二经脉与奇经八脉相通的 8 个腧穴，称八脉交会穴。八脉交会穴位于腕踝关节上下。

（八）交会穴

指两经或数经相交会的腧穴，多分布于头面部和躯干部。

五、腧穴的定位方法

腧穴定位的准确与否，直接影响到临床治疗结果。为了准确确定腧穴位置，必须熟练掌握定位方法。常用的定位方法有以下 4 种。

（一）体表解剖标志定位法

体表解剖标志定位法，是以人体解剖学的各种体表标志为依据来确定腧穴位置的方法，俗称自然标志定位法。可分为固定标志和活动标志两种。

1.固定标志

指不受人体活动影响而固定不移的标志。如五官、毛发、指（趾）甲、乳头、肚脐以及各种骨节的突起和凹陷等。由于这些标志固定不移，有利于腧穴的定位，骨度折量定位法即以此为基础。某些靠近标志的腧穴，可以直接以此为据。如两眉之间取印堂，脐中取神阙等。

2.活动标志

指必须采取相应的动作姿势才能出现的标志，包括各部的关节、肌肉、肌腱、皮肤等随着活动而出现的空隙、凹陷、隆起、皱纹等。如屈肘在肘横纹头取曲池，张口在耳屏前凹陷中取听宫等。

（二）骨度折量定位法

骨度折量定位法，是以体表各部的骨节为主要标志，按比例规定全身各部的长度和宽度，作为折量取穴标准的方法，又称为"骨度分寸定位法"。本取穴法以《灵枢·骨度》篇中规定的人体各部的分寸为基础，结合历代学者修订、增加的内容，作为定位的依据。本法将每个折量等份称作"寸"，每 1 等份就是 1 寸。不论男女、老少、高矮、胖瘦，均可按此标准在自身测量取穴。

（刘福彬）

第八章　常见疾病的针灸治疗

第一节　颈椎病

颈椎病是指颈椎间盘退行性病变及颈椎骨质增生,刺激或压迫了邻近的脊髓、神经根、血管及交感神经,并由此产生颈、肩、上肢一系列表现的疾病,称其为颈椎骨性关节病,简称颈椎病。由于人类脊柱中,颈椎体积最小,强度最差,活动度大,活动频率高,单位面积承重大,随着年龄的增长及各种急、慢性劳损的累积效应,逐渐导致颈椎间盘髓核脱水、退变、纤维环膨出、破裂、颈椎间隙变窄、椎间韧带损伤、松弛,造成椎体不稳、骨膜受到牵拉和挤压,产生局部微血管破裂与出血、血肿。随着血肿的机化及钙盐的沉着,最后形成骨赘。当突出的椎间盘与增生的骨赘刺激或压迫邻近的脊神经根、椎动脉或脊髓,使其产生损伤、无菌性炎症、修复后反应等,就出现了颈椎病的临床症状。最新观点认为,颈椎病的发生是退变或损伤导致颈脊椎动静力学平衡失调,出现异位压迫、化学刺激或免疫反应而引起。颈椎病的分类目前并不十分统一,比较全面的分类可分为7型,即颈型、神经根型、脊髓型、椎动脉型、交感型、混合型和其他型。

中医学称本病为"颈痹",认为感受外邪、跌仆损伤、动作失度,可使项部经络气血运行不畅,故颈部疼痛、僵硬、酸胀;肝肾不足,气血亏损,督脉空虚,筋骨失养,气血不能养益脑窍,而出现头痛、头晕、耳鸣、耳聋;经络受阻,气血运行不畅,导致上肢疼痛麻木等症状。颈椎病主要与督脉和手足太阳经及手阳明经密切相关。

一、辨病与辨经

(一)辨病

1.有慢性劳损或外伤史,或有颈椎先天性畸形、颈椎退行性病变。

2.多发于40岁以上中年人,长期低头工作者或习惯于长时间看电视等,常呈慢性发病。

3.颈、肩背疼痛,头痛头晕,颈部板硬,上肢麻木。

4.颈部活动功能受限,病变颈椎棘突和患侧肩胛骨内上角常有压痛,可摸到条索状硬结,可有上肢肌力减弱和肌肉萎缩,臂丛牵拉试验阳性,压头试验阳性。

5.艾条灸线正位摄片显示钩椎关节增生,张口位可有齿状突偏歪。侧位摄片显示颈椎曲度变直,椎间隙变窄,有骨质增生或韧带钙化。斜位摄片可见椎间孔变小。CT及磁共振检查对定性、定位诊断有意义。

6.病理分型

(1)颈型:枕颈部痛,颈活动受限,颈肌僵硬,有相应压痛点。艾条灸线片显示颈椎生理弧度在病变节段改变。

(2)神经根型:颈痛伴上肢放射痛,颈后伸时加重,受压神经根皮肤节段分布区感觉减弱,腱反射异常,肌萎缩,肌力减退,颈活动受限,牵拉试验、压头试验阳性。颈椎艾条灸线显示椎体增生,钩椎关节增生明显,椎间隙变窄,椎间孔变小。CT检查可见椎体后赘生物及神经根管变窄。

238

(3)脊髓型:早期下肢发紧,行走不稳,如履沙滩,晚期一侧下肢或四肢瘫痪,二便失禁或尿潴留。受压脊髓节段以下感觉障碍,肌张力增高,反射亢进,椎体束征阳性。艾条灸线片显示椎间隙狭窄,椎体后缘增生较严重并突入椎管。CT 检查、MRI 检查显示椎管变窄,椎体后缘增生物或椎间盘膨出压迫脊髓。

(4)椎动脉型:头痛,眩晕,耳鸣,耳聋,视物不清,有体位性猝倒,颈椎侧弯后伸时,症状加重。艾条灸线片显示横突间距变小,钩椎关节增生。CT 检查可显示左右横突孔大小不对称,一侧相对狭窄。椎动脉造影见椎动脉迂曲、变细或完全梗阻。

(5)交感神经型:眼睑无力,视力模糊,瞳孔扩大,眼窝胀痛,流泪,头痛,偏头痛,头晕,枕颈痛,心动过速或过缓,心前区痛,血压增高,四肢凉或手指发红、发热,一侧肢体多汗或少汗等。艾条灸线片见钩椎增生,椎间孔变狭窄,颈椎生理弧度改变或有不同程度错位。椎动脉造影有受压现象。

(二)辨经

1.督脉、足太阳经证:颈项、后枕部疼痛,项部僵紧不舒(病变在 C3～4 椎间隙以上),多见于颈型颈椎病。

2.手太阳经证:颈项部不舒,压痛明显,疼痛可沿前臂尺侧放散,4～5 指麻木,为病变在 C7～T1 椎间隙,损害 C8 神经根的表现,见于神经根型颈椎病。

3.手阳明经证:颈、肩、臂(上臂的外侧和前臂桡侧)的放射性疼痛、麻木,为 C4～5 椎间隙病变损害 C5 神经根的表现;或疼痛沿患肢桡侧放射至拇指,可伴拇指麻木,为 C5～6 椎间隙病变损害 C6 神经根的表现;或疼痛扩散至食指和中指,可伴两指麻木,为 C6～7 椎间隙病变损害 C7 神经根的表现;见于神经根型颈椎病。

二、针灸治疗及选穴原则

(一)治疗原则

本病以活血通经、舒筋活络为基本治疗原则。

(二)选穴原则

选穴上根据"经脉所过,主治所及"的原则,以督脉、足太阳、手太阳、手阳明经穴和夹脊穴为主。具体选穴原则如下。

1.局部选穴:根据《内经》中"在骨守骨,在筋守筋"的局部治疗原则,颈椎病属于筋病和骨病,因此,不管何种类型的颈椎病均可在颈椎局部选取穴位,如颈夹脊、大椎、天柱等。

2.循经选穴:督脉证可循经选大椎、身柱、脊中、腰阳关以及相关的夹脊穴;足太阳经证可选天柱、大杼、委中、昆仑等;手太阳经证可选后溪、阳谷、小海;手阳明经证可选合谷、曲池、臂臑、肩髃等。另外,由于督脉行于项之中线贯脊,而手太阳小肠经之后溪通督脉,手阳明大肠经"上出于柱骨之会上",因此,不管何种颈椎病均可选用后溪和合谷作为循经远取穴位。

3.辨证选穴:可根据证候进行选穴,如风寒表证明显者,可根据督脉主一身之阳而选风府、大椎;根据肺主表选用列缺,肺与大肠相表里选大肠经合谷;根据阳维为病苦寒热而选用足少阳与之交会穴风池;根据六经辨证太阳主表而选足太阳经风门、大杼等;根据颈椎病属骨病,骨会大杼而选用大杼穴。

三、推荐针灸处方

推荐处方1

【治法】 舒筋骨,通经络。

【主穴】

①颈型:颈夹脊、阿是穴、天柱、大椎、后溪。

②神经根型:颈夹脊、阿是穴。

③椎动脉型:颈夹脊、风池、百会、内关。

【配穴】

神经根型出现手太阳经证,加颈臂、小海、后溪、少泽、关冲(或第4、5指部十宣穴);手阳明经证,加颈臂、肩髃、曲池、合谷、商阳、中冲(或选食指、中指部的十宣穴)。椎动脉型出现耳鸣、耳聋,加听宫、外关。

【操作】

局部阿是穴可刺络拔罐或用灸法;颈臂穴采用提插手法,以放电样针感向手指放散为度;椎动脉型颈椎病选风池,应持续行针1～3分钟;手指麻木可在相应的井穴或十宣穴上点刺出血。余穴常规操作。

推荐处方2

【治法】 活血通经。

【主穴】 颈夹脊、天柱、风池、肩井、后溪、合谷、外关。

【配穴】

肝肾不足,加太溪、足三里;气滞血瘀,加内关、曲池;气血亏虚,加太渊、足三里;痰湿阻络,加百会、头维、丰隆;风寒湿型,加大椎。

【操作】

对于风寒湿型,颈夹脊针后加灸法。对于椎动脉型,风池穴应持续行针1～3分钟,泻法或平补平泻。余穴常规操作。

推荐处方3

【治法】 祛风散寒,舒筋活络。

【主穴】 颈夹脊、大椎、天柱、后溪。

【配穴】

风寒痹阻,加风门、风府;劳损血瘀,加膈俞、合谷、太冲;肝肾亏虚,加肝俞、肾俞、足三里;肩背痛,加肩井、天宗;上肢及手指麻木甚者,加曲池、外关、合谷;头晕,头痛,目眩,加百会、太阳、风池;恶心,呕吐,加天突、内关。

【操作】

诸穴常规操作。颈夹脊、大椎行平补平泻或艾条灸;天柱行平补平泻或泻法;后溪针用泻法。

推荐处方 4

【治法】　祛风散寒,舒筋活络,理气止痛。

【主穴】　阿是穴、颈夹脊、风府、天柱、大椎、风池、大杼、肩井、天髎、天宗、落枕。

【配穴】

督脉、足太阳经分布区疼痛,加陶道、督俞、昆仑;手阳明经分布区疼痛、麻木,加曲池、手三里;手太阳经分布区疼痛、麻木,加肩中俞、肩外俞、小海;太阳经不利之表证,加合谷、列缺、太阳、上星、印堂;上肢麻,加肩髎、曲池;头晕,加百会;后期肝肾不足,加肾俞、肝俞、气海、足三里。

【操作】

阿是穴、颈夹脊可根据情况选用刺络拔罐或灸法,或针用泻法;肩井、天髎、天宗可行刺络拔罐,或针用泻法。余穴常规操作,针用泻法。

推荐处方 5

【治法】　祛风散寒,舒筋活络,活血止痛。

【穴位】

①颈型颈椎病:颈夹脊、风府、百会、印堂、太阳、昆仑、合谷、落枕。

②神经根型颈椎病:颈夹脊、大椎、风池、手三里、尺泽、曲池、合谷。

③脊髓型颈椎病:颈夹脊、肾俞、通里、髀关、承筋、委中、条口、悬钟。

④椎动脉型颈椎病:颈夹脊、百会、风池、太阳、内关、血海、昆仑。

⑤交感神经型颈椎病:颈夹脊、百会、风府、内关、足三里、三阴交。

【操作】　诸穴常规操作。

四、针灸疗效及影响因素

(一)病变的类型

颈椎病的类型较多,病变的类型直接关系着针灸的疗效。一般而言,颈型颈椎病是颈椎病中最轻的一型,是颈椎病的最初表现形式,以枕颈部痛、颈活动受限、颈肌僵硬、有相应压痛点为特征,仅有颈椎生理弧度在病变节段的改变,有人认为是颈椎病的前期阶段,甚至有部分学者认为属于颈肌筋膜炎,属于单纯的软组织痉挛或炎症病变。总之,颈型是椎体不稳引起颈椎局部的内外平衡失调及颈肌的防御性痉挛,同时直接刺激分布于后纵韧带及两侧根袖处的神经末梢出现的颈部症状,又被称为韧带关节囊型颈椎病,通过针灸、拔罐完全可以获得临床治愈或临床控制。针灸对本型的疗效最好,疗程短。

神经根型颈椎病以颈痛伴上肢放射痛、颈后伸时加重、受压神经根皮肤节段分布区域感觉减弱、腱反射异常为基本特点,神经根受刺激、压迫是此型的病理基础。治疗的目的是及时消除神经根的水肿,缓解疼痛。临床实践证明,针灸具有较好的止痛作用,并对消除神经根水肿有一定的促进作用,但保守疗法是无法根治本病的,针灸治疗的同时,配合颈椎牵引是非常有意义的,因此,以针灸治疗为主的综合治疗是符合临床实际情况的。

椎动脉型颈椎病的主要症状是椎基底动脉供血不足所致的头晕,针灸有很好的缓解作用,可以作为主要治疗方法,但本病是无法根治的,针灸治疗只是缓解主要症状,难以达到治愈的目标,而且在临床实践中证实,有配合其他疗法的必要性。交感型和脊髓型疗效较差。交感型颈椎病是颈交感神经节受压或刺激所引起的症候群,反应比较强烈,从理论上讲针刺对神经系统疾患疗效优越,但临床上针刺对其的疗效并不很满意,可能与交感神经受刺激的程度过强,针刺的调节效应极限值也难以逆转其异常的反应有关,因此,针刺的作用仅仅能缓解有限的部分症状。脊髓型颈椎病是脊髓遭受压迫所出现的证候,它是颈椎病中比较重的一型,比神经根型、椎动脉型要复杂,针刺在缓解部分症状方面可能有一些效果。针灸改善神经根水肿和椎动脉的功能状态要比改善脊髓型受压水肿要容易。针灸疗效排序为颈型＞神经根型＞椎动脉型＞交感型、脊髓型。

(二)病变的性质和程度

除颈型颈椎病外,其他各种类型的颈椎病即使同一类型均存在病变程度的差异,而病变程度直接关系着针灸的疗效。颈椎间盘突出症是突出的髓核刺激、压迫神经根或脊髓,其症状和体征的波动性较大,但针刺治疗可取得显著的疗效。一般而言,神经根刺激的针灸疗效要优于神经根明显受压。颈椎间盘突出症的针灸疗效要优于脱出症,所谓颈椎间盘脱出症是髓核穿过破裂的后纵韧带进入椎管内,突然出现较重的神经根及脊髓症状,早期针刺治疗可获得一定疗效,但应配合其他综合治疗。单一椎间盘病变或骨赘对脊髓及神经根的损害较多个椎间盘病变为轻,因此,单一椎间盘或骨赘病变的针灸疗效优于病变范围多发者。相对而言,椎间盘性颈椎病针灸疗效要优于骨源性。

骨源性颈椎病主要是增生的骨赘刺激和压迫脊髓、脊神经、交感神经、椎动脉所致,此时椎管矢状径的大小直接关系着疾病的发生和发展,对针灸疗效也有决定性影响。中央型的骨赘位于锥体后方中央,压迫脊髓前方及其血管,引起以运动障碍为主的一系列症状。此型颈椎病针灸难以取得疗效,因为针刺无法直接刺激到病变部位。侧后型骨赘偏向一侧,刺激压迫脊髓的边缘和脊神经根,引起同侧神经根及脊髓症状,针刺对神经根症状可发挥较好的治疗作用。钩椎关节型是关节骨质增生所致,分别或同时刺激椎动脉、脊神经根,引起椎动脉型、神经根型颈椎病,针刺对其有一定的疗效。食管压迫型和弥漫型针灸很难取得疗效。对于脊髓长期受压而致的脊髓变性,针灸难以取效。当然,有时颈椎病的临床表现和压迫程度并不成比例,这可能与个体差异及自我代偿能力有关。

颈椎有骨质增生性变化不一定引起临床症状,偶遇轻微外伤后,往往立即出现脊髓和神经损害的临床表现。这是因为脊髓组织可耐受慢性磨损和慢性外压,但不能耐受即使是轻微的急性损伤,故其针灸疗效以神经组织损害的不同程度而定,损伤程度轻,针灸疗效好。不论是先天性还是后天性的椎管狭窄,其狭窄程度轻,针灸疗效就好。

(三)病程

颈椎病要及早治疗,病程越短,疗效越好。病程较长而缓慢,虽症状较轻,针刺疗效并不一定属于优良;病程较短,病情可能虽表现较重,针灸治疗后恢复往往较快,而且疗效良好。这可能与病程长,局部的病理损伤已经固定,很难再减轻或恢复有关。

(四)患者的配合

治疗期间要限制患者的头颈活动,对颈椎失稳者要制动。治愈以后应避免过度摇摆头颈部,纠正工作中的不良体位,避免头颈部长时间前屈或转向一侧,以头、颈、胸保持生理曲线为好。这些都关系着针灸的近期疗效和远期疗效。

需要指出的是,对于颈椎退行性病变(骨质增生等)和椎间盘突出症引起的颈椎病,表现为慢性颈臂疼痛、手指麻木以及椎动脉压迫而出现的头痛、头晕等症状,通常针灸也只能改善症状,而不可能改变颈椎出现的器质性变化。因此,治疗前后不会有 X 线或 CT 影像学的改变。但这也同时提醒我们,颈椎病的临床症状显然是其局部软组织炎症水肿或骨赘压迫脊神经或椎动脉而引起,颈椎本身的病变只是为该病的发生提供了局部异常的环境和条件,使其容易在日常的活动中受到损伤。这正是我们有时在临床上看到颈椎本身的退行性变化严重程度和临床症状表现不完全一致的原因。因此,针灸也只能通过改善局部微循环、促进炎症吸收、止痛等作用消除局部的炎症刺激等因素,以达到缓解症状的目的。

五、针灸治疗的环节和机制

针灸治疗颈椎病和其他保守疗法一样,通常只能缓解症状,不可能改变颈椎已经存在的器质性变化。针灸治疗颈椎病的环节和机制包括以下五方面。

(一)止痛

针灸通过缓解肌肉紧张和痉挛,而起到止痛作用,有利于颈椎活动。另外,针刺还可通过促进人体内源性镇痛物质的释放,减弱或拮抗感觉神经的痛觉传入而提高痛阈,以达到止痛的作用。

(二)促进局部微循环

神经根型颈椎病在神经根受到刺激或压迫后,其周围的无菌性炎症必然导致有渗出物填充在椎间孔及其周围的软组织中,使其组织间压力增高。针灸可通过刺激局部的微循环,促进局部的新陈代谢和炎性产物的吸收,从而达到"引流减压"的效果,消除或缓解神经根管中各种压迫和限制神经根活动的因素,起到松解神经根、软组织粘连和缓解症状的效果。

(三)改善椎动脉供血

大量的试验研究表明,针刺颈项部的风池等穴可舒张椎动脉,增加椎动脉的血供,从而缓解眩晕等症状。

(四)协调椎间盘周围的肌肉和韧带

最新研究认为,颈椎的退变或损伤是不可逆的病理因素,而其继发的病理改变,引起动静力学平衡失调,才是关键的发病机制。因为颈脊柱的主要功能是承受头颅重量和维持头颅平衡,并为适应听、嗅、视觉的刺激反应而有较大敏锐活动性,这些功能的实现是通过颈椎体及其各连接结构复杂而严密的组织活动调节来完成,即"活动"是其功能实现的关键,若失去"活动",则其"动"的力学平衡失调,其静力学和稳定性不能随时调节,脊柱的刚度和强度异常,内源性和外源性稳定受到破坏,则颈椎的压缩、牵拉、扭转、剪切等载荷出现改变,从而导致异位压迫或化学刺激引起颈椎病。颈椎病发生后,病变局部的肌肉、韧带、肌腱等处于失衡的生物力学状态,针灸通过局部刺激,可对其进行协调,减轻其痉挛状态,从而可缓解局部的肌肉、肌腱和韧带的紧张状态,缓解疼痛,减轻椎间盘、神经及血管的压力,有利于局部血液循环和组织损伤的修复。

(五)神经调节

针刺可直接刺激神经,引起神经冲动的传导,这对于受刺激和压迫的神经根具有反射性促进神经细胞代谢和自我修复的作用。国外有学者研究表明,电针治疗慢性颈肩痛可获得 64.9% 的显著的长期改善,并认为其作用原理是电针组织了外周交感神经,引起局部微循环增加而促进了组织康复和疼痛缓解。

六、预后

颈椎病的治疗原则首先应考虑保守治疗，一般大多数患者可使症状缓解和改善，在保守疗法中，针灸是有优势的一种疗法。总体而言，在临床上颈椎病以颈型、神经根型和椎动脉型多见，大多数患者经过非手术治疗可使症状改善或消失，但常反复发作。多数颈椎病患者一般有从急性发作到缓解、再发作、再缓解的规律。

颈型颈椎病并非由颈椎骨质增生引起，而是因为颈椎生理弧度改变及颈部软组织劳损所致，故预后好。

神经根型颈椎病预后不一，其中根痛型预后良好，萎缩型较差，麻木型介于二者之间。因单纯性颈椎髓核突出所致者，预后大多良好，治愈后少有复发；髓核脱出已形成粘连者则易残留症状；因钩椎关节增生引起者，早期及时治疗，预后多较满意。如病程较长，根管处已形成蛛网膜下腔粘连时，则易因症状迁延而预后欠满意。骨质广泛增生患者，不仅治疗复杂，且预后恢复较差。

椎动脉型颈椎病预后大多良好，尤以因椎节不稳所致者，症状严重经手术治疗的病例预后亦多满意。椎动脉型颈椎病多发于中年以后，对脑力的影响较严重，对体力无明显影响，有终因椎-基底动脉系统供血不足形成偏瘫等，但较少见。

脊髓型颈椎病对患者的体力损害较为严重，如不积极治疗，多致终生残疾，但对脑力的影响小。一般而言，本型主要采用手术治疗。因椎间盘突出或脱出所致者，预后较佳；椎管矢状径明显狭小伴有较大骨刺或后纵韧带钙化者，预后较差；病程超过 1 年且病情严重者，尤其是脊髓已有变性者，预后最差；高龄特别是全身伴有严重疾患或主要脏器（心、肝、肾等）功能不佳者，预后亦差。

（马玲蓉）

第二节　肩关节周围炎

肩关节周围炎简称肩周炎，是以发生于肩关节周围软组织（肌肉、肌腱、筋膜、滑膜和关节囊）的无菌性炎症为基础，表现为肩部疼痛和肩关节运动功能障碍症候群的一种疾病。由于风寒是本病的重要诱因，故中医称为"漏肩风"；因本病多发于 50 岁左右的成人，故俗称"五十肩"。确切而言，肩周炎并非是单一病因的疾病，其发生与组织退行性变、慢性劳损、外伤及风寒湿的侵袭有关。广义的肩周炎包括肩峰下滑囊炎、冈上肌腱炎、肩袖病变、肱二头肌长头腱炎及其腱鞘炎、喙突或喙肱韧带炎、冻结肩、肩锁关节炎、肩峰下撞击综合征等多种疾病。狭义的肩周炎也就是所谓的冻结肩或粘连性关节囊炎。病理表现为肩肱关节腔内的纤维素样渗出，晚期出现关节腔粘连，容量缩小。因患肩局部常畏寒怕冷，尤其后期常出现肩关节的粘连，肩部呈现固结状，活动明显受限，故又称"肩凝症"、"冻结肩"等。早期其痛可向颈部和上臂放散，呈弥散性疼痛、静止痛为其特征，表现为日轻夜重，晚间常可痛醒，晨起肩关节稍活动后疼痛可减轻。由于疼痛，肩关节活动明显受限。局部按压出现广泛性压痛。后期病变组织产生粘连，功能障碍加重，而疼痛程度减轻。因此，本病早期以疼痛为主，后期以功能障碍为主。

本病中医称"漏肩风"，认为因体虚、劳损、风寒侵袭肩部，使经气不利所致。肩部感受风寒，阻痹气血；或劳作过度、外伤，损及筋脉，气滞血瘀；或年老气血不足，筋骨失养，皆可使肩部脉络气血不利,不通则痛。肩部主要归手三阳所主,内外因素导致肩部经络阻滞不通或失养,是本病的主要病机。

一、辨病与辨经

(一)辨病

1.特点:老年人、妇女多发,多数人为单侧发病,起病缓慢,不一定或回忆不起来是否有外伤史,部分患者有肩部受凉史。

2.症状

(1)疼痛:逐渐发生并加重的肩周疼痛,其特点是活动后加重,夜间加重,影响睡眠,可半夜痛醒。疼痛可向颈、背及上臂放散,但多数不超过肘关节,疼痛呈持续性。

(2)功能障碍:患侧肩关节活动度逐渐减少。患者自觉肩部僵硬,以至于梳头、穿衣、脱衣或系腰带等日常活动均感困难。

3.体征

(1)患肩外展、外旋及手臂上举明显受限并使疼痛加重,病史长者可因神经营养障碍及肌废用导致三角肌萎缩。

(2)肩关节周围压痛点较多,主要是肌腱与骨组织的附着点及滑囊、肌腱等处,如喙突、结节间沟、肩峰下、三角肌止点、冈下肌群及其联合腱等。

4.特殊试验:肌肉抗阻力试验,使欲检查的肌肉主动做功,并被动施加阻力,引起该肌起止点的疼痛为阳性,并可证实其病变之所在。如检查三角肌时,嘱患者主动将肩关节外展,术者同时施以一定阻力加以对抗,若出现疼痛加重,表示该肌受累。

5.X线片:可摄肩部正位片,部分患者可显示肌腱钙化影像、骨质疏松或肱骨头骨质增生等改变,但大多数为正常影像。若同时摄颈部正侧位像,则可能有不同程度颈椎退变征象。

(二)辨经

1.手阳明经证:以肩前部疼痛为主,且压痛明显。

2.手少阳经证:以肩外侧疼痛为主,且压痛明显。

3.手太阳经证:以肩后部疼痛为主,且压痛明显。

4.手太阴经证:以肩前近腋部疼痛为主,且压痛明显。

二、针灸治疗及选穴原则

(一)治疗原则

本病以祛风散寒、疏通经络、活血止痛为基本治疗原则。西医以急性期消炎止痛,慢性期松解粘连、改善功能为基本治疗原则。总体而言,早期(疼痛期)治疗主要是以解除疼痛、预防关节功能障碍为目的。冻结期治疗以解除粘连、扩大肩关节运动范围、恢复正常关节活动功能为目的,在这一阶段,除了被动运动之外,主动运动是整个治疗过程中极为重要的一环。恢复期则以继续加强功能锻炼为原则,以达到全面康复和预防复发的目的。

(二)选穴原则

选穴主要以局部选穴配合远端穴位,以手太阳、手阳明、手少阳经穴为主。具体选穴原则如下。

1.局部选穴:可选阿是穴和局部经穴。如患者疼痛以肩前及三角肌部位为主,应选该部位的压痛点及肩前、肩贞、臂臑、臑俞、臑会;如疼痛以肩后或肩胛骨上部为主,应在该部选压痛点及肩井、巨骨、肩髎、秉风、天宗等。另外,肩髃是局部选穴的重点穴位。

2.辨经选穴:以肩外侧肩髃、肩髎处疼痛为主,三角肌压痛、外展疼痛加剧者,证属阳明、少阳经证,加曲池、合谷、足三里、阳陵泉;以肩后侧疼痛为主,肩内收时疼痛加剧者,证属太阳经证,加后溪、条口透承山。

手阳明经"上肩,出髃骨之前廉",络脉"其别者,上循臂,乘肩髃",经别"别于肩髃",经筋"上臑,结于髃;其支者,绕肩胛,挟脊;其直者从肩髃上颈","手阳明之筋,其病……肩不举",因此,肩胛部疾患可选大肠经穴如曲池、合谷等。

手少阳经"循臑外上肩",经筋"上绕臑外廉,上肩走颈",故肩胛部病患而风邪较胜者,可选手少阳经穴外关等。

手太阳经"上循臑外后廉,出肩解,绕肩胛,交肩上",其病"肩似拔";络脉"其别者,上走肘,络肩髃",经别"别于肩解",经筋"其支者,后走腋后廉,上绕肩胛",故后溪治疗肩胛部疾患,具有调理经气、止痛的效果。

足太阳经经筋"其支者,从腋后外廉,结于肩髃","足太阳之筋,其病……肩不举",另外,膀胱经与小肠经为手足同名经,经气相通。故对膀胱经穴承山进行透刺可治疗肩胛痛。

足少阳"循颈,行手少阳之前,至肩上",同时,阳陵泉又为"筋之会",故取阳陵泉治疗漏肩风,风胜者可选风池以祛风。

胃经与大肠经为手足同名经,经气相通,故可取胃经腧穴条口调理阳明经经气以治疗肩胛部疼痛。

3.病因选穴:漏肩风又属痹证范畴,风胜者多伤于筋,肩痛可牵涉项背手指;寒胜者多伤于骨,肩痛较剧,深按乃得,得热则舒;湿胜者多伤于肉,肩痛固定不移,局部肿胀拒按。根据所属证型不同选取相应的腧穴,如风胜者,加风池、外关、列缺;寒胜者,加温针灸或隔姜灸肩髎、臑俞;湿胜者,加阴陵泉、足三里;气血虚弱者,可选足三里、膈俞补益气血。

三、推荐针灸处方

推荐处方1

【治法】 疏通经络,通痹止痛。

【主穴】 阿是穴、肩髃、肩前、肩贞、曲池、阳陵泉。

【配穴】

手太阳经证,加小海、后溪;手阳明经证,加手三里、合谷;手少阳经证,加天井、外关。

【操作】

先刺远端的阳陵泉穴,用1.5~2寸长毫针刺入条口,徐徐进针,做较长时间的捻转泻法,在行针得气时鼓励患者运动肩关节,动作由慢到快,用力不宜过猛,以防引起剧痛。肩部穴位行提插泻法,使肩部产生较强的酸胀感,也可点刺拔罐或艾灸法。肩部穴位也可应用电针、灸法。余穴常规操作。

推荐处方2

【治法】 通经除痹。

【主穴】 条口、承山。

【配穴】 肩髃、肩髎。

【操作】

从条口向承山透刺2～4寸，行捻转泻法1～3分钟，行针时鼓励患者运动肩关节。肩部穴位可针刺泻法，针感要强烈，或进行刺络拔罐。肩部穴位也可应用电针、灸法。

推荐处方3

【治法】 疏通手阳明、太阳经脉，通经止痛。

【穴位】

①肩髃、肩内陵、肩外陵、曲池。

②肩贞、臑俞、天宗、秉风、曲垣、肩外俞、肩中俞。

③阿是穴（疼痛最明显处）。

【操作】

肩髃直刺，令麻电感到达肘部；曲池直刺，令麻电感达手指。阿是穴点刺3～5点，用大号火罐拔罐，出血5～10mL，可行电针、灸法。余穴可常规操作，应用电针、灸法。

四、针灸疗效及影响因素

（一）病程

肩周炎的病程直接关系到针灸的疗效，病程越短，疗效越好。一般肩关节的活动受限发生在疼痛症状明显后的3～4周，早期的肩关节功能活动限制因素主要是疼痛、肌肉痉挛等。因此，针灸在此时介入可获得优越的疗效。肩周炎也常被分为3个期，即早期（即疼痛期）、冻结期及恢复期。

疼痛期是本病的初期，主要表现为软组织的无菌性炎症，以疼痛为主，初始疼痛症状往往较轻，且呈阵发性，常因天气变化或劳累而引发；早期病理表现为肩肱关节腔内的纤维素样渗出，是针灸介入的最佳时机，可获得临床治愈，属于针灸Ⅰ级，针灸疗效优越。伴随时间的推移，逐渐发展为持续性疼痛，尤其是在肩关节内旋、后伸、上举、外展等运动时更为明显，甚至剧痛难忍。此时，患者往往会采用限制上肢运动的方法来缓解疼痛。除了肩关节运动时疼痛症状加重外，在休息时疼痛症状也会加重，尤其是夜间睡眠时，严重者可夜不能寐，不能向患侧压肩侧卧，有时甚至还会感到任何姿势都不能舒适地搁置患肩。失眠又可进一步产生抑郁和烦躁而加重病情。肩周炎的疼痛部位一般局限于三角肌及邻近区域，但是一旦疼痛诱发了肌肉痉挛，疼痛范围可较为广泛，有时还可沿上臂后侧放射至肘部。此外，患者还可因为邻近的肌肉过多代偿而造成上背部和颈部等邻近部位的疼痛。疼痛的性质一般是不明确的，但也有部分患者可对疼痛十分敏感。此时仍然是针灸治疗的好时机，针灸具有良好效果，但比初期的阵发性疼痛的治疗需要更长的时间。

病程中后期，肩周组织广泛粘连、挛缩、肩关节功能活动明显障碍，甚至关节僵硬强直，称之为"粘连性肩周炎"或"冻结肩"。冻结期的早期可出现关节的部分粘连，肩关节活动范围受限，此时针灸也有较好疗效，但疗效不及初期，需要更长的治疗时间。当本病进入冻结肩的后期时，将出现关节广泛的粘连和肌肉萎缩，以功能障碍为主，而疼痛减轻，肩关节呈不同程度僵直，手臂上举、外旋、后伸等动作均受限制,呈现典型的"扛肩"现象,此时针灸也有较好的疗效。但由于粘连严重,要在麻醉条件下采用被动外力强行拉开肩关节粘连的组织,因此,此时并非针灸独立治疗所能,针灸作为主要治疗方法疗效显著,但此期必须配合肩关节的松解术,推拿、功能锻炼是必不可少的,单靠针灸疗效有限。所以,后期的严重粘连期以针灸为主的综合疗法是必要的。

晚期的病理变化,除肩肱关节囊的严重收缩外,关节囊还有纤维化、增厚,关节周围的其他软组织也受到波及,呈现普遍的胶原纤维退行性变,受累的组织都呈进行性的纤维化。有的部分血管分布增加,软组织失去弹性、短缩与硬化,软组织变脆易在肱骨外展时造成撕裂。最后关节囊和周围的肌腱、韧带均发生粘连,关节腔内滑膜增厚,肩盂下滑膜峰壁间隙闭锁,滑膜与关节软骨粘连,关节容量明显减少。尤其是因长时间缺乏运动萎缩严重,又有骨质疏松,这样的患者治疗方法将更局限,针灸能缓解症状,但疗效较差。

(二)病性

单纯性肩周炎的针灸疗效要优于患有高血压、糖尿病、中风、颈椎病肩部放射痛等合并症者;局部无红肿者的针灸疗效要优于局部明显红肿者。广义的肩周炎包括肩峰下滑囊炎、冈上肌腱炎、肩袖病变、肱二头肌长头腱炎及其腱鞘炎、喙突或喙肱韧带炎、冻结肩、肩锁关节炎、肩峰下撞击综合征等多种疾病,它们在疗效和预后上具有较大差异。一般而言,单纯的肌腱炎针灸疗效要好于单一的小关节炎;单一小关节炎针灸疗效要好于大关节炎、滑囊炎;韧带炎的针灸疗效较差。针灸疗效可排列为冈上肌腱炎>肱二头肌长头腱炎及其腱鞘炎>肩锁关节炎>肩峰下滑囊炎>冻结肩、肩袖病变、肩峰下撞击综合征>喙突或喙肱韧带炎。由风寒湿所致者,针灸疗效最好;由肌肉劳损所致者,针灸疗效也较好;有严重的组织退行性变化,尤其是骨质增生或韧带的钙化等,针灸疗效要差于前两者。

(三)年龄

肩周炎患者的年龄也影响针灸的疗效。相对而言,年龄小者疗效较好,这主要与患者的自我康复能力和配合运动锻炼的能力有关。

(四)刺灸法

肩周炎的治疗主要是局部选穴,应该采用多种刺灸法相结合以提高疗效。局部穴位要进行较强的刺激,如肩髃应深刺,用提插法使局部产生强烈的针感,甚至向上肢放射;肩背部的肩井、天宗、秉风等穴位针刺时应向单方向捻转使肌纤维缠绕针体,然后做雀啄法使局部有较强的针感,并可结合刺络拔罐法、灸法等。另外,在选远端穴位针刺行针时,要鼓励患者配合运动肩关节,这样可提高针刺的疗效。肩部穴位应用电针也可提高疗效。

(五)患者的配合

肩周炎针灸的治疗效果与患者配合进行功能锻炼密切相关。在治疗过程中,医生应根据患者的具体情况,制定科学的肩关节运动方法。功能锻炼可改善局部血运和营养,促进无菌性炎症的吸收,恢复关节活动度,增加肌力,使运动协调。功能锻炼分主动运动和被动运动,主动运动和被动运动常常是互补的,对于肩关节粘连较严重的患者,医生可开始时帮助患者做被动运动,逐渐以主动运动为主,要使患者了解其意义,掌握正确的锻炼方法,进行上肢"爬墙活动"、"弯腰划圈"、"抱头扩胸"、"体后拉手"等肩和上肢的主动功能锻炼。针刺的目的在于止痛后可促进上肢和肩关节的主动运动,形成良性循环。因此,主动的肩关节功能锻炼是针灸治疗方法取效的关键环节之一,直接影响针灸的疗效。

（六）其他疗法的配合

在急性期配合超短波治疗,慢性期与各种热疗配合可提高针灸的疗效。总的原则为急性期采用无热量,慢性期采用微热量方法配合。

五、针灸治疗的环节和机制

（一）止痛作用

止痛是针灸治疗早期肩周炎的主要方法。肩周炎的初期主要表现为肩关节周围肌肉、肌腱、韧带、滑囊以及关节囊等软组织的慢性无菌性炎症,出现疼痛和肌肉痉挛。早期的病变部位在纤维性关节囊、肌腱和韧带,病理为关节囊的收缩变小,关节腔内可见滑膜充血,绒毛肥厚增殖充填关节间隙及肩盂下峰壁间隙,使关节腔狭窄,容量减少,肱二头肌长头腱关节腔内段表面为血管翳所覆盖。患病的肩关节则发现有关节囊的收缩与关节囊下部皱襞的闭锁,其他的软组织则显示正常。针灸通过局部刺激可减弱或对抗痛觉感受器(感觉末梢神经)对痛觉的传导,提高痛阈,达到止痛的目的。针刺还可通过刺激人体内源性镇痛物质的释放达到镇痛作用。疼痛与运动障碍往往是互为因果的恶性循环,疼痛使患者畏惧活动,加速组织的粘连,结果活动范围越来越小;运动减少,局部代谢产物堆积而不能及时运走,又成为致痛因子。因此,患者每次针灸治疗后要抓住疼痛缓解的几个小时,充分的活动肩关节。

（二）促进循环

肩周炎出现局部无菌性炎症是其基本病理变化之一,针刺通过调节微血管的机能状态,促进肩关节局部的微循环及营养代谢,促进充血的消散,从而有利于炎症水肿吸收和局部堆积代谢产物的输送,缓解肌肉的痉挛,松解粘连,改善功能。

六、预后

肩周炎起病一般较为缓慢,病程较长,病史多在数月甚至1～2年。因此,隐匿起病,逐渐发展是本病早期临床特点之一。一般认为本病具有自愈倾向,不过,这种自然恢复的时间不能预计,一般要经过数月至2年左右的自然转归时间。即使肩周炎有自我缓慢恢复的可能,也仍然应该采取积极主动的治疗措施,因此,早期诊断,及时治疗是决定本病预后好坏的关键。通过恰当的治疗,一般能在数月内得以康复,少数患者病期虽达1～2年,但最终也能恢复正常。对于严重关节挛缩及关节活动功能障碍,经保守治疗6个月以上无明显改善者,可以考虑外科手术治疗。

肩周炎的预后好坏与功能锻炼密切相关。早期肩关节尚未出现严重粘连和肌肉萎缩,活动范围并不受限,只是由于活动时会引起疼痛而患者不愿活动。中后期发生"扛肩"现象时,穿衣、插手、摸兜、梳头、摸背、擦肛、晾晒衣物等日常活动都会发生困难,严重时甚至会累及肘关节,屈肘时手不能摸背。伴随着疼痛和肩关节活动障碍,在晚期出现三角肌等肩部肌肉不同程度的萎缩现象,特别是肩外侧三角肌萎缩不仅可以使患侧肩部失去原有的丰满外观,出现肩峰突起现象,而且还可由此加重肩关节运动障碍的程度,进一步产生臂上举不便、后伸困难等症状。从整个病理变化过程看,早期和晚期肩关节病理变化存在着显著的差异。早期的病变在关节囊,晚期则波及关节囊以外的软组织,两期病理变化之间还存在着复杂的中间变化。根据以上病理变化,积极预防和早期治疗具有重要的意义。平素应坚持关节功能锻炼,肩部应注意保暖。

肩周炎的诱因多种多样,但众多的诱因却共同地造成了肩关节软组织轻度的非特异的炎性变化。因此,专家提示,在肩周炎的治疗和预防过程中,应根据其诱发因素加以区别对待。

(马玲蓉)

第三节　腰椎间盘突出症

腰椎间盘突出症是腰腿痛中最常见的原因之一,是因腰椎间盘变性、纤维环破裂、髓核突出刺激或压迫神经根所表现的一种综合征。本病以 L4～5、L5～S1 间隙发病率最高,约占腰椎间盘突出症的 90%～96%,一般多个腰椎间盘同时发病者较少,约占 5%～22%。腰椎间盘突出症的产生,多半患者有不同程度的腰部外伤史,如弯腰搬重物或负重情况下突然滑倒引起腰扭伤所致。另一种情况是可能并无外伤史,多因椎间盘先有退行性变,然后再加上轻微的动作就会导致纤维环的破裂而发生本病。

本病的内因是椎间盘的退行性改变,外因则有损伤、劳损及受寒冷等。腰椎是人体负重、活动的枢纽,在受外力时,腰椎间盘要受到来自不同方位的应力,因此,最易发生萎缩、弹性减弱等退行性病变。椎间盘自身没有血液循环,修复能力较弱,退行性改变是一种规律性变化,以 20 岁为发育高峰,以后就开始了退行性改变,表现为纤维环变性即增厚、弹性减小。30～40 岁时椎间盘蛋白多糖减少,髓核趋向胶原化,失去其弹力及膨胀性能。椎间盘退行性改变常以髓核进展最快,软骨板也随年龄增长变薄和不完整,并产生软骨囊样变性及软骨细胞坏死,纤维环附着点亦松弛,加之腰椎间盘纤维环后外侧较为薄弱,而纵贯椎骨内椎体后方的后纵韧带到第 1 腰椎平面以下逐渐变窄,至第 5 腰椎和第 1 骶椎间的宽度只有原来的一半,因而造成自然结构的弱点。外伤及长期劳损是引起腰椎间盘突出的重要原因。腰椎呈生理前凸,椎间盘后薄前厚,弯腰时髓核向后方移动而产生反抗性弹力,其弹力的大小与负重压力的大小成正比,如果负重压力过大,纤维环的退变及本身已有的缺陷,髓核就有可能冲破纤维环固定而脱出、突出或分离。积累劳损时,髓核长时期不能得到正常充盈,影响纤维环的营养供应,致使纤维环损伤而不易修复,久之使退变的椎间盘薄弱点出现小裂隙。此裂隙多出现在纤维环后部,可涉及纤维环的不同深度,也可出现在软骨板,变成髓核突出的通道。另外,不少患者并无外伤及劳损史,仅有受寒史,寒冷可导致腰椎部的血管和肌肉痉挛,一方面影响血供和营养,另一方面导致椎间盘的压力增大。

本病属于中医学的"腰痛"或"腰腿痛"。中医学认为,外伤或劳损可致瘀血阻滞筋脉,出现不通则痛;或寒湿、湿热之邪侵犯腰部经络,导致经脉不通;肝肾亏虚,肾主骨,筋骨失养,遂致本病。根据经络学说,足太阳经夹脊抵于腰,督脉贯脊循行于腰部,足少阴经"贯脊属肾",又有"腰为肾之府"之称,故腰痛多与足太阳经、督脉和足少阴经脉、经筋病变有关。

一、辨病与辨经

(一)辨病

1.症状:大多数患者具有腰扭伤和(或)腰痛病史,以后腰痛可缓解,而下肢痛明显,或两者同时存在。腹压增高时下肢痛加剧,疼痛严重时患者可卧床不起、翻身困难。较多患者疼痛可反复发作,并伴随发作次数的增加而程度加重、持续时间延长,且发作间隔时间缩短,同时可伴有小腿麻木感。突出物大且为中央型时,可出现双下肢痛。

2.体征

(1)腰椎曲度异常:表现为腰椎生理曲度减小或消失,或有侧弯畸形。反侧凸的强直动作加重下肢痛症状。

(2)腰部活动受限:前屈或向患侧侧屈活动明显受限,强制活动时可加重疼痛症状。

(3)压痛与放射痛:深压椎间盘突出部位的椎体棘突旁时,局部有明显疼痛并可伴有放射性痛。

(4)直腿抬高试验和(或)加强试验阳性:直腿抬高 60°以内即可出现坐骨神经痛,称为直腿抬高试验阳性。直腿抬高试验阳性时,缓慢降低患肢高度,待疼痛消失,再被动背屈患肢踝关节以牵拉坐骨神经,如又出现反射痛称为加强试验阳性。

(5)屈颈试验与颈静脉压迫试验(Naffziger 征):患者仰卧,也可端坐或者直立位,检查者一手置于患者胸部前,另一手置于枕后,缓慢、用力的上抬其头部,使颈前屈,若下肢出现放射痛,则为屈颈试验阳性;提示为"根肩型"腰椎间盘突出症。患者仰卧,检查者双手指按压患者两侧颈静脉,如其颈部及上肢疼痛加重,则为 Naffziger 试验阳性;提示为根性颈椎病,因脑脊液回流不畅致蛛网膜下腔压力增高所致。

(6)股神经牵拉试验阳性:提示 L2~4 神经张力增加。

(7)运动和感觉异常:坐骨神经受累时,腓肠肌张力减低,足踇趾背伸肌力减弱;病程较长者,常有足背肌萎缩;股神经受累时,股四头肌肌力减弱,肌肉萎缩。皮肤感觉在初期为感觉过敏,以后为迟钝或消失。

(8)腱反射改变:L5~S1 神经根受压时,跟腱反射迟钝或消失;L3~4 神经根受压时,膝反射迟钝或消失。

3.影像学检查

(1)X 线平片:腰椎生理曲度消失,腰椎侧弯。部分患者可见某一或更多节段腰椎间隙前窄后宽。大多数患者伴有脊柱退行性改变。同时可除外局部结核、肿瘤等导致腰骶神经痛的骨病。

(2)CT 检查:可见椎间盘髓核向后、侧方突出,压迫硬膜囊或神经根。同时可显示是否有椎管或侧隐窝狭窄等情况。

(3)MRI 检查:可显示椎间盘髓核突出及压迫硬膜囊或神经根等情况。同时可鉴别有无马尾肿瘤、椎管狭窄等其他疾病。

(4)肌电图检查:若患者存在脊神经根损害时,肌电图检查可协助定位诊断和鉴别诊断。

附:不同部位单侧腰椎间盘突出症的临床表现

(1)L3~4 椎间盘突出:腰神经根受压,腰背、骶髂部、髋部、大腿前外侧、小腿前侧痛,小腿前内侧麻木,伸膝无力。

(2)L4~5 椎间盘突出:腰神经根受压,腰背、骶髂部、髋部、大腿和小腿的后外侧疼痛,小腿外侧或足背踇趾麻木,偶可足下垂,踇趾背伸无力。

(3)L5~S1 椎间盘突出:骶神经根受压,腰背、骶髂部、髋部、大腿和小腿后外侧痛,小腿后外侧及外侧三足趾的足背麻木,偶有足跖屈及屈趾无力。

（二）辨经

本病腰部症状属于督脉及足太阳经病症,当出现下肢疼痛、感觉障碍时可分别为足太阳经、足少阳经或足太阳经、足少阳经合病。

二、针灸治疗及选穴原则

（一）治疗原则

本病以祛风散寒、活血通经、疏调经筋为基本治疗原则。急性期应制动,睡硬板床 2～3 周,但绝对卧床时间一般不宜超过 1 周。一般正规保守治疗 6～8 周无症状减轻和缓解,应考虑其他方法。

（二）选穴原则

在选穴上以病变腰椎间盘局部夹脊穴、阿是穴及经穴为主,可循经远端配穴,主要以督脉、足太阳、足少阳经穴为主。具体选穴原则如下。

1.局部选穴:根据《内经》"在骨守骨,在筋守筋"的原则和"腧穴所在,主治所在"的规律从局部取穴,如局部选阿是穴、腰夹脊。压痛点主要位于椎旁,距中线约 2～3cm 处,压痛时可出现沿神经根走行的下肢放射痛;棘突间及棘突上亦可出现压痛,但以叩痛为主。另外,可选腰部膀胱经肾俞、大肠俞、志室、次髎等,督脉的腰阳关、命门等。

2.循经选穴:根据"经脉所过,主治所及"的规律从远端选穴,如膀胱经"挟脊抵腰中……其支者,从腰中下挟脊,贯臀",因此,委中可治疗急、慢性腰痛,正如《四总穴歌》所言"腰背委中求"。腰痛连及下肢者,可选环跳、秩边、承山、昆仑、阳陵泉等穴。督脉"挟脊抵腰中,入循膂络肾",故可选水沟、风府治疗腰痛。肾经络脉"外贯腰脊",腰为肾之府,故腰痛属于肾虚者可选太溪、照海等穴以滋补肾精。

三、推荐针灸处方

推荐处方 1

【治法】 疏通督脉,通经止痛。

【穴位】 夹脊穴、脊中、腰俞、肾俞、环跳、阳陵泉、委中。

【操作】

局部夹脊穴行毫针刺法,也可用梅花针叩刺以潮红为度,也可拔罐。余穴常规操作。

推荐处方 2

【治法】 活血通经。

【主穴】 阿是穴、大肠俞、委中。

【配穴】

寒湿腰痛者,加腰阳关;瘀血腰痛者,加膈俞;肾虚腰痛者,加肾俞、命门。

【操作】

阿是穴根据痛点部位直刺 0.5～1 寸,大肠俞直刺 1.5 寸,委中直刺 1 寸,均行提插泻法;或阿是穴、大肠俞刺络拔罐,委中泻法。寒湿证,加艾灸;瘀血证,加刺络拔罐;肾阳虚加灸法。局部穴位可针刺治疗后加电针。

推荐处方 3

【治法】　舒筋活络。

【主穴】　肾俞、白环俞、环跳、承扶、殷门、委中、阳陵泉。

【配穴】

腰夹脊(L2～5)、阿是穴、上髎、次髎、秩边、承山、悬钟、昆仑、足临泣。

【操作】

每次选 3～5 个穴位,环跳强刺激,使针感(麻电感)向远端放射。余穴均用泻法。

四、针灸疗效及影响因素

针灸治疗腰椎间盘突出症具有较好的止痛效果,是非手术疗法中重要的方法,为保证针灸取得良好疗效,选择适应证就显得更为重要。因此,针灸治疗要遵循保守治疗的适应证,即年轻、初次发作或病程较短者,休息后症状可自行缓解者,X 线检查无椎管狭窄者,都可取得良好疗效。

本病的治疗目的是缓解疼痛,增加腰椎活动度和功能,并提高患者生活质量。基于目前临床经验,卧床休息、睡硬板床、激素抗炎在急性发作初期还是予以常规治疗方法,而且临床体会是有效的,适当的牵引也是必要的。根据国内文献以及大量的临床实践,针灸在缓解疼痛、增加腰椎活动度和功能、提高患者生活质量这一治疗总目标上是可以作为主要治疗方法的,但难以独立实现本病的临床治愈,有必要结合牵引、推拿,尤其是急性发作期使用抗炎药物消除病变部位的水肿是必要的,因此,本病针灸独立治疗疗效有限,目前西医主张本病以保守治疗为首选,针灸可发挥重要的主治疗作用。

(一)病程和分期

一般而言,近期发病的针灸疗效要优于反复发作、病程缠绵者。因多次长期的发病,将导致神经周围软组织的粘连,甚至神经根的严重损害,针灸的疗效将受到极大的限制。

根据髓核的病理阶段,临床常分为 3 期。

1.突出前期:髓核因退变或损伤可变成碎块状物或瘢痕样的结缔组织,变形的纤维环可因反复的损伤而变薄、变软或产生裂隙。患者有腰痛或腰部不适。此期针灸疗效最好,可有效缓解腰痛,促进局部循环。

2.突出期:当椎间盘压力增高时,髓核从纤维环薄弱处或裂隙处突出。突出物压迫或刺激神经根而产生放射性下肢痛,当压迫马尾神经时可出现大小便障碍。此期针灸也有较好的疗效。

3.突出晚期:腰椎间盘突出后病程较长时,椎间盘本身和邻近结缔组织发生一系列继发性病理改变,如椎间盘突出物钙化、椎间隙变窄、椎体边缘骨质增生、神经根损害变性、继发性黄韧带肥厚、关节突间关节增生、继发性椎管狭窄等,针灸疗效较差。

(二)分型

目前椎间盘突出症的分型不尽统一。国际腰椎研究会(ISSLS)和美国矫形外科学会(AAOS)将腰椎间盘突出症分为退变型、膨出型、突出型(后纵韧带下)、脱出型(后纵韧带后)及游离型。实质上退变是椎间盘突出症的早期改变或基本病理变化,可能会出现在各型中。

1.目前一般按病理分为四型。

(1)膨出型:为生理退变,其纤维环松弛但完整,髓核皱缩,表现为纤维环均匀超出椎体终板边缘。一般无临床症状，有时可因椎间隙狭窄，椎节不稳，关节突继发性改变，出现反复腰痛，很少出现根性症状，针灸疗效最好。如同时合并发育性椎管狭窄，则表现为椎管狭窄症，应行椎管减压，针灸疗效较差。

（2）突出型：为髓核突入纤维环内但纤维环外层完整，表现为椎间盘局限性向椎管内突出，可无症状，部分患者出现典型神经根性症状、体征。此型通过针灸治疗也可获得良好疗效，但由于破裂的纤维环愈合能力较差，复发率较高。

（3）脱出型：为纤维环、后纵韧带完全破裂，髓核突入椎管内，多有明显症状和体征，脱出多难自愈，针灸和保守治疗效果相对较差，大多需要微创介入或手术治疗。

（4）游离型：为突出髓核与相应椎间盘不连接，可游离到椎管内病变的上或下节段、椎间孔等，其临床表现为持续性神经根症状或椎管狭窄症状，少数可出现马尾神经综合征，此型针灸和其他保守疗法效果差，常需手术治疗。

因此，从分型与针灸疗效关系看，针灸疗效由优到差为退变型＞膨出型＞突出型＞脱出型＞游离型。

2.根据髓核的病理变化可分为三型：隆起型为突出物多呈半球状隆起，表面光滑，针灸疗效好；破裂型为突出物不规则，呈碎片状或菜花样，常与周围组织粘连，针灸也有一定疗效；游离型同上，针灸疗效差。

3.根据髓核突出的方向和部位可分五型：前方突出、后方突出、侧方突出、四周突出、椎体内突出，以后方突出多见。后方突出又分为旁侧型和中央型。总体而言，后方突出的针灸疗效优于前方突出，侧方突出针灸疗效优于中央型突出，椎体内突出疗效优于四周突出和锥体外突出。另外，根据突出物的不同水平层面分为单节段与多节段突出，单节段突出患者比多节段突出患者针灸对腰椎功能改善明显。膨出型患者比突出型和膨出加突出型患者腰椎功能改善明显。可见，腰椎间盘突出症患者椎间盘突出的程度和节段与治疗后功能恢复程度也密切相关。

（三）临床表现

当患者仅有腰痛时，说明突向椎管内的髓核或纤维环的裂片尚未压及神经根，只有后纵韧带被刺激而产生腰痛；当突破后纵韧带而压及神经根时，却只有腿痛。一般而言，局部腰痛的针灸疗效要优于腿痛或腰痛合并腿痛。一切因素对神经根压迫的程度可分为痛、麻、木三种情况。当神经处于兴奋状态，其所支配区非常敏感，每当牵拉坐骨神经（直腿抬高）和脊髓压增高时（咳嗽、加大腹压），都能加重腿痛；木是神经有破坏性的表现，处于完全无痛状态；麻是介于痛与木之间的状态。所以，没有单纯的麻，多数为又麻又痛。针灸对痛的疗效优于麻，麻优于木。

（四）其他疗法的配合

牵引是治疗本病常用的方法，可解除肌肉痉挛，使紧张的肌肉舒张、放松，减轻了椎间盘的压力，椎间隙加大后中间形成负压，可起到类似吸吮的作用，牵引同时配合手法，以促使脱出的髓核不同程度的回纳。另外，牵引状态下，神经根与椎间盘的位置发生改变，调整了神经根管的容积，神经根卡压得以缓解；松动上下关节突，使神经根管内容和小关节的粘连获得松解，改善局部循环，有利于神经根恢复正常状态。椎间盘突出的患者，常处于保护性体位，腰椎向一侧侧弯，使骨盆倾斜，牵引情况下，单独牵引短缩的下肢，有助于矫正骨盆倾斜，使脊柱恢复正常的生理状态，既可加速患者痊愈，又可预防患者复发。因此，针灸治疗的同时配合牵引、推拿，可为椎间盘的复位、扩大椎间孔、减轻神经根的压迫提供良好的条件；佩戴腰带可起到制动作用，为局部软组织的修复起到保护作用。另外，治疗期间患者应睡硬板床，康复阶段正确进行适度的腰肌锻炼；注意腰部不要受寒，腰部用力要注意平衡等，这些都对于提高和保持针灸疗效具有重要意义。

五、针灸治疗的环节和机制

腰椎间盘突出症最主要的两大症状为腰痛和腿痛。现代研究认为，腰椎间盘突出症受累的神经根由于突出的椎间盘的机械性压迫、牵拉，致使神经根充血、水肿、缺血，引起毛细血管通透性增加，血浆外渗，导致神经根内纤维组织增生，与周围组织粘连，神经根受挤压后血供受到不同程度改变，导致神经鞘膜水肿。椎间盘纤维环的病变、创伤炎症反应对椎间盘边缘产生机械性或化学性刺激，以及突出的椎间盘对脊根神经节的压迫，对脊神经后根牵拉刺激可产生腰腿痛。而腰神经本身又无神经外膜及束膜，对化学物质屏蔽功能缺乏，耐缺血能力差，因此易发生炎症和水肿。各种非手术疗法治疗的关键环节是尽快消除其炎症和水肿。针灸治疗的关键环节和机制包括以下四方面。

（一）镇痛作用

放射性神经根性疼痛是本病最主要的症状，其产生有两个因素：一是椎间盘破裂产生化学物质使神经根发炎或敏感；二是要加压于神经根，其中可能有缺血因素。因此，治疗过程中镇痛是最主要的机理之一。针灸可通过刺激，反射性促进人体内源性镇痛物质的释放，缓解疼痛；针灸也可通过局部刺激感觉神经末梢，减轻或拮抗痛刺激信号的传入，提高人体痛阈而达到止痛或缓解疼痛的效果。另外，针灸也可通过促进局部循环清除致痛的化学物质，促进其代谢和分解。

（二）改善局部循环

椎间盘受到寒冷刺激后使腰背部肌肉痉挛和小血管收缩，局部血液循环减少，进而影响椎间盘的营养。同时，肌肉的紧张、痉挛导致椎间盘的内升高，特别对于已有变性的椎间盘，更可造成进一步的损害，致使髓核突出。椎间盘突出后，神经根受到刺激或压迫，其周围的无菌性炎症必然导致有大量的渗出物填充在椎间孔及其周围的软组织中，使其组织间压力增高，针灸可通过刺激局部的微循环，调节微血管的舒缩机能，增加循环血量和营养，降低毛细血管的通透性，促进局部的新陈代谢和炎性产物的吸收，从而达到"引流减压"的效果，减轻椎间盘的机械性牵拉，消除或缓解神经根管中各种压迫和限制神经根活动的因素，起到松解神经根和软组织粘连、缓解症状的效果。

（三）协调椎间盘周围的肌肉和韧带

针灸通过局部刺激，可对病变局部的肌肉、韧带、肌腱等失衡的生物力学状态进行协调，减轻其痉挛状态，从而缓解局部肌肉、肌腱和韧带的紧张状态，达到缓解疼痛，减轻椎间盘、神经及血管的压力，促进循环和损伤修复的目的。

（四）神经调节

椎间盘突出后，病变的神经根将受到刺激或压迫，其功能将严重障碍，神经细胞代谢异常。针刺可直接刺激神经，引起神经冲动的传导，这对于受刺激和压迫的神经根具有反射性促进神经细胞代谢和自我修复的作用。

六、康复指导

【诊疗提示】

1.肯定腰腿痛确系由腰椎间盘突出症引起,确实能识别和排除结核、肿瘤、椎管狭窄、脊柱滑脱、脊柱裂等疾病。

2.确定椎间盘突出的平面,明确定位。

3.确定椎间盘突出的类型。

4.有无合并症存在,如椎管狭窄、脊柱滑脱等。

5.根据病史、症状、腰椎 X 线片所见以便作出正确诊断。

【康复提示】

1.必须注意平时站、坐、行及劳动姿势,减少慢性损伤的发生。

2.防治与功能锻炼相结合,加强腰背肌和腿部肌肉的锻炼,增强脊柱的稳定性。

3.平时坚持做工间操是预防职业性急慢性损伤的良好方法。

4.预防机体和组织的老化,积极参加适当的体育锻炼增强体质。

5.重视预防和复发。腰椎间盘突出症几乎都是在平时的生活生产劳动中由于应力的损伤而发生的,故必须注意平时的站、坐、行及劳动姿势的正确性,以防慢性损伤的发生和复发。

【康复大法】

1.绝对卧床休息,解除机械性压迫。

2.正确指导腰背肌锻炼和直腿抬高活动,防止神经根粘连。

3.疼痛剧烈者应及时解除疼痛。

4.调节心理情绪,保持心理健康。

5.提高生活自理能力。

6.加强营养,增强机体抵抗力。

7.防止各种并发症发生。

七、预后

很难确定腰椎间盘突出症的自然病史,这是因为大多数患者都曾接受过各种形式的针对腰痛的治疗,并且没有正式确诊。本病经过保守治疗,一般大多数患者会获得临床症状的缓解,仅有大约 10％的患者 6 周后仍然较重,需要手术治疗。序列 MRI 影像显示,突出的椎间盘部分经过一段时间后有复位的趋势,2/3 的病例 6 个月后可以得到部分至全部的缓解。一般认为,只有当持续性或间歇性疼痛经保守治疗半年无效,有进行性下肢神经功能损害或有较重的马尾神经综合征者,才考虑手术。国外有学者对 100 例患者分别应用手术治疗和保守治疗行对比研究,并随访 10 年,认为症状轻微,小于 3 个月者,保守治疗有 50％的患者疗效满意。

一般而言,腰椎间盘突出伴有侧隐窝狭窄或椎管狭窄的患者,保守治疗的预后不佳。因此,椎管狭窄程度及突出物大小对预后有直接影响。腰椎间盘突出症并发马尾神经综合征,预后较差。腰椎间盘突出症重在预防。注意平时的站姿、坐姿、劳动的姿势以及睡姿的合理性,纠正不良姿势和习惯,加强锻炼,尤其要加强腰背肌的功能锻炼,因为适当的锻炼能改善肌肉血液循环,增加肌肉的反应性和强度,松解软组织的粘连,纠正脊柱内在平衡与外在平衡的失调,从而达到良好的治疗效果及预防作用。

有人对本病预后采用肌电图进行判断,发现肌电图异常阳性率达 87.8%,表现为插入电位延长,肌松弛时出现纤颤电位、正锐波和束颤电位,肌收缩时运动单位电位时限延长,多相波百分比增多,干扰波减少。插入电位延长,肌松弛时异常自发电位频繁出现和用力收缩时干扰波减少,常表示神经受损处于急性阶段。异常自发电位减少,出现相位增多、时限延长、波幅增高的运动单位电位,则表明病损神经进入修复的再生过程,肌肉逐渐获得神经的重新支配,预后良好。F 波是运动纤维逆向冲动直接引起脊髓节段前角运动细胞的回返放电,可估计神经根的传导功能。研究也发现,腓神经和胫神经的 F 波传导速度(FWCV)减慢在患侧表现出非常高的阳性率,一些肌电图正常、病程较短和病变较轻的患者也常有减慢、远近端比值改变或 F 波出现时间较离散。临床病症严重患者可观察到 F 波的出现率减低和 FWCV 明显减慢,甚至 F 波消失。部分患者在健侧也出现 F 波异常,这与椎间盘突出导致神经根的拉压和充血水肿或局部的炎症反应波及邻近的神经根有关。因此,综合电生理检查能对神经根病损早期作出定位诊断,帮助推断腰椎间盘突出的节段以及了解功能障碍的范围、阶段、程度和预后。

(马玲蓉)

第四节　第三腰椎横突综合征

第三腰椎横突综合征,又称第三腰椎横突增长性腰背痛、腰神经后外侧肢卡压综合征等,由于第三腰椎横突过长,其周围软组织受损,引起腰腿痛等症状,以男性青壮年多发。目前认为,本病是由于急性损伤处理不当或慢性劳损引起横突周围瘢痕粘连、筋膜增厚、肌腱牵缩等,从而使穿过筋膜的神经血管束受到卡压而产生的一系列症状和体征。第三腰椎是人体 5 个腰椎的活动中心,成为腰椎前屈后伸、左右旋转的活动枢纽,故其两侧横突所受牵引应力最大;而且第三腰椎横突最长,故其所受杠杆力量最大,其上附着的韧带、肌肉、筋膜、肌腱承受的拉力亦大,损伤机会亦多。

本病属于中医学"腰痛"、"腰腿痛"等范畴,认为外伤、慢性劳损等导致筋脉受损,气滞血瘀;或感受风寒邪气,阻滞筋脉,不通则痛。肝肾不足,筋骨失养,筋脉受损而致。

一、辨病与辨经

(一)辨病
1.症状
(1)有急、慢性腰部损伤史。左侧多见。
(2)腰肌酸痛无力,休息可缓解,弯腰、劳累、受风寒时加重。病情重者,疼痛持续并可向臀部、大腿外侧、后侧扩散。
2.体征
(1)第三腰椎横突尖明显压痛,有时对侧也有压痛。
(2)局部可扪得条索状物,并有压痛。
(3)来自 L2～3 的闭孔神经受刺激,可使内收肌紧张。

3.根据病史、疼痛性质,结合临床体征和 X 线片显示第三腰椎横突过长、肥大或有钙化即可确诊。

(二)辨经

本病腰部症状属于足太阳经证,下肢症状可归属足太阳、足少阳经证。

二、针灸治疗及选穴原则

(一)治疗原则

本病以舒筋通络、活血止痛为基本治疗原则。

(二)选穴原则

在选穴原则上根据《内经》"在骨守骨,在筋守筋"的原则,主要在局部选穴,可根据经络循行归属足太阳、足少阳经而循经选穴。具体选穴原则如下。

1.局部选穴:根据"腧穴所在,主治所在"的规律在局部选取压痛点(阿是穴),一般本病多在第3腰椎的左侧横突出现明显压痛,有时对侧也可出现压痛,可选阿是穴,并可选 L2~4 夹脊穴及督脉腰阳关、命门。

2.循经选穴:根据"经脉所过,主治所及"的规律循经选穴,如选足太阳经秩边、殷门、承扶、委中,足少阳经环跳、风市、中渎、膝阳关。本病疼痛一般不超过膝部,因此,主要选择膝以上的太阳经、少阳经穴位。

三、推荐针灸处方

推荐处方 1

【治法】 舒筋通络,活血止痛。

【主穴】 阿是穴。

【配穴】 肾俞、委中。

【操作】

首先定好第三腰椎横突,再取压痛最明显处阿是穴,用 1.5~2 寸毫针以 45°角进针后,深刺至第三腰椎横突,行"输刺"、"短刺"。在其上、下各选阿是穴,行"傍针刺"。针用泻法。肾俞向脊柱方向斜刺 1.5 寸。委中直刺。

推荐处方 2

【治法】 舒筋活血,通经止痛。

【主穴】 阿是穴、腰夹脊。

【配穴】

气滞血瘀,加膈俞;风寒阻络,加腰阳关;肝肾亏虚,加肾俞;疼痛向臀部、大腿外侧、后侧扩散者,加环跳、殷门、委中、风市、膝阳关。

【操作】

阿是穴、腰夹脊针用泻法,也可三棱针刺血拔罐,或者于穴位处行艾炷灸。余穴常规操作。

推荐处方 3

【治法】　通络止痛。

【主穴】　阿是穴、L2～4 夹脊、腰阳关、命门。

【配穴】

如疼痛向下肢放射，可加足太阳经秩边、殷门、承扶、委中或足少阳经环跳、风市、中渎、膝阳关。本病疼痛一般不超过膝部，因此主要选择膝以上的太阳经、少阳经穴位。

【操作】

取压痛最明显处阿是穴，用毫针以 45°角进针后，深刺至第三腰椎横突，行"输刺"、"短刺"。在其上、下各选阿是穴，行"傍针刺"，可加电针、行灸法或刺络拔罐。余穴常规操作。

四、针灸疗效及影响因素

第三腰椎横突综合征是腰部和腹部肌肉强烈收缩，致使此处肌肉附着点撕裂伤，肌肉损伤后的无菌性炎症使邻近的脊神经受刺激，长久以后可发生神经纤维变性。周围软组织的无菌性炎症所引发的反应是其基本机制，针灸可促进局部的微循环，从而有利于局部炎症的吸收和消散，清除代谢产物的堆积，提高局部的代谢和营养，达到修复局部组织的目的。大多数第 3 腰椎横突综合征的患者，通过针灸治疗可达临床治愈，仅有少数患者症状严重，病程较长，影响生活和工作，而且经过各种非手术方法治疗并无好转迹象者，可考虑手术治疗。

(一)病程

病程短，急性发作或急性腰损伤所致者，其局部病理变化以充血、水肿等急性无菌性炎症为主要表现，因此，通过针灸治疗可迅速缓解症状，疗效快而好。病程长，慢性损伤所致者，一般病情缠绵，局部可出现一定程度的粘连，针灸可获得较好疗效，但疗效不及急性短病程者。

(二)病性

本病有轻重之别。一般而言，当仅有腰部酸痛无力，休息可缓解，劳累或感受风寒加重者，病变较轻，针灸疗效最好；当腰痛持续并向臀、大腿后、大腿外侧放射，说明 L3 神经后支受到刺激或轻度卡压，病变程度相对较重，但针灸仍可获得很好疗效，只是治疗时间要比前者长些；如果局部病理变化到一定阶段，神经血管束被卡压到不可回逆的程度，针灸和各种非手术疗法将难以奏效。

(三)患者的配合

急性期患者应卧床休息，限制腰部过度活动；急性期过后，应加强腰背肌的锻炼，注意避免腰背受寒等，这对于提高针灸疗效具有重要意义。

五、针灸治疗的环节和机制

第三腰椎横突综合征的发生，无论是急性外伤所造成的局部撕裂、出血、渗出，还是轻微损伤及慢性劳损所导致的粘连与瘢痕，其结果是最终导致腰神经后外侧支及血管束被束缚、卡压，这是其基本的病理机制。另外，过长的横突尖端长期刺激腰大肌筋膜可引起横突周围的纤维织炎，股外侧皮神经干恰好从其前方经过，容易被累及而出现大腿外侧及膝部疼痛。总之，第三腰椎横突周围软组织的无菌性炎症所引发的反应是其基本机制，因此，针灸治疗的环节和机制如下。

（一）止痛作用

腰痛、臀部疼痛及一侧下肢痛是本病的主要临床表现。针灸可通过促进人体分泌内源性镇痛物质，减弱或拮抗痛觉的传入而提高痛阈，促进局部堆积的致痛物质的排泄等而达到止痛的目的。

（二）促进微循环

第三腰椎横突局部出现的无菌性炎症所引发的效应是本病的主要环节，针灸可反射性引起局部微血管的舒张，促进局部的微循环，增加循环血量，从而有利于局部炎症的吸收和消散，清除代谢产物的堆积，提高局部的代谢和营养，达到修复局部组织的目的。炎症的减轻或消除可使局部的刺激症状和脊神经后支刺激、压迫得到缓解，从而消除或减轻腰痛、臀部痛、大腿根部、下肢部放射性或痉挛性疼痛。

（三）协调脊柱肌肉张力

生理状态下，在两侧横突所附着的肌肉与筋膜相互拮抗及协同作用下，人体的重心得以维护相对的稳定。倘若一侧腰背筋膜和肌肉紧张收缩时，其同侧或对侧均可在肌肉牵拉的作用力与反作用力下遭受损伤。第三腰椎横突综合征患者因第三腰椎横突过长，弯度较大，活动广泛，尤其易于损伤。在急性发作期，横突两侧的肌肉出现痉挛或两侧的肌力失去平衡，此时通过针灸治疗，可有效解除肌肉痉挛，协调横突两侧的肌力，从而有效缓解腰部疼痛。

六、预后

大多数第三腰椎横突综合征的患者，通过非手术治疗可达治愈。仅有少数患者症状严重，病程较久，影响生活和工作，而且经过各种非手术方法治疗并无好转迹象者，可考虑手术治疗。平时患者应注意腰部活动的协调，劳逸结合，避免腰部过度劳累，并应加强腰部肌肉的功能锻炼，注意腰部保暖，避免感受寒湿等外邪。

（马玲蓉）

第五节　强直性脊柱炎

强直性脊柱炎（AS）是一种慢性进行性疾病，主要侵犯骶髂关节、脊柱骨突、脊柱旁软组织及外周关节，并可伴发关节外表现。严重者可发生脊柱畸形和关节强直。本病发病男女比例为 5∶1，女性发病较缓慢及病情较轻，发病年龄通常在 13～30 岁，30 岁以后及 8 岁以前发病者少见。本病发病原因尚不十分清楚，从流行病学调查发现，基因和环境因素在本病的发病中有重要作用。研究 B 证实，本病发病和 HLA－B27 密切相关，并有明显家族发病倾向，但 80％的 B27 阳性者并不发生 AS，以及大约 10％的 AS 患者为 B27 阴性，这提示还有其他因素参与发病。

本病属中医学"腰痛"、"痹证"等范畴，与机体肾虚督空、感受风寒湿邪等六淫邪气有关。肾主骨生髓，先天禀赋不足，肝肾亏损，肾气不足，导致骨髓无以温煦和濡养；肾虚督空，卫气不固，易感外邪，寒邪留滞足太阳膀胱经脉、督脉，致经脉痹阻，气血运行不畅，而致本病，故多属寒证、虚实夹杂、本虚标实之证。

一、辨病

(1)腰背部疼痛至少 3 个月，运动后可改善，不因休息而缓解。

(2)腰椎矢状面、额状面运动受限。

(3)胸廓活动减少(与年龄、性别的相应正常值比较)，呼吸差<2.5cm。

(4)双侧骶髂关节炎 2~4 度。

(5)单侧骶髂关节炎 3~4 度。

确诊：(4)或(5)加(1)~(3)中的任何一项。

附：骶髂关节炎艾条灸线分度

(1)0 度：正常。

(2)1 度：可以变化。

(3)2 度：轻微变化，小的局限侵蚀、硬化，无关节间隙变化。

(4)3 度：明显变化，中度或进行性骶髂关节炎，具有侵蚀、硬化、间隙变窄、增宽或部分强直等变化的一项或多项。

(5)4 度：关节融合，骨性强直。

二、针灸治疗及选穴原则

(一)治疗原则

本病以温经散寒、扶正补虚为基本治疗原则。

(二)选穴原则

选穴上主要以足太阳膀胱经、督脉穴为主。另外，根据中医理论肾主骨生髓，肝主筋，筋会阳陵泉等选取有关穴位。具体选穴原则如下。

1.局部选穴：强直性脊柱炎的腰背痛等表现主要归属足太阳膀胱经和督脉病变。根据《内经》"在骨守骨，在筋守筋"的原则，以及"腧穴所在，主治所在"的规律，在病变局部选穴，主要在督脉上选取，如从大椎到腰阳关。在膀胱经背腰部选择有关穴位。另外，骶髂关节炎也是本病最常见的症状，因此，可在局部选择阿是穴、腰奇、腰俞、中膂俞、白环俞、秩边等。

2.夹脊穴：夹脊穴旁纳督脉和足太阳经之经气，因此，也是治疗本病常选的穴位，一般选择胸、腰部夹脊穴。

3.整体调节选穴：由于膀胱经上有五脏六腑之背俞穴、血会膈俞、骨会大杼，又因背俞穴为脏腑经气输注于背部的腧穴，且肝主藏血、主筋，肾主骨、其腑在腰，因此，选择膀胱经上的上述穴位也具有调节五脏六腑，尤其是肝肾、筋骨的功能，故在足太阳膀胱经上选择相关的穴位。另外，根据筋会阳陵泉，可选阳陵泉穴治疗本病。足三里有补益气血、扶正祛邪的作用，可选该穴进行整体调节。

三、推荐针灸处方

推荐处方 1

【治法】　温督壮阳，祛邪扶正。

【穴位】　督脉之大椎穴至腰俞穴。

【操作】

采用铺灸法。敷料丁麝粉（丁香 25％，麝香 50％，肉桂 25％）1～1.8g，去皮大蒜捣烂成泥500g，陈艾绒 200g。暑夏农历三伏天，以天气晴朗、气温高、白天为佳。让患者俯卧床上裸露背部，在督脉所取穴处常规消毒，涂上蒜汁，在脊柱正中线撒上丁麝粉，并在脊柱自大椎穴至腰俞穴处铺2 寸宽、5 分厚的蒜泥一条，然后在蒜泥上铺成如乌梢蛇脊背的长蛇形艾炷一条。点燃头、身、尾，让其自然烧灼，燃尽后再继续铺艾炷施灸，一般灸 2～3 壮为宜，灸毕移去蒜泥，用湿热毛巾轻轻揩干。灸后可起水泡，至第 3 天用消毒针引流水泡，涂上甲紫，直至结痂脱落。

推荐处方 2

【治法】 温经通络，散寒祛湿。

【主穴】 夹脊穴。

【配穴】 环跳、承扶、秩边、阳陵泉、足三里、阴陵泉。

【操作】

先针刺取患者双侧第 10 胸椎以上华佗夹脊穴，左右交叉选穴，盘龙刺法（华佗夹脊穴的一种刺法，沿脊柱取华佗夹脊穴从上向下左右交叉取穴，如取第 1 胸椎左侧夹脊，后取第 2 胸椎右侧夹脊，左右交替，因其状如龙盘于柱故得名盘龙刺法），刺左不刺右，刺右不刺左，行捻转补法，隔日换针对侧。余穴常规操作。再于所有针尾部放 1 寸艾条点燃，隔日 1 次，每次留针 30 分钟。

推荐处方 3

【治法】 温经散寒，扶正补虚。

【主穴】 大杼、风门、肺俞、督俞、膈俞、肝俞、脾俞、肾俞、大肠俞、次髎、委中、昆仑。

【配穴】 大椎、风池、阿是穴。

【操作】 诸穴施行提插雀啄手法，并加以艾条温和灸。

四、针灸疗效及影响因素

目前，强直性脊柱炎西医没有安全可靠的治疗方法，从临床报道情况看，针灸对缓解临床症状、减缓病程、延缓进程有一定作用，但没有足够的证据表明针灸可治愈本病。目前，根据临床研究结果发现，在督脉、膀胱经上进行大剂量的敷灸法是最为有效的刺灸法，针刺疗法是以相应病变椎体部位的夹脊穴和骶髂关节痛点为治疗点。在治疗中，要针灸并用，这样才可提高针灸的疗效。梅花针取华佗夹脊穴，用梅花针由上而下叩刺，至皮肤潮红或微出血为度；针刀疗法是用针刀将脊柱各个关节粘连的肌腱、韧带等软组织和挛缩筋脉实施分离、切开和松解；挑筋疗法通过挑、提、摇、摆等手法将穴位处相应的皮内或浅筋膜纤维挑拨出来而达到治疗目的；刺络放血可以缓解强直性脊柱炎腰骶晨僵以及受累部位关节肿痛或肌腱附着点疼痛等临床症状。

（一）病程

强直性脊柱炎的早期症状是骶髂关节部、腰背部、髋关节或四肢大关节疼痛，同时伴有腰背部僵硬，这种僵硬以晨起最明显，经活动后可减轻，这就是所谓的晨僵症状。但在临床中，多数患者以腰骶和髋部疼痛为首发症状，也有首先发生膝关节疼痛，或者首先发生踝关节或足跟疼痛，或首发腿痛和坐骨神经痛者。早期针灸治疗可缓解症状，延缓进程，是针灸治疗的最佳时机。强直性脊柱炎早期症状如果不能进行有效治疗，尽快控制病情，将丧失最佳治疗时机，不可避免关节畸形致残。

进入脊柱症状期,患者已经脊柱关节韧带骨化形成骨桥,通过针灸治疗只能达到缓解疼痛症状的目的。因此,强直性脊柱炎早期诊断与治疗对疾病的恢复起着决定性作用。

(二)刺灸法

本病是病情较为严重的顽疾,因此,根据《内经》"病有沉浮,刺有深浅,各至其理,无过其道"的原则,针灸治疗本病要强调大剂量。由于先天禀赋不足,肾气亏乏是导致本病的首要因素,而督脉总督一身之阳,肾中之阳又可鼓舞一身之阳气的不足,督脉空虚也是发病的一个重要因素。在脊柱上"铺灸",能直接作用于督脉及膀胱经穴。灸法艾炷要大,火气要足,并应借助暑夏之伏天(阳中之阳)炎热之气候,温通督脉及膀胱经诸俞穴,能起到强壮真元、祛邪扶正的作用,从而鼓动气血流畅。敷灸时选用材料也非常重要,常用大蒜(具有解毒散寒的作用)、麝香(具有开窍通络透骨的作用)。两药通过温热作用直接作用于督脉并逐渐吸收,故疗效较普通温灸为佳。目前,根据临床研究结果发现,在督脉上、膀胱经上进行大剂量的敷灸法是最为有效的刺灸法。在治疗中,要针灸并用,这样才可提高针灸的疗效。

(三)患者的配合

强直性脊柱炎的发病与自身免疫力有着密切的关系。即使是急性发展期患者,如能进行科学的自我调理,就会起到防止关节畸形的作用,这就需要患者对自身的调理有一个正常的认识。在治疗强直性脊柱炎过程中,为了避免骨关节强直,必须每日进行轻微关节功能锻炼,避免关节畸形造成终身残疾。强直性脊柱炎的病因多,病程长,病情复杂多变,缓解和发作交替,疗程长达数年甚至数十年,因此,要鼓励患者持之以恒,坚持长期的治疗和功能锻炼。这对于提高和巩固针灸疗效具有十分重要的意义。

五、针灸治疗的环节和机制

(一)促进循环

针灸并施疗法可以改善病变关节周围的血液循环,促进血管的舒张,增加循环血量,有利于促进局部肌腱等炎症的吸收,达到缓解强直性脊柱炎患者的疼痛、增强其关节活动、避免关节骨化和骨质疏松等的目的。

(二)免疫调节作用

针灸可调节强直性脊柱炎患者血清中免疫球蛋白,并使网状内皮系统功能活动增强,对机体内各种特异性免疫抗体均有所增加,从而可促进局部损伤组织的修复。

(三)止痛作用

针灸可通过改善微循环,促进致痛物质的排泄,促进机体分泌内源性镇痛物质,提高患者的痛阈等环节,达到止痛作用。

六、预后

强直性脊柱炎尚无根治方法,但是患者如能及时诊断、合理治疗,一般可控制症状,改善预后。目前主张本病的治疗应以非药物、药物和手术等综合治疗,缓解疼痛、发僵,控制或减轻炎症,保持良好的姿势,防止脊柱或关节变形,必要时应矫正畸形关节,以达到改善和提高患者生活质量的目的。要对患者进行疾病知识的教育和社会心理治疗;鼓励患者不间断的进行体育锻炼,维持脊柱关节的最佳位置,增强椎旁肌肉和增加肺活量;应睡硬板床,多取仰卧位,避免促进屈曲畸形的体位。枕头应低,一旦出现上胸或颈椎受累,应立即停用枕头。髋关节受累出现的关节间隙狭窄、僵直和畸形,是本病致残的主要原因,必要时可进行手术治疗。

本病在临床上表现的轻重程度差异较大,部分患者病情反复持续进展;有些患者长期处于相对静止状态,可正常工作和生活。但是一般而言,轻型患者的存活期与一般人无差别,然而骨折、心血管系统受累、肾脏淀粉样变等严重的并发症会使部分患者生存期缩短。发病年龄小,髋关节和脊柱受累较早,反复发作虹膜睫状体炎和继发性淀粉样变性,诊断延迟,治疗不及时和不合理,不坚持长期功能锻炼者,预后较差。

(马玲蓉)

第六节　腰椎管狭窄症

腰椎管狭窄症是指腰椎的管腔,包括主椎管(中央椎管)、侧椎管(神经根管)因某些原因发生骨性或纤维性结构异常,导致一个节段或多个节段的一处或多处管腔变窄,卡压马尾神经或神经根而产生的临床症候群,是导致腰腿痛的常见病因之一。西医学认为,本病由人体老化或长期慢性劳损,腰椎及所属韧带、关节囊发生退变、增生、肥厚,椎间盘变性或突出,以及椎体移位,导致椎管神经管道狭窄,神经受压而引发腰腿痛等一系列症状。好发于50岁以上的中老年人,男性明显多于女性。临床表现为下腰部及下肢胀痛,重者不能行走及站立,常有间歇性跛行,有长期反复便秘、小便费力难解等症状。因腰椎管狭窄症患者多伴发腰椎间盘突出症,故表现的症状更为复杂。X线检查可见腰椎退行性变,部分患者可见脊柱侧弯;CT及核磁共振检查可见腰椎管狭窄压迫硬膜囊及神经根。

本病属中医学"腰腿痛"、"痹证"的范畴,认为其病因与先天肾气不足和肾气衰退以及劳役伤肾有关。此外,与反复遭受外伤、慢性劳损和受风寒湿之邪侵袭等有关。肾虚不固,肝肾亏损,筋萎髓枯,筋骨松弛易动,加之长期劳损,伤及筋骨,瘀血停滞,经脉不通;气血不足,血虚不荣,经络失养,则麻痹疼痛,久行而跛;卫外羸弱,营卫失和,六淫由表侵入经络,阻抑经气等均可导致本病。

一、辨病

1.有慢性腰痛史,部分患者有外伤史。

2.多发生于40岁以上的体力劳动者。

3.长期反复的腰腿痛和间歇性跛行,腰痛在前屈时减轻,后伸时加重;腿痛多为双侧,可交替出现,站立和行走时出现腰腿痛或麻木无力,疼痛和跛行逐渐加重,休息后好转。严重者可引起尿频或排尿困难。

4.下肢肌萎缩,腱反射减弱,腰过伸试验阳性。

5.腰椎X线摄片检查有助于诊断,脊髓造影、CT和核磁共振检查有重要的诊断意义。

二、针灸治疗及选穴原则

(一)治疗原则

本病以疏通经络、活血化瘀为基本治疗原则。当疼痛症状严重时适当卧床休息,一般为 1 周左右,但不宜长期卧床。

(二)选穴原则

本病在选穴上主要以腰部、臀部和下肢穴位为主。

三、推荐针灸处方

推荐处方 1

【治法】　疏通经络,活血化瘀。

【穴位】　肾俞、腰阳关、次髎、环跳、委中、承山、绝骨。

【操作】

环跳穴针刺时有触电感并向下肢放散为佳,但不要反复捣刺。肾俞、腰阳关、环跳及委中用电针,疏密波,以患者能耐受为度。次髎穴可行穴位注射。余穴常规操作。

推荐处方 2

【治法】　补肾通督,舒筋活血。

【主穴】　夹脊穴。

【配穴】

①秩边、居髎、殷门、委中、昆仑。

②次髎、环跳、阳陵泉、丰隆、承山。

【操作】

选取病变部位相应夹脊穴,针尖向脊柱方向针刺 1~1.5 寸,行较强刺激的捻转平补平泻法。两组配穴,交替应用。余穴常规操作。

四、针灸疗效及影响因素

腰椎管狭窄症是指腰椎管由于某些因素发生骨性纤维结构的异常,导致管腔狭窄,压迫硬脊膜和神经根引起的一系列症状,表现为腰骶部疼痛或臀部疼痛,可有椎旁压痛、下肢放射痛和麻木、间歇性跛行等。临床上分为中央型椎管狭窄、侧隐窝狭窄、神经根管道狭窄三种类型。病因可分为先天性(发育性)及后天性(退行性)椎管狭窄两种。先天性椎管狭窄可由于椎管发育狭窄,软骨发育不良和骶裂等所致,后天性椎管狭窄主要因椎管结构退行性变、脊柱滑脱和手术后医源性狭窄,两者均可导致椎管压力增加,马尾缺血,神经根受压,引起马尾神经症状或神经根症状。目前治疗上主张以非手术疗法为主,最流行的是以骶管滴注为主的综合疗法。保守疗法主要在于缓解症状,不可治愈,少数需手术治疗。根据临床实际情况,针灸可作为综合治疗中的一种辅助手段,对症状有一定的缓解作用。

(一)病变程度

本病多有较长时间的腰痛,逐渐发展到骶尾部、臀部及下肢痛,但疼痛的程度不及椎间盘突出症剧烈。初期表现为腰部胀痛、酸痛及行走后明显的疲乏感,在行走、站立或劳累时可加重,而休息时特别是在前倾坐位或蹲位时可明显减轻或消失,患者骑自行车时亦可无任何症状,此时患者的病变程度较轻,针灸可取得很好的疗效。当病程发展到一定阶段时,可出现典型的间歇性跛行,以及在短距离行走时可出现腰部、下肢的疼痛、麻木、无力或抽筋等,但当下蹲片刻后症状明显减轻,继续行走则症状又出现,此时病变程度有加重,针刺可取得较好效果。当病变继续发展时,受累神经支配区(如马鞍区)出现感觉减退或消失,肌力减弱,反射(如膝反射、踝反射、肛门反射等)减弱或消失,此时病变程度较重,针刺可获得一定效果,但疗效远不及前者。

(二)病因

目前使用最广的分类方法即病因学分类方法,包括先天性或发育性狭窄及获得性椎管狭窄。多数学者认为导致本病的原因以退变及损伤等继发因素为主,相对而言,针灸治疗获得性椎管狭窄疗效要优于先天性椎管狭窄,即针灸治疗纤维性结构异常的疗效优于骨性结构异常。针灸对软组织损伤与炎症所致者疗效显著,对因异常结构所致的腰椎骨关节病与腰椎间盘脱出症等所致的腰椎管狭窄疗效则较差。

五、针灸治疗的环节和机制

(一)改善局部循环

间歇性跛行是本病的主要症状之一,其发生的原因是由于椎管或神经根管狭窄,步行时神经根充血加重了狭窄或阻断了神经根血液供应,而引起腰腿痛、无力症状。因此,针灸改善循环是其机制之一。

针灸可改善腰椎管内外各组织的血液循环,加快腰椎管内外组织的血液运行,改善微循环,解除微静脉和毛细血管的瘀滞,加快对神经根等组织的营养供给。循环的改善,加强了组织的代谢,加速了代谢产物的排出,也有利于祛除痛源,促进局部炎症的消散,从而可缓解神经组织所受的机械性压迫。

(二)对神经根等组织的良性刺激

针灸可兴奋神经细胞,增强代谢,加快代谢产物的排出,从而改善神经根和马尾神经等的缺血状态,促进其修复和功能的恢复。

(三)止痛作用

针灸可促进内源性镇痛物质的释放,提高痛阈,达到止痛的作用。另外,促进局部致痛物质的排泄,消除神经根的炎症也可达到止痛的作用。

六、预后

本病经过保守治疗大部分可减轻或控制症状,少部分患者需要手术治疗。以往认为,腰椎管狭窄症是一种进行性加重的疾病,提倡手术治疗。但最近一项研究提出了相反意见。在原先被要求手术治疗的 32 例患者中,由于种种原因未施行手术,仅作观察,平均随访 4 年后发现:47% 的患者症状有改善,38% 的患者病情无变化,只有 15% 的患者症状加重。这就是说,此病不是一种致命疾病,也很少引起神经进行性损害。这个观点为保守治疗提供了依据。

一般认为,只有当持续性或间歇性疼痛经保守治疗半年无效,有进行性下肢神经功能损害或有较重的马尾神经综合征者,才考虑手术。在治疗的同时,鼓励患者做背伸运动。合理的功能锻炼,可增强腰椎周围肌肉的弹性、紧张力、柔韧性和灵活性,以增强腰椎的稳定性。针灸及其他非手术保守治疗适用于轻、中度症状的患者。国外学者 Tom 等对 100 例患者分别应用手术治疗和保守治疗行对比研究,并随访 10 年,认为若症状轻微,小于 3 个月时,保守治疗有 50% 的患者疗效满意。Bodack 等认为体疗适合于轻、中度腰椎管狭窄的患者,包括肢体舒展及力量增强练习,身心调整练习,姿势及肢体力学知识的培训。其首要目的是恢复腰段脊柱前凸和增加腰椎的屈曲活动度,从而减轻症状和恢复功能。

(马玲蓉)

第七节　斜颈

斜颈由于病因不同可分为肌性、骨性、眼源性、反射性、炎性、痉挛性及麻痹性斜颈等。前两型属于先天性,后五型属于继发性。本节主要讨论肌性斜颈和痉挛性斜颈。肌性斜颈多自幼发病,常在出生后 10～14 天发现颈部出现包块,2～3 个月内逐渐增大,以后逐渐缩小,6 个月后消失,少数患者持续到 1 周岁。虽然肿块消失,但由于肿块肌肉的纤维性变,使胸锁乳突肌挛缩,斜颈继续存在或更明显。目前认为肌性斜颈由难产损伤肌肉或胚胎期在宫内位置不良造成,一侧胸锁乳突肌在难产分娩时受损,肌肉变性成为纤维索不能随颈的发育而伸长。痉挛性斜颈是指头和颈部肌肉的一种异常姿势,常伴有头部震颤、徐动或痉挛性不自主运动,致使头部和颈部呈多种倾斜姿势,受累肌肉明显肥厚。本病可伴有其他形式的运动障碍性疾病,如变形性肌张力障碍、慢性舞蹈病和震颤麻痹等。这种头部肌肉不自主的异常运动,尤其会在患者处于公众场合或紧张繁忙时加重,使患者的工作无法正常进行。约有 75% 的患者有与颈肌痉挛发作相关的特定疼痛,如头痛、颈痛;约 1/3 的患者有颊部、眼睑、手臂或躯干痉挛;约 25% 的患者有站立性或运动性手震颤。发病机理尚不清,但有大量的证据表明,纹状体功能障碍是本病的原因,另外遗传和前庭功能异常与本病有关。

肌性斜颈属中医学的"筋伤"、"痹证"或"痿证"等范畴,系由小儿颈部经筋受损,气血逆乱,瘀血停滞,筋脉失养所致。痉挛性斜颈属"风证"、"痉证"。中医学认为,本病因受风寒湿邪侵袭,壅阻经脉,气血运行不畅通,颈部阴血亏少,筋肉失于濡养,或因患者素体阴虚阳亢,风气内动所致。

一、辨病

(一)先天性肌性斜颈

1.产后一侧胸锁乳突肌肌部出现血肿,数周后纤维成条索状包块,逐步挛缩,形成斜颈。头偏向患侧,下颌面部转向健侧;被动将头转向健侧时,胸锁乳突肌挛缩更明显。

2.随着年龄增大,颜面发育性不对称,患侧面部短小。

3.根据畸形表现容易确诊,宜进行颈椎 X 线检查,排除骨性畸形。

（二）痉挛性斜颈

1.此病多见于中青年。发病起始轻微，缓慢发展，逐渐加重至不能控制。有些患者在起病后2～3年病情终止发展。多数患者从出现症状到症状严重时间长达5～6年。约10％的患者症状可以自行缓解，还有20％的患者症状可以有中等程度的自行改善。

2.颈部肌肉不能控制的异常活动，双侧颈部深浅肌肉都可以累及，但以一侧为重。影响最为明显的肌肉依次为胸锁乳突肌、斜方肌和头夹肌等，受累肌肉的强制性收缩使头部不断转向某一方向。头部向一侧转动者为对侧胸锁乳突肌的收缩，头向后过伸则为双侧颈夹肌及斜方肌同时收缩。

3.Hassler将痉挛性斜颈的头部异常姿势分为4型，即转向一侧的单纯水平型斜颈；环绕前后轴的旋转型斜颈；接近水平轴的伸展型斜颈，最后导致颈后倾；接近水平轴的屈向型斜颈，最后导致非对称性的颈前倾。前两种最常见。

4.痉挛动作可因情绪波动、疲劳或感觉刺激而加重。睡眠时症状完全消失，受累肌肉肥厚，发作频繁时肌肉疼痛。

二、针灸治疗及选穴原则

（一）治疗原则

肌性斜颈以舒筋活络为基本治疗原则，痉挛性斜颈以熄风止痉为基本治疗原则。

（二）选穴原则

在选穴上肌性斜颈以局部穴位为主；痉挛性斜颈主要以整体调节为主，以熄风和舒筋穴位为主。具体选穴原则如下。

1.局部选穴：肌性斜颈在选穴上根据《内经》"在筋守筋"的原则，选取局部阿是穴、扶突、缺盆等穴位为主，可循经远端配合选手阳明大肠经的合谷等。

2.循经选穴：痉挛性斜颈在选穴上，根据"肝主筋"、"诸风掉眩皆属于肝"等中医理论，选取肝经太冲、背俞穴肝俞、胆经之风池等；阳明多血多气，可选手阳明之合谷、足阳明之足三里、内庭等；另外，根据筋会阳陵泉可选该穴，筋缩为治疗经筋病的效穴。也可根据脑为元神之府，选督脉之人中、百会进行调神通络。根据辨证属肝风内动者，可选肝俞、外关、太溪等熄风止痉；肝肾不足者，可选肝俞、肾俞、太溪、足三里、关元、悬钟等补益肝肾。

三、推荐针灸处方

推荐处方1（肌性斜颈）

【治法】　温经祛风，疏调经筋。

【主穴】　阿是穴。

【配穴】　风池、扶突、天容、大杼。

【操作】

阿是穴首先用艾条温和灸法，沿患侧胸锁乳突肌和斜方肌走行方向，距皮肤2～3cm，往返熏灸，以局部有温热感和舒适感为度，施灸时间15～20分钟。其后在风池、扶突、天容、大杼上行雀啄灸，每穴3～5分钟，至皮肤出现红晕为度。最后在阿是穴即在患侧胸锁乳突肌和斜方肌腱上各选一最明显的压痛点，行《内经》中的"合谷刺法"，不留针。

推荐处方2(痉挛性斜颈)

【治法】 熄风止痉,通络舒筋。

【穴位】 中渚、三间、列缺、内庭、太冲。

【操作】

中渚、列缺、内庭、太冲四穴均向上斜刺,三间向手心方向透刺,同时灸患侧。诸穴均用泻法。

推荐处方3

【治法】 熄风止痉,通络舒筋。

【主穴】 印堂、人中、百会、扶突、风池、合谷、太冲、阳陵泉、筋缩。

【配穴】 肝风内动,加肝俞、外关、太溪;肝肾不足,加肝俞、肾俞、太溪、足三里。

【操作】 诸穴均用泻法。

四、针灸疗效及影响因素

肌性斜颈原因很多,针灸主要针对由于产伤引起的胸锁乳突肌损伤、变形,包括先天性(胸锁乳突肌)斜颈和胸锁乳突肌挛缩。早期治疗是指出生后6个月内,最长不超过1年即开始治疗,此时适宜进行针灸、拔罐和穴位按摩,可完全治愈。超过1年,宜手术松解胸锁乳突肌。

(一)病程

肌性斜颈病程越短,针灸疗效越好。先天性斜颈应在出生后数月内即进行针灸治疗,如针灸治疗开始较晚,胸锁乳突肌已经纤维化,则针灸疗效差;通常在6个月以内是针灸和其他保守治疗的最佳时机。如果超过1岁,或者经过3～6个月针灸治疗不见效果者,针灸将难以取得疗效,应该手术治疗。尤其是在晚期,前中斜角肌甚至颈动脉鞘亦发生挛缩时,甚至已发生颈椎骨性畸形,针灸难以取效,此时即便手术,畸形矫正亦不满意,因此,要抓住时机早治疗。

(二)疾病类型

肌性斜颈可根据肌肉及纤维组织所呈比例,分为3种病理类型:肌肉型以肌肉组织为主,仅含少量纤维变性的肌肉组织或纤维组织;混合型含肌肉组织和纤维组织;纤维型以纤维组织为主,含少量的肌肉或变性的肌肉组织。此分型对临床疗效的判定有一定指导意义。一般情况下,针灸治疗肌肉型疗效较好,纤维型疗效较差。

(三)年龄

一般而言,痉挛性斜颈年轻发病,病情较轻者,针灸疗效要优于年龄较大的患者。

(四)病情

痉挛性斜颈的针灸疗效与病情轻重密切相关。颈肌痉挛发作症状较轻,其他相关部位发生痉挛部位少、症状轻、无明显其他并发疾病者,针灸疗效较好;如果痉挛发作严重,涉及部位多,伴有其他形式的运动障碍性疾病,如变形性肌张力障碍、慢性舞蹈病和震颤麻痹等,即神经性及特发性者较难治疗,针灸疗效差。总之,针灸治疗肌性斜颈疗效要优于痉挛性斜颈。

(五)训练、推拿、理疗等方法的配合

本病最初做积极的物理配合治疗,可明显地提高针灸疗效,如对肌性斜颈每天被动牵拉缩短的肌肉和按摩肌腹、热敷;痉挛性斜颈在发作时对同侧下颌施加可感觉到的轻度压力(感觉的生物反

馈技术),有时能暂时缓解痉挛。肌性斜颈在治疗时因患儿年龄不同而异。

1.1~3个月者,应以针灸、训练和按摩为主。训练对早期患儿非常有效,将患儿放置在向门或可引起其发生兴趣的位置,以便患儿的头部时常偏向健侧,颏部转向患侧,这样可使患侧的胸锁乳突肌时常被拉长。按摩是将患儿颈部向健侧偏向,并将颏部转向患侧肩部,使胸锁乳突肌被拉直,然后按摩肌肉肿块,每日3次,每次10分钟,经过2~3个月的治疗,多数患儿头部的活动范围可恢复正常。

2.4~6个月者,患侧胸锁乳突肌和周围的组织多已发生纤维性变,胸锁乳突肌缩短,此时的治疗除采取针灸、转头和按摩外,还应该采取比较有力的被动牵引矫正方法。固定患儿身体和肩部,另一人将患儿颈部向健侧偏向,然后将下颏转向患侧,并逐渐将其抬高,同时把头偏向健侧,使健侧耳垂接近肩部,每日至少3~4次,每次10分钟,坚持6个月到1年。病儿睡眠时应取仰卧位,下颏向患侧,枕部向健侧,并用棉垫和洁净的小砂袋固定头部于上述位置。针灸、牵伸挛缩的胸锁乳突肌约半年左右,常可使畸形矫正而不需要手术。同时要进行胸锁乳突肌按摩、热敷。

3.6个月以后,胸锁乳突肌多已纤维化,针灸、牵引效果不佳。因此,经针灸、被动牵引6个月以上无效,患儿已1岁以上,常需手术治疗。

五、针灸治疗的环节和机制

(一)促进循环

针灸可舒张局部的血管,增加血液循环,有利于局部肿块的早日消散,防止肌纤维挛缩,促进损伤肌肉的修复。

(二)松弛肌肉

针灸可通过神经-肌肉反射,使痉挛的胸锁乳突肌松弛,有利于循环和肿块的消散。

(三)对中枢神经功能和颅神经的调节

痉挛性斜颈是由中枢神经系统异常冲动导致颈部肌群的不自主痉挛,前庭系统是颈部肌肉的主要脉冲区,头部位置的空间感知取决于前庭系统和颈部的本体传入,而本体的传入是由颈部肌肉和肌腱的肌梭传入来完成,前庭和颈部本体信号处于不对称状态,使患者有一种异常的颈部空间感。副神经的长期刺激或受压,双侧副神经的活动失衡,也是重要的原因。大量研究证实,针刺可对中枢神经系统的异常冲动产生抑制作用,对中枢神经系统和颅神经功能起到协调作用,从而达到减轻和缓解痉挛的目的。

六、预后

先天性肌性斜颈患儿出生后7~14天,可发现一侧胸锁乳突肌的中段或下1/3部出现一质硬的椭圆形肿块,可逐渐长大。两个月后肿块开始缩小,半年后完全消失,胸锁乳突肌变成无弹性的纤维带。因此,出生后早期发现者非手术治疗即可,治疗越早效果越好,一般预后好。如经过3~6个月保守治疗不见效果,到1岁以上就应采取手术松解治疗。特别注意的是,如果患儿不但头颈歪斜,而且头也睡偏,面部开始出现相应畸形时,就应果断采取手术,即使患儿不足1岁,也应手术矫正。

痉挛性斜颈任何年龄都可发病,但成人最常见于30~60岁,女性发病率略高于男性,为1.4:1,发病可以是突然的,更可能是逐渐的。胸锁乳突肌、斜方肌和其他颈部肌肉间断的或持续的疼痛性痉挛通常仅单侧发生,使头部姿势异常,一侧胸锁乳突肌收缩使头转向对侧,颈弯向同侧。病情多变,从轻度或偶尔发作至难于治疗等不同程度。本病可持续终身,导致限制性运动障碍及姿势畸形。病程通常进展缓慢,1～5年后呈停滞状态,约10%～20%的患者发病后5年内可自发痊愈,通常为年轻发病病情较轻者。1/3患者有其他部位张力障碍的表现,如眼睑、面部、颌或手不自主运动(如痉挛)在睡眠状态时可消失。如发病与外界应激密切相关,预后最好。本病保守治疗半年以上无效时,可采取对支配颈部受累肌群的神经进行显微血管减压的方法治疗。

(马玲蓉)

第八节 腰肌劳损

腰肌劳损是指腰部软组织慢性损伤,或急性损伤未及时恢复遗留的慢性损伤所引起的腰腿痛等一系列症状,腰部有劳伤或陈伤史,劳累、晨起、久坐加重,腰部两侧肌肉触之有僵硬感,痛处固定不移。由于病程一般较长,常称慢性腰肌劳损。西医学认为,腰部是人体重量负荷最大的部位,由于解剖学特点及生物力学的特殊性,容易受到外力作用及自然环境的影响,而致腰肌经常受到不同程度的损伤。由于长时间的强迫体位(弯腰、弓背)负重工作,使腰肌持续处于高张力状态,久之则引起腰肌及其附着点处的过度牵拉应力损伤,局部软组织出现血供障碍,充血、缺氧、渗出增加等炎性水肿反应,导致原发性腰肌劳损。或因腰部急性外伤后腰肌受损的组织尚未完全恢复或残留后遗症,或腰椎的先天畸形,如脊柱隐裂、腰椎骶化、骶椎腰化,使局部组织对正常活动和负荷承受力下降,形成慢性劳损,出现恶性循环。另外,气温过低或湿度过大,受潮着凉以及女性更年期内分泌紊乱,身体虚弱等都可成为本病的重要诱因。

中医学称本病为"腰痛",属于痹证范畴。多因闪挫跌仆,损伤经脉,气滞血瘀;或久坐久立,劳作过度,损伤筋骨,气血瘀滞,筋脉失养;感受寒湿或湿热内蕴,使腰部经脉阻滞,气血不通;或年老体虚,肝肾不足,筋骨失养等而导致腰痛。

一、辨病

(一)症状

腰部隐痛,劳累加重,活动或变换体位症状减轻,弯腰较久,疼痛加重,多不能久坐久立。

(二)体征

局部明显压痛,急性发作时有腰肌痉挛。无下肢放射痛等根性定位体征。

(三)诊断

有外伤史,过劳、姿势不良或寒冷刺激史,病程长,腰部隐痛,疲劳加重,休息转轻,腰部有压痛点,普鲁卡因试验症状可减轻。无根性定位体征。X线摄片可有骨质增生。

二、针灸治疗及选穴原则

(一)治疗原则

本病以舒筋通络、活血化瘀为基本治疗原则。

(二)选穴原则

在选穴上根据《内经》"在筋守筋"、"宛陈则除之"的法则,主要以局部选穴为主,可配合循经选穴。具体选穴原则如下。

1.局部选穴:根据"腧穴所在,主治所在"的规律可选择局部的压痛点、腰大肌、腰眼。腰肌劳损患者均可在腰部找到压痛点,肌肉触之有僵硬感,痛处固定不移,因此,选择局部压痛点是非常重要的选穴原则。还可选局部的经穴,如足太阳经肾俞、三焦俞等,也可在腰大肌排刺。

2.循经选穴:根据"经脉所过,主治所及"的原则,腰肌部主要归属足太阳所主,因此,可远端选取足太阳经委中、昆仑等穴。

三、推荐针灸处方

推荐处方 1

【治法】 舒筋通络。

【主穴】 阿是穴、委中、昆仑。

【配穴】 三焦俞、肾俞、腰眼。

【操作】

局部阿是穴可采用合谷刺法,贯穿肌腹,一针多向透刺,或刺络拔罐;可用梅花针叩刺,可用灸法或电针。余穴均常规操作。

推荐处方 2

【治法】 温通经络,活血化瘀。

【穴位】 肾俞、腰阳关、命门、足三里。

【操作】 用艾炷直接灸法,每穴灸 3～5 壮。

推荐处方 3

【治法】 活血通经。

【主穴】 阿是穴、肾俞、大肠俞、委中。

【配穴】

寒湿腰痛者,加腰阳关、风池、三阴交;瘀血腰痛者,加膈俞、血海、次髎;肾虚腰痛者,加命门、志室、太溪。

【操作】

局部阿是穴可采用多向刺法,贯穿肌腹,一针多向透刺,或刺络拔罐;可用梅花针叩刺、灸法、电针。余穴常规操作。

四、针灸疗效及影响因素

慢性腰肌劳损病情缠绵,目前没有特效的治疗方法,根治比较困难,易于发作,防重于治。针灸可明显促进局部血液循环,使腰肌损伤修复,达到临床治愈的目的。

（一）病程

本病早期主要表现为局部组织充血、水肿、渗出等无菌性炎性反应；后期出现局部增生、纤维性变、瘢痕粘连等组织变性。因此，早期针灸治疗可起到很好的疗效，达到临床治愈；后期针灸可较好的缓解症状，但疗效远不及早期，常容易反复发作。

（二）病因

如果腰肌劳损是单纯的腰肌慢性损伤，针灸治疗效果较好。如腰肌劳损患者存在腰椎的先天畸形，如脊柱隐裂、腰椎骶化、骶椎腰化，使局部组织对正常活动和负荷承受力下降，形成慢性劳损，针灸有一定的疗效，但疗效远不及单纯的腰肌劳损效果好。

（三）刺灸法

针灸治疗本病要针灸、拔罐、电针等综合应用，刺灸法得当可提高针灸的疗效。如在治疗时要选准压痛点（阿是穴），针刺时应直达肌肉或筋膜在骨骼的附着处（压痛区），此时出现强烈的针感或痛觉过敏，证明部位准确，可温针灸或带电针，注意电针不要横过脊髓，电针以疏密波型交替刺激为好。或者针刺局部阿是穴后，向一个方向持续旋转360°，使肌纤维缠绕针身，做雀啄手法，使局部有强烈的酸胀感。针灸治疗后，可在腰肌进行拔罐，闪罐或走罐，或进行刺络拔罐，或进行皮肤针叩刺等，这些综合的针灸疗法能提高针灸疗效。

五、针灸治疗的环节和机制

（一）促进循环

针灸可通过舒张局部血管，改善血供，促进局部的血液循环，有利于无菌性炎症的吸收和消散，使局部堆积的乳酸等代谢产物及时清除，改善劳损肌肉的营养和代谢。

（二）缓解痉挛

针刺可通过神经－肌肉反射，缓解腰肌的痉挛，协调肌肉的张力，这对于缓解局部疼痛，减轻或解除由于肌肉痉挛而血管受压的状态，改善局部血供都具有重要意义。

（三）止痛作用

针灸可通过促进内源性镇痛物质的释放，减弱或拮抗感觉神经末梢对痛觉的传入，提高痛阈，促进局部致痛物质的清除，解除肌肉痉挛等环节而达到止痛作用。

六、预后

慢性腰肌劳损病情缠绵，目前没有特效的治疗方法，根治比较困难，易于发作。腰肌劳损以消除病因、预防为主为治疗本病和防止复发的基本原则。患者应注意劳动中的体位和姿势，对劳动强度大者的作业环境要注意，避免汗后着凉和受潮湿。慢性劳损尤其是体质瘦弱、肌肉不发达者，应通过体疗增强腰部骶棘肌、腰大肌的肌张力，用腰围或宽腰带保护腰部，这些都对提高和保持针灸疗效具有重要意义。

（马玲蓉）

第九节　脊髓损伤

脊髓损伤是由于外伤、疾病和先天性因素,导致神经损伤平面以下的感觉和运动功能部分或全部障碍,并伴有膀胱、直肠功能障碍,使患者丧失部分或全部工作能力、生活能力和生活自理能力,是康复治疗的主要对象之一。

中医按症状表现,把脊髓损伤归属为"痿证"、"癃闭"范围。中医学认为,本病主要损伤肾、督、带三脉,伤必致瘀,经脉瘀阻,气血运行不畅,筋骨失于濡养,则肢体瘫痪不仁。气血不畅,则膀胱气化无权,小便或癃闭,或为小便自溢。

一、辨病与辨证

(一)辨病

1.症状:主要为肌肉运动控制障碍和行动困难、大小便控制障碍、感觉障碍。部分患者有异常疼痛和幻觉痛。高位脊髓损伤患者可伴呼吸困难,有骨折、脱位、压疮等并发症的患者,可出现相应的症状。

2.体征:主要表现为肌力减弱或消失、肌肉张力异常(低张力、高张力、痉挛)、腱反射异常(无反射、弱反射、反射亢进)、病理反射(Hoffman 征和 Babinski 征)、皮肤感觉异常(无感觉、感觉减退、感觉过敏)、皮肤破损或压疮等,高位脊髓损伤可出现呼吸运动障碍和自主神经反射现象。

(二)辨证

1.经脉瘀阻:损伤肢体肌肉松弛或痉挛,痿废不用,麻木不仁,二便不通。舌苔黄腻,脉弦细涩。

2.肝肾亏虚:损伤肢体肌肉萎缩,拘挛僵硬,麻木不仁,头晕耳鸣,腰膝酸软,二便失禁。舌红,少苔,脉象弦细。

二、针灸治疗及选穴原则

(一)治疗原则

本病以疏通督脉、通利二便为基本治疗原则。

(二)选穴原则

在选穴上可根据肾主骨生髓,督脉总督一身之阳,以及损伤部位的具体情况进行选穴。选穴的基本原则如下。

1.局部选穴:通常在损伤平面的上、下椎体各选穴位,并结合局部的夹脊穴、督脉穴和膀胱经穴。

2.辨经选穴:根据损伤部位循行所过选取相应经脉的穴位,因脊髓损伤与督脉和膀胱经密切相关,故首选督脉、膀胱经或夹脊穴。

3.随症选穴:根据瘫痪四肢的神经和肌肉的受损表现选穴,如腋神经,加极泉等;桡神经,加曲池、手三里等;正中神经,加曲泽、臂中、内关等;坐骨神经,加环跳等;腓总神经,加委阳等;外侧肌群瘫痪,取阳经穴位;内侧肌群瘫痪,取阴经穴位。小便失司,选用次髎、秩边、水道、中极等穴;大便失司,选用长强、天枢、归来等穴。

三、推荐针灸处方

推荐处方 1

【治法】　疏通督脉，调和气血。

【主穴】

损伤脊柱上、下 1～2 个棘突的督脉穴及其夹脊穴、环跳、阳陵泉、悬钟、足三里、委中、三阴交。

【配穴】

经脉瘀阻，加合谷、太冲、膈俞；肝肾亏虚，加肝俞、肾俞、关元；上肢瘫痪，加肩髃、曲池、手三里、合谷、外关；下肢瘫痪，加秩边、风市、丰隆、太冲；大便失禁，加长强、大肠俞；小便失禁，加中极、关元、肾俞、膀胱俞；小便不通，加气海、阴陵泉、关元。

【操作】

督脉穴用 2 寸毫针，向上斜刺 1.5 寸左右，用平补平泻手法，如进针有阻力突然消失的感觉或出现触电样感向二阴及下肢放射，当终止进针，以免造成脊髓的新损伤；夹脊穴可刺向椎间孔，使针感向脊柱两侧或相应肢体放射，或相应部位的体腔出现紧束感；环跳、阳陵泉、委中用泻法；悬钟、足三里、三阴交用平补平泻；关元、中极再排小便后针刺，使针感向外生殖器放射，若尿潴留则应注意针刺深度。

推荐处方 2

【治法】　通调督脉，温补肾阳。

【穴位】　在损伤平面上、下各取一督脉穴位。

【操作】

沿棘突方向将针刺入达硬膜外，接直流脉冲电针仪，频率为 1～5Hz，刺激强度以损伤平面以上感觉到电刺激为度，不宜过强。

四、针灸疗效及影响因素

脊髓损伤根据程度的不同可分为 4 种类型：①脊髓震荡又称脊髓休克，是脊髓受到强烈震荡后出现的暂时性功能抑制，发生传导障碍，立即出现迟缓性瘫痪，损伤平面以下的感觉、运动、反射及括约肌功能丧失，可为不完全性，即使表现为完全性也常可在数小时至数日后大部分恢复，最后完全恢复。②脊髓损伤包括脊髓受压和实质性破坏。③脊髓和神经根损伤。④马尾损伤。脊髓震荡是最轻的一型，可独立采用针灸完全治愈，属于针灸的Ⅰ级病谱。②③④种情况应立即进行手术或手法复位，针灸可作为主要治疗手段，但必须配合功能训练。在西医院校统编教材《外科学》中说："电针和推拿、按摩能促进神经恢复功能，又能使瘫肢肌肉被动收缩，促进血液和淋巴循环，对避免肌肉萎缩、肢体水肿和关节僵硬、畸形有所帮助。在受伤后即可进行此种治疗。每日电针 2 次，每次 15～30 分钟"。说明针灸治疗脊髓损伤很早就已被西医列为治疗本病的重要方法。

（一）病情

不同程度的脊髓损伤会对疗效有影响。病情较轻，为不完全性脊髓损伤者，针灸疗效好，恢复较快，后遗症较少；完全性脊髓损伤截瘫患者，针灸治疗可缓解症状，疗程长，疗效较差，可恢复其部分功能，往往留有严重后遗症。坚持治疗并结合功能锻炼，可延缓其肌肉萎缩，起到巩固疗效的作用。

(二)刺灸法

本病多属虚证,针刺手法宜轻,多用补法,慎用泻法。电针治疗本病刺激量要适度,以患者耐受的同时,宜选择低频小幅度刺激,以免耗伤患者正气。

(三)患者的机体状态

素体强壮,有较强毅力和恢复欲望,在针灸治疗同时并能坚持功能锻炼者,疗效较好;反之,素体虚弱,缺乏毅力和信心者,往往不能坚持治疗,且功能锻炼积极性较差,疗效较差。

(四)治疗时机

针刺能明显减轻和延缓早期病理损害,减少不可逆性变化的发生,促进受损脊髓神经的修复。故而针灸治疗介入时间越早越有利于病情恢复,显效较快,并能减少并发症,减轻后遗症;病程较长,介入治疗时机较晚者,往往不能速效,且疗程也要延长。

五、针灸治疗的环节和机制

脊髓损伤是伤科常见的严重疾患,脊髓损伤后血管和神经生化机制是脊髓继发性损伤的两大机制,两者同时存在,相互影响,最终造成脊髓的微循环紊乱,以及脊髓神经组织的液化坏死。根据以上发生机理,临床治疗本病多采用电针治疗,其环节和机制可概括为以下四点。

(一)神经细胞保护作用

研究表明,急性脊髓损伤早期采用电针治疗,可通过下调半胱氨酸以及半胱氨酸、天冬氨酸蛋白酶表达,对脊髓损伤早期的细胞凋亡抑制、神经细胞保护起到重要作用。

(二)促进受损神经组织再生

电针能够在脊髓内产生较强的电场,通过产生拮抗内生性损伤电流而阻止 Ca^{2+} 内流,稳定膜结构,增加线粒体酶活性,阻断脊髓继发性病变,保护脊髓神经轴突的退变,从而促进神经轴突再生。也有研究表明,电针可能通过促进受损伤脊髓组织细胞的代谢过程,引起细胞膜的腺苷酸环化酶活性升高,使 ATP 生成 cAMP 增加,在增强细胞代谢的同时,启动神经营养因子和细胞生长因子等蛋白质的合成和分泌过程,从而促进脊髓内移植的神经干细胞存活和分化,以及促进受损伤神经元的存活及其轴突再生,重建神经通路,恢复脊髓功能。

(三)改善脊髓微循环

通过电针刺激督脉或夹脊穴,可调节脊髓自主神经,改善局部组织血循环和营养代谢状况,促进脑脊液的流动,减轻脊髓损伤部位粘连水肿和血肿的压迫,刺激病灶上下的脊髓节段通过掩盖效应、中枢干扰效应镇痛,释放脑啡肽,减少疤痕达到镇痛的作用。

(四)调节膀胱机能

脊髓损伤后常常伴有小便功能异常,从尿动力学分类看,病因为逼尿肌无反射、尿道外括约肌痉挛、逼尿肌反射性亢进或并发内外括约肌协同失调痉挛等。在保留导尿排空膀胱的前提下,针灸可有效地改善膀胱逼尿肌功能,缓解尿道外括约肌痉挛,使内外括约肌功能协同,从而逐步达到自主排尿。

六、预后

脊髓损伤平面与功能预后密切相关。一般情况下,损伤平面越高,其功能恢复就越差,其生活依赖性也越强,脊髓受损一旦生命体征稳定后,就可以开始恢复期的针灸和康复治疗,如患者无自理能力时,则护士要保证每2小时为患者翻身一次,并做好全身的清洁工作,大小便及会阴护理要注意避免局部潮湿,避免泌尿感染,并防止压疮。加强全身关节的被动和主动运动,进行相应的康复训练,并鼓励患者建立信心,积极进行主动康复运动。

(马玲蓉)

第十节　急性腰扭伤

急性腰扭伤为腰部的肌肉、韧带、筋膜、关节囊等软组织在活动时因用力不当、姿势不正或突然扭转伸腰,而导致的撕裂、损伤(少量出血、水肿和渗出)以及保护性腰背肌痉挛,可伴椎间小关节的错位及其关节囊嵌顿致使腰部疼痛并活动受限,多发生在腰骶部或骶髂部。若治疗不当或拖延治疗,易造成慢性腰痛。该病多发生在中年,以女性多见,约为男性的3倍。

本病中医学称"闪腰"、"腰部伤筋",认为"腰者,一身之要,仰俯转侧无不由之。"剧烈运动或负重、持重时姿势不当,或不慎跌仆、牵拉和过度扭转等原因,引起腰部的筋肉络脉受损,气血瘀滞,经气受阻,经络不通,筋脉拘挛,不痛则通,而成本病。

一、辨病与辨经

(一)辨病

腰部发生扭伤后,立即出现持续性剧痛难忍,呈撕裂痛、刀割样痛、锐痛,丝毫不敢活动,咳嗽、喷嚏疼痛骤然增重;疼痛范围主要在腰背部,也可向臀、腿和(或)腹股沟放散。患者处于避免剧痛的特殊体位,惧怕改变其体位,轻微活动使疼痛加剧,表情非常痛苦,需用上肢协助活动,腰部活动明显受限。检查可见损伤部位的肌肉等软组织有明显压痛,出现肌肉痉挛或僵硬即肌紧张,局部也可肿胀、瘀斑。根据腰部受损软组织的部位及压痛点不同分为急性腰肌扭伤、急性韧带扭伤和急性腰关节扭伤等。

1.急性腰肌扭伤:腰部撕裂感,剧烈疼痛,腰僵直,疼痛拒按,甚则强迫体位或不能坐立、行走,咳嗽或打喷嚏加重。查体显示常在L3～4横突、腰骶关节、髂后上棘等处有明显压痛点。X线无明显异常。棘突旁或肌肉内压痛表明筋膜损伤。

2.急性腰韧带扭伤:常有负重前屈或扭转的外伤史,屈伸和旋转脊柱时腰痛加重。查体示腰肌紧张,棘突或棘间压痛;屈膝屈髋试验阳性。

3.急性腰关节扭伤:外伤后腰部剧痛,强迫体位。查体示腰肌僵板,无神经根刺激症状,棘突两侧深在压痛。椎间关节损伤,重复向扭伤方向活动时可使疼痛加重;腰骶关节扭伤,局部显著的深部叩击痛,腰骶关节试验阳性。X线示后关节排列方向不对称,有腰椎后突和侧弯,椎间隙左右宽窄不一。

（二）辨经

疼痛部位或压痛点以腰骶椎旁侧（棘突旁）及腰肌或骶髂关节部位为著，为足太阳经证；疼痛部位或压痛点以腰骶椎正中线（棘间或棘突上）为著，为督脉经证。

二、针灸治疗及选穴原则

（一）治疗原则

本病以通经活络、活血止痛为基本治疗原则。

（二）选穴原则

在选穴上可根据疼痛部位经脉循行进行局部、远端配合应用，可在局部选用阿是穴，也可根据筋会阳陵泉、肝主筋等理论选穴。选穴的基本原则如下。

1.局部选穴：根据"在筋治筋"的原则在病变局部选穴，如阿是穴，足太阳经肾俞、大肠俞，督脉的腰阳关等，疏调局部气血以活血止痛。

2.辨经远端选穴：腰部乃足太阳膀胱经及督脉所过之处，故根据疼痛部位所属经脉取太阳经的攒竹、天柱、委中、承山，督脉的人中、龈交等穴疏调膀胱经和督脉气血。另外，可经验选穴，如养老、手三里、手背腰痛点等，针刺时配合缓慢运动腰部，以疏调经气，移神止痛。可根据筋会阳陵泉选该穴，疏调经筋。

（三）耳针

耳针可选腰椎、骶椎、敏感点、肾、皮质下、神门等。取患侧耳穴，一般先选敏感点，强刺激，留针20分钟，每隔5分钟行针1次，留针期间嘱患者活动腰部。

三、推荐针灸处方

推荐处方1

【治法】 通经活络，活血止痛。

【穴位】 肾俞、腰阳关、腰眼、委中。

【操作】 可先取委中，行提插泻法，同时让患者缓慢活动腰部。余穴常规操作。

推荐处方2

【治法】 疏调太阳，移神止痛。

【穴位】 养老、后溪。

【操作】

养老用毫针向上斜刺，捻转进针0.5寸；后溪直刺0.5寸，行较强的捻转泻法1～3分钟，行针期间令患者缓慢活动腰部。

推荐处方3

【治法】 通调督脉，疏通足太阳膀胱经经气。

【主穴】 肾俞、腰阳关、大肠俞、手背腰痛穴。

【配穴】

扭伤后疼痛较剧，加水沟，用泻法；委中部络脉瘀胀者，加委中，三棱针放血。

【操作】

对扭伤不能转侧者,先选手背腰痛穴,进针后施以中、强刺激,留针 30 分钟,每隔 5 分钟行针 1 次。留针期间,嘱患者起身走动并缓慢活动腰部。扭伤后疼痛较重者可刺水沟,予以强刺激。肾俞、大肠俞进针 1.5 寸;腰阳关自脊椎间进针,令局部产生强烈胀感,注意勿刺及脊髓。委中络脉瘀胀者,可用三棱针点刺放血,每日 1 次。

推荐处方 4

【治法】　通调气机,通络止痛。

【穴位】　内关、外关。

【操作】

患者取坐位或伸卧位,掌心向上,双手半握拳状。取双侧内关穴与外关穴,由内关向外关进针至针尖微出外关为度。左、右各 1 针,行提插捻转泻法,强刺激使针感向胸胁部传导。当患者腰痛减轻时,嘱其逐步活动腰部并做起蹲动作,留针 20～30 分钟,每 5～10 分钟行针 1 次。

四、针灸疗效及影响因素

急性腰扭伤患者应用针灸独立治疗,大部分可获得痊愈,但需要指出的是,急性腰扭伤不包括腰部肌肉、肌腱的完全断裂,腰背肌膜破裂产生的肌疝,此种情况应手术修补。另外,椎间小关节滑膜嵌顿也应以旋转推拿法为主,这些情况下针灸作为辅助治疗手段。针灸治疗急性腰扭伤的临床文献报道较多,都肯定了其疗效。

(一)扭伤的程度

急性腰扭伤如果只是部分软组织损伤,针灸疗效好;如果出现韧带完全撕脱或骨折,应由骨科进行石膏固定。

(二)刺灸法

因急性腰扭伤后脉络受损,气血不畅,局部取穴难达调气行血之目的,且因伤处疼痛,肌肉痉挛,再刺激局部,往往增加患者的痛苦。故本病针灸治疗应先远道选穴,边运针边令患者缓慢活动腰部,以通调经脉,行气止痛,又可转移注意力,而达到移神止痛的目的。

(三)治疗时机

一般情况下,24 小时之内就诊者疗效较好,而在 48 小时之后就诊者,其瞬时疗效则不如 24 小时之内者,往往需要持续治疗。其原因可能是早期人体痛阈处于敏感期,针刺可进一步增强由损伤刺激激发的内源性阿片肽能系统的作用,从而起到良好的止痛作用。远道选穴运动疗法和局部刺络放血配合治疗,既可缓解局部肌肉的痉挛,又可促进局部炎性物质及代谢产物的消散吸收,因此可取得较好的治疗作用。后期随着炎性物质及代谢产物不断聚集,则会影响疗效。因此,急性腰扭伤患者针灸治疗应该及时进行。

五、针灸治疗的环节和机制

(一)中枢镇痛

针刺可激活脊髓上位中枢,发放下行冲动,中枢神经在各级水平(包括脊髓、大脑皮质、丘脑、尾状核和脑干网状结构等)发生某种整合作用,使痛觉冲动受到抑制,从而产生疼痛的持续缓解。

（二）体液镇痛

针刺可使血液中促肾上腺皮质激素和糖皮质激素增加，这两种激素都具有抗痛的功能，并且可使脑内镇痛物质代谢发生改变，内啡肽释放增加，消耗相对减少，从而使内啡肽含量增加，疼痛减轻。

（三）解痉作用

腰部急性扭伤引起的疼痛性痉挛，主要是由于肌肉痉挛所致。当针刺时，针感即可通过脊髓闸门的作用解除或降低疼痛部位的痉挛，从而缓解躯体的疼痛。

（四）改善局部微循环

针刺有利于炎症引起的致痛物质及代谢产物的消除，并可以加强交感神经调节作用，使血管舒缩运动增强，从而改善局部微循环。

六、预后

急性腰扭伤一般经过及时治疗，大部分可获得痊愈，预后良好。针灸治疗急性腰扭伤，其疗效亦被肯定，只要治疗及时，可达到痊愈。临床报道治疗本病也可应用复位手法、指针疗法和热敷熏蒸等方法配合治疗，都能获得良好疗效。治疗期间，患者应卧硬板床，痛减后可适当活动，锻炼腰背肌，以促进血循环，加速炎症物质的吸收，促进康复。

（马玲蓉）

第九章　常见疾病的中医针灸推拿治疗

第一节　支气管哮喘

支气管哮喘是一种由多种细胞,特别是肥大细胞和嗜酸性白细胞参与的气道变态反应性慢性炎症,它可引起广泛性气道阻塞症状,其气道对刺激物可有高反应性。该病有弥漫性支气管痉挛、黏膜水肿、黏液分泌增多及黏膜纤毛功能障碍等病理变化,最主要的表现是发作性咳喘和带有哮鸣音的呼吸困难,是一种常见的呼吸道疾病。我国患病率约占总人口的 2%。各年龄均有发病,但本病在儿童时期(一般都在 12 岁前)起病者占 50% 以上。男女发病率大致相同,约 20% 的患者有哮喘家族史。

本病属中医"哮证"、"喘证"等范畴。主要是宿痰内伏于肺,复感外邪,饮食不当,冷暖失宜,情志不畅等诱因引发,痰随气升,气因痰阻,相互搏结,壅塞气道,肺失宣降而喘促哮鸣。

【治疗指征】

一般在哮喘的缓解期,伴有胸闷、窒息感、咳嗽、呼气延长、喉中痰鸣有声、张口抬肩、喘息、不能平卧、烦躁、面色苍白、多汗、食欲不振,或常易外感等症状。

【辨证原则】

(一)辨证要点

本病病位在肺,与脾肾密切相关。盖肺为气之主,肾为气之根。在肾为虚,在肺为实。

肺脾肾气虚,气不归根而为虚喘,痰气相搏而为实喘,阳虚痰饮而为冷哮,痰热蕴肺而为热哮。

(二)辨证分型

1.冷哮证:哮喘呼吸急促,喉间痰鸣,咳吐白色冷痰,或稀薄多沫,或呈黏液状,胸膈满闷如窒,面色晦滞带青,口不渴,口渴喜热饮,天冷或受寒易发,小便清长,舌淡苔白腻,脉滑或浮紧者。

2.热哮证:哮喘呼吸急促气粗,胸高烦闷,咳吐黄稠痰,咯痰不爽,面红耳热,口渴饮冷,或兼发热,微恶寒,汗少,头痛,便秘尿黄,舌红苔黄,脉滑数。

3.虚喘证:喘促气短难续,语声、咳声低微,动则喘累尤甚,自汗恶风,舌淡苔薄,脉细弱。

4.痰喘证:喘急气粗,喉间痰鸣,喘息抬肩,胸闷呕恶,形寒脊冷,纳少,便溏,舌苔白腻,脉浮滑。

【治疗方法】

(一)药物治疗

1.冷哮证:宜温肺散寒,化痰平喘法。方药:小青龙汤加减。麻黄 10g,桂枝 10g,干姜 6g,细辛 2g,茯苓 20g,苍术 9g,泡参 30g,厚朴 9g,川芎 9g,淫羊藿 30g。

2.热哮证:宜清热宣肺,化痰定喘法。方药:麻杏石甘汤加减。金银花 15g,麻黄 10g,杏仁 9g,芦根 30g,桑白皮 12g,枳实 12g,瓜蒌皮 15g,黄芩 9g,生石膏 30g,车前草 30g。

3.虚喘证:宜益气补肺养阴法。

方药:生脉散合补肺汤加减。党参 10g,麻黄 10g,茯苓 20g 厚朴 9g,川芎 10g,五味子 3g,胡桃肉 30g,蛤蚧一对(研末,冲服)。

4.痰喘证:宜化痰降气平喘法。

方药:二陈汤加减。麻黄 10g,陈皮 12g,茯苓 15g,法半夏 12g,苍术 9g,枳实 12g,葶苈子 9g,白芥子 9g,川芎 9g,淫羊藿 30g。

(二)体育导引治疗

进行体育锻炼的目的:增强体质,提高免疫功能,改善防御机能,减轻支气管炎症,改善气道的通畅性;纠正不合理的呼吸方式,恢复平静的腹式呼吸,建立有效呼吸,增加呼吸容量,改善呼吸功能,保持肺组织的弹性及胸廓的顺应性,防止过早出现肺组织的退行性变;放松所有紧张收缩的辅助呼吸肌群,减少呼吸氧耗,并反射性地缓解细支气管的痉挛,对气短、气急症状能控制发作;可增加辅助呼吸肌的力量和呼吸深度,使膈肌活动度增加,提高肺活量,减少肺泡内的残余气量,有效地改善肺通气量和吸氧量,改善胸腔的血液循环。

1.呼吸运动法

(1)静力性腹式呼吸法:可用坐位,腹式呼吸是靠腹肌和膈肌收缩而进行的一种呼吸,吸气时,膈肌收缩,位置下移向腹腔施压,腹壁隆起,同时由于膈肌收缩,胸腔体积扩大,能容纳吸进去的大量空气。呼气时则相反,膈肌松弛,回复原位,同时腹肌收缩,腹部凹陷,这种练习每日可作 1~2 次,每次 5~10 分钟。也可用仰卧位练习。为了提高锻炼效果,在仰卧位时,下腹部置 5~10kg 沙袋进行腹式呼吸。

(2)动力性呼吸运动法:坐位,自然吸气,呼气时躯干前倾,双手自然下垂。此法每日可作 3~5 次,每次 3~10 分钟。

(3)下胸式呼吸运动法:此种呼吸法以扩大胸廓,牵扯横膈,即吸气时双手放在下胸两侧,使胸廓抗阻地向外扩展,呼气时双手在下胸部外加压力,使横膈活动幅度明显增加,此法每日可作 3~5 次,每次 3~10 分钟。

(4)抱膝呼吸运动法:坐位,双手侧平举吸气,吸气末双手抱一侧膝关节并尽力向腹部屈曲,而后呼气。此法每日可作 3~5 次,每次 3~10 分钟。

(5)吹气运动法:通过玻璃管或塑料管向水中吹气,吹气时间要逐渐延长,每日可吹 3~5 次,每次 2~3 分钟。此法主要是提高支气管内压力,有助于气体的呼出。

(6)系带呼吸运动法:坐式或站式,用宽布带交叉缠于下胸季肋部,呼气时收缩布带以挤压季肋部,吸气时对抗此布带的压力,扩张下胸部及上腹部,同时慢慢放松布带。此法每日可作 3~5 次,每次 2~3 分钟。

2.呼吸操运动法

(1)压胸呼吸法:站立位,深呼吸,呼气时用双手压迫胸廓两侧,加强呼气。该法每日可作 3~5 次,每次 3~5 分钟。

(2)压腹式呼吸法:站立位,深呼吸,在呼气时用双手压迫上腹部,加强呼气。该法每日可作 3~5 次,每次 3~5 分钟。

(3)"托天"呼吸法:直立位,双手置胸前,手心向上进行吸气,翻掌上举过头顶呼气。该法每日可作 3~5 次,每次 3~5 分钟。

(4)蹲站呼吸法:立位,两脚开立与肩同宽,两臂外展与肩平,手心向上,深吸气时头微仰,深呼气时做深膝蹲,同时双手放于腹前,在呼气将完时稍加力压腹部,改善呼气功能。该法每日可作 2

～3 次,每次 3～5 分钟。

(三)针灸治疗

1.体针疗法:辨证施针。

(1)实证:常选大椎、身柱、风门、肺俞、丰隆、膻中、曲池、合谷、外关、商阳、鱼际等。每日或间日治疗 1 次,用泻法。

(2)虚证:常选肺俞、膻中、天突、气海、关元、膏肓、神阙、三阴交、肾俞、复溜、命门等。间日治疗 1 次,用补法。

(3)发作期:取定喘、天突、内关穴。咳嗽痰多加孔最、丰隆,每次选用 1～2 个腧穴,用重刺激,留针 30 分钟,每隔 5～10 分钟捻针 1 次,每日或隔日治疗 1 次,背部可加拔火罐。

(4)缓解期:取大椎、肺俞、足三里等。肾虚加肾俞、关元;脾虚加脾俞、中脘。每次选用 2～3 个腧穴,用轻刺激,间日治疗 1 次。在发作前的季节针灸,可作预防性治疗。有减少发作或减轻症状的效果。

2.穴位注射法:取穴肺俞、大椎、大杼、肾俞。以地塞米松或当归注射液,每穴每次注射 0.5mL,7 次为 1 疗程。取穴:喘息穴(第七颈椎旁开 1 寸)、气喘穴(第七颈椎旁开 2 寸)、合谷穴。各穴注射 654-2 注射液 10mg,每日 1 次,30 分钟即有效果。

3.头针:取额旁一线,定位于额中线外两旁,直对目内眦角,发际上下各 0.5 寸。即自眉冲穴沿经向下,针 1 寸。属足太阳膀胱经,有止喘的作用,用于哮喘发作期。

4.耳针:取平喘、肾上腺、气管、皮质下、交感,每日 2～3 穴,用强刺激,留针 20 分钟,每日 1 次。或用王不留行子压贴,2 日后换对侧耳穴,5 次为 1 疗程。

5.挑四缝:四缝穴(双手),消毒,用三棱针直刺指缝正中,深度以刺到骨为限度,拔出针后即有白色或淡黄色黏稠液体溢出,再用手挤压,然后消毒。每 3 天挑 1 次,疗效显著。

6.穴位埋线:主穴:膻中、喘息、肺俞、身柱、大椎等。每季度埋入羊肠线 1 次,连续 1～2 次,以后在好发季节再埋 1 次。

(四)推拿治疗

1.耳穴按摩:哮喘患者在耳廓上有特定的反应点,这些反应点称为哮喘效应穴,就是治疗哮喘病的基本穴位。常见有:肺、支气管、平喘、喘点、神门、交感、肾上腺、过敏点等。辨证分型选穴:寒型选交感、支气管、神门;热型选过敏点、肺、平喘、肾上腺;寒热夹杂混合型选肺、支气管、肾上腺、喘点、神门。贴药方法:预先准备好的 7×7cm 的方形小胶布,粘面中心有 W 的一面对准穴位,分别贴在双耳的选穴上。按摩的方法:术者用拇、食指将粘贴穴位的胶布提住,双耳或单耳操作,每次 1 穴,轻柔地顺时针方向旋转按摩 60 次,然后再按逆时针方向旋转按摩 60 次,每穴均应按摩。第一次由术者操作,以后由病人自行操作。每天 4 次,7 天换 1 次药,症状消失后,可改为 1～2 次/天,10 天换次药,1～3 月为 1 疗程。

2.取穴:桥弓穴。先推一侧桥弓穴,自上而下 20～30 次,再推另一侧。

3.取穴:鼻通穴、迎香穴。两手相互摩擦,待发热后沿鼻翼两侧搓擦,重点是鼻通穴和迎香穴,可配合轻揉法,按摩 21 遍。

4.冷哮:逆运八卦,揉外劳,清肺、平肝,推四横纹。热哮:顺运八卦,退六腑,清肺、平肝,揉二马。寒哮、热哮推完主穴,均须加揉天突、揉膻中、揉肺俞,按弦走搓摩。

(朱先明)

第二节　心律失常

心律失常是指心脏的自律性异常、刺激传导障碍导致心动过速、过缓、心律不齐或异位心律的一种病症。心律失常的种类很多,按其发生原理分为冲动起源异常和传导异常两大类;按其发生部位可分为窦性、房性、房室交界性、室性心律失常;按心律的快慢分为快速性和慢性心律失常两类。现代医学概括其病因主要有各种器质性心脏病、全身性疾病(如全身感染、缺氧、中毒、电解质紊乱、药物作用等)、某些系统疾病(如甲亢、颅内出血等)、麻醉、胸部或心脏手术、植物神经功能紊乱,亦有部分不明原因者。心电图检查对心律失常的诊断具有重要价值。本病可发生于各年龄组。

祖国医学类似于心律失常症状及脉象的描述很多,散见于心悸、怔忡、眩晕、昏厥以及数脉、疾脉、极脉、脱脉、缓脉、迟脉、损脉、败脉、精脉、促脉、结脉、代脉等证候中。其病位以心为主,与肝、脾、肾、肺、胃均有密切关系。其病机特点主要有虚、实两方面,虚为气、血、阴、阳及脏腑亏损;实为气滞、血瘀、痰饮、热结等。证候多为虚实夹杂。该病属中医"心悸"范畴。

【治疗指征】

偶发者可无症状或自觉心跳不规则,有心跳增强感或间歇感;频发者常以自觉心中急剧跳动,心悸不安,不能自主为主要临床表现,并可伴见心烦、失眠、多梦、健忘等心神方面症状。

【辨证原则】

(一)辨证要点

本病的证候特点是虚实相兼,以虚为主,故病势的转化主要是虚实的变化,其关键取决于脏腑气血阴阳亏损的程度。发病之初,以心气不足为主,受外来风热、温毒之邪侵袭而发病,此时若及早疏风、解热、除邪以安心,其症状一般可以消失。若失治误治久病伤阴,或复感外邪,加重病情,则转为慢性,反复发作,经久不愈。若脏腑气血亏损,复有痰浊、瘀血内生,则病势加重,成虚实相兼之症。此时,权衡标本缓急,坚持正确治疗或可诊治。同时,脏腑之间多相互影响,波及脏腑越多,病情越重。若出现心肾阳脱而见脉微欲绝或厥脱诸证,则病势险恶。病情复杂者,应标本兼顾,攻补兼施。

(二)辨证分型

1.心虚胆怯证:心悸,善惊易恐,坐卧不安,少寐多梦,舌苔薄白或如常,脉象动数或虚弦。

2.心血不足证:心悸,怔忡,心烦失眠,健忘,头晕,面白无华,唇甲淡白,舌质淡少苔,脉细弱。

3.阴虚火旺证:心悸不宁,遇劳加重,头晕目眩,心烦少寐,手足心热,腰酸耳鸣,舌质红,少苔或无苔,脉细数。

4.心阳不振证:心悸不安,胸闷气短,动则更甚,神疲乏力,面色苍白,形寒肢冷,舌质淡白,脉象虚弱或沉细而数。

5.水饮凌心证:心悸眩晕,胸脘痞满,形寒肢冷,小便短少,或下肢浮肿,渴不欲饮,恶心吐涎,舌苔白滑,脉象弦滑。

6.心血瘀阻证:心悸不安,胸闷不舒,心痛时作,或见唇甲青紫,舌质紫暗或有瘀斑,脉涩或结代。

【治疗方法】

（一）药物治疗

1.心虚胆怯证:宜镇惊定志,养心安神法。方药:安神定志丸加减。党参15g,茯苓15g,远志10g,菖蒲10g,炒枣仁15g,甘草9g,生龙骨30g,生牡蛎30g。烦躁口苦者加黄连;大便干者加生地、当归;失眠、惊悸者加朱砂。

2.心血不足证:宜补血养心,益气安神法。方药:归脾汤加减。人参12g,白术9g,黄芪30g,当归20g,茯苓15g,远志10g,酸枣仁12g,木香10g,龙眼肉15g,阿胶10g,丹参15g,炙甘草9g。善惊易恐者加生龙骨、生牡蛎;纳差、饭后脘胀者加焦三仙、鸡内金。

3.阴虚火旺证:宜滋阴清火,养心安神法。方药:天王补心丹加减。生地20g,五味子3g,当归20g,天冬10g,麦冬10g,柏子仁12g,酸枣仁12g,人参6g,沙参10g,丹参12g,黄连12g。

4.心阳不振证:宜温补心阳,安神定悸法。方药:参附汤合生脉散加减。人参10g,制附片15g,麦冬20g,五味子3g,当归12g,桂枝12g,厚朴10g,薤白12g,生龙骨30g,生牡蛎30g。

5.水饮凌心证:宜振奋心阳,化气行水法。方药:苓桂术甘汤加减。茯苓12g,桂枝9g,炙甘草6g,白术6g。水饮上逆,恶心呕吐者加半夏、陈皮、生姜;若心悸咳喘,不能平卧,小便不利,浮肿较甚者,宜真武汤加减。

6.心血瘀阻证:宜活血化瘀,理气通络法。方药:血府逐瘀汤加减。当归12g,川芎15g,生地30g。赤芍12g,桃仁10g,红花9g,黄芪40g,人参9g,丹参15g。

（二）针灸治疗

1.体针疗法:主穴选用郄门、神门、心俞、巨阙。配穴:心血不足加膈俞、脾俞、足三里;痰火内动加肺俞、尺泽、内关、丰隆;水饮内停加脾俞、胃俞、三焦俞、气海;心虚胆怯加内关、厥阴俞、太溪;心肝同病,加肝俞、厥阴俞、太冲、阳陵泉;脾心同病加脾俞、胃俞、中脘、足三里;肾心同病加肾俞、厥阴俞、关元、命门;肺心同病加肺俞、厥阴俞、中府、太渊。针用平补平泻法,留针时间15~60分钟;亦可采取泻法不留针,可1日针刺1次或数次,以发作停止为止,也可在病情发作停止后继续针刺数日以巩固疗效。

2.耳针疗法:主穴取心、交感、神门、枕;配穴因器质性疾病而致心律失常加小肠、耳迷根;合并神经衰弱者加肾、皮质下;合并内分泌紊乱者加内分泌、皮质下;合并高血压者加耳背沟。主穴皆取,配穴根据病情选取,在穴区内寻找敏感点进针。心率快者用逆时针方向捻强刺激泻法,心率慢者用顺时针转弱刺激补法。每天1针,每次针一侧耳穴,两耳交替,10次为1疗程。

3.穴位注射法:主穴取内关、心俞、郄门、厥阴俞、足三里、督俞。配穴:胸部闷痛配膻中;心动过速配间使;心动过缓配通里;失眠配神门、三阴交;痰多配丰隆。每次选2~3穴,每穴用5%当归注射液0.5~1mL注入,每日1次;或用安定注射液2mg加入5%葡萄糖4mL,分别注入穴内,每日1次,5次为1疗程。

4.电针疗法:快速性心律失常选内关、公孙或郄门、三阴交;慢速性心律失常选百会、素髎、心俞、间使、通里。针刺得气后,通以脉冲电流,中等刺激,每次留针15~30分钟,每日1次。

5.埋线疗法:取穴内关、郄门,分别埋入羊肠线,15天可再埋线1次。

6.芒针疗法:主穴取内关、风池。配穴取足三里、气海、太溪、心俞。施行捻转补泻,内关穴捻转百次,气海穴可用补法,针加灸。

7.艾灸疗法：取穴百会、气海、关元、足三里。用艾温和灸,每日 1 次,10 次为 1 疗程。主要适用于缓慢性心律失常。

(三)推拿治疗

1.按摩躯干部位穴位。先用一指禅推法施于至阳穴、中庭、巨阙、心俞等穴,手法以得气为度,时间每穴操作 2 分钟,再用掌心振法施于至阳穴,手法以传至心为度,操作时间 1 分钟;最后用指揉法揉周荣穴,手法由轻到重,以得气为度,时间 1 分钟。

2.按摩四肢部位穴位。选内关、神门、足三里、通里等穴。患者取坐位或仰卧位,用指按法按压内关、神门、足三里穴,每穴持续 1 分钟;再用掐法施于通里穴,手法以患者能忍受为度,重复刺激 2～3 次。

3.滚背法:患者俯卧位,医者在背部脊柱两侧膀胱经行走线上,自上而下施行滚法约 2 分钟。

(朱先明)

第三节　面神经麻痹

面神经麻痹是以口眼歪斜为主要症状的一种疾病。成年人较多见,以冬春两季发病较多。而面神经麻痹又可分为中枢性和周围性两类。中枢性面神经麻痹可因脑血管疾病、肿瘤及炎症等所致。其表现为下面部麻痹,麻痹呈紧张性,额纹不消失,味觉及唾液分泌物无影响,常伴有肢体瘫痪等。本节重点讨论周围性面神经麻痹中最常见的茎乳突孔内急性非化脓性面神经炎所致的面神经麻痹。本病确切的病因尚未明确,一部分病人因局部受风吹或着凉而起病,但多数患者找不出确切的病因。一般认为可能是局部营养神经的血管因受风寒而发生痉挛,导致该神经组织的缺氧、水肿、受压、血循环障碍而导致神经麻痹。

面神经麻痹属于传统医学中"面瘫",其病因多为素体虚弱,气血不足,络脉空虚,卫外不固,风邪乘虚而入阻于络脉,致使气血闭阻而发病。或因嗜酒膏粱厚味,酿成湿浊,久而凝聚为痰,复感外风,风痰互结,流窜经络,干扰面部,阳明经脉渐滞不通而发病。

【治疗指征】

本病往往急性起病,1～2 周开始恢复。

1.面部表情障碍:一侧面部表情异常或者无表情,呈轻瘫或全瘫状态,额纹消失,口角下垂。

2.上下眼睑不能闭合:患侧眼裂大于健侧,双睑不能完全闭合,常伴有流泪。皱额时,无额纹出现。皱眉时,患者眉间亦见不到上下向的皱纹。

3.口歪、流涎、咀嚼、发音不利:口明显歪向健侧,当作开唇、咬齿和发笑动作时,则更为明显。由于半侧面瘫,患者不能吹口哨,患侧口角不能紧闭,时有流涎、发音不清。咀嚼时,食物常聚于两颊之间。时常咬伤颊部及下唇黏膜。

4.病程已达 6 个月以上仍宜进行积极的诊治治疗。以促进面神经部分功能的恢复。

【辨证原则】

(一)辨证要点

主要辨别面瘫的虚实寒热性质。一般而言,病程短、体质强壮者以实为主,病程长、素体虚弱者以虚为主。面肌发紧或抽痛,皮肤发厚僵硬者为有寒;面肌松软,皮肤烘热者为有热。

（二）辨证分型

1.风寒束表证：偏于风寒者则恶寒发热，无汗颈强，面部抽痛，舌苔薄白，脉浮紧。

2.风热表证：风热者症见发热，微恶风寒，面部烘热和抽痛，口渴欲饮，苔薄黄，脉浮数。

3.气血亏虚证：风寒、风热之邪祛除后，面色苍白，精神不振，倦怠懒言，口眼歪斜，面颊微抽动，颜面麻木，舌质淡苔薄白，脉细软无力。

4.风痰阻络证：症状可见口眼歪斜，唇角流涎，半边颜面麻木，伴喉中痰声辘辘，舌苔黄腻，脉弦滑。

5.肝风内动证：症状可见口眼歪斜，面颊抽动，伴头晕目眩，面红心烦，舌质红，苔黄，脉弦。

【治疗方法】

（一）药物治疗

1.风寒束表证：宜养血和营，祛风通络法。

方药：川芎茶调散合牵正散加减。川芎10g，荆芥10g，薄荷5g，羌活10g，细辛3g，白芷10g，防风10g，附片10g，全蝎3g，僵蚕10g。

2.风热表证：宜疏风清热通络法。

方药：大秦艽汤加减。秦艽、当归、羌活、防风、生地、熟地、白茯苓、独活、石膏、川芎、白芍、黄芩、白芷、白术、甘草等各10g，细辛3g，威灵仙10g。

3.气血亏虚证：宜补益气血法。方药：补中益气合四物汤加减。黄芪、白术、陈皮、升麻、柴胡、当归、川芎、熟地、白芍各10g。

4.风痰阻络证：宜祛风化痰通络法。

方药：温胆汤加牵正散。陈皮、半夏、枳实、竹茹、生姜、茯苓、附片、僵蚕各10g、全蝎3g、甘草3g。

5.肝风内动证：宜平肝熄风法。

方药：镇肝熄风汤。淮牛膝、生龙骨、生牡蛎、白芍、天冬、麦芽、代赭石、玄参、川楝子、茵陈、生龟板各10g，甘草3g。

（二）体育导引治疗

太极拳：可先选练搂膝拗步、手挥琵琶、倒卷肱、单鞭、云手等单式。再学练整套太极拳。练习的次数不限，可因人因病情不同，灵活掌握。

（三）针灸治疗

针灸施治的原则是疏通经络，活血祛风，濡养经筋为主。

1.针刺：取手足阳明经为主，手足少阳为辅。采用局部近选与循经远选相结合的方法。

常选：风池、攒竹、丝竹空、阳白、地仓、承浆、合谷、太冲或内庭为循经远选法，三穴对头面部疾病疗效较好。如鼻唇沟平坦透迎香，流泪加睛明透四白，人中沟歪斜加水沟，颏唇沟歪斜加承浆。每次选用6腧穴，每日1次，10天为1疗程。休息5天，再做2疗程。

在针刺的同时可采用隔姜灸颊车、翳风、完骨等穴。热源可用艾柱，红外线经穴灸疗仪或温针灸仪等，不计疗程，可酌情每日或隔日1次，每次灸15～20分钟。

2.电针：选取面部穴位针刺后，通以脉冲电流20～30分钟，以瘫痪肌肉出现收缩现象为好，每天或隔日1次。疗程与针刺相同。

3.激光:可用氦—氖激光照射,选穴与疗程同针灸。

4.皮肤针:使用皮肤针叩刺阳白、太阳、四白、牵正等穴,使之轻微出血,略吸拔5～8分钟,隔天1次。适于病变之初或面部有板滞感觉等后遗症者。

(四)推拿治疗

在阳白、攒竹、丝竹空、迎香、禾髎、承浆、下关、颊车、翳风、风池、合谷、足三里、太冲等穴位,施以一指禅手法,或用点揉法,手法宜柔和,每穴2分钟,每日或隔日1次,不计疗程,以病愈为度。主要是穴位推拿。可参照针灸穴区,以双手拇指为主,食指为辅,在穴位上按压,每穴5分钟,以达到得气为目的。也可选用整个拇指罗纹面由睛明穴沿眉经鱼腰穴、丝竹空、瞳子髎至太阳穴推抹1～2分钟。次用中指指端罗纹面重按并加以节律性地刺激鱼腰、牵正、承浆、水沟1～2分钟。再用拇指尖端按在地仓穴上,食指尖端按在颊车穴上,两指同时相对捏1～2分钟。再用大鱼际或掌根,推擦眼轮匝肌、额肌、皱眉肌、咬肌、颊肌等有关表情肌部分,反复推擦,直至整个患部发热发红。要注意不能用力过猛,以免造成面部皮肤破损。可适当用些润滑剂,如按摩乳、姜汁等。最后用拇指指前端按压合谷穴1～2分钟。共约10分钟左右,每天1次,7次为1疗程。以上所用俞穴均为局部和远道取穴。诸穴合用,有疏解风邪,调和疏通少阳、阳明经之经气;运行气血,濡养经筋之功。

此外,每日早晚将双手搓热,自我按摩面部。

【护理】

(一)情志调节法

患者由于面瘫,面容不美,羞于见人而心情忧郁,亦惧怕面瘫不愈影响生活交际。针对这些心理障碍,可采用调摄情志诊治法。如用喜胜忧疗法,消除病人因面容不美而产生的忧郁情绪和自卑心理;用说理开导法解除患者对面瘫的担心和疑惧。

通过各种娱乐活动,以利形神功能的恢复。如心情忧郁时,欣赏欢快乐曲,以舒畅情志,面部抽痛时,选听止痛音乐方,以助消除痛苦;口不能闭合时,可哼歌吟戏,以帮助训练面肌功能;面瘫困久,则可配合音乐舞蹈、琴棋书画等娱乐。

(二)饮食调理

风邪外袭证,偏风寒者,可选用鲜葱白15g、淡豆豉12g、生姜9g,水煎服;伤风热者,可选用豆腐250g、淡豆豉12g、鲜葱白15g,调料适量,水煎服。气血两虚证,可选用山药50g、桑根15g、大枣20枚,水煎服。荆芥粟米粥:先将荆芥粉加水煎至沸5分钟,去渣取汁,合粥,每日早晨服用,以代早餐。薄荷各15g,豆豉50g,入白色小米100g熬成粥;葛根粉羹:先将葛根晒干碾成粉,然后用当归15g,红花10g,加入煎汤,去渣留汁,待冷作汤和葛根粉调成糊状。加水适量煮沸时,将葛根糊徐徐掺入,边掺边搅动成落羹状,趁热服用,每日1～2次,每次1小碗。

(三)起居护理

居住环境要温暖,衣被要适宜,要避免患者直接吹风。要适应四时气候变化,防止外邪侵入还要注意涵养精神,避免疲劳。饮食宜多食新鲜蔬菜水果,加强营养,忌食生冷发物。

(朱先明)

第四节　胃下垂

胃下垂是指站立时,胃的位置低于正常,胃的下缘到达盆腔,胃小弯弧线最低点降到髂嵴连线以下。其轻者多无症状,较重者可有腹胀,饭后加剧,平卧减轻,或有脘痛、恶心、呕吐等症。X 线钡餐透视立位时可见胃的位置下降,张力减退。本病多见于瘦长体型的成年人,特别是女性和经产妇。胃下垂主要归于中医学"腹胀"、"痞满"、"虚劳"、"嗳气"等病证之中。本病多由脾胃虚弱、中气下陷所致。诊治期病机以中气不足,兼有郁滞为主。诊治治疗以补中益气为主,配合饮食等诊治治疗方法。

【治疗指征】

1.胃下垂者感到腹胀(食后加重,平卧减轻)、恶心、嗳气、胃痛(无周期性及节律性,疼痛性质与程度变化很大),偶有便秘、腹泻,或交替性腹泻及便秘。胃的蠕动恶化和胃壁紧张度减弱者,可有振水音。

2.胃下垂恢复期,伴有不同程度的疲倦乏力,食欲不振,脘痞腹胀等症状。

【辨证原则】

(一)辨证要点

本病多为脾胃虚弱、中气下陷之证。土虚日久,又可招致木乘;气滞气虚日久,又可导致血瘀。因此本病的诊治辨证,除把握中气下陷这一主要病机外,还应注意有无气滞、血瘀等情况。一般而言,胃下垂而无明显症状,或仅有食欲轻度减退,多为中虚较轻;反之,症状明显而复杂,多为中虚较重。如中气虚陷而伴有脘痞腹胀者,多兼有气滞,如中气虚陷伴有脘痛固定者,多兼有血瘀。

(二)辨证分型

1.中虚下陷证:食欲减退,不思饮食,甚至不知饥饿,兼有食后脘腹闷胀,食多或进食少许即泛泛欲吐,气短懒言,倦怠少力,舌淡苔薄白,脉缓弱。

2.中虚气滞证:脘痞腹胀,空腹痞胀轻,食后痞胀重,得大便、矢气或嗳气则为快,舌苔薄,脉弦。

3.中虚血瘀证:饮食无味,少气懒言,四肢乏力,脘腹胀痛,痛位固定,舌质多有紫气,脉细涩。

【治疗方法】

(一)药物治疗

1.内治

(1)中虚下陷证:宜补中益气。方药:补中益气汤加减。黄芪 15g,炙甘草 6g,人参 9g,当归 6g,陈皮 6g,升麻 3g,柴胡 3g,白术 9g。

(2)中虚气滞证:宜补中理气。方药:补中益气汤合枳术汤加减。黄芪 15g,枳实 30g,白术 60g,炙甘草 6g,人参 9g,当归 6g,陈皮 6g,升麻 3g,柴胡 3g,白术 9g。

(3)中虚血瘀证:宜补中化瘀。方药:补中益气汤加味,酌加桃仁、红花、当归、川芎等活血化瘀药。

此外尚可选用人参 30g、苍术 60g,共研细末,装入胶囊,每次 1g,日服 3 次。

2.外治

用蓖麻子仁 98％、五倍子 2％制成药饼贴敷百会穴,每日早晚在药饼上热熨约 10 分钟。亦可用蓖麻子仁 2 份,五倍子 1 份共捣烂制成药团敷脐部,外以关节镇痛膏数张固定之,每日早、中、晚各热熨 1 次,一般于第四天末取掉,通常敷 6 次。

(二)体育导引治疗

1.导引诊治疗法:两手心朝上,指尖相对,放在肚脐处,随吸气上升至心口,同时意想手托住胃一齐上升,呼气时两手下降,意念放松,气沉丹田,一般每天练 2~3 次,每次 5~20 分钟。

2.太极拳:可根据患者的病情和身体条件,有针对性地练习其中的二三式或十几式。待身体好转后,再练整套太极拳。

3.八段锦:可重点选练调理脾胃须单举,也可全练。

(三)针灸治疗

1.体针疗法:脾虚气陷者,选百会、脾俞、中脘、气海、足三里。百会针用补法,以灸为主,每天用艾条熏灸 15 分钟;脾俞、中脘、气海、足三里均用补法,留针加灸。气阴两虚者,选脾俞、中脘、气海、内关、三阴交,均用补法,留针 15 分钟。每日 1 次。

2.电针疗法:按体针辨证取穴,各穴得气后接电针治疗仪,通电 15 分钟,每日 1 次,饭后 3 小时进行,15~20 次为 1 疗程。

3.穴位注射疗法:可用维生素 B_1 和 B_{12} 混合液(以维生素 B_1 100mg 与维生素 B_{12} 0.1mg 注射剂混合配制而成),分双侧章门、足三里及双侧脾俞、胃俞 2 组穴位,交替注射,每日 1 次,每次每穴注射混合液约 0.5mL。

4.耳针疗法:选胃、交感、皮质下、肝、神门,用毫针强刺激,留针 30 分钟,隔日 1 次。

5.水针疗法:选用加兰他敏、三磷酸腺苷、苯丙酸诺龙等,在以下两穴交替使用:(1)脾俞、胃俞;(2)中脘、足三里。其用量为加兰他敏每次 5mg,或三磷酸腺苷每次 40mg,或苯丙酸诺龙每次 25mg,分注于各穴,每周 2 次。

(四)推拿治疗

大多采用温补手法,即以中等强度的点、按、揉及震颤等法。穴位常取腹部中脘、下脘、石门、天枢、气海、关元,背部脾俞、胃俞、胃仓,下肢足三里、丰隆。隔日 1 次,10 次为 1 疗程。

亦可采用下列按摩法:令患者俯卧,于其脊柱两侧沿膀胱经进行推、按、揉,重点刺激胃俞、胃仓等穴,并于肾俞、志室一带作挤压法;然后患者仰卧,于其腹部施行自下而上的推、颤、波型揉、捏、提、拿、拨动腹直肌、小鱼际托胃等手法,并点压三脘、天枢、气海、肓俞等穴;最后患者取坐姿,先作擦肩法,再用指拨胸锁乳突肌,提拿肩部。

【护理】

(一)心理疏导

胃下垂日久不愈,易引起患者情志不舒,郁思寡欢。针对病人的不良情绪,宜以识遣志,以理遣情,用情志相胜以舒畅情志,用说理开导以安神逸志,并可配合选用色彩疗法中的喜色方,香花疗法中的解郁方等。

各种适宜的娱乐活动,均可酌情参加。例如音乐疗法、戏剧疗法等。音乐疗法可选用具有健脾强胃作用的乐曲,娱志以健脾化食。若有气虚便秘,则宜选古典音乐中优美动听、节拍柔和悦耳的曲谱,或民族民间歌曲以及典雅的交响乐曲。

（二）饮食调理

1.本病多见于体型瘦弱，腹壁松弛，肌肉不坚者，因此要注意选择营养丰富、容易消化的食物，如牛奶、蒸蛋羹、猪肝、猪脑、鱼类、豆腐、粥、面、软饭及新鲜蔬菜、水果等，还应吃一些补气益胃的食物和药物，如莲子、桂圆、黑枣、牛肉、牛肚、黄芪、红参、白术等。少饮汤，宜少量多餐，细嚼慢咽，减轻胃的负担。忌暴饮暴食、生冷及刺激性强、难于消化的食物。忌酒，忌烟。餐后不作剧烈运动，可平卧或右侧躺卧休息一段时间，以助食物较快地向十二指肠行进，减轻胃的负担。

2.药膳疗法

（1）菜肴类

人参米肚：新鲜猪肚1只（约500g），粳米100g，人参末50g，白胡椒末10g，葱、姜、盐、味精各适量。纳入猪肚中，扎紧，上笼蒸至猪肚酥烂即可，空腹温食，每剂分5次服用。可补虚损，益元气，健脾胃。

芪杞炖乳鸽：乳鸽一只（去内脏洗净），黄芪60g，枸杞30g放入碗中，隔水炖熟，调入食盐、味精即可食用。可固肾健脾，益气举陷。

参芪清蒸羊肉：黄芪15g，党参15g，加水煎煮得浓缩液30mL。将羊肉切片放于碗中，加香菇、佐料等，浇入参芪液，上笼蒸30分钟即可。可温中益气，健脾利水，气血中气。

（2）羹汤类

龟肉枳壳方：龟肉250g，炒枳壳15g，加水共煮，至肉熟去枳壳即成。吃肉喝汤，每日1次。可健胃益气。

鸡蛋黄芪炖桂圆：黄芪30g，桂圆干品8枚，鸡蛋2个，白糖少许。将黄芪用水煎，去渣取汁，倒入小锅中，用小火烧沸，磕入鸡蛋稍炖，放入桂圆肉，再炖10～15分钟，加入白糖调味即可。每日1剂，连用5～7天为1疗程。可补气益血升阳。

鲫鱼黄芪汤：鲫鱼150～200g，黄芪15～20g，炒枳壳9g。将黄芪、枳壳加水煎煮30分钟后，放入鲫鱼，煮至鱼熟即可。饮汤，每日1剂。可补气升举。

（3）饭粥类

八宝饭：芡实、山药、茯苓、莲肉、薏苡仁、白扁豆、党参、白术各6g，粳米150g，红糖少许。山药、茯苓、党参、白术切片熬汁，芡实、莲肉、薏苡仁、白扁豆洗净煮熟，放入粳米，加红糖和适量的水，上笼蒸40～50分钟即成。当点心食用，可益气养血。

红枣鸽肉饭：鸽肉250g，糯米500g，怀山药60g，水发冬菇30g，黄芪30g，党参30g，红枣10枚，绍酒、酱油、白糖、生姜、花生油、味精各适量。可当正餐食用，有益气健脾，升提举陷之功。

猪脾粥：猪脾1个，党参15g，橘红6g，粳米100g，生姜、葱白、食盐各适量。空腹食之，每日1次，有补气、健脾、开胃之功。

（4）茶饮类

人参茶：生晒参3g，切片放入保温杯中，用沸水闷泡半小时。早晨空腹或晚上临睡前温饮之。有益气健脾之功。

山楂枳壳汤：山楂15g，枳壳15g，一起加水煎煮，去渣取汁。日服2次，或代茶频饮。有消食化积，行气宽中之功。

（三）起居护理

环境要安静,生活要有规律,起居有常,天气变化时要注意防寒保暖,尤其脘腹部要保暖。要怡养精神,节制情欲。避免精神刺激,以促使病人诊治。

（四）其他护理

避免使用减低肌张力药物,如阿托品、普鲁本辛等。

（朱先明）

第五节　慢性肝炎

慢性肝炎是由病毒、自身免疫、药物或其他原因引起的肝脏慢性炎症性疾病,其组织学及生化检查异常持续 6 个月以上。近年来通过肝活检的大量随访表明,急性病毒性肝炎约有 10%～20% 的病人在 1 年后转成慢性肝炎,其中乙型肝炎多见,其次为非甲非乙型肝炎,甲型肝炎慢性化机会少见。

慢性肝炎,属中医学的"黄疸"、"胁痛"、"癥瘕"、"鼓胀"等范畴,致病因素以湿为主,影响的脏腑主要是肝、脾、肾、胆。病变初期多为湿阻脾胃、肝失疏泄,进一步发展累及先天之本,可见肝肾阴虚或脾肾阳虚,若血运受阻,还可出现郁滞之症。诊治治疗以中药内治为主,配合饮食诊治等法。

【治疗指征】

1.临床症状轻微,往往有乏力、食欲不振、右上腹部不适或隐痛,厌油、腹胀,部分病人可出现恶心、呕吐、腹泻或便秘、头晕、失眠。

2.肝功能持续有轻度异常,肝脏大小多正常或轻度肿大,质地较软或略变硬,可有触痛或肝区叩击痛。

3.慢性肝炎经治后,肝功能基本正常,但仍有疲倦、胁痛、纳呆等症状。

【辨证原则】

（一）辨证要点

慢性肝炎恢复期以正虚为主,但也常见虚中夹实情况。其虚多为肝脾肾虚亏,其实多为湿热、气滞、血瘀等。临证主要辨别胁痛、胃纳等情况的虚实。一般而言,胁部隐痛,绵绵不绝,疲劳后疼痛加重,按之反较舒适者,多为虚证;若胁部疼痛走窜不定,时痛时止,或胁部刺痛,痛有定处,触之坚硬,间歇发作,入夜更剧,或纳呆,胁满痛者,多为实证。

（二）辨证分型

1.湿热未尽证:身重体倦,食少,纳呆,胸胁胀满,恶心厌油,口干口苦,心烦,尿短赤,大便或结或溏,舌边红,苔黄腻或白腻,脉滑数、濡数或弦滑。

2.肝郁脾虚证:胸闷不舒,烦躁或抑郁,精神疲倦,右胁胀痛或窜痛,有时痛连右背或胸乳,或痛引少腹,偶尔左胁痛,情绪激动则痛甚,卧床休息则痛减,口苦,嗳气,纳呆,便溏,舌质淡或淡红,苔薄白或白腻,脉弦或弦滑。

3.肝肾阴虚证:疲倦乏力,头晕目眩,失眠多梦,腰酸腿软,手足心热,心烦,胁部隐痛,口干,纳呆,男子遗精,女子月经失调,舌或舌尖红,苔薄或无苔,脉弦细数或弦细,两尺脉多无力。

4.气滞血瘀证:肝病日久,面色晦暗或黧黑,胁肋胀痛或刺痛,窜走或固定不移,食欲不振,脘腹胀痛,大便难,肝脾肿大,舌质暗淡或有瘀斑,苔薄,脉弦涩。

【治疗方法】

(一)药物治疗

1.内治

(1)湿热未尽证:宜清热祛湿。

方药:三仁汤加减。杏仁 15g,飞滑石 18g,白通草 6g,白蔻仁 6g,竹叶 6g,厚朴 6g,生薏苡仁 18g,半夏 15g。若热邪偏盛,宜选加大青叶,蒲公英等。

(2)肝郁脾虚证:宜舒肝健脾。

方药:逍遥散加减。柴胡 30g,当归微炒 30g,白芍 30g,白术 30g,茯苓去皮 30g,炙甘草 15g。胁痛明显者,可加川楝子、延胡索等。

(3)肝肾阴虚证:宜滋补肝肾。

方药:一贯煎加减。枸杞子 15g,何首乌 15g,生地 18g,白芍 12g,山萸肉 15g,川楝子 9g,沙参 12g,女贞子 12g。

(4)气滞血瘀证:宜理气化瘀。

方药:旋覆花汤加味。旋覆花 9g,新绛少许,葱 12 茎。方中新绛用茜草,酌加当归、丹参、桃仁、鸡血藤等。若肋胁下有痞块,则可加人参、红花、穿山甲等。

2.外治:取苦杏仁、生桃仁、生栀子,桑椹各适量,压成糊状,与黄黏米和醋调匀,敷于肚脐处,1 剂分 3 次敷,2 天换 1 次。

(二)体育导引治疗

慢性肝炎患者在锻炼时,切忌长时间剧烈运动和劳心耗神,可适当地在晨起或饭后散步,练太极拳,以内养元气,舒缓气血,保护肝脏。

1.肝病导引诊治法:面向东坐,叩齿 3 次,吸东方青气入口,吞气 9 次,再闭气 9 次(闭气至极点再呼);正坐,两手按胃脘,徐缓左右转身各 15 次;正坐伸腿,两手相叉,翻复向胸如织布式,做 15 次。

2.太极拳:慢性肝炎患者配合太极拳的锻炼,能改善肝功能,加速病体的恢复。练习太极拳,应思想集中,呼吸调匀,动作缓慢,连贯均匀,圆滑自然为原则。初学时可以目前推广的简易太极拳入手练习,待熟练掌握后再学各家之所长。

3.八段锦:前人对八段锦的运动方式,总结了八句话:两手托天理三焦;左右开弓似射雕;调理脾胃单手举;五劳七伤望后瞧;摇头摆尾去心火;两手攀足固肾腰;攒眉怒目增力气;

背后七颠百病消。慢性肝炎患者可根据辨证选择相应术式锻炼。舒肝理气宜练两手托天理三焦;左右开弓似射雕,适用于胸闷不舒,急躁易怒,郁闷不乐者;健脾理气宜练调理脾胃须单举,适应于纳呆腹胀者。也可练全套。此外,五禽戏、易筋经,亦可配合练选。

【针灸治疗】

一、体针

取合谷、外关、足三里、阳陵泉、中脘等穴,用提插补泻法,先泻后补,每次取穴 3～4 个,留针 30 分钟,隔 10 分钟提插捻转 1 次,每日 1 次,2 周为 1 疗程。功效:提高机体免疫力,改善肝功能。辨证配穴如下：

1.胁痛实证者配期门、支沟、太冲、内关；虚证者配肝俞、期门、肾俞、行间、三阴交。

2.失眠者配神门、内关、太冲、风府、心俞、脾俞、肾俞、肝俞。

3.腹胀实证者配期门、列缺、公孙、太冲、商丘、委阳；虚证者配章门、复溜、脾俞、三阴交，或灸脾俞、中脘、气海。

4.肝功能异常者取肝俞、胆俞、至阴、太冲；转氨酶反复升高者取至阳、大椎、足三里；肝区疼痛者取支沟、胆俞、足三里。针刺得气后留针 30 分钟，每日 1 次，2 周为 1 疗程。

5.黄疸者可针刺章门、太冲、脾俞、肝俞、劳宫、脊中等穴，若嗜卧、四肢倦怠者，可灸手五里。

二、耳针

取肝、胆、脾、胃 4 穴，纳呆者配胰腺、胆穴；胁痛者配神门、皮质下；谷丙转氨酶升高者加肝、胆、肝炎。针双侧穴，每次选 4~6 穴，中等刺激，每日 1 次。

三、梅花针

刺激部位：

1.脊椎两侧（轻刺）。

2.第 4~10 胸椎（中刺加横刺）；上腹部肝胆区（中刺，成三角状，后密刺肝区）。用于慢性乙型肝炎肝功能异常伴肝区疼痛、腹胀、纳呆者。

四、水针

体穴取足三里、阴陵泉。每穴注入 0.5~1mL 蒸馏水，交替使用。第 1 周每日 1 次，以后隔日 1 次，进针采用快进快出法。耳穴用良导方法在两耳找敏感点，以 0.5％普鲁卡因、维生素 B_{12} 注射液注射，每次 1 侧，每次 2~3 穴，每日 1 次。10 次为 1 疗程。

五、埋针

取肝俞、胆俞、脾俞交替应用，每次取一对同名穴。方法：患者俯卧或端坐位，穴位常规消毒后将消毒针按于穴位上，胶布固定，3 日换穴 1 次。

六、灸法

1.患者取侧卧位，点燃艾条后距神阙穴 1~2 寸，不断旋转，使病人有温热感为度，每次灸 15 分钟。适用于慢性乙型肝炎表现为脾胃虚弱、寒湿内阻者。

2.取期门、肝阳（耳穴）、肝俞、胆俞、胃俞、足三里、三阴交、天枢。方法：采用温和灸，每穴灸 5~10 分钟，每天 1 次，30 次为 1 疗程。

3.取期门、肝俞、脾俞、足三里、三阴交、大椎、中脘穴，采用艾条温和灸，每穴灸 5~10 分钟，每天灸 1 次，30~50 次为 1 个疗程。若配服茵陈利肝汤（茵陈 30g，板蓝根 15g，甘草 9g，大枣 10 枚，水煎服）效果更佳。

【特色治疗】

一、耳压法

1.取神门、肝、胆、脾等穴。腹胀者加大肠、三焦、皮质下;乏力者加神门;胁痛者加交感、胃。用王不留行籽贴压,两耳交替,每周 2～3 次,5 次为 1 疗程。

2.取角窝三点,屏间四点,耳背三点,耳角一线,耳轮角下缘一线,对耳轮下脚下缘一线。在上述"点"、"线"上用王不留行籽贴压,两耳交替,隔日 1 次,5 次为 1 疗程。适用于急性黄疸型乙型肝炎。

二、发泡疗法

取鲜山辣椒全草或根若干,捣成烂泥状,敷于肝或脾区,面积 5cm×5cm,厚 1cm,上盖塑料薄膜,胶布固定 10～12 小时,见局部皮肤起泡即除去。待水泡大至一定程度,常规消毒后穿刺放液,创面涂龙胆紫,15 天后再敷 1 次。用于慢性乙型肝炎肝功能异常者。

三、灌肠法

1.药物组成:生大黄、七叶一枝花,适量水煎 2 次,取汁后加入米醋适量备用。用法:保留灌肠,每次 150mL,每日 2 次。适用于急性或亚急性重症乙型肝炎。

2.药物组成:茵陈 100g,大黄(后下)20g,栀子 30g,虎杖 30g。用法:每次加水 500mL,水煎取汁 200mL,保留灌肠,每日 2 次。适用于黄疸型乙型肝炎。

3.药物组成:生大黄 40～50g。湿热重者加猪苓 30g,热毒重者加虎杖 30g,短期肠道细菌混合感染者加黄连 20g。用法:水煎,取汁 150mL,保留灌肠,每日 1 次。用于重症乙型肝炎腹胀明显者。

四、拔罐法

1.急性期取大椎、肝俞、脾俞,或至阳、期门、胆俞;慢性期取肝俞、期门、胃俞,或身柱、胆俞、脾俞。每次取一组穴位,采用刺络拔罐法,留罐 15～20 分钟,急性期每日 1 次,慢性期 3 日 1 次。

2.取大椎、至阳、肝俞、胆俞、脾俞、膏肓俞为主,三棱针点刺穴位出血后加拔罐 25 分钟,每次 2～3 穴,每周 1～3 次,每次每穴出血 3～5mL。

(朱先明)

第六节　高血压

高血压病是一种临床常见的以体循环动脉血压升高为主的综合征。心脑血管疾病的发病率和病死率与高血压的水平密切相关。流行病学调查证实高血压病在我国是常见病,城市高于农村,北方高于南方,东部高于西部。高血压病病因迄今未明,目前认为是在一定的基因遗传的基础上由于后天的因素影响而患病,与发病有关的因素:

1.遗传:高血压病患者中有家族史者占 40%～60%,双亲均有高血压病的正常血压子女血浆中去甲肾上腺素、多巴胺浓度明显高于无高血压病家族史的子女。

2.年龄与性别:40 岁以后患病率明显上升。女性绝经期后患病率升高。

3.饮食:(1)盐类:人群平均血压水平与食盐摄入量有关,摄入量少于每日 3g 者平均血压水平较低,而每日摄入食盐 7~8g 者患病率增高。

(2)脂肪酸:降低总脂肪摄入,改变食物中脂肪酸结构比例,增加不饱和脂肪酸的比例,减少饱和脂肪酸比例,可使人群平均血压下降。

(3)氨基酸:动物实验发现含硫氨基酸的鱼类蛋白质可预防血压升高,酪氨酸可使高血压大白鼠血压下降。

4.职业和环境:注意力高度集中、精神紧张而体力活动又较少的职业,或对视、听觉形成慢性刺激的环境可能是导致血压升高的因素。

5.其他:吸烟、大量饮酒、肥胖者高血压病患病率相对偏高。

祖国医学认为高血压属"眩晕"范畴。本病的发生,属于虚者居多,如阴虚则易肝风内动,血少则脑失所养,精亏则髓海不足,均易致眩晕。病机为素体阳盛,肝阳上亢,或气郁化火,肝阴暗耗,肝风内动;气血亏虚,脑失血养;肾精亏虚,髓海不足,脑失所充;痰湿中阻,清阳不升,浊阴不降,均可引起眩晕。各类眩晕可单独出现,亦可相互并存。如肝阳上亢兼肝肾阴虚,血虚兼肝阳上亢,肝阳上亢挟痰浊等证。临床上以虚证或本虚标实证较为多见。

【诊断要点】

一、临床表现

1.缓进型高血压:多在中年以后发病,病情进展缓慢,常达 10 年以上。

早期:常有头痛、头晕、头胀、耳鸣、眼花、健忘、注意力不集中、失眠、烦闷、乏力、四肢麻木、焦急和心悸等,继续发展可出现眼结膜下出血、鼻衄等。

(1)脑部表现:由于动脉硬化,脑循环发生障碍,出现头晕、头痛和头胀等表现,如血压突然升高,导致脑水肿,颅内压增高,引起高血压脑病,病人出现剧烈头痛、烦躁、呕吐、视力障碍、抽搐、昏迷等。一过性脑血管痉挛或颈内动脉系统微血栓形成可致一过性脑缺血发作。血压急骤升高可致脑微小动脉瘤破裂出血,则可发生脑出血。在脑动脉硬化的基础上,血栓形成可引起缺血性脑病,从而出现相应的临床症状和体征。

(2)心脏表现:由于左心室长期负荷过重,逐渐发生肥厚、扩张,形成高血压性心脏病,后期失代偿,可出现心力衰竭。冠状动脉因压力过高,易发生硬化而导致冠状动脉供血不足,引起胸闷、心绞痛、心肌梗死等。由于左心室扩大,致二尖瓣相对性关闭不全或乳头肌缺血,可出现心尖部收缩期杂音,主动脉瓣第二心音亢进,心尖部可有舒张期奔马律或第四心音。可因主动脉扩张而引起相对性主动脉瓣狭窄而产生收缩期杂音,发生相对主动脉瓣关闭不全时则出现舒张期泼水样杂音。

(3)肾脏表现:肾小动脉痉挛使肾血流量减少,肾血流量减少又使肾素分泌增加,使血压进一步增高,早期无肾功能不全表现。后期肾功能不全时可出现夜尿频、多尿、蛋白尿、管型和红细胞等,进一步发展出现氮质血症和尿毒症。

2.急进型高血压:又称恶性高血压,占高血压病的 1% 左右。多见于中、青年病人,可由缓进型转变而来,也可起病即为急进型。舒张压常持续在 17.3kPa(130mmHg)以上,可出现头痛、恶心、呕吐及视力障碍等中枢神经系统表现,进而发生抽搐及昏迷。眼底有明显视网膜动脉硬化、出血、渗出或视神经乳头水肿。常迅速出现蛋白质、血尿、氮质血症或尿毒症,短期内出现心力衰竭或高血压脑病。

二、辅助检查

1.尿常规和肾功能检查:早期尿常规可见少量蛋白和红细胞。随着肾功能的逐渐减退,晚期尿比重降低,尿中出现大量的蛋白、红细胞和管型。尿浓缩、稀释功能减退,酚红排泄试验排量减低,血中非蛋白氮、肌酐、尿素氮增高,尿素廓清率或内生肌酐清除率低于正常。

2.血液检查:有血清总胆固醇、三酰甘油酯、低密度脂蛋白增高和高密度脂蛋白降低。血浆肾素活性或血管紧张素测定可增高、正常或降低。血浆心钠素浓度测定降低。

3.胸部 X 线检查:可见主动脉,尤其是升、弓部迂曲延长,其升、弓或降部可扩张。出现高血压性心脏病时左室增大,有左心衰竭时左室增大明显,全心衰竭时则可左右心室均增大,并有肺瘀血征象。肺水肿时则见肺门明显充血,呈蝴蝶形模糊阴影。

4.心电图检查:左心室肥厚时心电图可显示左心室肥大或兼有劳损及左房肥大,出现 P 波增宽或有切迹。可有心律失常如室性早搏,心房颤动等。

5.超声心动图检查:心脏受累时切面超声心动图可有左心室扩大,乳头肌肥大等,多普勒超声心动图可见左心室舒张功能异常,表现舒张早期充盈的速度及速度—时间积分减少。

6.眼底检查:测量视网膜中心动脉压可见增高。随着病情的发展可见四级的眼底变化:Ⅰ级:视网膜动脉痉挛,动脉变细。Ⅱ级:A:视网膜动脉轻度硬化;B:视网膜动脉显著硬化。Ⅲ级:Ⅱ级加视网膜出血或渗出。Ⅳ级:Ⅲ级加视神经乳头水肿。

【诊断标准】

1.收缩压≥21.3kPa(160mmHg),舒张压≥12.7kPa(95mmHg)。两者具一即可诊断。

2.收缩压＞18.6kPa(160mmHg)而＜21.3kPa(160mmHg);或舒张压＞12.0kPa(90mmHg)而＜12.7kPa(95mmHg)者为临界高血压。

3.在 3 次不同日测血压中有两次血压升高,方能诊断高血压。原发性高血压病,须排除肾性、内分泌性、颅脑疾病性、妊娠中毒症及大动脉炎等继发性高血压。

4.临床分期

Ⅰ期高血压病:血压达到确诊高血压水平,临床无心、脑、肾并发症者为一期高血压病。

Ⅱ期高血压病:血压达到确诊高血压水平,并有下列之一项者:

(1)X 线、心电图或超声波检查见有左心室肥大。

(2)眼底检查见有眼底动脉普遍或局部狭窄。

(3)蛋白尿或(和)血浆肌酐轻度升高。

Ⅲ期高血压病:血压达到确诊高血压水平,并有下列之一项者:

(1)脑出血或高血压脑病。

(2)左心衰竭。

(3)肾功能衰竭。

(4)眼底出血或渗出,视乳头水肿。

5.恶性高血压病:病情急骤发展,舒张压常持续在 17.3kPa(130mmHg)以上,并有眼底出血、渗出或乳头水肿。

【鉴别诊断】

1.慢性肾小球肾炎:本病多在青少年时期发病,发病前有乙型溶血性链球菌或金黄色葡萄球菌感染病史,多有肾炎病史,长期尿常规异常,除有血压升高以外,常伴水肿、血尿、贫血,严重者出现氮质血症或尿毒症。辅助检查主要有大量蛋白尿、低蛋白血症及肾功能减退。肾活体检查可确诊。

2.肾动脉狭窄:先天性肾动脉狭窄儿童时发现高血压,可有腹部血管杂音。大动脉炎引起肾动脉狭窄患者多见于青年女性,可有发热病史,高血压呈急进性,降压治疗效果不佳。肾素活性明显增高,腹主动脉—肾动脉造影可明确诊断。

3.嗜铬细胞瘤:本病除发作性高血压外,常伴有头痛、恶心、呕吐,甚至视力模糊,常有面色苍白,大汗淋漓,心动过速,腹痛,胸闷等症。发作后面部潮红、流涎、瞳孔缩小,发作时血糖、尿糖、血及尿儿茶酚胺增高,尿 3—甲氧基—4—羟基苦杏仁酸显著增高。部分病人可扪及腹部包块,组织胺试验及酚妥拉明试验阳性,腹部平片、断层及 CT 检查可帮助诊断。

【西医疗法】

目前用于临床的抗高血压药物主要分为五大类,即利尿剂、β受体阻滞剂、血管紧张素转换酶抑制剂、钙拮抗剂及 α1 受体阻滞剂。另外,有直接血管扩张剂、血管紧张素Ⅱ受体拮抗剂、钾通道开放剂等。

1.利尿剂:适用于轻、中度高血压或低尿素、高血容量性高血压。在噻嗪类、襻利尿剂和保钾利尿剂中,噻嗪类应用最普遍。常用:氢氯噻嗪 25mg,每日 2 次口服;环戊甲噻嗪 0.25mg,每日 2 次口服;氯噻酮 100mg,每日 1 次口服;呋塞米(速尿)20~40mg,每日 2 次口服,必要时稀释后静脉注射;保钾利尿剂如氨苯蝶啶 50mg,每日 2 次口服,老年人及肾功能不全者易引起高血钾症。不良反应有肾素升高、电解质紊乱、糖耐量降低、血脂升高、高钙血症等。

2.β受体阻滞剂:适用于高肾素型和正常肾素型高血压,心排血量高伴有心动过速、过早搏动和心绞痛的高血压,对低肾素型无效。使用 β受体阻滞剂长期有效的降压可以逆转左室肥厚,且不降低左室收缩功能。作为一级预防用药,可降低中风及急性心肌梗死的发病率。高血压心肌梗死后的患者应用 β受体阻滞剂可减少再梗死率及病死率。常用:普萘洛尔 10mg,每日 3 次口服,每次增加原剂量的 1/4,一般每日不超过 100mg;阿替洛尔 6.25~12.5mg,每日 3 次口服,最大剂量可用至 60mg;美托洛尔 25~50mg,每日 2 次口服;吲哚洛尔 2.5~5mg,每日 3 次口服,有效降压剂量为每日 15~40mg。本类药物的副作用主要有支气管痉挛,心动过缓,房室传导阻滞,过多的负性肌力作用,失眠及抑郁等,并可出现撤药综合征。故不要突然停用,应逐渐减量直至停用。

3.血管紧张素转换酶抑制剂:可直接扩张小动脉,适用于各期高血压。常用:卡托普利 12.5~25mg,每日 3 次口服,一周后可增至每次 50mg;依那普利 5~10mg,每日 2 次口服,隔周调整量至每日 40mg,降压作用较卡托普利强 4~9 倍;苯那普利 5~15mg,每日 1 次口服。该类药物副反应较少,主要为蛋白尿、粒细胞减少及皮疹、干咳等,除双侧肾动脉狭窄和严重肾功能不全禁用外,无其他禁忌症。

4.钙拮抗剂:适用于各期高血压。常用:硝苯地平 10~30mg,每日 3~4 次口服,舌下含化起效快,亦可用于高血压急症。其主要副作用为头痛、面红、下肢水肿、心悸等。尼群地平,适用于第一、

298

二期高血压,常用 10～20mg,每日 2～3 次口服;维拉帕米 40～120mg,每日 3 次口服;硫氮酮 30～60mg,每日 2～3 次口服。

5.直接血管扩张剂:常用药有:肼苯哒嗪,常与利尿剂及 β 受体阻滞剂合用,常用量 10～25mg,每日 3 次口服,每日总量不超过 300mg。二氮嗪,适用于高血压脑病,高血压危象,重度耐药的高血压病等。常用量 200～400mg,静脉注射,无效时 30 分钟后可重复。

6.α 受体阻滞剂:无选择性的阻滞剂如利血平、胍乙啶等已很少应用。目前常用的有呱唑嗪、多沙唑嗪,二者为长效制剂,极少发生首次剂量反应。呱唑嗪首剂口服 9.5mg,无不良反应后用 10mg,每日 3 次。

7.中枢交感神经抑制剂:可乐定 0.075～0.15mg,每日 3 次,以后逐渐增至 0.15～0.3mg,每日 3 次。甲基多巴 0.25g,每日 4 次口服,或 350～600mg 静脉滴注。

【中医疗法】

一、肝阳上亢

证候:眩晕耳鸣,头痛且胀,每因烦劳或恼怒而头晕、头痛加剧,面部潮红,急躁易怒,少寐多梦,口苦,舌质红,苔黄,脉弦。

病机分析:素体阳盛,肝阳上亢,或因长期忧郁恼怒,气郁化火,使肝阴暗耗,风阳升动上扰清空发为本病。舌红,苔黄,脉弦皆是肝阳上亢之征。

治法:平肝潜阳,滋养肝肾。

方药:天麻钩藤饮加减,天麻 12g,钩藤 15g,石决明子 20g,川牛膝 10g,桑寄生 15g,杜仲 10g,山栀 9g,黄芩 9g,龙胆草 12g,菊花 12g,丹皮 10g。水煎服,每日 1 剂。

二、气血亏虚

证候:眩晕,动则加剧,劳累即发,面色苍白,唇甲不华,发色不泽,心悸少寐,神疲懒言,饮食减少,舌质淡,脉细弱。

病机分析:久病不愈,耗伤气血,或失血之后,虚而不复,或脾胃虚弱,不能健运水谷以生化气血,气血两虚,脑失所养而发本病。舌质淡,脉细弱,均是气血两虚之象。

治法:补养气血,健运脾胃。

方药:归脾汤加减,党参 20g,茯苓 15g,白术 15g,远志 10g,当归 12g,龙眼肉 6g,木香 9g,苡仁 10g,甘草 3g。水煎服,每日 1 剂。

三、肾精不足

证候:眩晕而见精神萎靡,少寐多梦,健忘,腰膝酸软,遗精,耳鸣。偏于阴虚者,五心烦热,舌质红,脉弦细数。偏于阳虚者,四肢不温,形寒怯冷,舌质淡,脉沉细无力。

病机分析:先天不足,肾阴不充,或年老肾亏,或久病伤肾,或房劳过度,导致肾精亏耗,不能生髓,髓海不足,上下俱虚发为本病。舌质红,脉弦细数为阴虚之征;舌质淡,脉沉细无力为阳虚之象。

治法:偏阴虚者,治以补肾滋阴。偏阳虚者,治以补肾助阳。

方药:补肾滋阴宜左归丸加减,熟地 20g,山萸肉 15g,菟丝子 15g,怀牛膝 15g,龟版 15g,鳖甲

10g,菊花 12g,丹皮 10g。补肾助阳宜右归丸加减,熟地 20g,山萸肉 15g,杜仲 20g,制附子 10g,肉桂 6g,鹿角胶 15g,龙骨 15g,牡蛎 15g,珍珠母 15g。水煎服,每日 1 剂。

四、痰浊中阻

证候:眩晕而见头重如蒙,胸闷恶心,食少多寐,苔白腻,脉濡滑。

病机分析:嗜酒肥甘,饥饱劳倦,伤于脾胃,以致水谷不化精微,聚湿生痰,痰湿中阻,清阳不升,浊阴不降而发本病。苔白腻,脉濡滑均为痰浊内蕴所致。

治法:燥湿祛痰,健脾和胃。

方药:半夏白术天麻汤加减,半夏 12g,陈皮 12g,白术 15g,天麻 12g,茯苓 12g,代赭石 15g,生姜 5g,石菖蒲 15g。水煎服,每日 1 剂。

【中药诊治】

一、专方验方诊治

1.降压清眩汤:竹茹 9g,茯苓 15g,龙胆草 9g,川芎 6g,天麻 9g,黄芩 6g,黄连 6g,菖蒲 9g,龙骨 12g,牡蛎 15g,栀子 9g,桑寄生 9g,夏枯草 9g。水煎服,每日 1 剂。

2.降压合剂:玄参 15g,钩藤 15g,夏枯草 15g,地龙 9g,夜交藤 15g,炒枣仁 9g,加水 300mL,煎至 150mL,每日 1 剂,分 3 次服,每周 5 剂。

3.降压方:生石决明 30g,罗布麻 30g,豨莶草 30g,白芍 10g,益母草 10g,汉防己 10g,桑寄生 15g,丹参 15g。水煎服,每日 1 剂。

4.钩藤 30g,加水 100mL,煎煮 10 分钟,分早晚 2 次服,30 天为 1 疗程。

5.黄芩 200g,切片加入 45%～50%酒精 1000mL,浸 7 天,过滤,残渣再加酒精过滤,制成 20%黄芩酊,口服每次 5～10mL,每日 3 次。

二、中成药诊治

1.牛黄降压丸:每次 1 丸,每日 3 次。适用于高血压肝阳上亢者。

2.压得平片:由田七花、钩藤、萝芙木总碱等制成,每次 2 片,每日 3 次。

3.全天麻胶囊:每次 2 粒,每日 3 次,平肝熄风降压。

4.六味地黄丸:每次 12g(约 20 粒),每日 2～3 次,滋阴补肾降压。

5.太极通天液:每次 10mL,每日 3 次,化痰平肝降压。

三、中药外治诊治

外敷降压膏:白花蛇、蜈蚣、土鳖虫、地龙、蝉蜕、葛根、黄连、甘遂、白芥子、细辛、元胡、三七、麝香各适量。研面成粉剂,外敷于心俞、肝俞、肾俞及关元穴。隔日 1 次,15 次为 1 疗程。

【针灸治疗】

一、体针

1.肝郁化火:以平肝降火,滋阴潜阳法,取足厥阴、足太阳经穴。主穴:太冲、阳辅、风池、太溪。

用泻法,留针 30 分钟,每日 1 次。

2.痰湿中阻:以化痰祛湿,健脾和胃法,取足太阳、足厥阴、足阳明经穴。主穴:风池、丰隆、足三里、太冲。平补平泻法,留针 30 分钟,每日 1 次。

3.阴虚阳亢:以育阴补肾,滋阴潜阳法。取手厥阴、手足太阴经穴。主穴:风池、曲池、内关、三阴交、太溪,用补法,留针 30 分钟,每日 1 次。

二、耳针

取穴:神门、肝、肾、内分泌,肝阳上亢再配降压沟,每次 2 穴,留针 30 分钟,每日或隔日一次,10 次为 1 疗程。亦可用埋针法或用王不留行籽代替埋针,每日按压 2～3。

【推拿治疗】

1.推头法:病人坐位,术者左手按在病人前额部,用右手拇指平推或侧推,先推督脉,从前发际推至后发际,然后推头部两侧足少阳胆经,各从前发际推到后发际,并指推太阳和风池,最后从印堂至太阳用拇指推抹法。

2.推背法:继上体位,用拇指平推背部膀胱经线,由上而下,先推左侧两条,后推右侧两条。

3.揉腹法:病人仰卧,先沿顺时针方向揉摩整个腹部,用拿法、掐法或振法,施术于肩井、少海、内关、神门、合谷、足三里、三阴交、委中、承山、复溜、行间等穴。

【特色诊治】

1.磁疗法

(1)敷磁法:将磁场强度为 0.15 特斯拉的磁片贴于曲池、内关、足三里穴位,持续 1 个月,3 天复查 1 次血压。

(2)磁带法:将强度为 0.05 特斯拉的磁带戴在内关部位,每日 12 小时,1 个月为 1 疗程,3 天复查 1 次血压。

2.激光照射:采用氦—氖激光治疗仪,功率 1～4mV,波长 6.328A,照射人中、内关穴,间距 50cm,每次照 3 分钟,10 次为 1 疗程。也可在曲池、足三里及耳穴降压沟等照射。

3.药枕:野菊花、淡竹叶、冬桑叶、生石膏、白芍、川芎、磁石、蔓荆子、青木香、晚蚕砂各适量。装入枕袋,每日枕时不可少于 6 小时。

【诊治指导】

一、诊疗提示

1.根据血压测量情况可以诊断:收缩压≥21.3kPa(160mmHg),舒张压≥12.7kPa(95mmHg)两者具一即可确诊。

2.原发性高血压须排除其他疾病引起的继发性高血压。

二、诊治提示

1.西医治疗高血压病需按病情选药,Ⅰ期高血压病以非药物治疗有效者,就不必用降压药,必要时用少量的镇静剂,利尿剂或降压灵治疗。Ⅱ期高血压病多采用两种以上药物。Ⅲ期高血压病需用多种或降压作用强的药物治疗,并且逐渐增加药量或种类,降压不宜过快。

2.中医将高血压分为四型:肝阳上亢,气血亏虚,肾精不足,痰浊中阻。但临床上可单独出现,亦可相互并见,需根据证、舌、脉等审因辨治。

3.运动及气功对高血压治疗有明显优势,可充分采用,但要注意掌握运动持续时间、运动频率及运动的安全监护。

三、诊治大法

1.除药物治疗外,饮食方面应注意低脂,低胆固醇饮食,少吃盐。食物中可增加一些豆制品及海菜以促进胆固醇代谢。

2.避免精神紧张,戒烟戒酒。血压不甚高时可参加一些体力活动,注意劳逸结合,血压过高时安排适当的休息。

3.应进行诊治锻炼,如气功、按摩、太极拳,也可步行和慢跑。应长期不间断地进行。

4.高血压病需长期用药,降压不是病因治疗,只能控制血压,多不能根治。因此,治疗是长期的,甚至是终生的。

(朱先明)

参 考 文 献

[1]许能贵.临床针灸学.北京:科学出版社,2015.

[2]王华杜,元灏.针灸学.北京:中国经济出版社,2012.

[3]梁繁荣.针灸学.北京:人民卫生出版社,2012.

[4]贾春生,黄泳.针灸学.北京:科学出版社,2013.

[5]郭义.针灸学.北京:中国医药科技出版社,2012.

[6]汪安宁.针灸学.北京:人民卫生出版社,2010.

[7]梁繁荣.针灸学(第二版).上海:上海科学技术出版社,2006.

[8]孙国杰.针灸学(第二版).北京:人民卫生出版社,2011.

[9]石学敏.针灸学.北京:中国医药科技出版社,2007.

[10]张吉.针灸学(第二版).北京:人民卫生出版社,2006.

[11]高希言,王晓田.针灸学教案.北京:人民军医出版社,2011.

[12]王凡星.针灸临床诊疗纲要.北京:人民军医出版社,2009.

[13]程海英.针灸临床使用手册.北京:人民卫生出版社,2013.

[14]李帮权.针灸临证手册.北京:人民军医出版社,2008.

[15]刘茜.针法灸法.北京:人民卫生出版社,2010.

[16]马宝璋,刘瑞芬,杜蕙兰.中医妇科学.上海:上海科学技术出版社,2006.

[17]马拴全,蔡国良.中医外科学.北京:化学工业出版社,2007.

[18]潘年松.中医学.北京:人民卫生出版社,2009.

[19]孙立.新编中医诊断学精要.广州:暨南大学出版社,2010.

[20]万力生,邱静宇.中医儿科诊疗思维.北京:人民军医出版社,2010.

[21]曾德祥.活血化瘀在中医内科临床的运用[J].中医临床研究,2011,3(5):109—112.

[22]裴友翠,衡先培,You—cui,等.2型糖尿病胰岛素抵抗的中医治疗.实用医院临床杂志,2010,7(4):25—27.

[23]杨凤珍,Naomi,赵晓威,等.中医药治疗坦桑尼亚HIV/AIDS患者45例临床报告.中国中医药信息杂志,2009,16(4):67—68.

[24]俞兴群,侯勇,李远思,等.益气活血法为主治疗全身炎症反应综合征的临床研究.中国中西医结合急救杂志,2010,17(2):73—76.

[25]冯喜财.慢性肝病的病因病机及中医治疗探讨[J].中国实用医药,2011,6(7):237.